"十四五"职业教育国家规划教材

全国高等职业教育药品类专业
国家卫生健康委员会"十三五"规划教材

供药学、药物制剂技术、化学制药技术、
生物制药技术、药品经营与管理专业用

天然药物学

第 **3** 版

主 编 沈 力 张 辛

副主编 杨 珺 于永军 丁 平

编 者 （以姓氏笔画为序）

丁 平 （江苏省连云港中医药高等职业　　　吴季燕 ［重庆太极实业（集团）股份有限公司］
　　　　　技术学校）　　　　　　　　　　　何舒澜 （福建卫生职业技术学院）

于永军 （沧州医学高等专科学校）　　　　汪荣斌 （安徽中医药高等专科学校）

马 羚 （重庆三峡医药高等专科学校）　　沈 力 （重庆三峡医药高等专科学校）

王 燕 （北京卫生职业学院）　　　　　　张 辛 （黄冈职业技术学院）

冯 婧 （重庆医药高等专科学校）　　　　武卫红 （山东医学高等专科学校）

孙 玲 （江苏医药职业学院）　　　　　　贾 佳 （大庆医学高等专科学校）

杨 珺 （昌吉职业技术学院）　　　　　　曹素萍 （无锡卫生高等职业技术学校）

U0284678

人民卫生出版社

图书在版编目（CIP）数据

天然药物学/沈力，张辛主编.—3版.—北京：人民卫生出版社，2018

ISBN 978-7-117-25798-5

Ⅰ.①天… Ⅱ.①沈…②张… Ⅲ.①生药学-高等职业教育-教材 Ⅳ.①R93

中国版本图书馆 CIP 数据核字（2018）第 088741 号

人卫智网	www.ipmph.com	医学教育、学术、考试、健康，购书智慧智能综合服务平台
人卫官网	www.pmph.com	人卫官方资讯发布平台

天然药物学
第 3 版

主　　编：沈　力　张　辛
出版发行：人民卫生出版社（中继线 010-59780011）
地　　址：北京市朝阳区潘家园南里 19 号
邮　　编：100021
E - mail：pmph @ pmph. com
购书热线：010-59787592　010-59787584　010-65264830
印　　刷：人卫印务（北京）有限公司
经　　销：新华书店
开　　本：850×1168　1/16　　印张：24
字　　数：565 千字
版　　次：2009 年 1 月第 1 版　　2018 年 8 月第 3 版
　　　　　2023 年 12 月第 3 版第 12 次印刷（总第 28 次印刷）
标准书号：ISBN 978-7-117-25798-5
定　　价：83.00 元

打击盗版举报电话：010-59787491　E- mail：WQ @ pmph. com
（凡属印装质量问题请与本社市场营销中心联系退换）

全国高等职业教育药品类专业国家卫生健康委员会
"十三五"规划教材出版说明

《国务院关于加快发展现代职业教育的决定》《高等职业教育创新发展行动计划(2015-2018年)》《教育部关于深化职业教育教学改革全面提高人才培养质量的若干意见》等一系列重要指导性文件相继出台,明确了职业教育的战略地位、发展方向。为全面贯彻国家教育方针,将现代职教发展理念融入教材建设全过程,人民卫生出版社组建了全国食品药品职业教育教材建设指导委员会。在该指导委员会的直接指导下,经过广泛调研论证,人民卫生出版社启动了全国高等职业教育药品类专业第三轮规划教材的修订出版工作。

本套规划教材首版于2009年,于2013年修订出版了第二轮规划教材,其中部分教材入选了"十二五"职业教育国家规划教材。本轮规划教材主要依据教育部颁布的《普通高等学校高等职业教育(专科)专业目录(2015年)》及2017年增补专业,调整充实了教材品种,涵盖了药品类相关专业的主要课程。全套教材为国家卫生健康委员会"十三五"规划教材,是"十三五"时期人卫社重点教材建设项目。本轮教材继续秉承"五个对接"的职教理念,结合国内药学类专业高等职业教育教学发展趋势,科学合理推进规划教材体系改革,同步进行了数字资源建设,着力打造本领域首套融合教材。

本套教材重点突出如下特点:

1. **适应发展需求,体现高职特色** 本套教材定位于高等职业教育药品类专业,教材的顶层设计既考虑行业创新驱动发展对技术技能型人才的需要,又充分考虑职业人才的全面发展和技术技能型人才的成长规律;既集合了我国职业教育快速发展的实践经验,又充分体现了现代高等职业教育的发展理念,突出高等职业教育特色。

2. **完善课程标准,兼顾接续培养** 本套教材根据各专业对应从业岗位的任职标准优化课程标准,避免重要知识点的遗漏和不必要的交叉重复,以保证教学内容的设计与职业标准精准对接,学校的人才培养与企业的岗位需求精准对接。同时,本套教材顺应接续培养的需要,适当考虑建立各课程的衔接体系,以保证高等职业教育对口招收中职学生的需要和高职学生对口升学至应用型本科专业学习的衔接。

3. **推进产学结合,实现一体化教学** 本套教材的内容编排以技能培养为目标,以技术应用为主线,使学生在逐步了解岗位工作实践,掌握工作技能的过程中获取相应的知识。为此,在编写队伍组建上,特别邀请了一大批具有丰富实践经验的行业专家参加编写工作,与从全国高职院校中遴选出的优秀师资共同合作,确保教材内容贴近一线工作岗位实际,促使一体化教学成为现实。

4. **注重素养教育,打造工匠精神** 在全国"劳动光荣、技能宝贵"的氛围逐渐形成,"工匠精神"在各行各业广为倡导的形势下,医药卫生行业的从业人员更要有崇高的道德和职业素养。教材更加强调要充分体现对学生职业素养的培养,在适当的环节,特别是案例中要体现出药品从业人员的行为准则和道德规范,以及精益求精的工作态度。

5. **培养创新意识,提高创业能力** 为有效地开展大学生创新创业教育,促进学生全面发展和全面成才,本套教材特别注意将创新创业教育融入专业课程中,帮助学生培养创新思维,提高创新能力、实践能力和解决复杂问题的能力,引导学生独立思考、客观判断,以积极的、锲而不舍的精神寻求解决问题的方案。

6. **对接岗位实际,确保课证融通** 按照课程标准与职业标准融通,课程评价方式与职业技能鉴定方式融通,学历教育管理与职业资格管理融通的现代职业教育发展趋势,本套教材中的专业课程,充分考虑学生考取相关职业资格证书的需要,其内容和实训项目的选取尽量涵盖相关的考试内容,使其成为一本既是学历教育的教科书,又是职业岗位证书的培训教材,实现"双证书"培养。

7. **营造真实场景,活化教学模式** 本套教材在继承保持人卫版职业教育教材栏目式编写模式的基础上,进行了进一步系统优化。例如,增加了"导学情景",借助真实工作情景开启知识内容的学习;"复习导图"以思维导图的模式,为学生梳理本章的知识脉络,帮助学生构建知识框架。进而提高教材的可读性,体现教材的职业教育属性,做到学以致用。

8. **全面"纸数"融合,促进多媒体共享** 为了适应新的教学模式的需要,本套教材同步建设以纸质教材内容为核心的多样化的数字教学资源,从广度、深度上拓展纸质教材内容。通过在纸质教材中增加二维码的方式"无缝隙"地链接视频、动画、图片、PPT、音频、文档等富媒体资源,丰富纸质教材的表现形式,补充拓展性的知识内容,为多元化的人才培养提供更多的信息知识支撑。

本套教材的编写过程中,全体编者以高度负责、严谨认真的态度为教材的编写工作付出了诸多心血,各参编院校对编写工作的顺利开展给予了大力支持,从而使本套教材得以高质量如期出版,在此对有关单位和各位专家表示诚挚的感谢! 教材出版后,各位教师、学生在使用过程中,如发现问题请反馈给我们(renweiyaoxue@ 163. com) ,以便及时更正和修订完善。

人民卫生出版社

2018 年 3 月

全国高等职业教育药品类专业国家卫生健康委员会
"十三五"规划教材
教材目录

序号	教材名称	主编	适用专业
1	人体解剖生理学(第3版)	贺 伟 吴金英	药学类、药品制造类、食品药品管理类、食品工业类
2	基础化学(第3版)	傅春华 黄月君	药学类、药品制造类、食品药品管理类、食品工业类
3	无机化学(第3版)	牛秀明 林 珍	药学类、药品制造类、食品药品管理类、食品工业类
4	分析化学(第3版)	李维斌 陈哲洪	药学类、药品制造类、食品药品管理类、医学技术类、生物技术类
5	仪器分析	任玉红 闫冬良	药学类、药品制造类、食品药品管理类、食品工业类
6	有机化学(第3版)*	刘 斌 卫月琴	药学类、药品制造类、食品药品管理类、食品工业类
7	生物化学(第3版)	李清秀	药学类、药品制造类、食品药品管理类、食品工业类
8	微生物与免疫学*	凌庆枝 魏仲香	药学类、药品制造类、食品药品管理类、食品工业类
9	药事管理与法规(第3版)	万仁甫	药学类、药品经营与管理、中药学、药品生产技术、药品质量与安全、食品药品监督管理
10	公共关系基础(第3版)	秦东华 惠 春	药学类、药品制造类、食品药品管理类、食品工业类
11	医药数理统计(第3版)	侯丽英	药学、药物制剂技术、化学制药技术、中药制药技术、生物制药技术、药品经营与管理、药品服务与管理
12	药学英语	林速容 赵 旦	药学、药物制剂技术、化学制药技术、中药制药技术、生物制药技术、药品经营与管理、药品服务与管理
13	医药应用文写作(第3版)	张月亮	药学、药物制剂技术、化学制药技术、中药制药技术、生物制药技术、药品经营与管理、药品服务与管理

序号	教材名称	主编	适用专业
14	医药信息检索（第3版）	陈 燕 李现红	药学、药物制剂技术、化学制药技术、中药制药技术、生物制药技术、药品经营与管理、药品服务与管理
15	药理学（第3版）	罗跃娥 樊一桥	药学、药物制剂技术、化学制药技术、中药制药技术、生物制药技术、药品经营与管理、药品服务与管理
16	药物化学（第3版）	葛淑兰 张彦文	药学、药品经营与管理、药品服务与管理、药物制剂技术、化学制药技术
17	药剂学（第3版）*	李忠文	药学、药品经营与管理、药品服务与管理、药品质量与安全
18	药物分析（第3版）	孙 莹 刘 燕	药学、药品质量与安全、药品经营与管理、药品生产技术
19	天然药物学（第3版）	沈 力 张 辛	药学、药物制剂技术、化学制药技术、生物制药技术、药品经营与管理
20	天然药物化学（第3版）	吴剑峰	药学、药物制剂技术、化学制药技术、生物制药技术、中药制药技术
21	医院药学概要（第3版）	张明淑 于 倩	药学、药品经营与管理、药品服务与管理
22	中医药学概论（第3版）	周少林 吴立明	药学、药物制剂技术、化学制药技术、中药制药技术、生物制药技术、药品经营与管理、药品服务与管理
23	药品营销心理学（第3版）	丛 媛	药学、药品经营与管理
24	基础会计（第3版）	周凤莲	药品经营与管理、药品服务与管理
25	临床医学概要（第3版）*	曾 华	药学、药品经营与管理
26	药品市场营销学（第3版）*	张 丽	药学、药品经营与管理、中药学、药物制剂技术、化学制药技术、生物制药技术、中药制药技术、药品服务与管理
27	临床药物治疗学（第3版）*	曹 红	药学、药品经营与管理、药品服务与管理
28	医药企业管理	戴 宇 徐茂红	药品经营与管理、药学、药品服务与管理
29	药品储存与养护（第3版）	徐世义 宫淑秋	药品经营与管理、药学、中药学、药品生产技术
30	药品经营管理法律实务（第3版）*	李朝霞	药品经营与管理、药品服务与管理
31	医学基础（第3版）	孙志军 李宏伟	药学、药物制剂技术、生物制药技术、化学制药技术、中药制药技术
32	药学服务实务（第2版）	秦红兵 陈俊荣	药学、中药学、药品经营与管理、药品服务与管理

序号	教材名称	主编	适用专业
33	药品生产质量管理(第3版)*	李洪	药物制剂技术、化学制药技术、中药制药技术、生物制药技术、药品生产技术
34	安全生产知识(第3版)	张之东	药物制剂技术、化学制药技术、中药制药技术、生物制药技术、药学
35	实用药物学基础(第3版)	丁丰 张庆	药学、药物制剂技术、生物制药技术、化学制药技术
36	药物制剂技术(第3版)*	张健泓	药学、药物制剂技术、化学制药技术、生物制药技术
	药物制剂综合实训教程	胡英 张健泓	药学、药物制剂技术、药品生产技术
37	药物检测技术(第3版)	甄会贤	药品质量与安全、药物制剂技术、化学制药技术、药学
38	药物制剂设备(第3版)	王泽	药品生产技术、药物制剂技术、制药设备应用技术、中药生产与加工
39	药物制剂辅料与包装材料(第3版)*	张亚红	药物制剂技术、化学制药技术、中药制药技术、生物制药技术、药学
40	化工制图(第3版)	孙安荣	化学制药技术、生物制药技术、中药制药技术、药物制剂技术、药品生产技术、食品加工技术、化工生物技术、制药设备应用技术、医疗设备应用技术
41	药物分离与纯化技术(第3版)	马娟	化学制药技术、药学、生物制药技术
42	药品生物检定技术(第2版)	杨元娟	药学、生物制药技术、药物制剂技术、药品质量与安全、药品生物技术
43	生物药物检测技术(第2版)	兰作平	生物制药技术、药品质量与安全
44	生物制药设备(第3版)*	罗合春 贺峰	生物制药技术
45	中医基本理论(第3版)*	叶玉枝	中药制药技术、中药学、中药生产与加工、中医养生保健、中医康复技术
46	实用中药(第3版)	马维平 徐智斌	中药制药技术、中药学、中药生产与加工
47	方剂与中成药(第3版)	李建民 马波	中药制药技术、中药学、药品生产技术、药品经营与管理、药品服务与管理
48	中药鉴定技术(第3版)*	李炳生 易东阳	中药制药技术、药品经营与管理、中药学、中草药栽培技术、中药生产与加工、药品质量与安全、药学
49	药用植物识别技术	宋新丽 彭学著	中药制药技术、中药学、中草药栽培技术、中药生产与加工

序号	教材名称	主编	适用专业
50	中药药理学(第3版)	袁先雄	药学、中药学、药品生产技术、药品经营与管理、药品服务与管理
51	中药化学实用技术(第3版)*	杨 红　郭素华	中药制药技术、中药学、中草药栽培技术、中药生产与加工
52	中药炮制技术(第3版)	张中社　龙全江	中药制药技术、中药学、中药生产与加工
53	中药制药设备(第3版)	魏增余	中药制药技术、中药学、药品生产技术、制药设备应用技术
54	中药制剂技术(第3版)	汪小根　刘德军	中药制药技术、中药学、中药生产与加工、药品质量与安全
55	中药制剂检测技术(第3版)	田友清　张钦德	中药制药技术、中药学、药学、药品生产技术、药品质量与安全
56	药品生产技术	李丽娟	药品生产技术、化学制药技术、生物制药技术、药品质量与安全
57	中药生产与加工	庄义修　付绍智	药学、药品生产技术、药品质量与安全、中药学、中药生产与加工

说明：* 为"十二五"职业教育国家规划教材。全套教材均配有数字资源。

全国食品药品职业教育教材建设指导委员会
成员名单

主任委员： 姚文兵　中国药科大学

副主任委员： 刘　斌　天津职业大学　　　　　马　波　安徽中医药高等专科学校

冯连贵　重庆医药高等专科学校　　　袁　龙　江苏省徐州医药高等职业学校

张彦文　天津医学高等专科学校　　　缪立德　长江职业学院

陶书中　江苏食品药品职业技术学院　张伟群　安庆医药高等专科学校

许莉勇　浙江医药高等专科学校　　　罗晓清　苏州卫生职业技术学院

昝雪峰　楚雄医药高等专科学校　　　葛淑兰　山东医学高等专科学校

陈国忠　江苏医药职业学院　　　　　孙勇民　天津现代职业技术学院

委　　员（以姓氏笔画为序）：

于文国　河北化工医药职业技术学院　　杨元娟　重庆医药高等专科学校

王　宁　江苏医药职业学院　　　　　　杨先振　楚雄医药高等专科学校

王玮瑛　黑龙江护理高等专科学校　　　邹浩军　无锡卫生高等职业技术学校

王明军　厦门医学高等专科学校　　　　张　庆　济南护理职业学院

王峥业　江苏省徐州医药高等职业学校　张　建　天津生物工程职业技术学院

王瑞兰　广东食品药品职业学院　　　　张　铎　河北化工医药职业技术学院

牛红云　黑龙江农垦职业学院　　　　　张志琴　楚雄医药高等专科学校

毛小明　安庆医药高等专科学校　　　　张佳佳　浙江医药高等专科学校

边　江　中国医学装备协会康复医学装　张健泓　广东食品药品职业学院

　　　　备技术专业委员会　　　　　　张海涛　辽宁农业职业技术学院

师邱毅　浙江医药高等专科学校　　　　陈芳梅　广西卫生职业技术学院

吕　平　天津职业大学　　　　　　　　陈海洋　湖南环境生物职业技术学院

朱照静　重庆医药高等专科学校　　　　罗兴洪　先声药业集团

刘　燕　肇庆医学高等专科学校　　　　罗跃娥　天津医学高等专科学校

刘玉兵　黑龙江农业经济职业学院　　　郏枝花　安徽医学高等专科学校

刘德军　江苏省连云港中医药高等职业　金浩宇　广东食品药品职业学院

　　　　技术学校　　　　　　　　　　周双林　浙江医药高等专科学校

孙　莹　长春医学高等专科学校　　　　郝晶晶　北京卫生职业学院

严　振　广东省药品监督管理局　　　　胡雪琴　重庆医药高等专科学校

李　霞　天津职业大学　　　　　　　　段如春　楚雄医药高等专科学校

李群力　金华职业技术学院　　　　　　袁加程　江苏食品药品职业技术学院

莫国民　上海健康医学院　　　　　　　　　　晨　阳　江苏医药职业学院

顾立众　江苏食品药品职业技术学院　　　　葛　虹　广东食品药品职业学院

倪　峰　福建卫生职业技术学院　　　　　　蒋长顺　安徽医学高等专科学校

徐一新　上海健康医学院　　　　　　　　　景维斌　江苏省徐州医药高等职业学校

黄丽萍　安徽中医药高等专科学校　　　　　潘志恒　天津现代职业技术学院

黄美娥　湖南食品药品职业学院

前　言

《天然药物学》是国家卫生健康委员会"十三五"规划教材。该版教材是在 2014 年召开全国职业教育工作会议精神并印发《国务院关于加快发展现代职业教育的决定》、教育部等六部委编制《现代职业教育体系建设规划（2014—2020 年）》、教育部发布《普通高等学校高等职业教育（专科）专业目录（2015 年）》的职教背景下，在国务院颁布《中医药发展战略规划纲要（2016—2030 年）》和现行的《中华人民共和国药典》（2015 年版）的行业背景下，沿袭 2009 年第一版、2013 年第二版的基础上组织编写的第三版教材。

《天然药物学》是将原高等职业教育药品类专业的药用植物学和生药学两门课程优化整合后形成的一门符合当前教育教学改革的综合化课程。该教材主要介绍药用植物学基础知识、天然药物的质量保证和常用天然药物。全书随章编写目标检测和实训任务，书后还附有目标检测参考答案、附录和课程标准等。

此次修订保留了前 2 版教材的优势和特色，并根据 2015 年版《中华人民共和国药典》对教材进行了修订。该教材具有以下特点：

1. 打破学科性教材编写思路和方法，按照专业培养目标和课程改革要求，遵循实用性原则，按入药部位分章编写天然药物鉴定部分，突出了职业教育特色。

2. 精选当今社会生产生活的大量案例，增强教材的趣味性和可读性，使教材贴近生活，激发学生的学习兴趣。

3. 摒弃传统教材叙述式写作手法，注意新旧知识衔接，注重启发式教学和互动教学。

4. 全书的药用植物图、药材外形图、药材显微图几乎全都选用了彩色图片，全彩印刷，装帧精美。

5. 教材根据教学内容的展开，灵活穿插"导学情景""知识链接""课堂活动""案例分析""难点释疑""点滴积累"等栏目，内容丰富，体例新颖，版面灵活。

6. 教材适应"互联网+"环境下信息传播趋势和教学改革创新的发展方向，纸质教材与数字资源融合，读者通过扫描纸质教材中的二维码，即可获取 PPT、同步练习、视频、图片、文本等富媒体内容，进行在线学习和测试。

全书由沈力统稿。教材的第一章、第十二章由张辛编写；第二章由杨珺、丁平、汪荣斌编写；第三章由于永军、沈力编写；第四章由沈力、吴季燕、何舒澜、冯婧编写；第五章、第六章由曹素萍编写；第七章、第八章由王燕编写；第九章由孙玲编写；第十章由贾佳编写；第十一章由武卫红编写；第十三章由马羚编写。实训项目、目标检测（含参考答案）、数字资源由负责该章编写任务的老师编写；附录由沈力编写。

本教材适用于高等职业教育药品类专业三年制(高中起点)和五年制(初中起点)学生选用。各校可根据教学计划安排,结合本地药材流通情况,适当取舍教材内容。

　　该书在编写过程中得到各参编学校领导的大力支持,在此一并表示感谢!

　　由于时间仓促,水平有限,不妥之处在所难免,敬请各校师生在使用过程中提出宝贵意见,以便重印时修订。

编者

2018 年 3 月

目　录

第一章

绪　论

ER-01章PPT

导学情景 ∨

情景描述：

　　某男子长期失眠，吃了不少西药仍不见好转。经一位老中医看过之后，给他开了一张处方，嘱取药5付，分五天煎服。他到中药房取药时，发现每付药都是些植物的根、皮、果实等，还有像石头粉一样的东西，这能治病吗？他心里暗自担心着。按医嘱服完药后，睡觉踏实了不少，喜出望外。于是他又在原处方的基础上，再开了5付药，服后病情大为好转。

学前导语：

　　传统中医药是中华民族独有的医学宝库。从本章开始，我们将带领同学们步入这个神奇的宝库，去探知天然药物学的相关知识。

第一节　天然药物学的性质、地位和任务

　　药物是指用于预防、治疗、诊断人的疾病，有目的地调节人的生理机能并规定有适应证、用法和用量的物质，包括天然药物、人工合成药物与生物制品三大类。

　　天然药物一般是指来源于自然界中有一定生物活性的植物、动物、矿物及其加工品。天然药物与中药、草药、中草药、中药材、生药既有联系，又有区别。中药是指依据中医学理论和临床经验应用于医疗保健的天然药物，包括中药材、饮片和中成药。草药是指用于治病或地区性口碑相传的民间药。中草药是中药和草药的统称。中药材是可用于切制成饮片，又可用于制药工业提取有效成分的原料药。生药是指未经加工或只经简单加工而未精制的天然药物。

　　天然药物学是一门研究天然药物的科学。它是应用本草学、植物学、动物学、矿物学、化学、药理学、中医学等知识和现代科学技术来研究天然药物的名称、来源、采收加工、鉴定、化学成分、品质评价、功效应用、资源开发等内容的一门综合性学科。

　　我国幅员辽阔、资源丰富，天然药物种类繁多、来源复杂、应用历史悠久。依据现行法律法规，结合实际用药现状，在已有研究成果的基础上，我国现阶段天然药物学研究的主要任务有：

　　1. 研究开发现代中药，参与国际市场竞争　继承祖国医药学遗产，发扬中医药特色和优势，依靠现代科学技术对天然药物进行系统研究，增强创新能力，提高产品质量及临床疗效和规范化水平，开发更多能进入国际市场的产品，加快实现中药现代化和国际化。

知识链接

传统中药、现代中药及中药现代化

传统中药包括中药材、草药、饮片和一些古方经典制剂等。主要以中药饮片煎成汤剂或以中药药粉制成膏、丹、丸、散等古典剂型入药。

现代中药主要指 1960 年以来的中成药制剂，多以粗提物入药，以片剂、胶囊剂、颗粒剂、口服液等剂型为主。

中药现代化就是以中医药理论为基础，借鉴国际通行的医药标准和规范，运用现代科学技术研究、开发、生产、经营、使用和监督管理中药。中国第一部《中药现代化发展纲要》已于 2002 年颁布施行。

2. **研究制定天然药物品质评价标准** 天然药物科学内涵的阐明，药效物质基础的探究，科学质量标准的制定，都需要我们运用中医学、中药学、化学、生物学等知识和技术，从天然药物资源保护与可持续利用、药效物质基础与作用机制、安全性评价、标准物质、现代分离分析技术、方法学评价等多个层面开展研究，根据国际市场需求和现有基础，建立适应天然药物特点和中国国情的质量标准体系与方法。

3. **开发和合理利用天然药物资源** 在调查、保护的前提下，有计划地合理开发利用天然药物资源。主要途径有：利用生物的亲缘关系寻找新药；从历代本草等医药文献中挖掘和开发新药；以传统的单味中药、复方中药为基础开发新药；提取生药的有效部位、有效成分开发新药；利用生物技术开发新药。同时进行其他综合开发利用，如保健品、饮料、化妆品、香料、色素、矫味剂、农药等。

天然药物学是药品类专业的一门专业课，应以学习天然药物的基本理论和操作技能为主，达到能综合应用所学的知识和方法解决实际问题的目的。在学习具体药物过程中，应以重点掌握代表性天然药物和典型鉴定方法为主，以此举一反三，为今后的工作奠定基础。

点滴积累 ∨

1. 天然药物是来源于自然界中具有预防、治疗、诊断疾病的动物、植物、矿物及其加工品。

2. 天然药物与中药、草药、中草药、中药材、生药既有联系，又有区别。

3. 天然药物学是主要研究天然药物的来源、加工、鉴定、品质和开发应用等的一门综合性学科。

第二节　天然药物学的发展简史

一、古代天然药物学的发展简史

（一）天然药物的起源

天然药物知识是人类在长期的生产实践活动中逐渐发现、发展和丰富起来的。

人类在寻找食物的同时,通过反复尝试,发现了许多有生理作用的植物,可以用于防治疾病,因此有"医食同源"之说。"尝百草之滋味,一日而遇七十毒",生动反映了古代劳动人民在实践中发现药物的艰辛过程。

人类发现"火"之后,初用于食物的加热,可除食物异味,使食物香美,并易于消化吸收。进而逐步试用于药物的加热处理,这就是药物的原始加工处理。

(二)天然药物知识的积累

通过长期而广泛的实践过程,天然药物知识逐渐丰富起来,开始只是师承口授,直到有了文字便逐渐记录下来,出现了医药书籍。由于古代药物中草类占大多数,所以我国古代记载药物知识的专著称为"本草"。

(三)历代主要本草

我国古代本草著作自汉到清,各个时期都有它的成就与发展,历代相承,日益繁富,现存著作700余种,记录了我国人民在医药学方面的创造和成就,包含着丰富的实践经验和理论知识,是先人在长期同疾病作斗争中积累起来的经验总结,也是世界医药学的宝贵遗产,我们应当努力发掘加以提高。我国古代重要本草简介见表1-1。

表 1-1　我国古代重要本草简介

书名	作者	年代	主要特点
神农本草经	不详	汉朝	我国现知最早本草著作。载药365种,分上、中、下三品。原书失传,今所见为明、清两代辑本
雷公炮炙论	雷敩	南朝刘宋时期	我国第一部制药专著。药凡300种,分上、中、下三卷,其性味、炮炙、熬煮、修事之法多古奥,文亦古质
本草经集注	陶弘景	南北朝	我国现存最早的本草(残卷)。以《神农本草经》为据,载药730种。依药物来源分玉石、草、木、虫兽、果菜、米食、有名未用等类别。还增加产地、采收时间、加工方法等内容
唐本草(新修本草)	苏敬、李勣等22人	唐朝	我国及世界第一部药典。载药844种,图文并茂,收载外来药物如安息香、龙脑、胡椒、诃子、血竭等
证类本草(经史证类备急本草)	唐慎微	宋朝	取《嘉祐补注本草》及《图经本草》合为一书,复拾唐诸家本草,又采古今单方并经史百家之书有关药物者,共31卷,名证类本草。后增补序刊名"大观本草"及校正刊名"政和本草"
本草纲目	李时珍	明朝	以《证类本草》为蓝本,载药1892种,附方11 096条,分52卷,列为16部,部各分类,类凡六十二,标名为纲,列事为目。起草于1552年,终稿于1578年,于明万历24年(1596年作者死后3年)在金陵(今南京)首次刊行
本草纲目拾遗	赵学敏	清朝	凡纲目未载之重要药物如东洋参、西洋参、胖大海、西红花、冬虫夏草等皆收之。共716种,附205种
植物名实图考、植物名实图考长编	吴其濬	清朝	辑有长编及图考,所列长编植物838种,22卷;图考植物计1714种,38卷。其图乃就实物所描绘者,非模仿本草之图

知识链接

明代医药学家——李时珍

李时珍（1518—1593 年）明代杰出医药学家。字东璧，号濒湖，蕲州（今湖北蕲春县）人。家世业医，注重药物研究，重视临床实践。曾长期上山采药，并深入民间，向农民、渔民、樵民、药农、铃医请教，参考历代医药及有关书籍八百余种，对各种药物亲自鉴别考证，纠正了古代本草书中药名、品种、产地等错误，并收集整理宋、元以来民间发现的多种药物，经 27 年艰苦劳动，著成《本草纲目》。总结了 16 世纪以前我国古代人民的药物经验，对后世药物学发展作出了重大贡献。

二、近现代天然药物学的发展概况

（一）鸦片战争至中华人民共和国成立前天然药物发展概况

鸦片战争后，中国沦为半殖民地半封建国家，祖国医药事业发展缓慢。随着国外医药学书籍大量传入，祖国医药学发展也受到影响。赵燏黄早年就学日本，1911 年回国，将"生药学"一词引入我国。

1934 年赵燏黄与徐伯鋆合编了《现代本草学——生药学》上册，1937 年叶三多编写了下册。这两本书的出版并用作大学教材，标志着我国近现代生药学教学和研究工作的开始，对我国天然药物学的发展起到了先导作用。

（二）中华人民共和国成立后天然药物发展概况

新中国成立后，祖国医药事业得到迅速发展，各地先后设立相关专业的大、中专院校与研究机构，加强了教学、科研和质量检验工作。特别是改革开放以来，国民经济快速发展，科学技术日新月异，天然药物学发展进入了历史最好时期，教学、科研工作取得了辉煌成果。归纳起来主要包括以下几方面：

1. **资源调查整理** 中华人民共和国成立后，在全国范围内曾先后开展了 4 次天然药物资源普查工作。通过整理陆续出版了大批专著、教材和重要文献，如《中华人民共和国药典》（以下简称《中国药典》）、《中药志》《全国中草药汇编》及彩色图谱、《中药大辞典》《中国中药资源丛书》《中国民族药志》《药材学》《生药学》《中草药学》《中药鉴定学》《药用植物学与生药学》等。创办了一批有影响的专业学术期刊，如《中国中药杂志》《中草药》《中药材》《中成药》《中国天然药物》等。

2. **天然药物引种栽培和驯化饲养** 通过科研人员深入研究和不懈努力，药用植（动）物的引种栽培、野生变家种、驯化饲养等研究取得了较大进展。全国已引种药用植物 4000 余种，很多品种实现了野生变家种、家养。建立了珍稀濒危药用植（动）物园。运用杂交、诱变、多倍体等生物学技术，获得高产优质的新品种。我国于 2002 年颁布施行的《中药材生产质量管理规范（试行）》（GAP），对天然药物生产全过程实施规范管理，对绿色中药材的生产、无公害栽培技术等获得了大量经验。

3. **天然药物鉴定和质量研究** 近 40 年来，国家组织专家对来源复杂的常用中药材进行了系统的品种整理和质量研究。先后开展了"中药材同名异物品种的系统研究""常用中药材品种整理和质量研究""中药材质量标准的规范化研究"等工作,并相继出版了一大批重要专著。

4. 天然药物活性成分研究 已对数百种天然药物进行了详细的化学成分与药理学研究,鉴定了多种活性成分,在筛选防治心血管疾病、抗肿瘤、抗疟疾、抗艾滋病等活性成分中做了大量的工作,取得了一定的成效。中国女药学家屠呦呦带领的团队于20世纪六、七十年代,在极为艰苦的科研条件下,与中国其他机构合作,经过艰苦卓绝的努力并从《肘后备急方》等中医药古典文献中获取灵感,先驱性地发现了存在于青蒿中的青蒿素和双氢青蒿素,开创了疟疾治疗新方法,全球数亿人因这种"中国神药"而受益。2015年,屠呦呦因其作出的重大贡献成为了首位获得诺贝尔医学奖的中国人。

5. 中药炮制研究 采用化学、药理学等方法,在中医理论的指导下,研究并揭示中药炮制原理,对比炮制前后药效成分和药理作用的改变,为改革炮制工艺,制定中药炮制品的质量标准,为中药炮制学的发展提供科学依据。

三、天然药物学发展趋势

天然药物的研究是一项复杂的系统工程,需要多学科、多部门、多层次的共同配合。今后天然药物学的发展趋势着重表现在以下几方面:

1. 加强天然药物质量标准的研究 天然药物质量标准规范化研究是中药复方制剂及中成药标准化研究的基础和先决条件。在明确有效成分、指标成分的基础上,建立和完善天然药物质量标准,达到科学化、标准化,并使之与国际市场接轨。

2. 开展天然药物规范化生产的研究 逐步建立规范化天然药物生产基地,开展绿色天然药物的生产和开发工作,生产出无污染、无农药残留、重金属含量达标、药效稳定可靠、有严格质量标准控制的天然药物。

3. 天然药物鉴定新技术、新方法研究 将现代科技成果及新设备、新技术应用到天然药物鉴定领域。如采用DNA分子遗传标记技术来鉴定近缘植物药和动物药;采用生物免疫化学和放射免疫技术来筛选天然药物中的微量有效成分;利用高效液相色谱法、质谱法、气相色谱法、磁共振法、红外光谱法等进行化学指纹图谱定性和指标成分的定量;结合人工智能技术,建立天然药物化学质量模式识别系统等。

4. 开展天然药物的生物转化 用生物转化的方法处理天然药物中的化学成分,修饰其结构或活性位点,获得新的活性化合物用于新药开发。

第三节 天然药物的分类和命名

一、天然药物的分类

我国天然药物的种类繁多,为了便于学习、研究和应用,有必要将它们按一定的规律分门别类,加以叙述。按照使用目的,常见的分类方法如下:

1. 按字首笔画顺序编排 如《中国药典》《中药大辞典》《中药志》等工具书或专著按药物中文

名的笔画顺序,以字典形式编排。这是一种最简单的便于查阅的编排方法,但各药间缺少相互联系,教科书一般不采用此法。

2. **按药用部位分类** 首先将天然药物分为植物类、动物类和矿物类,植物类药再依不同的药用部位分为根类、根茎类、茎木类、皮类、叶类、花类、果实类、种子类和全草类等。这种分类方法便于学习研究药物的性状和结构,掌握各类药物的外形和显微特征及鉴定方法,也便于比较同类不同药物间在性状和显微特征上的异同点。缺点是化学成分缺少联系,不利于研究理化鉴定及品质优良度鉴定。由于我们学习的重点是药材的性状鉴定,因此本教材采用了此分类方法。

3. **按化学成分分类** 根据天然药物所含的有效成分或活性成分的类别来分类,如含生物碱类、苷类、挥发油类、有机酸类、鞣质类、糖类等。这种分类方法便于学习和研究有效成分和进行理化分析,也有利于研究有效成分与疗效的关系,以及含同类成分的天然药物与科属之间的关系。

4. **按自然分类系统分类** 根据天然药物的原植(动)物在分类学上的位置和亲缘关系,按门、纲、目、科、属和种分类排列。这种分类法便于学习和研究同科同属药物在形态、性状、组织结构、化学成分与功效等方面的共同点,并比较其特异性,以揭示其规律,寻找代用品,扩大药物资源。

5. **按功能分类** 按中医用途分为解表药、清热药、活血化瘀药、理气药等;按药理作用分为中枢神经兴奋药、镇痛药、抗菌药、抗疟药等。这种分类有利于学习和研究天然药物的作用和效用,从而指导临床用药。

二、天然药物的命名

(一)中文名的命名

天然药物的名称由来,概括起来有以下几方面:

1. **根据产地命名** 如川芎、川贝母、浙贝母、广藿香、怀地黄、凤丹皮、潞党参、关黄柏等。

2. **根据功能命名** 如防风、益母草、沉香、泽泻等。

3. **根据形色气味命名** 如人参、牛膝、白芷、紫草、丹参、黄连、鱼腥草、甘草、五味子、细辛等。

4. **根据生长特性命名** 如夏枯草、忍冬藤、冬虫夏草、桑寄生等。

5. **根据入药部位命名** 如葛根、桂枝、秦皮、艾叶、金银花、桃仁、金钱草、羚羊角、穿山甲等。

6. **根据历史典故或人物传说命名** 如何首乌、杜仲、车前草、牵牛子等。

(二)拉丁名的命名

天然药物的拉丁名是国际通用的名称,为世界各国学者所认同,便于国际学术交流与研究。《中国药典》2015年版规定:天然药物的拉丁名一般由两部分组成,第一部分是原植(动)物学名的词或词组,第二部分是原植(动)物药用部位词。

第一部分是拉丁文名词或形容词,一般为单数属格(第二格),有多种形式:原植(动)物属名,如黄连 Coptidis Rhizoma;原植(动)物种加词,如人参 Ginseng Radix et Rhizoma;原植(动)物属名和种加词,如当归 Angelicae Sinensis Radix。

第二部分是拉丁文名词,一般为单数主格,常见的词有:根 Radix,根茎 Rhizoma,茎 Caulis,木材 Lignum,枝 Ramulus,树皮 Cortex,叶 Folium,花 Flos,果实 Fructus,种子 Semen,全草 Herba,树脂

Resina,分泌物 Venenum 等。

少数药物的拉丁名无第二部分,直接用属名或种加词或俗名命名。如:茯苓 Poria(属名),蛤蚧 Gecko(种加词),麝香 Moschus(属名),蜂蜜 Mel(俗名),乳香 Olibanum(俗名)。

矿物类药物的拉丁名,一般采用原矿物拉丁名,如:朱砂 Cinnabaris,雄黄 Realgar。

点滴积累 ∨ ......

1. 天然药物可按字首笔画顺序、药用部位、化学成分、自然分类系统和功能等方法进行分类。

2. 天然药物中文名的命名可根据产地、功能、形色气味、生长特性和入药部位等进行命名。

3. 天然药物拉丁名的命名一般由两部分组成,第一部分是原植(动)物学名的词或词组,第二部分是原植(动)物药用部位词。

目标检测

一、选择题

(一)单项选择题

1. 我国古代记载药物的书籍称为( )

　　A. 证类本草　　　　　　　B. 草本　　　　　　　C. 本草

　　D. 草药　　　　　　　　　E. 中草药

2. 我国已知最早的本草著作是( )

　　A.《本草纲目》　　　　　　B.《神农本草经》　　　　C.《证类本草》

　　D.《新修本草》　　　　　　E.《本草经集注》

3. 被誉为我国(也是世界上)最早的药典是( )

　　A.《证类本草》　　　　　　B.《神农本草经》　　　　C.《新修本草》

　　D.《雷公炮炙论》　　　　　E.《本草纲目》

4. 本教材对植物类药的分类是按( )

　　A. 化学成分　　　　　　　B. 功能　　　　　　　　C. 自然分类法

　　D. 药用部位　　　　　　　E. 字首笔划

5. 天然药物拉丁名的命名采用最多的是( )

　　A. 属名、种加词或属种名+药用部位　　B. 属名+种加词+命名人

　　C. 属名+药用部位　　　　　　　　　　D. 属名+种加词

　　E. 属名+命名人

6. GAP 是( )

　　A. 药品生产质量管理规范　　　　　　　B. 药品经营质量管理规范

　　C. 药品注册管理办法　　　　　　　　　D. 中药材生产质量管理规范

　　E. 中药材经营质量管理规范

（二）多项选择题

1. 天然药物包括（　　　）

　　A. 中药　　　　　　　　B. 人工合成药物　　　　C. 草药

　　D. 生药　　　　　　　　E. 药材

2. 根据产地命名的天然药物有（　　　）

　　A. 浙贝母　　　　　　　B. 广藿香　　　　　　　C. 关黄柏

　　D. 杜仲　　　　　　　　E. 怀地黄

3. 主产于我国西北地区的天然药物有（　　　）

　　A. 甘草　　　　　　　　B. 当归　　　　　　　　C. 冬虫夏草

　　D. 大黄　　　　　　　　E. 麻黄

4. 以生长特性命名的天然药物有（　　　）

　　A. 夏枯草　　　　　　　B. 忍冬藤　　　　　　　C. 何首乌

　　D. 桑寄生　　　　　　　E. 冬虫夏草

二、简答题

1. 天然药物学的研究内容是什么？

2. 天然药物的分类、命名方法各有哪几种？

ER-01章习题

（张　辛）

第二章

天然药物学基础知识

第一节 植物细胞

导学情景 ∨

情景描述：

1665 年，英国科学家虎克用自制的显微镜观察植物软木薄片，看到许多蜂窝状且中空的小格子，他把这些小格子称为 cell（细胞）。经过后来的科学家近 300 年的研究，最后由德国的施莱登（植物学家）和施旺（动物学家）于 1938 年提出了细胞学说。

学前导语：

本节我们将带同学们共同学习细胞的基本结构和细胞后含物。

随着显微镜的发明和不断完善，使植物形态学深入到了植物的内部构造、微观领域。普通光学显微镜的最大放大倍数为 1500~1600 倍，用普通光学显微镜能观察到的药用植物内部构造属于显微构造。药用植物显微构造的分辨使我们能进一步认识植物的微观世界，为药用植物学习和鉴定打下了基础。

一、植物细胞的基本结构

植物细胞有多种形态，一般随细胞存在的部位、排列状况和具有的功能不同而不同。存在于植物体表，排列紧密的有保护作用的细胞一般多呈扁平长方形、方形、多角形或不规则状；存在于植物体内，排列疏松的有贮藏作用的细胞多呈球形和椭圆形，排列紧密的有支持作用的细胞多呈长纺锤形，有输导功能的细胞多呈长管状。

植物细胞多数较小，一般在显微镜下才能看见，直径多在 10~100μm。极少数细胞特别大，肉眼可见，例如番茄果肉细胞和西瓜瓤细胞，直径可达 1mm；棉花种子的表皮毛，长可达 75mm；苎麻茎的纤维细胞，最长达到 550mm。

植物细胞的形状大小尽管多种多样，但基本结构是一样的，都是由原生质体和细胞壁两大部分构成，原生质体和细胞壁均可在显微镜下观察到。人们把在光学显微镜下可以观察到的内部构造称为显微结构。把在电子显微镜下所观察到的更细微结构称为亚显微结构或超微结构。本书主要学习植物细胞的显微结构。如图 2-1 所示。

（一）原生质体

原生质体是细胞内有生命物质(原生质)的总称,分为细胞质和细胞核。细胞质和细胞核在光学显微镜下能明显区别。

1. 细胞质 细胞质是原生质体除掉细胞核所余下的部分。细胞质由细胞质膜(简称质膜)、细胞器和细胞质基质(简称胞基质)三部分组成。

(1)质膜:质膜是细胞质表面的一层紧贴细胞壁的薄膜。质膜在光学显微镜下不易识别,如果用高渗溶液处理,原生质体失水收缩与细胞壁发生质壁分离现象时,用探针可感觉到细胞质表面有一层光滑的薄膜。

质膜有选择性通透某些物质的特性。质膜的选择透性能使细胞不断地从周围环境取得水分和营养物质,而又把细胞代谢废物排泄出去。细胞一旦死亡,质膜的选择透性就会消失。

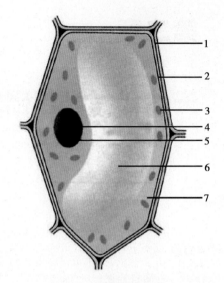

图 2-1 植物细胞模式图
1. 细胞壁 2. 细胞质膜 3. 叶绿体
4. 细胞核 5. 核仁 6. 液泡 7. 细胞质

(2)细胞器:细胞器是悬浮于细胞质内有特定功能的更微小结构。在光学显微镜下观察植物细胞的细胞器一般可看见质体、线粒体和液泡3种。

1)质体:是绿色植物细胞与动物细胞相区别的显著特征之一,是一类与碳水化合物合成与贮藏有密切关系的细胞器。质体根据色素有无或不同,分为叶绿体、有色体和白色体。如图2-2所示。①叶绿体:多为球形、卵圆形或扁圆形,一般呈颗粒状分布于绿色植物的叶、幼嫩茎、未成熟果实和花萼等的薄壁细胞中。叶绿体是最重要的质体。叶绿体中含叶绿素、叶黄素和胡萝卜素,其中叶绿素含量最多,是最重要的光合色素。叶绿体是绿色植物进行光合作用的场所;②有色体:常呈杆状、颗粒状或不规则形,一般存在于花瓣、成熟果实以及某些植物根的薄壁细胞中。有色体主要含胡萝卜素和叶黄素,由于两者的比例不同,因而使不同植物的花、果实呈现黄色、橙色或橙红色等;③白色体:常呈圆形或纺锤形,不含色素,普遍存在于植物各部的贮藏细胞中,有合成和贮藏淀粉、脂肪和蛋白质的功能。白色体合成和贮藏淀粉时,称造粉体;合成和贮藏脂肪时,称造油体;合成和贮藏蛋白质时,称造蛋白体。

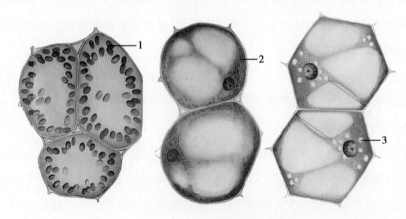

图 2-2 质体的类型
1. 叶绿体 2. 有色体 3. 白色体

叶绿体、有色体和白色体三者均由前质体分化而来。在一定条件下还可相互转化。萝卜通常白色，暴露在地面部分经光照变成绿色，是由于白色体转化为叶绿体所致。番茄幼果绿色、成熟前白色、成熟后红色，是因为叶绿体转化成白色体、后又转变成有色体的缘故。

2）线粒体：多呈球状、杆状或细丝状，比质体小，在光学显微镜下需用特殊的染色方法才能识别。线粒体是细胞进行呼吸作用的场所，专门氧化分解糖、脂肪和蛋白质，氧化分解释放出来的能量可源源不断地满足细胞生命活动的需要。

3）液泡：具有一个中央大液泡或几个较大液泡是植物细胞区别于动物细胞的显著特征之一，也是植物细胞发育成熟的显著标志。幼小的植物细胞有许多小液泡，在发育过程中，这些小液泡相互融合并逐渐长大，最后形成一个在光学显微镜下能看见的中央大液泡，中央大液泡一般可占整个细胞体积的90%以上。如图2-1所示。有些细胞在发育过程中，小液泡融合成几个较大液泡，细胞核被这些较大液泡分割成的细胞质索悬挂于细胞的中央。

液泡由一层液泡膜包围着，液泡膜与质膜一样具有选择透性。液泡内的液体称为细胞液，细胞液是多种物质的混合液。

（3）胞基质：是细胞质中除掉质膜和细胞器而无特殊形态的液胶体。胞基质成分十分复杂，有水、无机盐、氨基酸、核苷酸、蛋白质等。胞基质具有一定的弹性和黏滞性。胞基质流动会带动细胞器（除液泡外）在细胞内不断运动，流动快的细胞生命活动旺盛，流动慢的细胞生命活动微弱，流动停止的细胞或处于休眠状态或死亡。

由于电子显微镜的使用，人们对细胞的亚显微结构有了更深入的了解，不仅发现了细胞核、质膜、叶绿体、线粒体和液泡的超微结构，而且在细胞质中还发现了核糖体、高尔基复合体、内质网、溶酶体、圆球体、微粒体、微管和微丝等更微小的细胞器。

2. 细胞核　细胞核是一个折光性较强、黏滞性较大的扁球体。一个细胞一般只有一个细胞核，但也有两个或多个的。细胞核的形状、大小和位置随细胞生长发育而变化。幼小细胞的细胞核呈球形，近于细胞中央，成熟细胞的细胞核多呈扁圆形，偏于细胞一侧。细胞核在未发育成熟的细胞中所占比例较大，在成熟细胞中所占比例较小。如图2-1所示。

细胞核由核膜、核仁、染色质（染色体）和核液组成。核膜是包裹细胞核的薄膜，膜上有小孔称为核孔，核孔是细胞核物质进出的通道。核仁是细胞核中一个或数个折光性更强的小体，是核内合成核糖核酸和蛋白质的场所。染色质（由脱氧核糖核酸和蛋白质组成）是易被碱性染料着色的遗传物质；在细胞分裂时，染色质螺旋、折叠、缩短、增粗，成为在光学显微镜下清晰可见的染色体；染色质和染色体是同一物质在细胞不同时期的表现形式。核液是细胞核内无明显结构的液胶体，核仁和染色质就分散在核液内。

（二）细胞壁

细胞壁是植物细胞特有的结构，是植物细胞与动物细胞区别的显著特征之一。细胞壁是由原生质体分泌的非生命物质包裹在原生质体外的一层较坚韧的壳，主要是起保护作用。

1. 细胞壁的结构　细胞壁分为胞间层、初生壁和次生壁3层。如图2-3所示。

（1）胞间层：是细胞分裂结束时原生质体分泌形成的细胞壁层，主要成分为果胶质。果胶质能

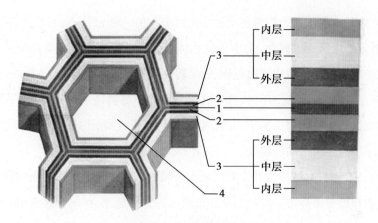

图 2-3 细胞壁的结构
1. 胞间层 2. 初生壁 3. 次生壁(示外、中、内三层) 4. 细胞腔

使相邻细胞彼此紧密地粘连在一起,果胶质既能被果胶酶分解,又溶于酸和碱。

(2)初生壁:是细胞生长时原生质体分泌形成的细胞壁层,主要成分为纤维素、半纤维素和果胶质。初生壁存在于胞间层内侧,质地柔软,可塑性强,能随细胞的生长而延伸。

知识链接

果 胶 质

果胶质是一种无定形胶质,使多细胞植物的相邻细胞彼此粘连。果胶质可被酸、碱、果胶酶等溶解,从而导致细胞的相互分离。许多果实,如苹果、番茄等成熟时,产生果胶酶,将果肉细胞的胞间层溶解,细胞彼此分离,使果实变软,果胶是植物中的一种酸性多糖物质,它通常为白色至淡黄色粉末,稍带酸味,具有水溶性,工业上即可分离,其分子量约 5 万~30 万,主要存在于植物的细胞壁和细胞内层,为内部细胞的支撑物质。在食品上作胶凝剂、增稠剂、稳定剂、悬浮剂、乳化剂、增香增效剂,并可用于化妆品,对保护皮肤,防止紫外线辐射,治疗创伤,美容养颜都有一定的作用。

---

(3)次生壁:是细胞停止生长后原生质体分泌形成的细胞壁层,主要成分是纤维素,还有少量半纤维素。次生壁存在于初生壁内侧,质地较硬,一般无可塑性。有的细胞次生壁较厚,质地坚硬,在光学显微镜下可显出不同的外、中、内 3 层。当次生壁增得很厚时,原生质体一般死亡,留下细胞壁围成的空腔,称为细胞腔。

2. 纹孔 细胞壁次生生长时并不完全覆盖初生壁,而在未增厚区域形成一些凹陷或中断部分,这些凹陷或中断部分称为纹孔。相邻两细胞间的纹孔成对存在,称为纹孔对。纹孔对中间隔着胞间层和初生壁,合称纹孔膜。纹孔膜两侧无次生壁的部分称为纹孔腔,纹孔腔通往细胞腔的开口称为纹孔口。

纹孔对有单纹孔、具缘纹孔和半缘纹孔 3 种。如图 2-4 所示。

(1)单纹孔:纹孔腔呈圆形或扁圆形孔道,在光学显微镜下正面观察,纹孔口呈一个圆,如图 2-4(a)所示。常见于韧皮纤维、石细胞和部分薄壁细胞的细胞壁上。

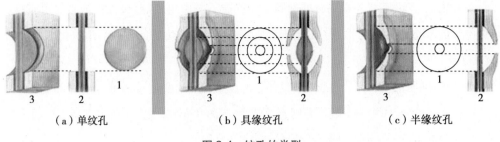

图 2-4　纹孔的类型
1. 正面图　2. 切面图　3. 立体图

（2）具缘纹孔：纹孔腔周围的次生壁向细胞腔内呈拱架状隆起，形成纹孔的缘部，纹孔口的直径明显较小。在光学显微镜下正面观察，纹孔口和纹孔腔两者构成两个同心圆。松科、柏科等裸子植物的管胞，纹孔膜中央极度增厚形成纹孔塞，在光学显微镜下正面观察，纹孔口、纹孔塞和纹孔腔三者构成 3 个同心圆。图 2-4(b) 就是松、柏科植物的具缘纹孔。松、柏科植物的具缘纹孔是一种特殊情况。一般正面观察植物细胞的具缘纹孔，由于无纹孔塞，都为两个同心圆。

（3）半缘纹孔：由具缘纹孔和单纹孔组成的纹孔对，是导管或管胞与薄壁细胞相邻而形成的。在光学显微镜下正面观察，纹孔口和纹孔腔两者构成两个同心圆。如图 2-4(c) 所示。半缘纹孔从正面观察，与不具纹孔塞的具缘纹孔相同。

3. 胞间连丝　许多原生质细丝从纹孔处穿过纹孔膜，使相邻细胞彼此联系在一起，这种原生质细丝称为胞间连丝。胞间连丝通常不明显，但柿和马钱子种子的胚乳细胞，由于细胞壁厚，经染色处理后，用光学显微镜可清楚地观察到胞间连丝。如图 2-5 所示。

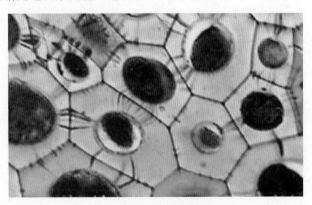

图 2-5　胞间连丝

4. 细胞壁的特化　细胞壁主要由纤维素构成，纤维素既亲水又有韧性。由于受环境的影响和生理功能的不同，细胞壁中可渗入其他物质而发生特化现象。常见的有以下几种：

（1）木质化：细胞壁内渗入了木质素。木质素既亲水又坚硬，因而增强了细胞壁的硬度。当细胞壁增厚到一定程度时，胞腔缩小，细胞一般都死亡。如导管、管胞、木纤维和石细胞等。木质化细胞壁加间苯三酚溶液和浓盐酸显樱红色或红紫色。

（2）木栓化：细胞壁内渗入了木栓质。木栓质亲脂，因而细胞壁不透水和气，使原生质体与外界隔绝而细胞死亡。木栓化细胞壁加苏丹Ⅲ溶液显红色。

（3）角质化：表皮细胞与外界接触的细胞壁外覆盖了一层角质，形成无色透明的角质膜（角质层）。角质亲脂，既能减少水分蒸腾，又能防止雨水的浸渍和微生物的侵袭。角质化细胞壁加苏丹Ⅲ溶液显红色。

（4）黏液化：细胞壁中的部分果胶质和纤维素发生了黏液性变化，如车前子和亚麻子等。

（5）矿质化：细胞壁内渗入了硅质和钙质，使植物茎和叶变硬，增强了机械支持力。如禾本科植物的茎和叶及木贼的茎，细胞壁中含有大量的硅酸盐。

二、细胞后含物

原生质体在新陈代谢过程中产生的非生命物质，统称为细胞后含物。细胞后含物的种类很多，有的是营养物质，有的是非营养物质。细胞后含物的形态和性质是鉴定植物类药材的依据之一。

（一）贮藏的营养物

贮藏的营养物主要有淀粉、菊糖、蛋白质和油脂等。

1. 淀粉　淀粉多贮藏于植物的根、地下茎和种子的薄壁细胞中。一般以淀粉粒形式存在，呈圆球形、卵圆形和多面体形。淀粉粒在白色体内聚积时，先形成脐点（核心），然后再围绕脐点一层一层地聚积淀粉，最终形成淀粉粒。脐点位于淀粉粒的中间或偏于一侧，有颗粒状、分叉状、裂隙状、星状等。

在光学显微镜下，有的植物淀粉粒可见明暗相间的层纹，这是因为淀粉粒分为直链淀粉和支链淀粉。在围绕脐点聚积淀粉粒时，一般直链淀粉和支链淀粉相互交替、分层积聚，而直链淀粉比支链淀粉有更强的亲水性，两者遇水膨胀不一，从而在折光上显示明暗差异。淀粉粒有单粒淀粉、复粒淀粉和半复粒淀粉3种。如图2-6所示。

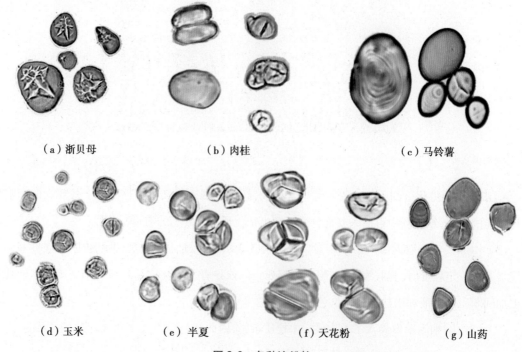

（a）浙贝母　　　　　　　　（b）肉桂　　　　　　　　　（c）马铃薯

（d）玉米　　　　　（e）半夏　　　　　（f）天花粉　　　　　（g）山药

图2-6　各种淀粉粒

（1）单粒淀粉：每个淀粉粒有一个脐点，围绕脐点有层纹。如浙贝母、山药、马铃薯、肉桂等。

（2）复粒淀粉：每个淀粉粒有两个或多个脐点，围绕每个脐点有自己的层纹。如天花粉、半夏、肉桂、玉米等。

（3）半复粒淀粉：每个淀粉粒有两个或几个脐点，每个脐点除有围绕自己的层纹外，还有共同的层纹。如大戟。

▶▶ 课堂活动

在显微镜下观察淀粉粒，为什么有的植物的淀粉粒无明显层纹？

在含有淀粉粒的植物细胞中，一般单粒淀粉和复粒淀粉比较常见，半复粒淀粉相对较少。淀粉粒加稀碘溶液显蓝紫色。

2. 菊糖　菊糖多存在于桔梗科和菊科植物根的细胞中，易溶于水，不溶于乙醇。把含有菊糖的材料浸入乙醇中1周后做成切片，置光学显微镜下观察，在细胞内可见呈球形、半球形的菊糖结晶。如图2-7所示。菊糖加10% α-萘酚乙醇溶液再加硫酸，显紫红色并溶解。

3. 蛋白质　贮藏蛋白质无生命活性，与组成原生质体的蛋白质不同，有结晶和无定形颗粒两种。结晶蛋白质常呈方形，有晶体和胶体的二重性，称为拟晶体。无定形蛋白质常有一层膜包裹呈圆球形，特称糊粉粒。糊粉粒较多地分布于植物种子的胚乳或子叶细胞中。谷类种子的糊粉粒集中分布在胚乳最外面的一层或几层细胞中，特称为糊粉层。豆类种子的糊粉粒存在于子叶细胞中，以无定形颗粒为主，还含有一至数个拟晶体。蓖麻种子胚乳细胞的糊粉粒，除拟晶体外还含有磷酸盐球形体，如图2-7所示。蛋白质加碘溶液显暗黄色；加硫酸铜和苛性碱水溶液显紫红色。

4. 油脂　油脂是油和脂的总称，在常温下呈液态的称为油，如菜籽油、芝麻油、花生油等；呈固态或半固态的称为脂，如可可豆脂、乌桕脂等。油脂常存在于植物种子的细胞内，并分散于细胞质中，如图2-7所示。

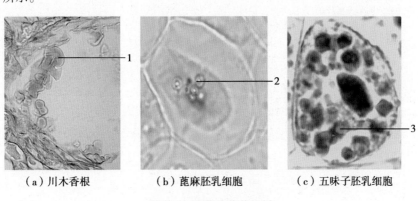

（a）川木香根　　（b）蓖麻胚乳细胞　　（c）五味子胚乳细胞

图2-7　贮藏的营养物质
1. 菊糖　2. 糊粉粒　3. 油脂

油脂加苏丹Ⅲ溶液显橙红色；加紫草试液显紫红色。

（二）非营养物

非营养物是细胞新陈代谢形成的物质，主要存在于液泡内，有的呈溶解状，有的呈结晶状。如无机盐、有机酸、挥发油、苷、生物碱、鞣质、色素、树脂和晶体等。在细胞中形成晶体,可避免代谢产生的废物对细胞的危害。植物细胞是否存在晶体,以及晶体的种类、形态和大小等,是鉴别植物类药材的依据之一。晶体主要为草酸钙晶体,还有碳酸钙晶体。

1. **草酸钙晶体**　草酸钙晶体是植物体在代谢过程中产生的草酸与钙结合而成的晶体。草酸钙晶体无色透明或暗灰色,常见有以下几种:

(1)簇晶:晶体呈多角星状,是由许多菱形、八面体形的单晶聚集而成,如大黄、人参、曼陀罗叶等。如图 2-8(a)所示。

(2)针晶:晶体呈针状,但一般是由许多单个针晶聚集成针晶束,存在于黏液细胞中,如半夏、黄精等。如图 2-8(b)所示。

(3)方晶:晶体呈方形、斜方形、长方形或菱形,如甘草、黄柏等。如图 2-8(c)所示。

(4)砂晶:晶体呈细小三角形、箭头形或不规则形,大量散布于细胞内,如地骨皮、颠茄、牛膝等。如图 2-8(d)所示。

(5)柱晶:晶体呈长柱形,长为直径的 4 倍以上,如射干等鸢尾科植物。如图 2-8(e)所示。

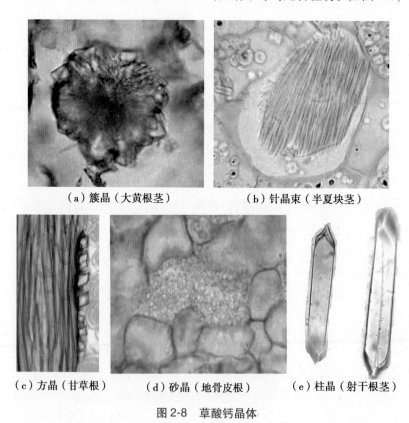

（a）簇晶（大黄根茎）　　　　（b）针晶束（半夏块茎）

（c）方晶（甘草根）　　（d）砂晶（地骨皮根）　　（e）柱晶（射干根茎）

图 2-8　草酸钙晶体

2. **碳酸钙晶体**　碳酸钙晶体多存在于桑科、荨麻科等植物中,晶体一端与细胞壁相连,另一端悬于细胞腔内,状如一串悬垂的葡萄,称为钟乳体。如图 2-9 所示。碳酸钙晶体遇醋酸溶解,并放出二氧化碳,而草酸钙晶体则不溶,由此可鉴别。

此外,在细胞中还有酶、维生素、植物激素、抗生素等,这些物质统称为生理活性物质。虽然它们含量甚微,但对植物体的生长、发育、代谢等都具有非常重要的作用。

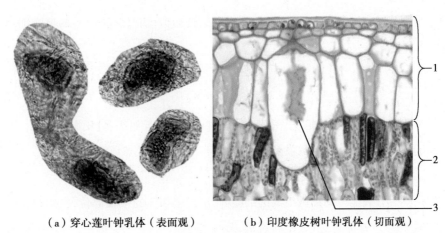

（a）穿心莲叶钟乳体（表面观）　　　（b）印度橡皮树叶钟乳体（切面观）

图2-9　碳酸钙晶体
1. 表皮和皮下层　2. 栅栏组织　3. 钟乳体

点滴积累 ✓

1. 细胞壁、质体和液泡是绿色植物细胞区别于动物细胞的三大显著特征。

2. 细胞壁分为胞间层、初生壁、次生壁。 细胞壁特化有木质化、木栓化、角质化、黏液化和矿质化。 质体有3种，即叶绿体、有色体和白色体。 细胞之间通过胞间连丝相互联系，纹孔对有单纹孔、具缘纹孔和半缘纹孔3种类型。

3. 细胞后含物的形态和性质是鉴别植物类药材的依据之一，细胞后含物分为营养物和非营养物。 营养物包括淀粉、菊糖、蛋白质和油脂，淀粉分为单粒、复粒和半复粒，淀粉遇稀碘溶液显蓝紫色。 非营养物分为草酸钙晶体和碳酸钙晶体，草酸钙晶体包括簇晶、方晶、砂晶、针晶和柱晶。

第二节　植物组织与维管束

导学情景 ✓

情景描述：

　　日常生活中我们可以看到这样一些现象，如杨树、榆树等双子叶植物的茎枝越长越粗，树皮厚，树皮上有点状突起物、有裂隙等；而小麦、水稻等单子叶植物的茎秆较细，没有皮孔；旱生植物的叶片小、毛茸多；莲的根状茎（藕）埋藏于池塘的淤泥中还能正常生长；梨的果肉中有很多黄色小颗粒，比较坚硬，影响口感；芹菜、韭菜和白菜能促进肠蠕动；生姜、玫瑰花有特殊香气，等等。

学前导语：

　　本节我们将带同学们熟悉植物组织的类型，掌握腺毛、非腺毛、气孔、纤维、石细胞、导管、分泌细胞、分泌道等形态特征，并学会鉴别。 同学们看看上面我们日常生活中的现象，是不是可以用所学的知识进行解释？

植物组织是由许多来源和生理功能相同,形态和结构相似,而又紧密联系的植物细胞组成的细胞群。

一、植物组织的类型

植物组织分为分生组织、保护组织、薄壁组织、机械组织、输导组织、分泌组织6类。后5类组织是由分生组织的细胞分裂、分化、生长发育成熟的组织,因此称为成熟组织。

(一)分生组织

分生组织是具有分裂能力的细胞组成的细胞群,位于植物体的生长部位,主要存在于茎尖和根尖。分生组织的细胞小、略呈等边形、排列紧密、无细胞间隙、细胞核大、细胞壁薄、细胞质浓、液泡不明显。

1. 按来源性质分　按来源性质分为下列3种:

(1)原分生组织:直接由种子的胚保留下来的分生组织,一般具有持续而强烈的分裂能力,位于根、茎的顶端。

(2)初生分生组织:由原分生组织刚分裂衍生的细胞所形成的分生组织,细胞在形态上出现初步分化,但仍具有较强的分裂能力,是一边分裂,一边分化的分生组织。

(3)次生分生组织:由成熟组织的某些薄壁细胞重新恢复分裂能力而形成的分生组织,包括形成层和木栓形成层。

2. 按存在部位分　分为下列3种。如图2-10所示。

(1)顶端分生组织:存在于根、茎的顶端,包括原分生组织和初生分生组织。由于顶端分生组织细胞的分裂和生长,使根、茎不断地伸长、长高。

(2)侧生分生组织:存在于根、茎的四周,包括形成层和木栓形成层。侧生分生组织的活动,使根、茎不断地长粗。

(3)居间分生组织:存在于某些植物叶基部、茎节间基部或子房柄等处,是由初生分生组织保留下来形成的。

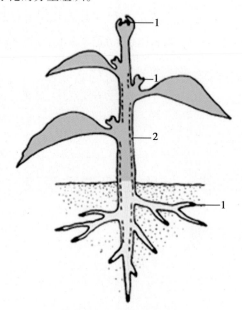

图2-10　分生组织示意图
1. 顶端分生组织　2. 侧生分生组织

▶▶ **课堂活动**

1. 为什么禾本科植物的生长期有拔节生长阶段? 列举几个生活中常见的拔节生长的植物实例。

2. 西红柿在生长期为什么要打顶,打顶后植物的生长发生了什么变化?

3. 为什么柴胡从接近土壤的基部割下后仍能长出完整的叶?

（二）保护组织

保护组织是覆盖植物体表面起保护作用的细胞群。保护组织可防止病虫害对植物体的侵袭,减轻外界对植物体的各种损伤,减少植物体的水分蒸腾。保护组织分为表皮和周皮。

1. 表皮 表皮是初生分生组织分裂分化发育而成的,又称为初生保护组织。表皮存在于植物体幼嫩器官的表面,通常由一层生活细胞组成。表皮细胞多为扁平长方形、方形、多角形或不规则形等,排列紧密,细胞质较稀薄、液泡大、一般不含叶绿体,细胞壁与外界接触的一面稍厚并覆盖有角质膜(层),有的在角质膜外还有蜡被。如图 2-11 所示。角质膜和蜡被均能增强细胞壁的保护作用。

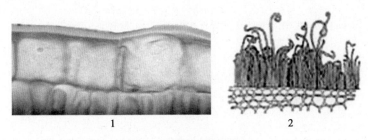

图 2-11 角质膜和蜡被
1. 表皮及角质膜 2. 表皮上的杆状蜡被(甘蔗茎)

表皮的有些细胞还分化形成毛茸或气孔。毛茸和气孔常作为叶类药材和全草类药材鉴别的依据之一。

(1)毛茸:是表皮细胞特化向外形成的突出物。毛茸具有降低植物体温,减少水分蒸腾和抵御昆虫侵袭的作用。可分为腺毛和非腺毛两类。

1)腺毛:具分泌作用的毛茸,分为腺头和腺柄。腺头膨大,位于顶端,有分泌作用;腺柄连接腺头与表皮。腺毛由于组成头、柄部细胞的多少不同而呈各种形状。在唇形科植物叶的表皮上有一种腺毛,具极短的单细胞柄,腺头由 4~8 个细胞组成,特称为腺鳞。如图 2-12 所示。

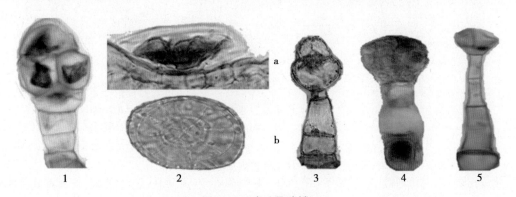

图 2-12 腺毛及腺鳞
1. 南瓜 2. 薄荷叶(a:侧面观 b:顶面观) 3. 向日葵 4. 忍冬叶 5. 天竺葵叶

2)非腺毛:不具分泌作用的毛茸,由单细胞或多细胞组成,无头、柄之分,顶端狭尖,种类较多。如图 2-13 所示。

(2)气孔:在植物叶片的表皮上(特别是下表皮)和幼嫩茎的表面有许多小孔,称之为气孔。气孔由两个保卫细胞对合而成。保卫细胞的细胞质丰富、细胞核明显、有叶绿体,一般双子叶植物呈肾

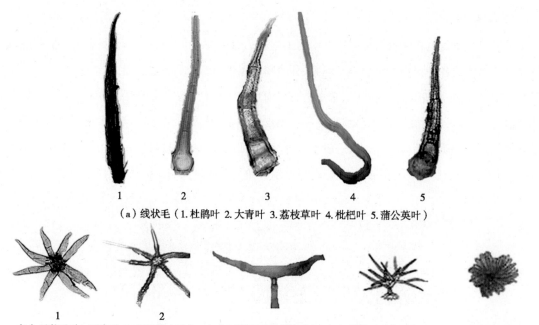

（a）线状毛（1.杜鹃叶 2.大青叶 3.荔枝草叶 4.枇杷叶 5.蒲公英叶）

（b）星状毛（1.石韦叶 2.红花槭木叶）　（c）丁字毛（杭白菊叶）　（d）分枝毛（薰衣草叶）　（e）鳞毛（油橄榄叶）

图 2-13　各种非腺毛

形,单子叶植物呈哑铃形。紧邻保卫细胞的表皮细胞称为副卫细胞,保卫细胞与副卫细胞相连的壁较薄,其他地方的壁较厚。当保卫细胞充水膨胀时,较薄的细胞壁被拉长向副卫细胞弯曲呈弓形,气孔口被拉大(张开)。当保卫细胞失水细胞壁恢复原状时,气孔口闭合。因此,气孔是调节植物气体进出和水分蒸腾的通道。如图 2-14 所示。

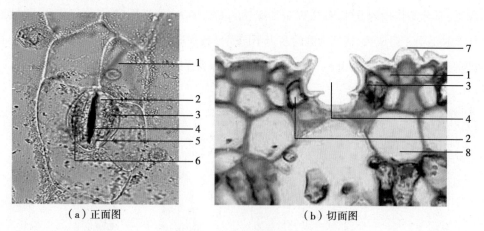

（a）正面图　　　　　　　　　　　　（b）切面图

图 2-14　叶的表皮与气孔

1. 副卫细胞　2. 保卫细胞　3. 叶绿体　4. 气孔　5. 细胞质　6. 细胞核　7. 角质膜　8. 栅栏组织细胞

保卫细胞与其周围副卫细胞的排列方式,称为气孔轴式。如图 2-15 所示。

1）直轴式:保卫细胞周围有 2 个副卫细胞,保卫细胞与副卫细胞的长轴互相垂直。如薄荷叶、紫苏叶、穿心莲叶等。

2）平轴式:保卫细胞周围有 2 个副卫细胞,保卫细胞与副卫细胞的长轴互相平行。如常山叶、茜草叶、番泻叶等。

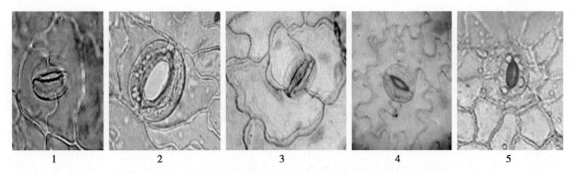

图 2-15　气孔的类型
1. 直轴式　2. 平轴式　3. 不等式　4. 不定式　5. 环式

3）不等式：保卫细胞周围有 3~4 个副卫细胞，其中一个副卫细胞显著较小。如忍冬叶、颠茄叶、白花曼陀罗叶等。

4）不定式：保卫细胞周围的副卫细胞数目不定，且形状与表皮细胞无明显区别。如杭白菊、洋地黄叶、桑叶等。

5）环式：保卫细胞周围的副卫细胞数目不定，其形状比其他表皮细胞狭窄，并围绕保卫细胞呈环状排列。如八角金盘、茶叶、桉叶等。

▶▶ 课堂活动

1. 为什么晚上没有下雨，而清晨人们在草坪上走一圈，却发现自己的裤脚或鞋袜湿了？

2. 大家仔细观察可以发现草本植物的叶片在清晨时会有晶莹的露珠，这是为什么呢？

2. 周皮　周皮存在于有加粗生长的根、茎的表面，由表皮下的某些薄壁细胞恢复分裂能力后形成。周皮是次生保护组织。首先，恢复分裂能力的细胞形成木栓形成层，木栓形成层向外分生出木栓化的扁平细胞形成木栓层，向内分生出薄壁细胞形成栓内层，木栓层、木栓形成层、栓内层三者合称周皮。如图 2-16 所示。周皮是一种复合组织。随着植物根、茎的增粗，表皮受到破坏，周皮代替表皮行使保护作用。

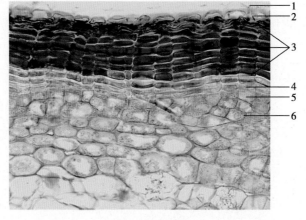

图 2-16　周皮
1. 角质膜　2. 表皮　3. 木栓层　4. 木栓形成层
5. 栓内层　6. 皮层

▶▶ **课堂活动**

1. 为什么说周皮是一种次生保护组织，也是一种复合组织？
2. 在光学显微镜下怎样区分表皮和周皮？

周皮形成时，位于气孔下面的木栓形成层向外分生排列疏松的许多类圆形薄壁细胞，称为填充细胞。由于填充细胞的增多和长大，将表皮突破形成皮孔。在木本植物的茎枝上，皮孔多呈直条状、横条状或点状突起。植物不同皮孔的形状不同，皮孔是植物进行气体交换和水分蒸腾的通道。如图2-17所示。

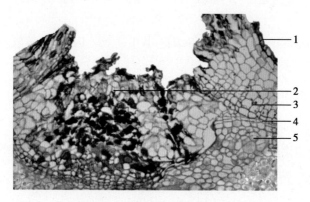

图2-17　皮孔横切面（接骨木）
1. 表皮　2. 填充细胞　3. 木栓层　4. 木栓形成层　5. 栓内层

（三）薄壁组织（基本组织）

薄壁组织在植物体内分布较广，又占有最大的比例。薄壁组织的细胞多数为类圆形，并且还有各种形状，细胞排列疏松，细胞壁薄，细胞质稀，液泡大，是生活细胞。按生理功能和所处的位置不同，主要分为下列几种类型：

1. **基本薄壁组织**　普遍存在于植物体各部位，主要起填充和联系其他组织的作用。在一定条件下基本薄壁组织可转化为次生分生组织，并在切枝、嫁接和愈伤组织的形成中发挥重要作用。

2. **同化薄壁组织**　多存在于植物叶的叶肉和幼嫩茎的皮层中，细胞内含大量叶绿体，主要进行光合作用，在合成有机物的同时可放出大量氧气。

知识链接

植物的光合作用

植物叶绿体的光合作用给自然界和人类提供了大量的有机物和氧气。在太阳光的作用下，叶绿体通过叶绿素把无机物合成有机物，并释放出氧气，同时把太阳光能转变成化学能储藏在有机物中。

$$6CO_2 + 6H_2O \xrightarrow[叶绿体]{光} C_6H_{12}O_6 + 6O_2 \uparrow$$

3. 贮藏薄壁组织　多存在于植物种子、果实、根和地下茎中,细胞内贮藏有大量的营养物质,主要为糖、淀粉、蛋白质和油脂等。

4. 吸收薄壁组织　主要指植物根尖有根毛的区域,能从土壤中吸收水分和无机盐,满足植物的生长发育需要。

5. 通气薄壁组织　多存在于水生和沼泽植物中,细胞间隙相互连接成四通八达的管道系统,使植物埋藏于沼泽和水中的部分也能正常通气。

(四)机械组织

机械组织是细胞壁明显增厚并对植物体起支持作用的细胞群。根据细胞壁增厚的部位和程度不同,可分为厚角组织和厚壁组织。

机械组织

▶▶ **课堂活动**

1. 大家都吃过芹菜,会发现芹菜的茎和叶柄有许多棱脊,如果我们折断了芹菜的叶柄,会出现什么现象?　将芹菜放在开水中煮一段时间后会出现什么现象?

2. 同学们说说你们生活中熟悉的纤维和石细胞还有哪些?

1. 厚角组织　常存在于根、茎、叶的叶柄和叶脉、花梗等处,在植物体幼嫩器官的表皮下方成环状或束状分布,在有棱脊的茎中的棱脊处特别发达。厚角组织能增强茎的支持力。

在横切面上,厚角组织的细胞呈多角形,最明显的特点是相邻细胞的角隅处发生初生壁性质的增厚,细胞壁不木质化,有原生质体,是活细胞,如图 2-18 所示。

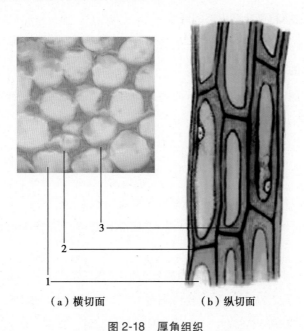

（a）横切面　　　　　（b）纵切面

图 2-18　厚角组织
1. 细胞腔　2. 胞间层　3. 增厚的壁

2. 厚壁组织　细胞壁全面增厚,细胞腔小,有纹孔和一定的纹理,成熟时细胞死亡。由于细胞形态不同,可分为纤维和石细胞。

（1）纤维：细长梭形，细胞壁厚，细胞腔狭窄，纹孔常呈缝隙状。纤维末端彼此嵌插、一般成束沿器官长轴分布，增强了细胞壁的支持功能。纤维为植物体主要的机械组织，如图 2-19 所示。纤维又可分为两种。

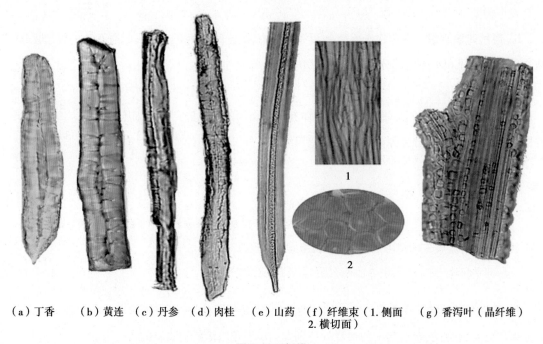

（a）丁香　　（b）黄连　（c）丹参　（d）肉桂　（e）山药　（f）纤维束（1.侧面　（g）番泻叶（晶纤维）
2.横切面）

图 2-19　纤维

1）韧皮纤维：分布于韧皮部，一般较长，细胞壁增厚，一般不木质化，常成束存在。韧皮纤维韧性好，拉力强，如苎麻、大麻和亚麻韧皮部的纤维。

2）木纤维：常分布于被子植物木质部，一般较短，细胞壁明显增厚且木质化。木纤维比较坚硬，支持力强。如一般树木的木质部纤维。

有些植物纤维束周围的薄壁细胞含有草酸钙方晶，称为晶纤维或晶鞘纤维，如甘草、番泻叶、黄柏等。如图 2-19（g）所示。

知识链接

天然纤维之王

苎麻根可药用，叶可作饲料。早在 4000 年前，我国古人就开始利用苎麻纺纱织布，比棉花（汉代开始）大约早 2000 年。

苎麻是我国特有的用于纺织的农作物，是世界公认的"天然纤维之王"。我国苎麻产量占全世界产量的 90% 以上。苎麻的茎皮可加工制成纺织用纤维。苎麻的特点是纤维细长、坚韧、质地轻、吸湿和散湿快，透气性比棉纤维高 3 倍左右。同时，苎麻纤维含有鞣质、嘧啶、嘌呤等成分，对金黄色葡萄球菌、铜绿假单胞菌、大肠埃希菌等有不同程度的抑制作用，具有防腐、防菌、防霉等功能，适宜纺织各类卫生保健用品。

（2）石细胞：石细胞常成群或单个分布于植物的根、茎、叶、果实和种子中，一般等径，如圆形、椭圆形等；还有其他形状，如星状、分支状、柱状、骨状等。细胞壁一般极度增厚且木质化，细胞腔小，纹孔长，呈管道状或分支状，特称纹孔道。如黄连、肉桂、黄柏等的石细胞，如图2-20所示。

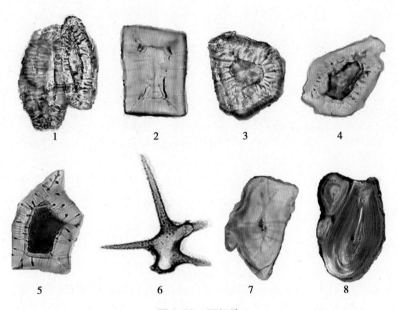

图2-20　石细胞

1. 丹参　2. 黄连　3. 肉桂　4. 天花粉　5. 木瓜　6. 睡莲　7. 厚朴　8. 黄柏

另外，在睡莲、茶树、木犀等植物的叶片中有单个存在的大型分支状石细胞，起支撑作用，称为支柱细胞，也叫异型石细胞。

（五）输导组织

输导组织是植物体内输送物质的细胞群。可分为两类：一类是导管和管胞，另一类是筛管、伴胞和筛胞。

1. 导管和管胞　是存在于植物木质部的死细胞，能自下而上地输送水分和无机盐。

（1）导管：是被子植物最主要的输水组织，由许多导管分子（管状细胞）纵向连接而成。由于相邻导管分子上下相连的横壁溶解消失，使导管形成上下贯通的具有很强输水能力的管道。导管分子次生壁不均匀的木质化增厚，成熟时原生质体死亡。导管分子也可通过侧壁未增厚的部分与相邻细胞进行横向输送水分和无机盐。根据发育顺序和次生壁增厚的纹理不同，导管可分为5种类型，如图2-21所示。

1）环纹导管：次生壁呈一环一环的增厚。

2）螺纹导管：次生壁呈一条（稀）或数条（密）螺旋带状增厚。

3）梯纹导管：次生壁增厚部分与未增厚部分相间呈梯状。

4）孔纹导管：次生壁全面增厚，只留下未增厚的纹孔，主要为具缘纹孔导管。

5）网纹导管：次生壁增厚呈网状，网眼是未增厚部分。

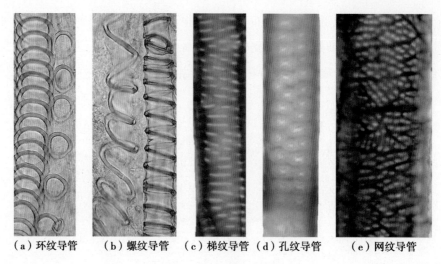

（a）环纹导管　（b）螺纹导管　（c）梯纹导管（d）孔纹导管　　（e）网纹导管

图 2-21　导管的类型

▶ **课堂活动**

大家熟知的成语"藕断丝连"，这个"丝"是植物学上的什么结构？

环纹和螺纹导管常存在于植物器官的幼嫩部分，能随器官生长而伸长，管壁薄，管径小，输导能力相对较弱；网纹和孔纹导管多存在于植物器官的成熟部分，管壁厚，管径大，输导能力相对较强；梯纹导管居于两者之间，多存在于停止生长的器官中。在实际观察中，还可见一些混合型导管，如环-螺纹导管和梯-网纹导管等。

（2）管胞：管胞是蕨类植物和绝大多数裸子植物的输水组织，被子植物的原始类型中也有管胞。管胞为长梭形，次生壁木质化增厚，常见的有梯纹和孔纹管胞。管胞口径小，其连接横壁不形成穿孔，靠纹孔沟通，输导能力弱。所以，管胞是较原始的输导组织。管胞在蕨类植物和裸子植物中还具有支持作用，如图 2-22 所示。

导管和管胞衰老时常受四周组织的挤压，使相邻的薄壁细胞从未增厚部位或纹孔处挤入管腔内形成侵填体而造成管腔堵塞，失去输导能力。

2. 筛管、伴胞和筛胞　筛管、伴胞和筛胞存在于植物的韧皮部，能自上而下地输送有机物质。

（1）筛管和伴胞：筛管是被子植物主要输送有机物的组织。它由许多筛管分子（管状无核的生活细胞）纵向连接而成。上下相邻的筛管分子的横壁特化为筛板，筛板上有许多比纹孔大的小孔，称为筛孔。筛管分子间的原生质细丝通过筛孔连接，形成输送有机物的通道，如图 2-23 所示。

筛管分子一般只存活 1~2 年，在树木的增粗生长中，老的筛管被挤压成颓废组织，失去输导能力后被新筛管所代替。但在多年生单子叶植物中，由于无次生生长，筛管可长期保持输导能力。

伴胞是被子植物中一至数个与筛管分子近等长，并紧贴筛管分子生长的梭形薄壁细胞。伴胞有细胞核，常与筛板一起成为识别筛管分子的特征。

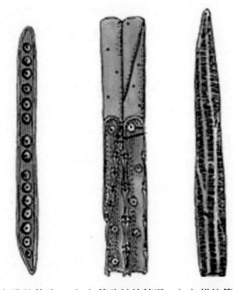

（a）孔纹管胞　（b）管胞链接情况　（c）梯纹管胞

图 2-22　管胞

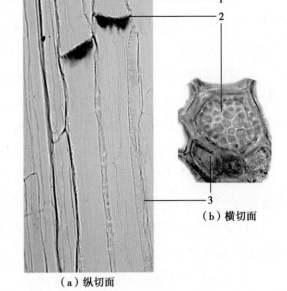

（b）横切面

（a）纵切面

图 2-23　筛管与伴胞
1. 筛管　2. 筛板　3. 伴胞

（2）筛胞：筛胞是裸子植物输送有机物的组织。筛胞为细长梭形生活细胞，上下相邻细胞的横壁不特化为筛板，但仍有筛域。原生质细丝穿过的孔较小，输导能力较弱。筛胞没有伴胞。

案例分析

案例

某地村民利用环状剥皮再生法新技术，采收皮类中药材厚朴，一次性剥取近 50cm 长的树干，没想到不到半年时间，厚朴树渐渐死亡了。

分析

植物的韧皮部在树皮里，主要运输有机养料。如果树皮被大面积环剥，叶光合作用生产的有机物质就不能自上而下地运送到根部，根就会死亡。利用环状剥皮技术采收厚朴应在春夏之交，选用树高 10 多米，生长强壮、树干通直的厚朴树，一般在离地面 1m 左右处取一段最多 45cm 长的树干，上面的切口略向下斜，下面的切口略向上斜，割断韧皮部时不能损伤韧皮部和木质部之间的形成层。如果没有完全掌握环状剥皮技术，可请当地林业部门技术人员进行指导。

（六）分泌组织

分泌组织是植物体内具有分泌和贮藏分泌物功能的细胞群。细胞多呈圆形、椭圆形或长管状，一般为生活细胞，能分泌或贮藏挥发油、树脂、油类、乳汁、黏液或蜜汁等。分泌物有排出体外、细胞内贮藏、腔隙中贮藏等方式具有防止动物的侵害、促进伤口愈合或引诱昆虫采蜜传粉等功能。

▶▶ 课堂活动

同学们，能说出你们生活中熟悉的分泌组织的代表植物及特点吗？

1. 分泌腺 分泌腺存在于植物体表,能将分泌物排出体外,分为腺毛(见保护组织)和蜜腺。蜜腺常存在于虫媒花植物花瓣的基部或花托上,细胞呈乳突状,能分泌蜜汁引诱昆虫采蜜,从而实现异花传粉。如图2-24(a)、(b)所示。

2. 分泌细胞 分泌细胞比其周围的细胞大,常单个分散于薄壁组织中,分泌物贮藏于细胞内,当分泌物充满时,细胞壁多木栓化而成为死细胞。如肉桂、姜的分泌细胞贮有挥发油,称油细胞,如图2-24(e)所示;半夏、玉竹的分泌细胞贮有黏液,称黏液细胞。

3. 分泌隙 分泌隙是分泌组织的细胞在植物体内形成的腔隙。分泌隙的形成方式有溶生式和裂生式两种。溶生式是分泌组织细胞破碎溶解而形成的,如橘皮、桉叶等;裂生式是分泌组织细胞沿胞间层裂开形成的,如松茎、小茴香果实等。根据分泌隙的形状可分为分泌腔(囊)和分泌道。

(1)分泌腔(囊):分泌腔呈球形或卵形。如橘皮、桉叶的分泌腔贮有挥发油,称油室,一般肉眼可见,习称油点,如图2-24(c)所示。

(2)分泌道:分泌道常沿器官长轴分布,呈管状,根据所贮藏分泌物的不同而有不同的名称。如松茎和松叶中贮有树脂,称树脂道,如图2-24(d)所示;小茴香果实贮有挥发油,称油管;美人蕉贮有黏液,称黏液道。

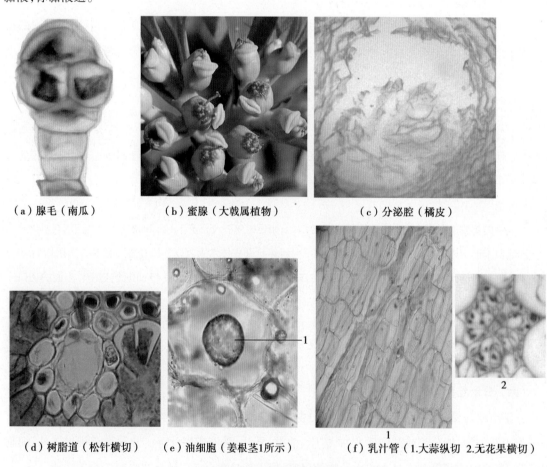

(a)腺毛(南瓜)　　　(b)蜜腺(大戟属植物)　　　(c)分泌腔(橘皮)

(d)树脂道(松针横切)　　(e)油细胞(姜根茎1所示)　　(f)乳汁管(1.大蒜纵切 2.无花果横切)

图2-24　各种分泌组织

4. 乳(汁)管 乳管由单个或多个纵向连接的分支管状细胞构成。单个细胞组成的乳管称无节乳管,如无花果、大戟、夹竹桃等;多个细胞组成的乳管称有节乳管,有节乳管其细胞连接处的横壁消失,成为多核的管道系统,如桔梗、蒲公英、大蒜、罂粟、三叶橡胶树等,如图2-24(f)所示。

乳管是生活细胞,具有强烈的分泌作用,其分泌的乳汁贮于液泡内或整个细胞质中,多呈白色或黄色,成分极为复杂,有的可药用。

二、维管束的类型

除苔藓植物外,维管束是高等植物具有输导和支持功能的复合组织。维管束分为韧皮部和木质部。韧皮部质地柔韧,主要由筛管、伴胞、韧皮纤维和韧皮薄壁细胞组成;木质部质地坚硬,主要由导管、管胞、木纤维和木薄壁细胞组成。

根据有无形成层,维管束分为无限维管束和有限维管束。无限维管束在韧皮部和木质部之间有形成层,维管束能不断增大,如双子叶植物和裸子植物根、茎的维管束,如图2-25(a)所示。有限维管束在韧皮部和木质部之间无形成层,维管束不能增大,如单子叶植物和蕨类植物根、茎的维管束,如图2-25(b)所示。

根据韧皮部和木质部的排列位置,维管束又可分为下列5种,如图2-25所示。

1. 外韧维管束 维管束中韧皮部位于外侧,木质部位于内侧,中间有形成层的为无限外韧型维管束,如双子叶植物和裸子植物茎的维管束。中间无形成层的为有限外韧型维管束,如单子叶植物茎(玉米、石斛等)的维管束。

2. 双韧维管束 维管束中木质部内外两侧均为韧皮部,常见于茄科、葫芦科植物,如南瓜和颠茄茎的维管束。如图2-25(c)所示。

3. 周韧维管束 维管束中木质部居中,韧皮部包围在木质部四周,常见于蕨类的某些植物,如芒萁、绵马贯众的根状茎及叶的维管束。如图2-25(d)所示。

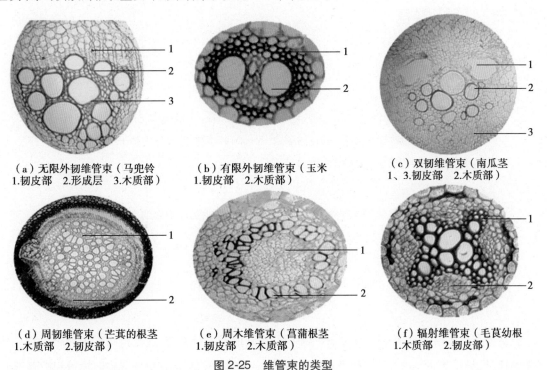

（a）无限外韧维管束（马兜铃
1.韧皮部 2.形成层 3.木质部）

（b）有限外韧维管束（玉米
1.韧皮部 2.木质部）

（c）双韧维管束（南瓜茎
1、3.韧皮部 2.木质部）

（d）周韧维管束（芒萁的根茎
1.木质部 2.韧皮部）

（e）周木维管束（菖蒲根茎
1.韧皮部 2.木质部）

（f）辐射维管束（毛茛幼根
1.木质部 2.韧皮部）

图2-25 维管束的类型

4. 周木维管束 维管束中韧皮部居中,木质部包围在韧皮部的四周,存在于少数单子叶植物中,如菖蒲根状茎的维管束。如图 2-25(e)所示。

5. 辐射维管束 韧皮部和木质部相间排列呈辐射状,仅存在于被子植物根的初生结构中,如毛茛幼根的维管束。如图 2-25(f)所示。

点滴积累 ╲

1. 植物组织分为分生、薄壁、保护、机械、输导和分泌组织,在药材鉴定中经常会利用保护、机械、输导和分泌组织的特征以及维管束的类型来识别药材。

2. 保护组织分为表皮和周皮。 表皮是初生保护组织,由表皮细胞组成,表皮细胞特化向外突出形成毛茸,毛茸分为腺毛和非腺毛。 腺毛具有分泌作用,有腺头和腺柄之分;非腺毛不具分泌作用,无头柄之分。 周皮是次生保护组织,由木栓层、木栓形成层、栓内层组成,真正起保护作用的是木栓层。

3. 表皮上有气孔,气孔由两个保卫细胞对合而成。 保卫细胞一般双子叶植物呈肾形,单子叶植物呈哑铃形。 气孔轴式有直轴式、平轴式、不等式、不定式和环式等。

4. 机械组织分为厚角组织和厚壁组织。 厚壁组织细胞壁厚,是死细胞,按照形态不同可分为纤维和石细胞。 纤维细长梭形,分为韧皮纤维和木纤维。 石细胞有各种形状,但多为圆形、椭圆形,细胞壁极度增厚,纹孔特别明显,多呈管道状。

5. 输导组织分为两类,一类为导管和管胞,输送水分和无机盐;另一类为筛管、伴胞和筛胞,输送有机物质。 导管有环纹、螺纹、梯纹、孔纹和网纹。

6. 分泌组织分为分泌腺、分泌细胞、分泌隙和乳管。

第三节 植物器官

导学情景 ╲

情景描述:

　　同学们,想必你们都尝过萝卜、红薯、马铃薯、芋头的香甜,品味过草莓、菠萝的多汁,也欣赏过玫瑰的娇艳、荷花的多姿⋯⋯你们有没有想过他们属于植物的哪个器官呢? 这些器官对于植物来说又有什么功能?

学前导语:

　　本节我们将带同学们熟悉植物的各个器官,掌握各个器官的类型,如营养器官根、茎、叶;繁殖器官花、果实、种子,了解他们的功能构造。

一、根

　　自然界有很多植物都能开花、结果,产生种子,并以种子进行繁殖,这类植物称为种子植物。种子植物通常由根、茎、叶、花、果实、种子 6 种器官组成。其中根、茎、叶能吸收、制造、输送和贮藏营养物质,与植物生长发育有关,称为营养器官。花、果实和种子与植物繁殖后代、延续种族有关,称为繁殖器官。植物在生命活动过程中,各种器官相互联系、相互依存,构成一个统一的整体。

（一）根的形态

根具有向地性、向湿性和背光性。根无节和节间,不生叶和花,也不长芽。许多植物的根都可供药用,如龙胆、当归、三七、防风等。

1. 根的外形和类型 根通常呈圆柱形,分为主根、侧根、纤维根和不定根。

（1）主根、侧根和纤维根:当种子萌发时,胚根突破种皮向下生长形成根的主轴,称为主根。主根生长到一定的长度,其侧面长出的分枝,称为侧根。侧根上长出的细小分枝,称为纤维根。如图 2-26 所示。由于主根、侧根和纤维根都直接或间接由胚根发育而成,有固定的生长位置,故称为定根。

（2）不定根:秋海棠、落地生根的叶掉在地上长出根,玉米茎节周围长出根,杨树枝条埋入土中长出根,这种没有固定生长位置的根,称为不定根。如图 2-27 所示。桑、柳树的枝条插入土中也能长出不定根,故栽培上常利用这种特性来进行压条、扦插等营养繁殖。

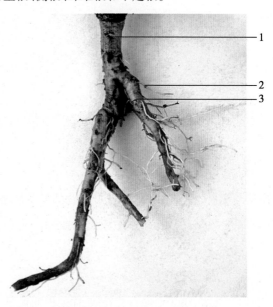

图 2-26 根（蒲公英）
1. 主根 2. 纤维根 3. 侧根

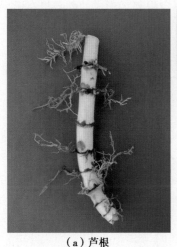

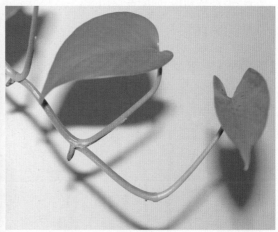

（a）芦根　　　　　　（b）绿萝

图 2-27 不定根

2. 根系的类型 一株植物上所有的根,合称根系。根系有以下两种类型。如图 2-28 所示。

（1）直根系:主根发达、粗壮,一般垂直向下生长,并与侧根、纤维根有明显的区别。一般双子叶植物的根系都是直根系,如桔梗、黄芪、人参、党参等的根系。

（2）须根系:主根不发达或早期枯萎,而从茎的基部生长出许多粗细相仿的不定根,呈胡须状,

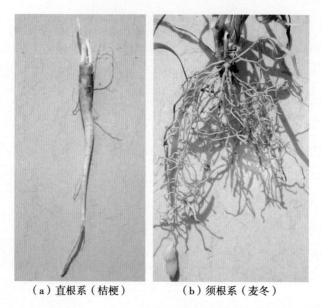

（a）直根系（桔梗）　　　　（b）须根系（麦冬）

图 2-28　根系

无主根与侧根的区别。一般单子叶植物的根系是须根系，如麦冬、石蒜、百合等。也有少数双子叶植物的根系是须根系，如徐长卿、龙胆、白薇等。

　　3. 变态根的类型　一些植物为了适应环境的变化，其根的形态结构发生了变异，称为根的变态。常见的变态根有以下几种类型。

　　（1）贮藏根：由于贮藏营养物质，而使根变得肥大肉质，这种根称贮藏根。如图 2-29 所示。由主根膨大形成的贮藏根可称为肉质直根。按其形状不同，又可分为圆锥状根，如三七、白芷等；圆柱状根，如黄芪、甘草等；圆球状根，如芜菁、萝卜等。由侧根或不定根膨大形成的贮藏根，呈块状或纺锤形称块根。如何首乌、百部等。

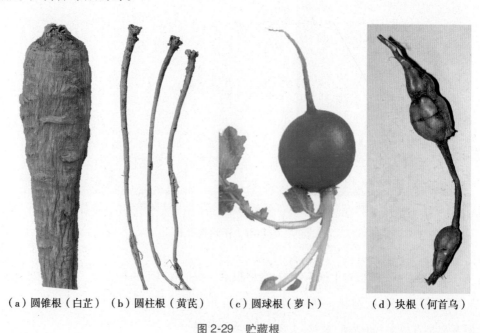

（a）圆锥根（白芷）　（b）圆柱根（黄芪）　　（c）圆球根（萝卜）　　　（d）块根（何首乌）

图 2-29　贮藏根

（2）支持根：茎节上产生的不定根伸入土壤，从而增强茎的支持作用，称为支持根。如薏苡、玉米等。如图2-30所示。

（3）攀缘根：茎上产生的不定根，能攀缘岩石、墙壁、树干而使植物向上生长，称为攀缘根。如爬山虎、常春藤、络石藤等。如图2-31所示。

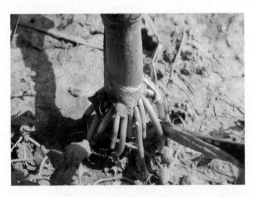

图2-30 支持根（玉米）

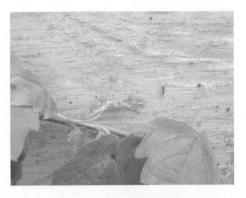

图2-31 攀缘根（爬山虎）

（4）寄生根：寄生植物产生的不定根，伸入寄主植物体内吸收水分和营养物质供自己的生长，称为寄生根。如菟丝子、桑寄生、肉苁蓉等。如图2-32所示。

（5）气生根：茎上产生的不定根，垂悬空中，能吸收空气中的水分，这种根称为气生根。如榕树、石斛、吊兰等。如图2-33所示。

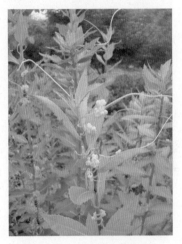

图2-32 寄生根（菟丝子）

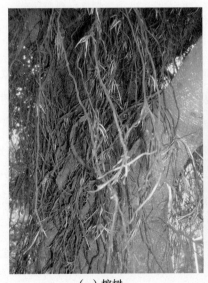

（a）榕树

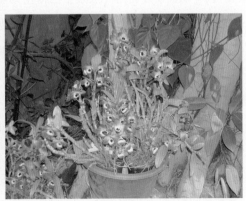

（b）石斛

图2-33 气生根

▶▶ 课堂活动

    1. 肉质直根与块根有何区别?

    2. 常见食物中哪些属于变态根类型,各属哪一类?

（二）根的显微结构

    1. 根尖的结构 根尖是指从根的顶端到有根毛的这一部分。根尖可分为根冠、分生区、伸长区和成熟区4部分。如图2-34所示。

    2. 根的初生结构 通过根尖的成熟区做横切面,可看到根的初生结构由外向内分为表皮、皮层和维管柱3部分。如图2-35所示。

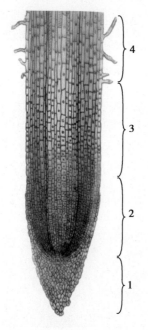

图2-34 玉米根尖纵切面
1. 根冠 2. 分生区
3. 伸长区 4. 成熟区

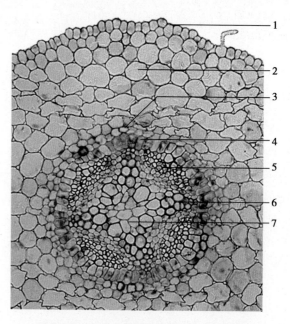

图2-35 双子叶植物毛茛幼根的初生结构
1. 表皮 2. 皮层 3. 内皮层 4. 维管柱鞘
5. 初生韧皮部 6. 原生木质部 7. 后生木质部

    （1）表皮:位于幼根最外面的一层扁平的薄壁细胞。细胞排列整齐、紧密,无细胞间隙,未角质化。部分表皮细胞的外壁向外突起形成根毛,根毛有吸收水分的功能。有些单子叶植物的根,在表皮形成时,常进行切向分裂,形成多列木栓化细胞称为根被。如麦冬、百部等。

    （2）皮层:位于表皮内方,占幼根的绝大部分。由众多排列疏松的薄壁细胞组成。可分为外皮层、皮层薄壁组织和内皮层。

    1）外皮层:为皮层最外方的一层细胞,细胞排列整齐、紧密,无细胞间隙。当表皮破坏后,外皮层细胞木栓化后代替表皮起保护作用。

    2）皮层薄壁组织:为外皮层内方的多层细胞,占皮层的绝大部分。细胞常呈类圆形、细胞壁薄、排列疏松,有细胞间隙,具有吸收、运输和贮藏等作用。

    3）内皮层:为皮层最内方的一层细胞,包围在维管柱的外面。细胞排列整齐、紧密,无细胞间隙。细胞壁通常有两种情况增厚,一种是内皮层细胞的径向壁(侧壁)和横向壁(上下壁)上,形成木质化与木栓化的带状增厚,环绕径向壁和横向壁而成一整圈,称为凯氏带。其宽度不一,但通常远比其所在的细胞壁狭窄,从横切面观察,有的增厚部分呈点状,故又称凯氏点。如图2-36所示。

另一种是内皮层细胞的径向壁、横向壁和内切向壁(内壁)五面增厚,只有外切向壁(外壁)未增厚,因此横切面观时,内皮层细胞壁呈马蹄形增厚。少数植物内皮层细胞外壁也增厚,即六面增厚。马蹄形增厚和六面增厚的内皮层,只留下少数正对初生木质部角的细胞不增厚,这些未增厚的细胞称为通道细胞。通道细胞有利于水分和养料的输送。如图2-37所示。

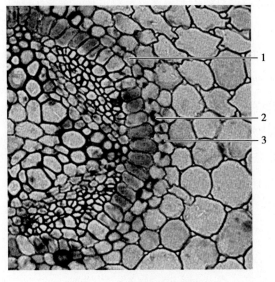

图2-36 内皮层及凯氏带
1. 内皮层　2. 凯氏带　3. 凯氏点

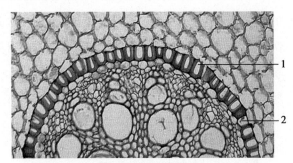

图2-37 鸢尾根横切面一部分
1. 内皮层(马蹄形增厚)　2. 通道细胞

▶▶ 课堂活动

凯氏带与凯氏点是什么关系?

(3)维管柱:根的内皮层以内的所有组织称为维管柱,包括维管柱鞘和维管束。

1)维管柱鞘(中柱鞘):维管柱鞘紧靠内皮层,为维管柱最外方组织,多数为一层排列整齐的薄壁细胞组成。其细胞具有潜在的分生能力,在一定时期,可产生侧根、不定根、不定芽以及一部分木栓形成层和形成层等。

2)维管束:位于根的最内方,为辐射维管束,由初生木质部和初生韧皮部组成。初生木质部分成数束,呈星角状,与初生韧皮部相间排列。初生木质部发育顺序是由外向内逐渐成熟,故又称为外始式。先分化的初生木质部称为原生木质部,后分化的初生木质部,称后生木质部。根的初生木质部的束数因植物种类而异,如十字花科、伞形科的一些植物为二束,称二原型;毛茛科唐松草属为三束,称为三原型;束数多的称为多原型。一般双子叶植物束数较少,为二至六原型。而单子叶植物的束数较多,多在六束以上,有的棕榈科植物束数可达数百束。被子植物的初生木质部由导管、管胞、木薄壁细胞和木纤维组成;裸子植物的初生木质部只有管胞,一般双子叶植物根中的初生木质部一直分化到维管柱的中央,没有髓部。而多数单子叶植物的根有发达的髓部。

初生韧皮部的发育成熟方式也是外始式,即原生韧皮部在外方,后生韧皮部在内方。被子植物的初生韧皮部一般有筛管、伴胞和韧皮薄壁细胞,偶有韧皮纤维,而裸子植物的初生韧皮部只有筛管。

3. 根的次生结构 多数双子叶植物和裸子植物的根,能产生次生分生组织,进行次生生长,使根逐渐增粗。

(1)形成层的活动及次生维管组织:当根进行次生生长时,初生木质部和初生韧皮部之间的薄壁细胞恢复分裂能力,形成弧形段的形成层。这部分形成层与初生木质部束顶端正对的维管柱鞘细胞产生的形成层相联结,形成了凹凸相间的形成层环。形成层细胞不断进行切向分裂,向内分生次生木质部加于初生木质部的外方。向外分生次生韧皮部加于初生韧皮部的内方。由于位于韧皮部内方的形成层分生的木质部细胞多,分裂的速度快,使凹凸相间的形成层环逐渐形成圆形环。此时,根的维管束由辐射型转变为外韧型。次生木质部和次生韧皮部合称为次生维管组织,是次生结构的主要部分。又由于形成层向内分裂的细胞多,向外分裂的细胞少,次生木质部的增加远远大于次生韧皮部。同时形成层进行切向分裂扩大自身周径,使形成层的位置逐渐向外推移,根逐渐加粗。根加粗后,初生韧皮部被挤破,成为颓废组织,而初生木质部仍留在根的中央。如图 2-38 所示。

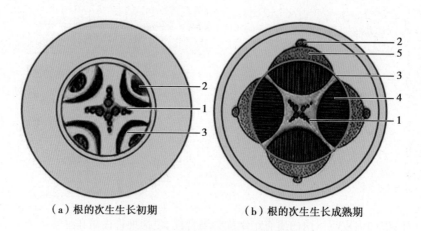

(a)根的次生生长初期 (b)根的次生生长成熟期

图 2-38 根的次生结构(模式图)

1. 初生木质部 2. 初生韧皮部 3. 形成层 4. 次生木质部 5. 次生韧皮部

形成层细胞在一定的部位也分生一些薄壁细胞,这些薄壁细胞呈辐射状排列,称维管射线。贯穿于木质部的称木射线,贯穿于韧皮部的称韧皮射线。维管射线具有横向输送水分和营养物质的功能。此外,在次生韧皮部中常有油细胞、树脂道、油室或乳汁管等分泌组织。薄壁细胞中常有淀粉、晶体、糖类等。

(2)木栓形成层的产生及周皮的形成:形成层的活动使根不断加粗,表皮和皮层遭受破坏,维管柱鞘细胞恢复分裂能力,形成木栓形成层,从而形成周皮。周皮形成后,木栓层外的表皮和皮层得不到水分和营养物质而逐渐枯死脱落,周皮代替表皮起保护作用。

植物学上的根皮就是指周皮,而药材中的根皮是指形成层以外的所有部分,包括韧皮部和周皮。蕨类植物和绝大多数单子叶植物的根,无形成层和木栓形成层,因而无次生结构。

▶▶ 课堂活动

根的初生结构和次生结构有哪些特点?

4. 根的异常结构　有些双子叶植物的根,除了正常的次生结构外,在皮层或次生韧皮部外缘,部分薄壁细胞恢复分生能力,不断产生新的形成层,形成许多新的无限外韧型维管束,称为异常维管束,从而形成根的异常结构。如图 2-39 所示。常见有以下两种情况:

(1)在正常的次生维管柱周围的薄壁组织中,产生许多单独的或复合的异常维管束,在药材的横切面上看,呈云锦样花纹,如何首乌。

(2)在正常的次生维管柱外缘,由于新的形成层的活动,产生很多小型的异常维管束,成环状排列,环外又不断产生新的异常维管束,构成同心型多轮维管束,如牛膝、商陆等。

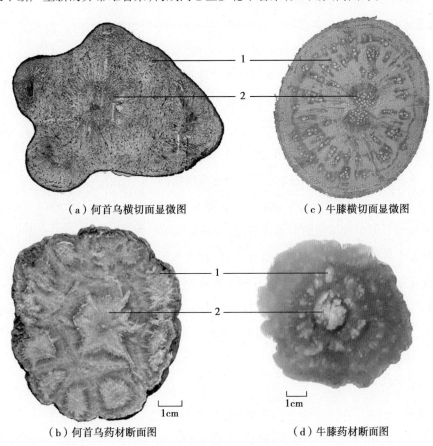

（a）何首乌横切面显微图　　　　（c）牛膝横切面显微图

（b）何首乌药材断面图　　　　（d）牛膝药材断面图

图 2-39　根的异常结构(何首乌、牛膝)
1. 异常维管束　2. 正常维管束

二、茎

(一)茎的形态

茎是植物地上部分的轴,上承叶、花、果实和种子,下与根相连。茎上有节和节间,顶端有顶芽,叶腋有腋芽。顶芽、腋芽的发育可以使茎不断延伸并向空间发展。

许多植物的茎或茎皮可供药用,如苏木、桂枝、黄连、厚朴、肉桂等。

1. 茎的外部特征 茎通常呈圆柱形,但也有方柱形,如薄荷、益母草等;或三角柱形,如荆三棱、莎草等;或扁平形,如仙人掌、竹节蓼等。茎通常是实心的,但也有空心的,如芹菜、南瓜等。禾本科植物的茎,节明显,节间常中空,特称为秆。生长有叶和芽的茎,称为枝条。茎和枝条一般具有节、节间、顶芽、腋芽、叶痕、维管束痕和皮孔等。如图 2-40 所示。

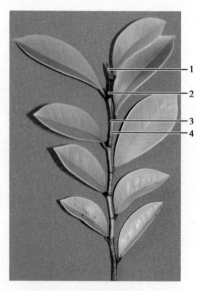

图 2-40 茎的外形(含笑)
1. 顶芽 2. 腋芽 3. 节 4. 节间

(1)节和节间:着生叶的部位称为节,相邻两节之间的部分称为节间。节和节间是识别茎枝的主要依据。有些植物的节比较明显,如竹、玉米的节呈环状,牛膝的节膨大似膝状,莲藕的节则环状缢缩。但多数植物的节并不明显,仅在着生叶的部位稍有膨大。各种植物节间的长短有差异,如竹的节间长达 60cm,而蒲公英的节间长只有 1mm。有些木本植物有两种枝条,一种节间较长,称长枝。一种节间较短,称短枝;通常短枝开花结果,故短枝又称果枝。如苹果、银杏、梨等。

（2）顶芽和腋芽：茎枝顶端着生的芽称为顶芽，叶腋处着生的芽称为腋芽（侧芽）。芽发育后常形成枝或花。

（3）叶痕和维管束痕：木本植物的叶脱落后，叶柄在茎节上留下的痕迹称叶痕。叶痕有三角形、心形、半月形等。叶痕中的点状小突起称为维管束痕，维管束痕的分布方式因植物不同而有差异。

（4）皮孔：茎枝表面突起的小裂隙称为皮孔，通常呈椭圆形或圆形。皮孔是植物茎枝与外界进行气体交换的通道。

2. 茎的类型　茎的类型较多，可按下列两种方法来分类。

（1）按生长状态分

1）直立茎：茎直立于地面向上生长，如樟、松、红花等。如图 2-41 所示。

2）缠绕茎：茎靠自身缠绕他物而呈螺旋状向上生长，如牵牛、忍冬、何首乌等。如图 2-42 所示。

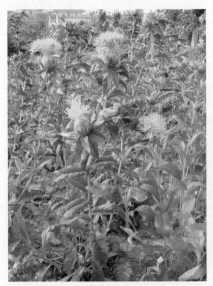
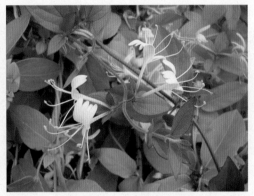

图 2-41　直立茎（红花）　　　　　　图 2-42　缠绕茎（忍冬）

知识链接

缠绕植物的缠绕方向

缠绕植物利用茎尖的"转头运动"不断向上攀爬。大多数植物的"转头运动"是有一定方向的，如金银花、菟丝子、鸡血藤等为右旋，牵牛、扁豆、马兜铃、薯蓣等为左旋，而何首乌、天冬等旋向不固定。

有学者认为缠绕植物旋转的方向，是它们祖先遗传下来的本能。缠绕植物的始祖，一种生长在南半球，一种生活在北半球。为了获得更多的光照，使其更好地生长发育，茎的顶端随时朝向东升西落的太阳。这样，生长在南半球植物的茎就向右旋转，生长在北半球植物的茎则向左旋转。经过漫长的进化过程，它们逐步形成了各自固定的旋转方向。现在，它们虽被移植到不同的地方，但其旋转的方向特性被遗传下来。而起源于赤道附近的缠绕植物，由于太阳当空，它们就不需要随太阳旋转，因而其旋绕方向不固定。

3)攀缘茎:茎靠卷须、不定根、吸盘等攀附他物向上生长,如常春藤具有不定根、葡萄具有茎卷须、豌豆具有叶卷须、爬山虎具有吸盘等。如图 2-43 所示。

4)平卧茎:茎平卧于地面生长,节上没有不定根,如马齿苋、蒺藜、地锦等。如图 2-44(a)所示。

5)匍匐茎:茎平卧于地面生长,其节上有不定根,如甘薯、连钱草、蛇莓等。如图 2-44(b)所示。

(2)依质地分类

1)木质茎:茎质地坚硬,木质部发达。具有木质茎的植物称为木本植物。其中植株高大,主干明显的称为乔木。如杜仲、银杏、厚朴等;如图 2-45 所示。植株矮小,主干不明显,下部多分枝的称为灌木,如夹竹桃、连翘等;如图 2-46

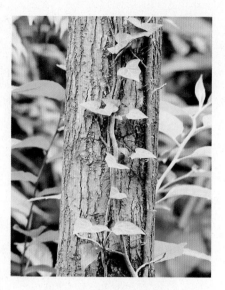

图 2-43 攀缘茎(常春藤)

所示。其中仅在基部木质化的称半灌木或亚灌木,如麻黄、牡丹等。茎为木质的缠绕茎或攀缘茎则称为木质藤本,如忍冬、华中五味子等;如图 2-47 所示。

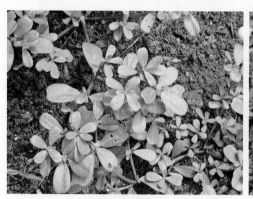

(a)平卧茎(马齿苋)

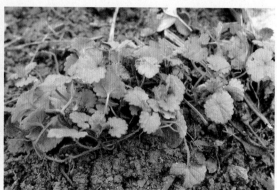

(b)匍匐茎(连钱草)

图 2-44 平卧茎、匍匐茎

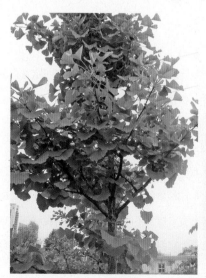

图 2-45 乔木(银杏)

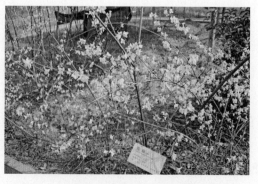

图 2-46 灌木(连翘)

如木本植物的叶在冬季或旱季全部脱落，则分别称为落叶乔木、落叶灌木、落叶藤本；如叶不全部脱落，则分别称为常绿乔木、常绿灌木、常绿藤本等。

2）草质茎：茎质地柔软，木质化程度低。具草质茎的植物，称为草本植物。其中在一年内完成生命周期，开花结果后枯死的称一年生草本，如紫苏、红花、马齿苋等；如图2-48所示。种子第一年萌发，第二年开花结果，然后枯死的称为两年生草本，如油菜、菘蓝、萝卜等；如图2-49所示。若生命周期超过

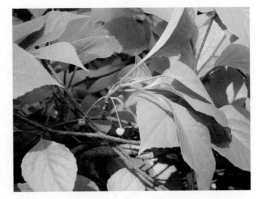
图2-47　木质藤本（华中五味子）

两年以上的则称为多年生草本。其中又分为两种类型：一种为宿根草本，地上部分每年有一段时间枯死，而地下部分存活，当年或翌年又长出新苗，如芍药、桔梗、人参等；另一种为常绿草本，植株终年保持常绿，不枯萎，如麦冬、万年青等。如图2-50所示。植物的茎为草质的攀缘茎或缠绕茎，称为草质藤本，如何首乌、薯蓣。如图2-51所示。

3）肉质茎：茎肥厚柔软多汁，如仙人球、马齿苋、景天等。如图2-52所示。

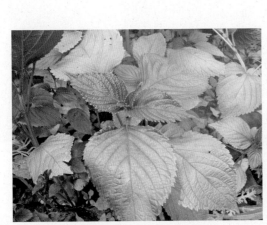
图2-48　一年生草本（紫苏）

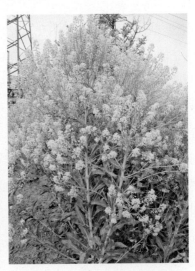
图2-49　二年生草本（菘蓝）

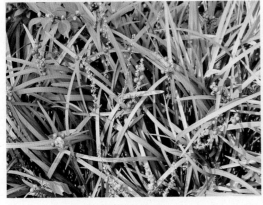
（a）常绿草本（麦冬）

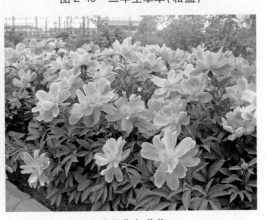
（b）宿根草本（芍药）

图2-50　多年生草本

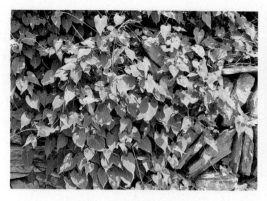

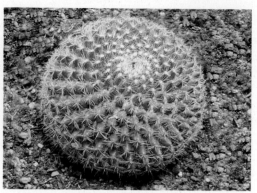

图 2-51　草质藤本(何首乌)　　　　　　图 2-52　肉质茎(仙人球)

▶ 课堂活动

　　列举日常生活中的花卉、蔬菜和药用植物哪些是一年生、两年生或多年生植物?

3. **茎的变态**　茎的变态种类很多,可分为地上茎的变态和地下茎的变态。

(1)地上茎的变态

1)叶状茎(叶状枝):茎或枝扁化成叶片状,呈绿色,真正的叶退化为条状、鳞片状或刺状,如仙人掌、竹节蓼、天冬等。如图 2-53 所示。

2)枝刺:茎变成刺状。有的植物枝刺分枝,如皂荚等。有的植物枝刺不分枝,如山楂、酸橙等。枝刺由侧枝变态而成,着生于叶腋,坚硬而不易拔掉,有的刺上长叶,这些是识别枝刺的特征。如图 2-54 所示。

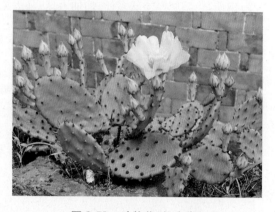

图 2-53　叶状茎(仙人掌)

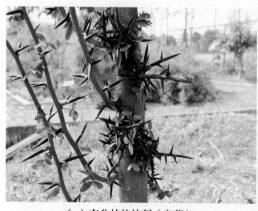

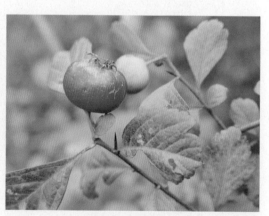

　(a)有分枝的枝刺(皂荚)　　　　　(b)无分枝的枝刺(山楂)

图 2-54　枝刺

3) 茎卷须:茎变为卷须状,柔软卷曲而常有分枝,可攀缘或缠绕他物向上生长,如绞股蓝、栝楼、南瓜等。如图 2-55 所示。

4) 小块茎和小鳞茎:有些植物的腋芽常形成小块茎,如薯蓣的零余子(珠芽),半夏叶柄上的不定芽(珠)形成小块茎。有的植物在叶腋或花序处由腋芽或花芽形成小鳞茎,如百合、大蒜等。小块茎和小鳞茎都具有繁殖作用。如图 2-56 所示。

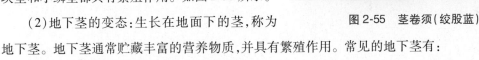

图 2-55 茎卷须(绞股蓝)

(2) 地下茎的变态:生长在地面下的茎,称为地下茎。地下茎通常贮藏丰富的营养物质,并具有繁殖作用。常见的地下茎有:

1) 根状茎(根茎):地下茎外形似根,但具有明显的节和节间,节上有退化鳞叶,先端有顶芽,节上有腋芽,如姜、黄精、藕、白茅等。如图 2-57 所示。

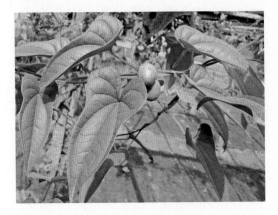

图 2-56 小块茎(薯蓣)

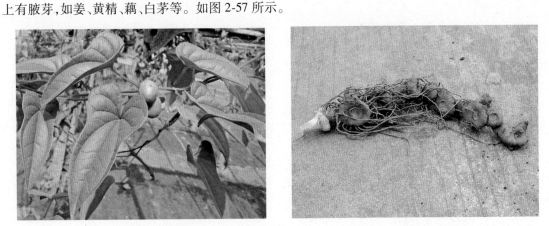

图 2-57 根状茎(黄精)

案例分析

案例

藕为睡莲科水生宿根草本植物莲的地下部分。其藕节为止血良药,用干藕节或藕节炭入药有消瘀止血、涩精止遗的作用,主治咳血、吐血、尿血、便血、子宫出血等。藕生长于水下的淤泥中,为什么说它是茎而不是根呢?

分析

藕有环状隘缩的节和肥大的节间,节上有鳞叶,叶腋处有腋芽,且顶端有顶芽。因此藕具有茎的典型特征,虽然生长在水下的泥土中,但它是茎而不是根。

2) 球茎:地下茎膨大呈球形或扁球形,具有明显的节和缩短的节间,节上有膜质鳞叶,顶芽大,腋芽常生于球茎的上半部,基部生有不定根,如荸荠、慈姑等。如图 2-58 所示。

3) 块茎:地下茎肉质肥厚呈不规则的块状,节间短或不明显,鳞叶细小或枯萎脱落,如半夏、天麻、马铃薯、天南星等。如图2-59所示。

4)鳞茎：地下茎缩短呈盘状，称鳞茎盘，其上着生密集的肉质或膜质鳞叶，整体呈球形或扁球形，下部长有须根。根据其外部有无干膜质的鳞叶，又分为有被鳞茎和无被鳞茎。有被鳞茎的植物如蒜、洋葱等；无被鳞茎的植物，如百合、贝母等。如图2-60所示。

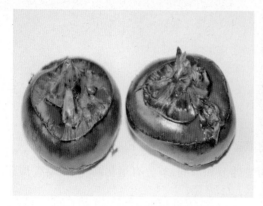
图2-58 球茎(荸荠)

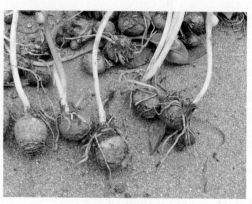
图2-59 块茎(半夏)

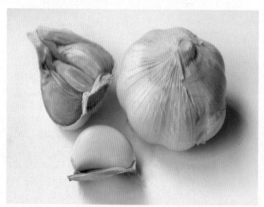
（a）有被鳞茎（大蒜）

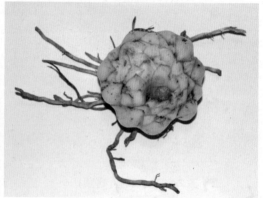
（b）无被鳞茎（百合）

图2-60 鳞茎

▶▶ 课堂活动

常见食物中哪些属于变态茎类型，各属哪一类？

难点释疑

根与地下茎的辨别：地下茎有节、节间、鳞叶、顶芽、"芽眼"等，而根则无。

（二）茎的显微结构

1. 茎尖的结构 茎尖是茎枝的顶端，自上而下分为分生区、伸长区和成熟区三个部分。如图2-61所示。

2. 双子叶植物茎的初生结构 通过茎的成熟区作一横切面，可以观察到茎的初生结构，从外向内分为表皮、皮层和维管柱。如图2-62所示。

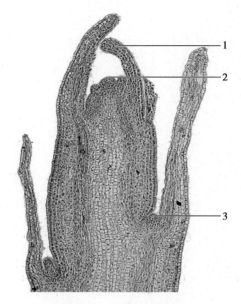

图 2-61　芽的纵切面图
1. 幼叶　2. 生长点　3. 腋芽

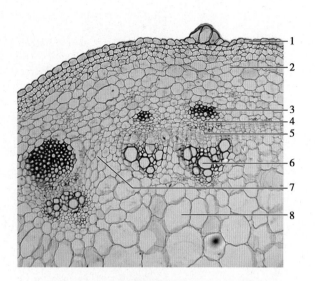

图 2-62　双子叶植物茎(向日葵)的初生结构
1. 表皮　2. 皮层　3. 纤维束　4. 韧皮部
5. 形成层　6. 木质部　7. 髓射线　8. 髓

(1)表皮:位于茎的最外侧,由一层扁平、排列整齐而紧密的生活细胞组成。表皮细胞外壁较厚,通常具有角质膜或蜡被,部分表皮细胞可分化出气孔和毛茸或其他附属物。

(2)皮层:皮层位于表皮内方,占幼茎的较小部分,由多层薄壁细胞组成。细胞排列疏松,有细胞间隙,靠外方的细胞常含有叶绿体,故嫩茎呈绿色。一般没有内皮层,但有些草本植物的皮层最内一层细胞含有大量淀粉粒,特称为淀粉鞘,如马兜铃、蚕豆、蓖麻等。

(3)维管柱:维管柱是皮层以内所有组织的总称。由呈环状排列的维管束、髓和髓射线组成。

1)初生维管束:初生维管束包括初生韧皮部、束中形成层和初生木质部三部分。初生韧皮部位于维管束的外方,初生木质部位于维管束的内方,两者之间有束中形成层。茎的初生木质部的导管由内向外逐渐发育成熟,称为内始式。

2)髓:髓位于维管柱中央,由薄壁细胞组成,草本植物的髓较大,木本植物的髓较小,但也有例外,如通脱木、旌节花等茎髓较发达。有些植物茎的髓部在发育过程中往往消失,形成中空的茎,如芹菜、南瓜等。

3)髓射线:位于初生维管束之间,由径向延长的薄壁细胞组成,内通髓部,外达皮层,具有横向运输和贮藏作用。一般草本植物髓射线较宽,木本植物髓射线较窄。

3. 双子叶植物茎的次生结构　双子叶植物茎初生结构形成后,在形成层和木栓形成层的活动下,进行次生生长,使茎不断增粗。

(1)木质茎的次生结构:木本植物的生活周期长,茎中形成层和木栓形成层活动能力强,能产生大量次生组织,其中最发达的是次生木质部。如图 2-63 所示。

1)形成层活动及次生结构:当茎进行次生生长时,束中形成层两侧的髓射线细胞恢复分生能力,形成束间形成层,与束中形成层连接成环状。形成层向外分生次生韧皮部,增添于初生韧皮部的内方,向

45

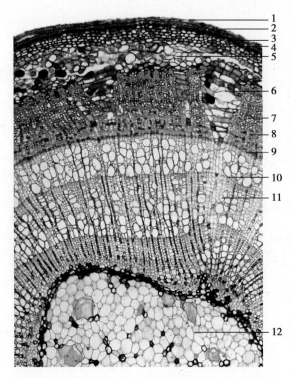

图 2-63　双子叶植物木植物茎的次生结构（椴树）
1. 表皮　2. 木栓层　3. 木栓形成层　4. 栓内层　5. 皮层　6. 髓射线
7. 纤维束　8. 韧皮部　9. 形成层　10. 年轮　11. 木质部　12. 髓

内分生次生木质部，增添于初生木质部的外方，通常次生木质部数量比次生韧皮部大得多。初生韧皮部受到茎加粗的挤压而成为颓废组织。同时部分形成层细胞不断分裂产生次生射线，径向延长于次生韧皮部和次生木质部中，位于韧皮部的称为韧皮射线，位于木质部的称为木射线。次生韧皮部由筛管、伴胞、韧皮纤维、韧皮薄壁细胞和韧皮射线组成。次生木质部由导管、管胞、木纤维、木薄壁细胞和木射线组成。在皮层和韧皮部常有石细胞、纤维或分泌组织。薄壁细胞中常含有淀粉粒或草酸钙晶体等。

形成层细胞在春天活动旺盛，所形成的细胞径大壁薄，质地较疏松，颜色较淡，称为早材或春材；夏末秋初，形成层细胞活动逐渐减弱，所形成的细胞径小壁厚，质地紧密，颜色较深，称为晚材或秋材。第一年的晚材和第二年的早材之间界限分明，形成一同心环层，称为年轮。在木材的横切面上，中心部分质地坚硬，颜色较深，称为心材。这些细胞常积累代谢产物，如挥发油、单宁等，取心材入药的茎木类药材有沉香、苏木、降香等。靠近形成层的部分颜色较浅，质地疏松，称为边材。边材具输导作用。

茎的内部各种组织纵横交错，十分复杂，要充分了解茎的次生结构及鉴定木类药材，通常采用以下三种切面进行比较观察。①横切面：是与茎的纵轴垂直所作的切面。可见同心性的年轮和辐射状射线。在横切面上可见导管、管胞、木纤维和木薄壁细胞等横截面的形状、直径的大小和细胞壁厚薄；②径向切面：是通过茎的中心所作的纵切面。在此切面上可见导管、管胞、木纤维和木薄壁细胞等纵向切面的长度、宽度、纹孔和细胞两端的形状。射线细胞呈长方形、排列整齐，与纵轴垂直，显示了射线在此切面上的高度和长度；③切向切面：是不经过茎的中心而垂直于茎的半径所作的纵切面。在此切面上可见导管、管胞、木纤维和木薄壁细胞与径向切面相似；射线为横切面，细胞群呈纺锤形，显示了射线的高度、宽度和细胞的列数。

2)木栓形成层活动及次生结构:次生生长使茎不断增粗,表皮逐渐被破坏。这时皮层薄壁细胞恢复分裂能力,形成木栓形成层。木栓形成层向外分生木栓层,向内分生栓内层,从而形成周皮。周皮代替表皮行使保护作用。多数木栓形成层细胞生活期短,数个月后就会失去分生能力。因此,在周皮内方又不断产生新的木栓形成层,形成新的周皮。新周皮及其外方被隔离得不到养料而死亡的组织合称为落皮层。如松、榆、悬铃木。如图2-64所示。但有的植物周皮不脱落,如黄柏、杜仲等。落皮层是狭义的树皮概念。但广义的树皮是指形成层以外的所有组织,包括韧皮部、新周皮和落皮层等。多数皮类药材,如黄柏、厚朴、杜仲、肉桂等均是指广义树皮。

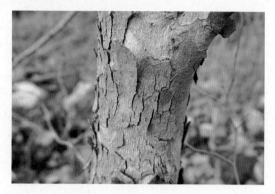

图2-64 落皮层(二球悬铃木)

(2)草质茎的次生结构:草本植物生活期短,次生生长有限,质地柔软,与双子叶植物木质茎相比有以下特点:①最外层为表皮,表皮上通常具有角质层、蜡被、气孔、毛茸等附属物,表皮行使保护作用;②表皮下常有厚角组织,有的排列成环状,有的聚集在棱脊处;③次生结构不发达,有的仅有束中形成层,有的束中形成层也不明显;④髓部发达,髓射线较宽,有的髓部中央破裂呈空洞状。如图2-65所示。

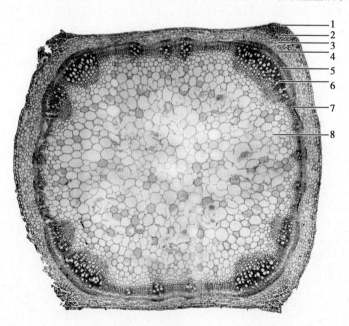

图2-65 薄荷茎横切面
1. 表皮　2. 厚角组织　3. 皮层　4. 韧皮部　5. 束中形成层
6. 木质部　7. 束间形成层　8. 髓

(3)根状茎的结构:双子叶植物的根状茎通常是指草本植物的根状茎,其结构与地上茎类似,有以下特点:①根状茎表面常为木栓组织,少数有表皮和鳞叶;②皮层中有根迹维管束和叶迹维管束;③皮层内侧有时具厚壁组织,维管束为外韧型,排列呈环状,中央髓部明显;④机械组织不发达,薄壁细胞常含较多的贮藏物质。如图2-66所示。

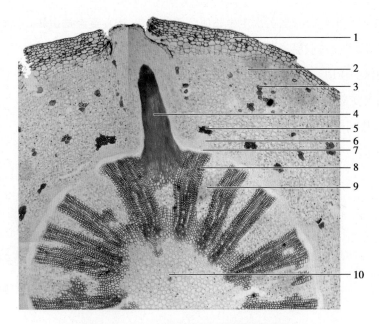

图 2-66　双子叶植物根状茎横切面(黄连)
1. 木栓层　2. 皮层　3. 石细胞群　4. 根迹维管束　5. 纤维束
6. 韧皮部　7. 形成层　8. 木质部　9. 射线　10. 髓

(4)茎的异常结构:有些植物的茎或根状茎,除正常结构外部分薄壁细胞恢复分生能力,转化成新的形成层,产生许多异常维管束,形成异常结构。常见的有:①在髓部形成多数星点状的异常维管束。异常维管束为周木维管束,中间韧皮部,周围木质部,形成层环状,射线深棕色,呈星芒状射出,习称星点。如大黄的根茎。如图 2-67 所示;②在正常的次生生长发育到一定阶段后,次生维管束的

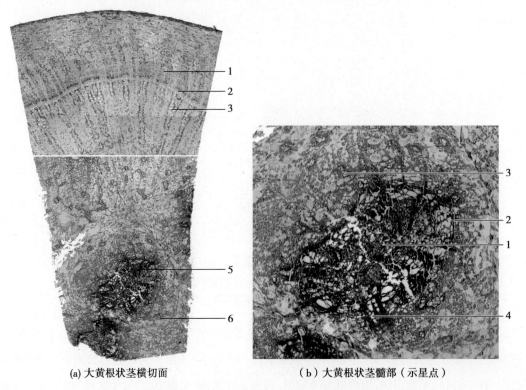

(a) 大黄根状茎横切面　　　　(b)大黄根状茎髓部(示星点)

图 2-67　双子叶植物根状茎的异常构造(大黄)
1. 韧皮部　2. 形成层　3. 木质部　4. 射线　5. 异型维管束　6. 髓

外围又形成数轮呈同心环状排列的异常维管束,如鸡血藤;③根茎中薄壁细胞恢复分生能力后,形成了新的木栓形成层,并呈一个个的环包围一部分韧皮部和木质部,把维管束分隔为数束,如甘松的根茎。

4. 单子叶植物茎和根状茎的构造

(1)茎的结构特点:单子叶植物茎一般无形成层和木栓形成层,不产生次生结构,茎表面由表皮起保护作用;表皮以内为基本薄壁组织,无皮层、髓及髓射线之分。禾本科植物的茎靠近表皮有机械组织,能增强茎的支持作用;维管束为有限外韧型,众多,散在于基本组织中。如图2-68所示。

(2)根状茎的构造特点:根状茎表面通常不产生周皮,多为表皮或木栓化的皮层细胞;皮层常占较大部分,其中通常有叶迹维管束散在;内皮层明显,具凯氏带,皮层和维管柱明显分界;维管束多为有限外韧型,少数为周木型,如香附。有的植物两种类型维管束兼有,如石菖蒲。如图2-69所示。

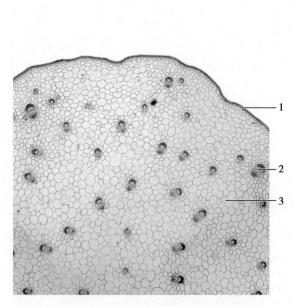

图2-68 单子叶植物茎的构造(石斛)
1. 表皮 2. 维管束(有限外韧型) 3. 基本组织

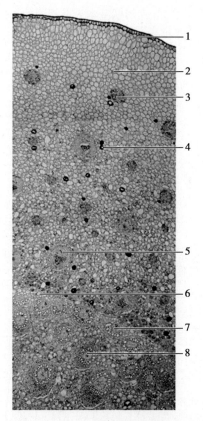

图2-69 单子叶植物根状茎的构造(石菖蒲)
1. 表皮 2. 薄壁组织 3. 纤维束
4. 油细胞 5. 叶迹维管束 6. 内皮层 7. 外韧维管束 8. 周木维管束

三、叶

(一)叶的形态

叶着生于茎节上,通常为绿色扁平体,具有向光性。是进行光合作用、蒸腾作用和气体交换的重要器官。有些植物的叶还具有贮藏和繁殖作用。

许多植物的叶可供药用,如枇杷叶、紫苏叶、艾叶、桑叶、番泻叶、银杏叶等。

1. 叶的组成和形态　植物的叶通常由叶片、叶柄和托叶三部分组成。如图 2-70 所示。这三个部分都具有的叶称完全叶,如梨、桑、木芙蓉等;其中缺少任何部分的叶称不完全叶,如只有叶片、叶柄而无托叶的有女贞、紫苏、薯蓣等;只有叶片而无叶柄、托叶的有龙胆、石竹、柴胡等。

(1)叶片:叶片是叶的主要部分,常薄而柔软,各种植物叶片的大小、形状差别很大,但同一植物叶片形状基本上是相同的。

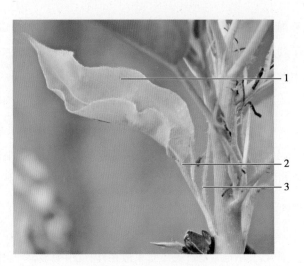

图 2-70　叶的组成部分
1. 叶片　2. 叶柄　3. 托叶

1)叶片全形:叶片基本形状可根据叶片的长宽之比及最宽处的位置来确定。如图 2-71 所示。

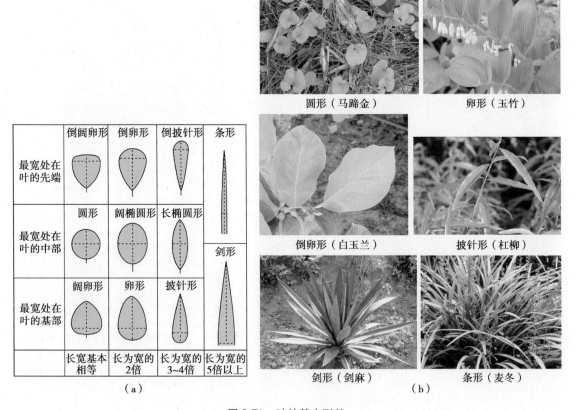

图 2-71　叶的基本形状

叶形除上述基本形状外,还有心形、肾形、匙形、镰形、盾形、菱形、三角形等特殊形状。如图 2-72 所示。

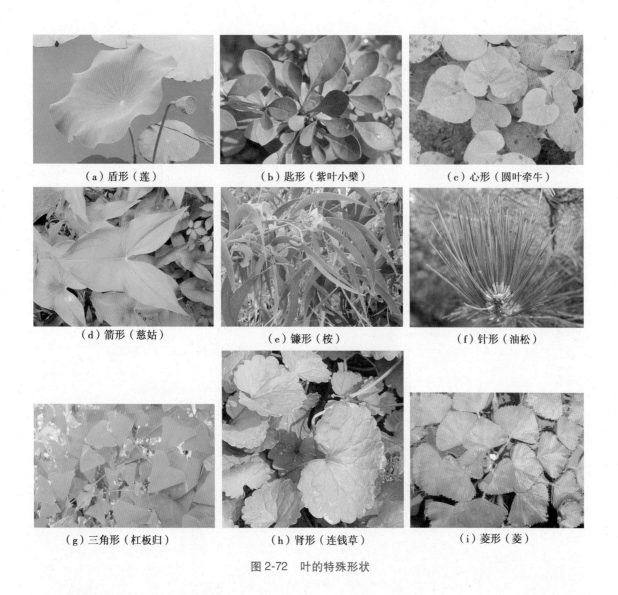

（a）盾形（莲）　　　　　（b）匙形（紫叶小檗）　　　　　（c）心形（圆叶牵牛）

（d）箭形（慈姑）　　　　　（e）镰形（桉）　　　　　（f）针形（油松）

（g）三角形（杠板归）　　　　　（h）肾形（连钱草）　　　　　（i）菱形（菱）

图 2-72　叶的特殊形状

2）叶端：叶端是指叶片的顶端。常见的叶端形状有尾状、渐尖、锐尖、钝形、截形、微凹、倒心形等。如图 2-73 所示。

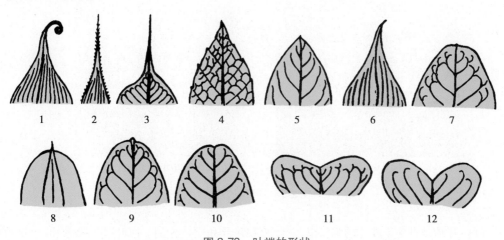

图 2-73　叶端的形状

1. 卷须状　2. 芒状　3. 尾状　4. 渐尖　5. 急尖　6. 骤尖
7. 钝形　8. 凸尖　9. 微凸　10. 微凹　11. 微缺　12. 倒心形

3)叶基:叶基是指叶片的基部。常见的叶基形状有渐狭、楔形、圆形、截形、心形、耳形、箭形、戟形、偏斜形等。如图 2-74 所示。

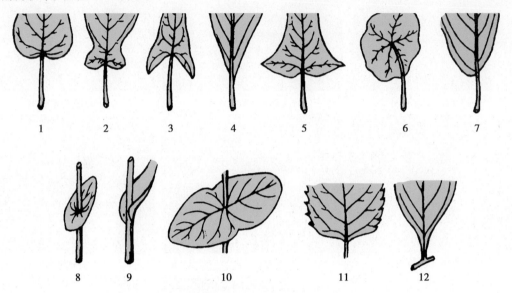

图 2-74 叶基的形状
1. 心形 2. 耳形 3. 箭形 4. 楔形 5. 戟形 6. 盾形 7. 偏斜形
8. 穿茎 9. 抱茎 10. 合生穿茎 11. 截形 12. 渐狭

4)叶缘:叶缘是指叶片的边缘。常见的叶缘形状有全缘、波状、牙齿状、锯齿状、钝锯齿状等。如图 2-75 所示。

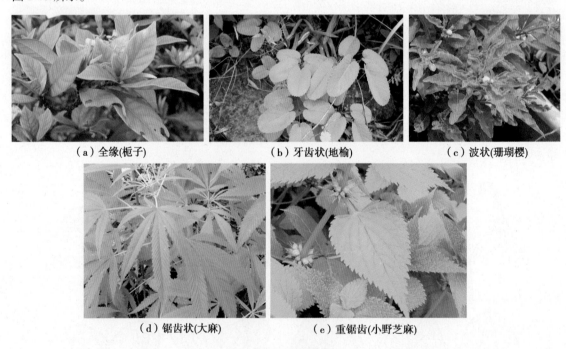

(a)全缘(栀子)　　　　(b)牙齿状(地榆)　　　　(c)波状(珊瑚樱)

(d)锯齿状(大麻)　　　　(e)重锯齿(小野芝麻)

图 2-75 叶缘的形状

5)叶脉:叶脉是贯穿于叶片的维管束,对叶片起输导和支持作用。由叶基发出较粗大的叶脉称为主脉,只有一条主脉的特称为中脉;主脉的分枝称为侧脉;侧脉的分枝称为细脉。叶脉在叶片上的分布方式称为脉序。脉序主要有以下四种类型。

a. 叉状脉序:叶脉从叶基发出作数次二叉分枝,如银杏。如图 2-76 所示。

b. 网状脉序:主脉、侧脉和细脉相互连接成网状。多数双子叶植物是网状脉。又可分为:羽状网脉:主脉一条,由主脉分出的许多侧脉呈羽状排列,如桃、枇杷、杜仲等。掌状网脉:主脉数条,全部由叶基发出呈掌状排列,各主脉再由两侧分出许多侧脉,如掌叶大黄、木芙蓉、蓖麻等。如图 2-77 所示。

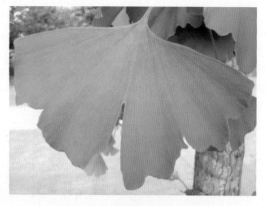

图 2-76 叉状脉序(银杏)

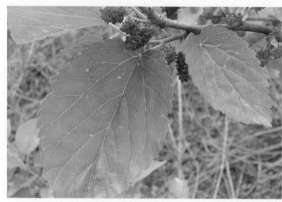

(a)羽状网脉(桑)

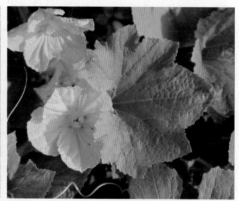

(b)掌状网脉(冬瓜)

图 2-77 网状脉序

c. 离基三出脉序:主脉三条离基发出,如肉桂、樟等。如图 2-78 所示。

d. 平行脉序:叶脉相互平行或近于平行排列,各脉间以细脉联系。多数单子叶植物是平行脉序。平行脉序又分为:直出平行脉:叶脉自叶基发出,彼此平行,直达叶端,如麦冬、淡竹叶等。横出平行脉:侧脉自中脉两侧横出,彼此平行,直达叶缘,如芭蕉、美人蕉等。射出平行脉:叶脉自叶基辐射而出,如棕榈、蒲葵等。弧形脉:叶脉自叶基发出,弯曲成弧线,直达叶端,如黄精、百部、车前等。如图 2-79 所示。

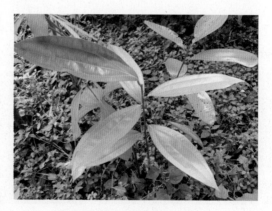

图 2-78 离基三出脉序(肉桂)

6)叶片的分裂:是指叶缘裂开的缺口。根据裂口的深浅不同,可分为:

a. 浅裂:裂口深度不到叶缘至中脉或叶缘至叶基的一半。

b. 深裂:裂口深度超过叶缘至中脉或叶缘至叶基的一半。

c. 全裂:裂口的深度达到叶片的中脉或叶基,几乎成复叶。

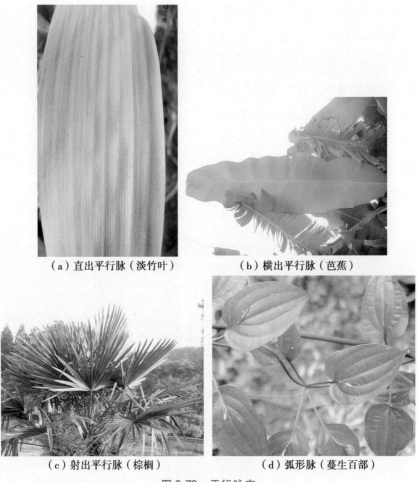

（a）直出平行脉（淡竹叶）　　　　（b）横出平行脉（芭蕉）

（c）射出平行脉（棕榈）　　　　　（d）弧形脉（蔓生百部）

图 2-79　平行脉序

叶片有羽状和掌状两种分裂方式，呈羽状的分别称为羽状浅裂、羽状深裂、羽状全裂；呈掌状的分别称为掌状浅裂、掌状深裂、掌状全裂。如图 2-80 所示。

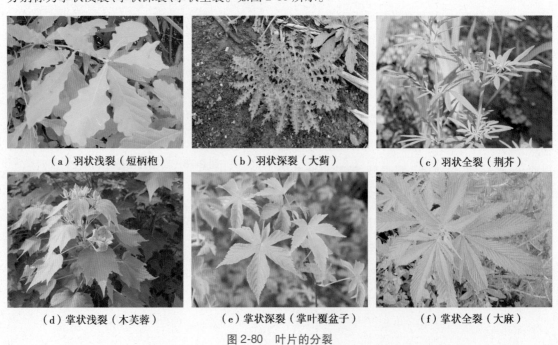

（a）羽状浅裂（短柄枹）　　　（b）羽状深裂（大蓟）　　　（c）羽状全裂（荆芥）

（d）掌状浅裂（木芙蓉）　　　（e）掌状深裂（掌叶覆盆子）　　　（f）掌状全裂（大麻）

图 2-80　叶片的分裂

▶ **课堂活动**

1. 生活中常见植物的叶，各属哪一类叶脉？
2. 如何区分叶片分裂的类型？

7)叶片的质地：叶片薄而微透明的称膜质，如半夏、麻黄等。叶片薄而柔软的称草质，如薄荷、紫苏等。叶片坚韧、稍厚、叶面具光泽的称革质，如山茶、枸骨、冬青、卫矛等。叶片肥厚多汁的称肉质，如景天、马齿苋、芦荟等。

（2）叶柄：叶柄是叶片与茎枝相连接的部分，通常呈半圆柱形，上面常有沟槽，有支持叶片的作用。有的植物叶无柄，称为无柄叶，如龙胆、射干等。有的植物叶柄或叶片基部膨大呈圆筒状包围茎的节间，称为叶鞘，如麦、茴香、白芷等。如图2-81所示。

（3）托叶：托叶是叶柄基部左右两侧细小的叶状物或膜状物。托叶的形状多种多样，有的呈线状，如梨、桑等，有的与叶柄愈合成翅状，

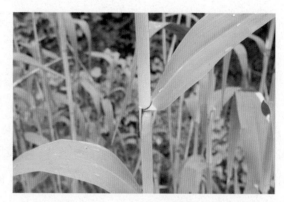

图2-81　叶鞘（芦苇）

如月季、蔷薇等；有的呈卷须状，如土茯苓；有的呈刺状，如刺槐；有的呈叶状，如豌豆；蓼科植物如大黄、何首乌的托叶连合成鞘状包围茎的节间，称为托叶鞘。托叶往往在叶片形成后脱落，只有少数植物不脱落而宿存，如玫瑰、蔷薇、豌豆等。如图2-82所示。

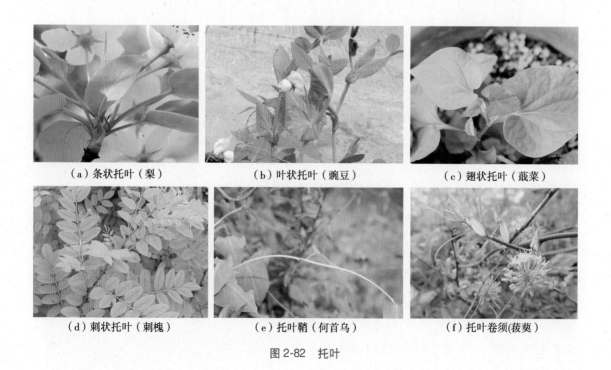

（a）条状托叶（梨）　　　　（b）叶状托叶（豌豆）　　　　（c）翅状托叶（蔽菜）

（d）刺状托叶（刺槐）　　　　（e）托叶鞘（何首乌）　　　　（f）托叶卷须（菝葜）

图2-82　托叶

难点释疑

植物刺的鉴别

植物刺分为枝刺、叶刺和皮刺三类。枝刺由腋芽发育而成，着生在叶腋处，如皂荚的刺。叶刺是叶的变态，其叶腋处生有腋芽或正常的枝条，如小檗的刺。皮刺是茎枝上的表皮或皮层形成的尖锐突起，如玫瑰的刺。从外形看三种刺相似，但枝刺和叶刺常发生在腋芽和节的部位，而皮刺无规则地分布在茎枝上；枝刺和叶刺由枝和叶变态而来，刺内有维管束相连而不易折断，皮刺与维管组织毫无关系，易于剥落，且剥落面光滑而平坦。

2. 叶的类型 植物的叶可分为单叶和复叶两大类。

(1)单叶：一个叶柄着生一个叶片的称为单叶。单叶的叶腋处有腋芽，如桑、枇杷等。

(2)复叶：一个叶柄着生两个以上小叶片的称复叶。复叶的叶柄称总叶柄，着生小叶的部分称叶轴，小叶具有小叶柄，小叶柄叶腋处无腋芽，总叶柄的叶腋处有腋芽，如五加、槐等。从来源看，复叶是由单叶的叶片分裂成多个独立的小叶而成的。因此，复叶的总叶柄相当于单叶的叶柄。复叶的小叶排列在同一平面上，落叶时小叶先脱落，然后总叶柄和叶轴同时脱落。

根据小叶的数目和排列方式，复叶可以分为以下几种类型。

1)三出复叶：总叶柄上着生3片小叶的复叶。若顶生小叶具有叶柄的，称为羽状三出复叶，如野葛、大豆等。若顶生小叶无叶柄的，称掌状三出复叶，如蛇莓、半夏等。如图2-83所示。

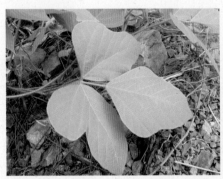 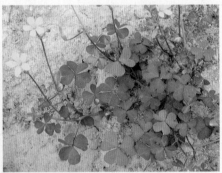

（a）羽状三出复叶（野葛）　　　　（b）掌状三出复叶（酢浆草）

图2-83 三出复叶

2)掌状复叶：叶轴顶端着生3片以上小叶，呈掌状排列。如五加、人参等。如图2-84所示。

3)羽状复叶：小叶片在叶轴两侧呈羽状排列。叶轴顶端只着生1片小叶的称奇数羽状复叶，如甘草、槐等。叶轴顶端着生2片小叶的称为偶数羽状复叶，如皂荚、决明等。羽状复叶的叶轴作1次羽状分枝，分枝两侧着生小叶的，称二回羽状复叶，如含羞草、云实等。叶轴作2次羽状分枝，在第二级分枝两侧着生

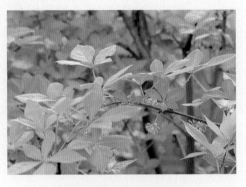

图2-84 掌状复叶（细柱五加）

小叶的,称为三回羽状复叶,如南天竹、苦楝等。叶轴作 3 次以上羽状分枝的,称为多回羽状复叶。如图 2-85 所示。

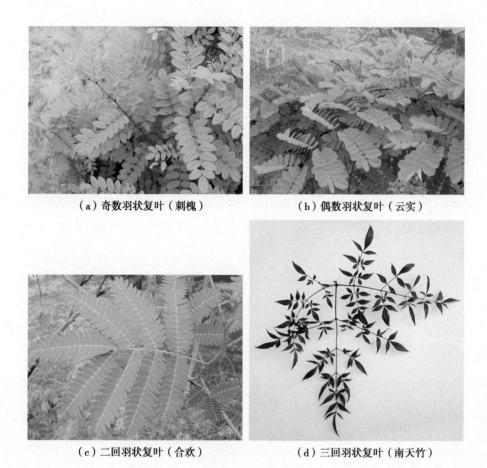

（a）奇数羽状复叶（刺槐）　　　　　（b）偶数羽状复叶（云实）

（c）二回羽状复叶（合欢）　　　　　（d）三回羽状复叶（南天竹）

图 2-85　羽状复叶

4）单身复叶:总叶柄顶端只有一片发达的小叶,两侧的小叶退化并与总叶柄合生成翼叶,顶生小叶与翼叶间有关节连接,单身复叶外形似单叶。如柚、酸橙、橘等。如图 2-86 所示。

▶▶ **课堂活动**

列举出常见植物的复叶类型?

3. 叶序　叶在茎枝上的排列方式称为叶序。常见的叶序有下列几种:

（1）对生叶序:每个茎节上相对着生两片叶,如女贞、薄荷等。如果对生叶在上一节向左右展开,而下一节向前后展开,因而上下呈十字形排列,则称为交互对生,如紫苏、续随子等。如图 2-87 所示。

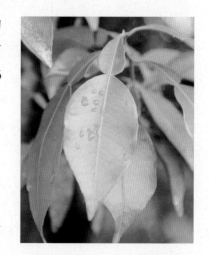

图 2-86　单身复叶(香橼)

（2）互生叶序：每个茎节上着生 1 片叶，各叶在茎枝上呈螺旋状排列，如桃、桑、柳等。如果各叶交互向左右展开形成一平面，则称为二列互生，如玉竹、姜等。如图 2-88 所示。

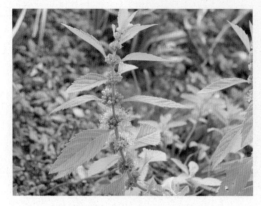
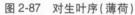
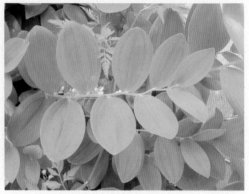

图 2-87　对生叶序（薄荷）　　　　　　图 2-88　互生叶序（玉竹）

（3）轮生叶序：每个茎节上着生 3 片或 3 片以上的叶，呈轮状排列，如夹竹桃、轮叶沙参等。如图 2-89 所示。

（4）簇生叶序：2 片或 2 片以上的叶着生于节间极度缩短的茎枝上，密集成簇，如银杏、落叶松、枸杞等。如图 2-90 所示。

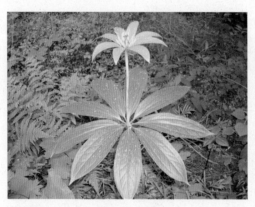
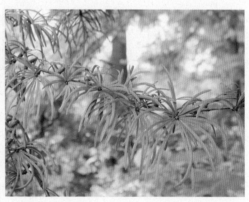

图 2-89　轮生叶序（重楼）　　　　　　图 2-90　簇生叶序（金钱松）

4. 变态叶的类型　叶容易受环境条件的影响和生理功能的改变而发生变异。常见的变态叶有下列几种类型。

（1）苞片（苞叶）：生于花梗和花序轴上的变态叶称苞片。生于花序周围或下面的苞片称为总苞片。花序中每朵小花花柄上或花萼下的苞片称小苞片。苞片的形状与一般的叶不同，虽为绿色，但较小，也有形大而成其他颜色的。如菊科植物花序下的总苞是由多数绿色的总苞片构成；鱼腥草花序下的总苞是由 4 片白色的花瓣状的总苞片构成；天南星科植物的花序外面常有 1 片大型的总苞片，称为佛焰苞。如图 2-91 所示。

（2）鳞叶：叶特化或退化成鳞片状称鳞叶。有的鳞叶膜质，如草麻黄、姜、荸荠等；有的鳞叶肥厚肉质，能贮藏营养物质，如洋葱、百合等。如图 2-92 所示。

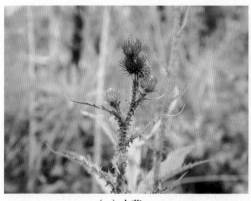

（a）大蓟　　　　　　　　　（b）蕺菜

图 2-91　各种苞片

（3）叶刺：叶片或托叶变态成刺状，有保护和缩小蒸腾面积的作用。如小檗、仙人掌的刺，是叶退化而成；刺槐，酸枣的刺是由托叶变态而成。如图 2-93 所示。

（4）叶卷须：叶变成卷须，以攀缘他物而使植物体向上生长。如豌豆的卷须是由羽状复叶顶端的小叶变态而成，土茯苓的卷须是由托叶变态而成。如图 2-94 所示。

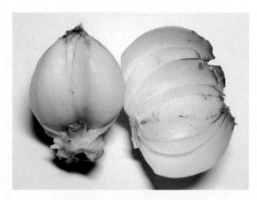

图 2-92　鳞叶（百合）

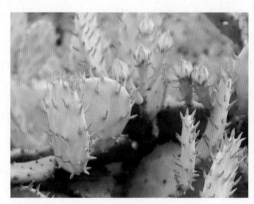

图 2-93　叶刺（仙人掌）

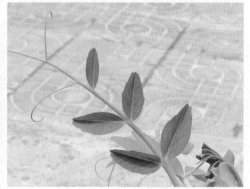

图 2-94　叶卷须（豌豆）

▶▶ 课堂活动

　　1. 叶在认识药用植物时有何作用？

　　2. 叶的变态类型有哪些？ 举例说明。

（二）叶的显微结构

叶主要由叶片和叶柄组成，叶柄的结构与茎相似，是由表皮、皮层和维管组织三个部分组成。而叶片为绿色的扁平体,分上下两面,上面称为腹面,下面称为背面,其结构与叶柄不同。

1. **双子叶植物叶片结构**　双子叶植物的叶片一般由表皮、叶肉和叶脉三部分组成。如图 2-95 所示。

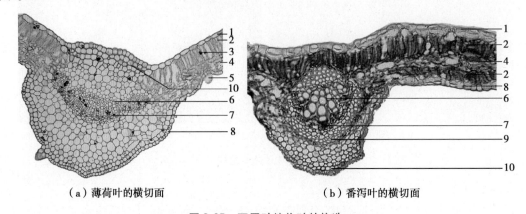

（a）薄荷叶的横切面　　　　　　　　　（b）番泻叶的横切面

图 2-95　双子叶植物叶的构造
1. 上表皮　2. 栅栏组织　3. 橙皮苷结晶　4. 海绵组织　5. 腺毛　6. 木质部
7. 韧皮部　8. 下表皮　9. 厚壁组织　10. 厚角组织

（1）表皮:位于叶片的表面,腹面是上表皮,背面是下表皮。表皮通常由一列扁平的薄壁细胞组成,不含叶绿体,细胞外壁较厚,常有角质膜(层)。部分表皮细胞向外分化形成毛茸或气孔,气孔由两个肾形的保卫细胞组成,一般上表皮的气孔少,下表皮的气孔多。

（2）叶肉:位于上下表皮之间,由含叶绿体的薄壁细胞组成,是植物进行光合作用的主要场所。叶肉可分为栅栏组织和海绵组织两部分。

1)栅栏组织:位于上表皮之下,由一层或数层排列整齐而紧密的长圆柱形细胞组成。其长轴与上表皮垂直,呈栅栏状。细胞内含大量的叶绿体,故叶片的上表面呈深绿色,光合作用效能较强。

2)海绵组织:位于下表皮与栅栏组织之间,由一些类圆形或不规则形的薄壁细胞组成,细胞间隙大,排列疏松,如海绵状。细胞内含叶绿体少,因而叶的下表皮颜色较浅,光合作用效能较弱。

叶片内有栅栏组织和海绵组织明显区分的叶称为两面叶或异面叶。有些植物的叶片内,栅栏组织和海绵组织有区分但不明显,或上下表皮内侧均为栅栏组织,称为等面叶。如番泻叶、桉叶等。

叶肉组织在表皮下的气孔处有较大的空隙,称为气室。气室与叶肉组织的细胞间隙相通,有利于气体的运输和交换。

3)叶脉:是分布于叶肉组织中的维管束。主脉是叶片中最发达的维管束,与茎中的维管束相连接。维管束的结构与茎基本相同,但木质部位于维管束的上方,略呈半圆形,主要由导管和管胞组成;韧皮部位于下方,由筛管和伴胞组成。木质部和韧皮部之间的形成层分生能力弱,活动时间短。维管束的上下方均有机械组织,特别是靠近下表皮的机械组织特别发达,因而主脉显著向下方突起。主脉分枝形成侧脉和细脉,愈分愈细,结构愈趋简单,形成层和机械组织逐渐消失。

2. **单子叶植物叶片的结构**　单子叶植物叶稍显复杂,以禾本科植物淡竹叶为例,其叶片仍由表皮、叶肉和叶脉三部分组成。如图 2-96 所示。

（1）表皮:细胞形状比较规则,通常为长方形或方形,细胞外壁角质化,并含有硅质。在表皮上

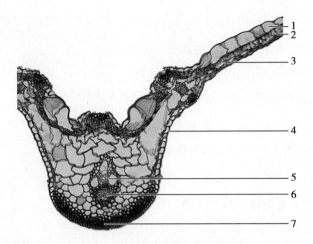

图 2-96　单子叶植物叶的构造（淡竹叶）
1. 运动细胞　2. 栅栏组织　3. 海绵组织　4. 下表皮　5. 木质部　6. 韧皮部　7. 厚壁组织

常有乳头状突起、刺或毛茸，因此叶片表面比较粗糙。在上表皮中有一些特殊大型的薄壁细胞，称为泡状细胞。泡状细胞具有大液泡，横切面观察细胞排列略呈扇形。泡状细胞干旱时失水收缩，使叶片卷曲呈筒状，可以减少水分蒸发；水分多时吸水膨胀，使叶片展开，因此泡状细胞又称为运动细胞。上下表皮均有气孔分布，气孔是由 2 个狭长或哑铃状的保卫细胞组成，保卫细胞外侧连接近圆三角形的副卫细胞。

（2）叶肉：叶片多呈直立状态，近似两面受光，因此叶肉没有栅栏组织和海绵组织的明显分化，属等面叶。

（3）叶脉：主脉维管束为有限外韧型，周围有 1~2 层薄壁细胞或厚壁细胞包围，组成维管束鞘。木质部导管排列成倒 "V" 字形，其下方为韧皮部。叶脉的上、下表皮内均有纤维束群。

四、花

花是种子植物所特有的繁殖器官。种子植物通过开花、传粉、受精形成果实，产生种子，繁衍后代。花由花芽发育而成，是节间极度缩短、适应生殖的一种变态枝。花梗和花托是枝的部分，花萼、花冠、雄蕊群、雌蕊群都是变态叶。花的形态特征比较稳定，变异较小，因此掌握花的形态特征，对研究植物分类、药材的原植物鉴别以及花类药材的鉴定等有着重要的意义。

许多植物的花可供药用，如菊花、红花、丁香、槐花、金银花、西红花等。

ER-2-2

玫瑰、月季与蔷薇花的识别

（一）花的组成及形态

被子植物的花一般由花梗、花托、花被、雄蕊群和雌蕊群 5 部分组成。如图 2-97 所示。

1. 花梗　花梗又称花柄，是花与茎的连接部分，常呈绿色、圆柱形。其粗细、长短因植物种类而异，有的花无花梗。

2. 花托　花托为花梗顶端的膨大部分，是花被、雄蕊群、雌蕊群的着生部位。植物种类不同，花托的形状也不同。花托的形状有圆柱状、圆锥状、圆头状、平顶状、盘状、杯状等。

3. 花被　花被是花萼和花冠的总称，当花萼和花冠形态相似不易区分时，统称为花被。

（1）花萼：位于花的最外层，由绿色叶片状的萼片组成，是一朵花中所有萼片的总称。萼片彼此分离的称离萼，如毛茛、油菜等；萼片多少合生的称合萼，如地黄、丁香等；其下部连合的部分称萼筒或萼管，分离部分称萼齿或萼裂片。萼片大而鲜艳呈花冠状的称瓣状萼，如铁线莲、乌头等。花开放前花萼脱落的称早落萼，如白屈菜、虞美人等。果期花萼仍存在并随果实一起增大的称宿存萼，如辣椒、柿等。有的植物其萼筒的一侧向外延长成一管状或囊状突起称为距，如旱金莲、凤仙花等。菊科植物的花萼成毛状，称冠毛，如蒲公英等。花萼通常为一轮，若为两轮，则外轮称副萼，副萼实为苞片，如棉花、木槿等。

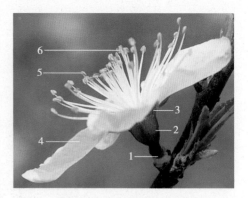

图 2-97　花的组成及形态
1. 花梗　2. 花托　3. 花萼　4. 花冠
5. 雄蕊　6. 雌蕊

（2）花冠：位于花萼的内侧，由颜色鲜艳的花瓣组成，是一朵花中所有花瓣的总称。花瓣只有一轮的称单瓣花，二至多轮的称重瓣花，如山茶、牡丹等。花瓣彼此分离的称离瓣花冠，如油菜、桃等；花瓣部分或全部合生的称合瓣花冠，如牵牛、桔梗。其连合部分称为花冠筒（管），分离部分称为花冠裂片。有的花瓣基部延长成管状或囊状的称为距，如延胡索、紫花地丁等。

花冠有许多类型，有的为某类植物特有。常见的花冠有以下几种类型：

1）十字形花冠：花瓣 4 片，分离，上部外展呈十字形，如菘蓝、油菜等十字花科植物的花冠，如图 2-98 所示。

2）蝶形花冠：花瓣 5 片，分离，上面一片最大称为旗瓣，侧面两片较小称翼瓣，最下面两片最小而下缘稍连合，状如龙骨，称龙骨瓣。如大豆、槐、甘草等豆科植物的花冠，如图 2-99 所示。

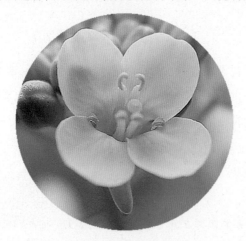

图 2-98　十字形花冠（白菜）

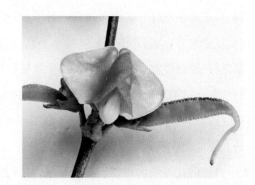

图 2-99　蝶形花冠（扁豆）

3）唇形花冠：花冠合生成二唇形，通常上唇二裂，下唇三裂，如益母草、丹参等唇形科植物的花冠。如图 2-100 所示。

4）钟状花冠：花冠筒较短且宽，上部扩大呈钟状，如党参、桔梗等桔梗科植物的花冠。如图 2-101 所示。

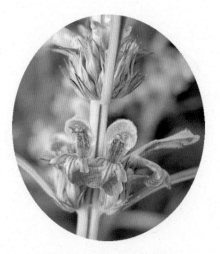

图 2-100　唇形花冠（益母草）

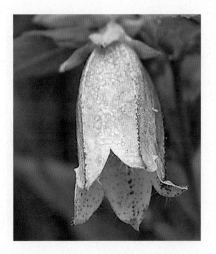

图 2-101　钟状花冠（风铃草）

5）漏斗状花冠：花冠筒长，由基部向上逐渐扩大状如漏斗，如甘薯、牵牛、曼陀罗等的花冠。如图 2-102 所示。

6）管状花冠：花冠合生，花冠管细长，如向日葵、红花、菊花等菊科植物管状花的花冠。如图 2-103所示。

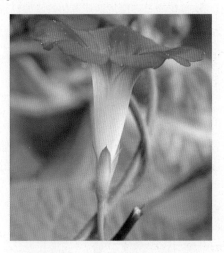

图 2-102　漏斗状花冠（牵牛）

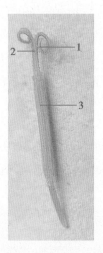

图 2-103　管状花冠（蒲公英）
1. 柱头　2. 花柱　3. 花冠管

7）舌状花冠：花冠基部呈一短筒，上部向一侧延伸成扁平舌状，如蒲公英、向日葵等菊科植物舌状花的花冠。如图 2-104 所示。

8）高脚碟状花冠：花冠下部细长管状，上部水平展开呈碟状，形似高脚碟子，如长春花、水仙花、迎春花等的花冠。如图 2-105 所示。

9）辐状或轮状花冠：花冠筒短，裂片由基部向四周扩展，形似车轮状，如枸杞、龙葵、辣椒等茄科植物的花冠。如图 2-106 所示。

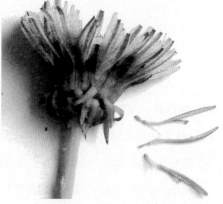

图 2-104　舌状花冠（菊花）

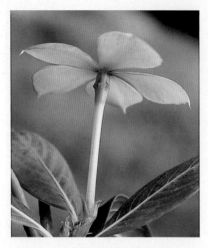 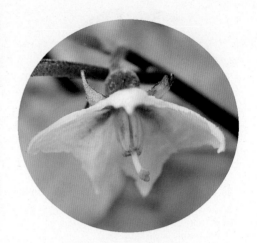

图 2-105 高脚碟状花冠(长春花)　　　　图 2-106 辐状花冠(茄)

知识链接

最 大 的 花

　　世界上最大的花是大花草所开的花,名叫大王花。 这种花产于印度尼西亚苏门答腊的热带丛林。花的直径一般在 1m 以上,最大者达 1.4m,有 5 片大花瓣,每片长 30~40cm,厚 2cm 以上,每朵花重6~8kg,花心像一个大面盆,圆口内可盛 5~7L 水,花橘红色与白色杂陈,无根、茎、叶,寄生在葡萄科乌蔹莓的蔓藤及根上。 大花草只有苏门答腊才有,因此被列为当地的保护植物。

---

　　(3)花被卷迭式:是指花被各片的排列方式,在花蕾即将绽开时特别明显。常见的有镊合状、旋转状、覆瓦状、重覆瓦状,如图 2-107 所示。

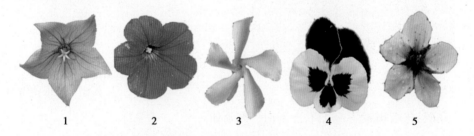

1　　　　　2　　　　　3　　　　　4　　　　　5

图 2-107 花被卷迭式

1、2. 镊合状　3. 旋转状　4. 覆瓦状　5. 重覆瓦状

　　4. 雄蕊群 位于花被内侧,着生于花托或花冠筒上,是一朵花中所有雄蕊的总称。

　　(1)雄蕊的组成:典型的雄蕊由花丝和花药两部分组成。各类植物雄蕊数目是不同的,多与花瓣同数或为其倍数,数目超过 10 个的称雄蕊多数,也有一朵花只有一个雄蕊的,如白及、姜等。

　　1)花丝:为细长的丝状部分,下部着生于花托或花被基部,上部支持着花药。其粗细、长短因植物种类而异。

2)花药:花丝顶端的膨大囊状体,由四个或两个花粉囊组成,分为左右两半,中间以药隔相连。雄蕊成熟时,花粉囊裂开,散发出花粉粒。花药开裂的方式因植物种类不同而异,常见的有纵裂、孔裂、瓣裂、横裂等。花药在花丝上的着生方式也各不相同,常见的有基着药、背着药、广歧着药(或平着药)、丁字着药、个字着药、全着药,如图2-108所示。

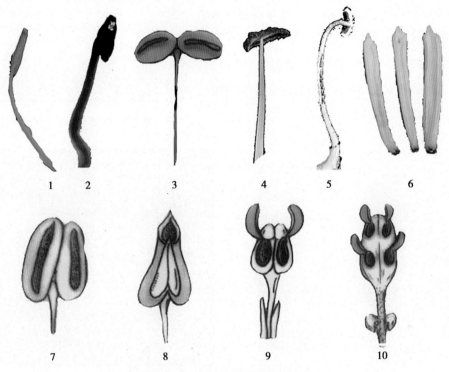

图2-108 花药的着生和开裂方式
1. 基着 2. 背着 3. 广歧着 4. 丁字着 5. 个字着 6. 全着
7. 纵裂 8. 孔裂 9、10. 瓣裂

有少数植物的雄蕊不具花药,或有花药而无花粉,称为不育雄蕊或退化雄蕊,如鸭跖草。还有的植物雄蕊发生变态而成花瓣状,如姜、美人蕉等。

知识链接

雄性不育与杂交水稻

袁隆平1964年开始进行杂交水稻研究,1966年在《科学通报》上发表了"水稻雄性不孕性"的文章,拉开了杂交水稻研究的序幕。由于水稻是自花授粉,培育杂交水稻的关键就是选择雄性不育系。袁隆平通过9年的选育,找到并总结出三系法(不育系、保持系、恢复系)的配套育种方法。

袁隆平对杂交水稻育种的战略设想分为三个阶段:即三系法品种间杂种优势利用;二系法亚种间杂种优势利用;一系法远缘杂种优势利用。三系法杂交水稻已在我国推广了30多年;二系法杂交水稻也在全国得到迅速发展;而一系法不需要年年制种,更是一个删繁就简,由低级到高级的进步过程。由于袁隆平对杂交水稻所作出的杰出贡献,在国际上被同行美誉为"世界杂交水稻之父"。

（2）雄蕊群的类型：根据雄蕊的花丝或花药连合与否，雄蕊群可分为以下几种类型：

1）离生雄蕊：花中雄蕊彼此分离。多数植物的花丝长度大致相近，如梨、桃、李、百合等，如图2-109所示。但也有明显不等长者，不等长者有二强雄蕊和四强雄蕊。①二强雄蕊的雄蕊4枚，2长2短，如唇形科植物紫苏、薄荷和玄参科植物地黄等。如图 2-110 所示；②四强雄蕊的雄蕊6枚，4长2短，如十字花科植物菘蓝、萝卜、油菜等。如图 2-111 所示。

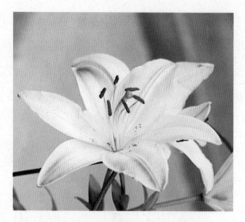

图 2-109　离生雄蕊（花丝等长）

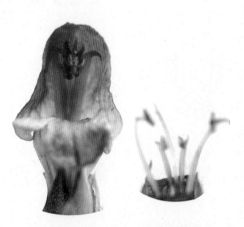

图 2-110　二强雄蕊（花丝不等长）

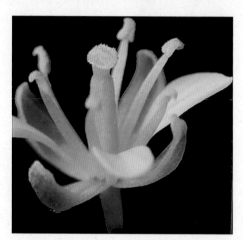

图 2-111　四强雄蕊（花丝不等长）

2）合丝雄蕊：雄蕊的花丝连合，花药分离，可分为单体雄蕊、二体雄蕊和多体雄蕊。①单体雄蕊的花丝连合成一束，如蜀葵、木槿、棉花等；②二体雄蕊的花丝连合成2束。如甘草、黄芪等豆科植物，雄蕊10枚，其中9枚连合，1枚分离；如延胡索、紫堇等植物，雄蕊6枚，每3枚连合成2束；③多体雄蕊的雄蕊多数，花丝分别连合成数束，如酸橙、金丝桃等。如图 2-112 所示。

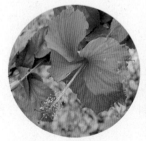

（a）单体雄蕊

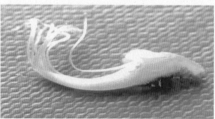

（b）二体雄蕊

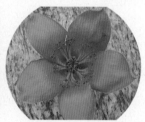

（c）多体雄蕊

图 2-112　合丝雄蕊

3）聚药雄蕊：雄蕊的花药连合成筒状，而花丝彼此分离，如蒲公英、红花、向日葵等菊科植物的花。如图 2-113 所示。

5. 雌蕊群 位于花的中央,是一朵花中所有雌蕊的总称。

(1)雌蕊的组成:雌蕊由子房、花柱、柱头三部分组成。子房是雌蕊基部膨大的部分,内含胚珠。花柱位于子房顶部,与柱头相连,其粗细长短因植物而异,个别植物无花柱,如罂粟。柱头位于花柱的顶端,其形态变化较大,有头状、盘状、羽毛状、分枝状等。柱头表面有乳头状突起,能分泌黏液,有利于花粉的固着及萌发。

(2)雌蕊群的类型:雌蕊由心皮构成,心皮是适应生殖的变态叶。心皮的边缘相当于叶缘,当心皮卷合时,其边缘的合缝线称腹缝线,心皮的背部相当于叶的中脉称背缝线。根据组成雌蕊的心皮数不同,雌蕊群可分为以下 3 种。如图 2-114 所示。

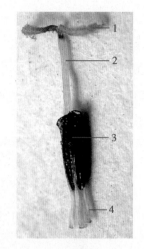

图 2-113 聚药雄蕊
1. 柱头 2. 花柱 3. 花药 4. 花丝

知识链接

花粉粒的形态特征

花粉粒的形态、颜色、大小、表面雕纹、萌发孔或萌发沟等因植物种类不同而异,故花粉粒可作为花类药材鉴别的重要特征之一。成熟的花粉粒具内、外两层壁。内壁薄,主要由果胶质和纤维素组成,外壁厚,含脂类和色素。花粉粒的形状有圆球形、椭圆形、三角形、多角形等。表面光滑或具各种雕纹,雕纹有刺状、颗粒状、瘤状、网状等。萌发孔或萌发沟的数目及排列方式也不同,有单孔花粉、单沟花粉和单孔沟花粉,双孔花粉、双沟花粉和双孔沟花粉,三孔花粉、三沟花粉和三孔沟花粉,多孔花粉、多沟花粉和多孔沟花粉等。花粉的外壁具有抗酸、抗碱和抗分解的特性,在自然界中花粉壁可保持数万年不腐败,可为地质找矿和考古提供科学依据。

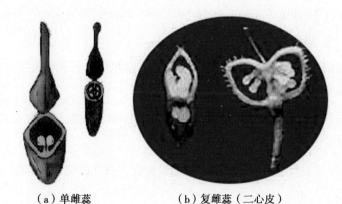

(a)单雌蕊　　　　(b)复雌蕊(二心皮)

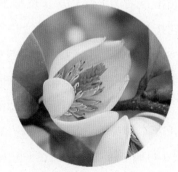

(c)离生心皮雌蕊(含笑)

图 2-114 雌蕊群的类型

1)单雌蕊:由一个心皮构成的雌蕊群,如桃、杏、黄芪等。

2)离生心皮雌蕊:一朵花内心皮多数,每个心皮构成一个雌蕊,从而集合成雌蕊群,如毛茛、八角茴香、五味子等。

3)合生心皮雌蕊(复雌蕊):由两个以上心皮彼此连合构成的雌蕊群,如龙胆、连翘(二心皮),百合、石斛(三心皮),马兜铃、柑(多心皮)。组成雌蕊群的心皮数,一般可根据柱头或花柱分裂的数目、子房上主脉的数目以及子房室数来判断。

(3)子房着生的位置:子房着生于花托上的位置以及与花的各部分关系,在不同的植物类群中有所不同,如图2-115所示。

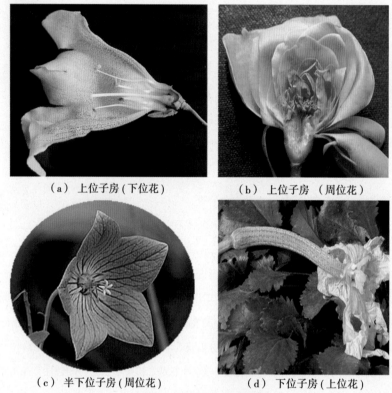

（a）上位子房（下位花）　　　　　（b）上位子房 （周位花）

（c）半下位子房（周位花）　　　　（d）下位子房（上位花）

图 2-115　子房着生的位置

1)上位子房:花托扁平或突起,仅子房底部与花托相连,花萼、花冠和雄蕊群均着生于子房下方的花托上,称为上位子房、下位花,如百合、油菜等。如果花托凹陷不与子房愈合,花被和雄蕊群着生于花托上缘的子房周围,称为上位子房、周位花,如杏、桃等。

2)半下位子房:子房下半部与凹陷花托愈合,上半部外露,花被和雄蕊群着生于子房的周围,称为半下位子房、周位花,如党参、桔梗等。

3)下位子房:子房全部生于凹陷的花托内,并与花托完全愈合,花被和雄蕊群生于子房上部的花托边缘,称为下位子房、上位花,如梨、苹果等。

(4)胎座的类型:胚珠在子房内着生的部位称为胎座。常见的胎座有下列几种类型,如图2-116所示。

1)边缘胎座:子房一室,由单雌蕊构成,胚珠沿腹缝线的边缘着生,如白扁豆、甘草等。

2)侧膜胎座:子房一室,由合生心皮雌蕊构成,胚珠着生在子房内壁的各条腹缝线上,如栝楼、罂粟、紫花地丁等。

3)中轴胎座:子房多室,由合生心皮雌蕊构成,胚珠着生于心皮边缘向子房中央愈合的中轴上,子房室数常与心皮数相等,如百合、桔梗、柑橘等。

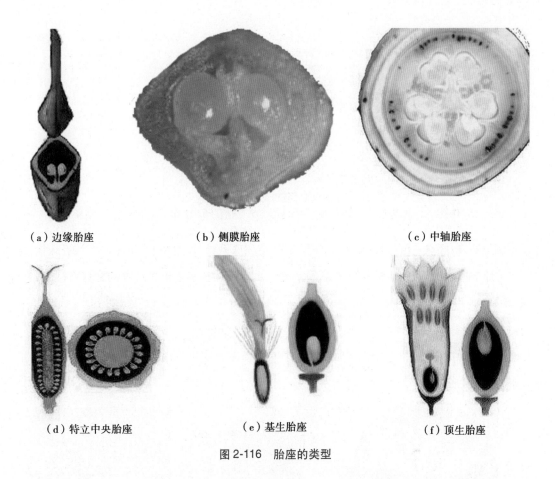

（a）边缘胎座　　　　　（b）侧膜胎座　　　　　（c）中轴胎座

（d）特立中央胎座　　　（e）基生胎座　　　　　（f）顶生胎座

图2-116　胎座的类型

4）特立中央胎座：子房一室，由合生心皮雌蕊构成，胚珠着生于游离的柱状突起上，如石竹、报春花、马齿苋等。

5）基生胎座：子房一室，由一至多个心皮合生而成，胚珠着生于子房室基部，如大葱、胡椒、向日葵等。

6）顶生胎座：子房一室，由一至多个心皮合生而成，胚珠着生于子房室顶部，如桑、杜仲、樟等。

（5）胚珠：胚珠着生于子房的胎座上，其数目因植物种类不同而异，受精后发育成种子。如图2-117（a）所示。胚珠由珠心、珠被、珠孔、珠柄、合点组成。珠心是胚珠的重要部分，其中央发育成胚囊。成熟的胚囊有8个细胞，靠近珠孔有1个卵细胞和2个助细胞；另一端有3个反足细胞，中央有2个极核细胞。珠心外面由珠被包围，多数植物的珠被分为外珠被和内珠被。珠被的顶端未完全连合而留下一个小孔，称珠孔。连接胚珠和胎座的部分称为珠柄。珠被、珠心基部和珠柄汇合处称合点，是维管束进入胚囊的通道。

由于珠柄、珠被和珠心各部分的生长速度不同，胚珠常形成以下几种类型。如图2-117所示。

1）直生胚珠：胚珠各部分生长速度均匀，胚珠直立，珠孔在上，合点、珠柄在下，三者在一直线上，如大黄、胡桃、胡椒等。

2）横生胚珠：胚珠一侧生长快，另一侧生长慢，胚珠横向弯曲，合点、珠孔形成的一直线与珠柄垂直，如毛茛、锦葵等。

3）弯生胚珠：胚珠弯曲成肾形，珠被、珠心生长不均匀，珠柄、合点、珠孔不在一条直线上，珠孔弯向珠柄，如大豆、石竹、曼陀罗等。

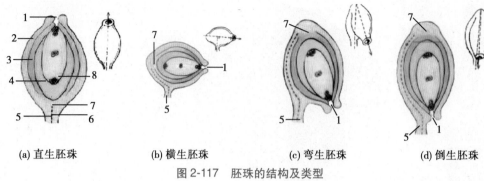

(a) 直生胚珠　　　(b) 横生胚珠　　　(c) 弯生胚珠　　　(d) 倒生胚珠

图 2-117　胚珠的结构及类型

1. 珠孔　2. 外珠被　3. 内珠被　4. 珠心　5. 珠柄　6. 珠脊　7. 合点　8. 胚囊

4）倒生胚珠：胚珠一侧生长快，另一侧生长慢，使胚珠倒置，合点在上，珠孔在下靠近珠柄，珠柄较长并与珠被愈合，形成一条明显的纵脊，称珠脊。倒生胚珠是多数被子植物的胚珠类型，如百合、杏、蓖麻等。

（二）花的类型

被子植物的花在长期的演化过程中，发生了不同程度的变化，形成不同的类型，一般有以下几种。如图 2-118 所示。

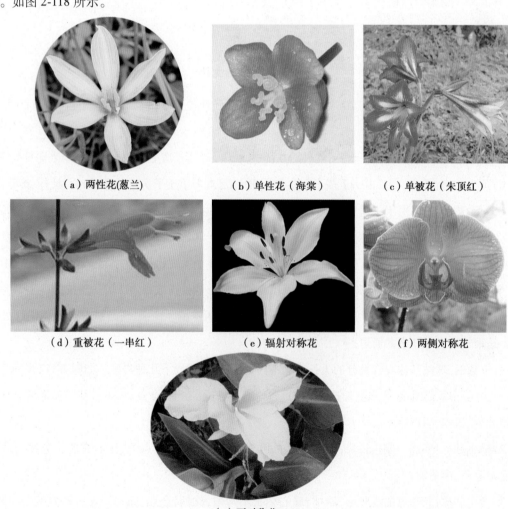

（a）两性花(葱兰)　　　（b）单性花（海棠）　　　（c）单被花（朱顶红）

（d）重被花（一串红）　　　（e）辐射对称花　　　（f）两侧对称花

（g）不对称花

图 2-118　花的类型

1. **两性花、单性花和无性花** 一朵花中既有雌蕊群又有雄蕊群的花,称为两性花,如桃花、牡丹等。一朵花中仅有雄蕊群或仅有雌蕊群的花,称为单性花。若只有雄蕊群的称雄花,只有雌蕊群的称雌花。雄花和雌花在同一株植物上的称雌雄同株,如南瓜、蓖麻、玉米等;雄花和雌花在不同植株上的称雌雄异株,如银杏、桑、丝瓜等。若雄蕊群和雌蕊群均退化或发育不全,称无性花,如绣球等。

2. **重被花、单被花或无被花** 具有花萼和花冠的花称重被花,如党参、月季、桃等;只有花萼而无花冠,或花萼与花冠不易区分的,称单被花,如玉兰、百合等;无花被的花称为无被花(裸花),这种花常具有苞片,如杜仲、杨、柳等。

3. **辐射对称花、两侧对称花和不对称花** 通过花的中心可以作出两个以上对称面的花,称为辐射对称花,如桃、玫瑰等;通过花的中心只能作出一个对称面的花,称两侧对称花,如黄芩、豌豆等;通过花的中心不能作出对称面的花,称为不对称花,如美人蕉、缬草等。

（三）花序

花单生于枝的顶端或叶腋,称为单生花。但大多数植物的花都是按一定顺序排列在花轴上的,花在花轴上的排列方式称花序。花序中着生花的部分称为花轴,不着生花的部分称为总花梗,无叶的花梗称为花葶。根据花在花轴上的排列方式及开花顺序,分为无限花序和有限花序两类。

1. **无限花序** 花序轴在花期内可继续伸长,花开放顺序是由花序轴基部向顶端依次开放,或花序轴缩短,花由边缘向中心开放。如图 2-119 所示。

(1)总状花序:花序轴细长,其上着生许多花柄近等长的小花,如油菜、萝卜、地黄等。

(2)穗状花序:似总状花序,但小花具短柄或无柄,如车前、牛膝等。

(3)柔荑花序:花序轴柔软下垂,其上着生许多无柄的单性小花,花开放后整个花序脱落,如杨、柳、胡桃等。

(4)肉穗花序:似穗状花序,但花序轴肉质粗大呈棒状,上面着生许多无花梗的单性花,如玉米的雌花序;有的花序外面常具一大型苞片,称佛焰苞,又称佛焰花序,是天南星科植物的主要特征,如天南星、半夏、马蹄莲等。

(5)伞房花序:似总状花序,但花柄不等长,下部的长,向上逐渐缩短,整个花序的小花几乎排列在同一片平面上,如山楂、苹果等。

(6)伞形花序:花轴缩短,在总花柄顶端着生许多花柄近等长的小花,排列呈张开的伞状,如五加、人参、三七等。

(7)复伞形花序:花轴作伞状分枝,每分枝为一伞形花序,如柴胡、防风、小茴香等伞形科植物。

(8)复总状花序(圆锥花序):花轴作总状分枝,每分枝为一总状花序,整个花序呈圆锥状,如南天竹、女贞、槐等。

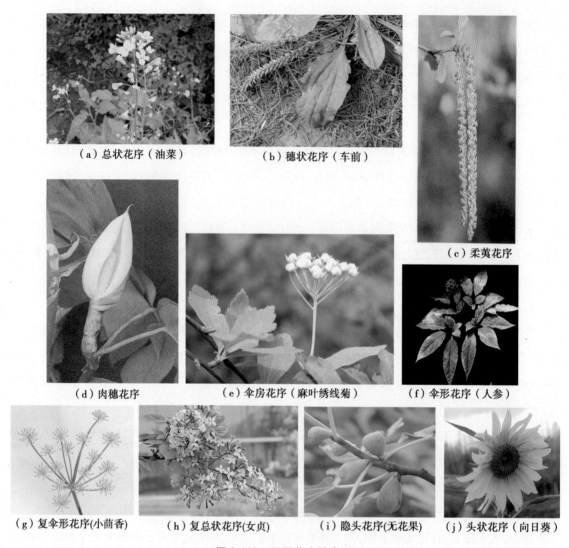

（a）总状花序（油菜）　　（b）穗状花序（车前）　　（c）柔荑花序

（d）肉穗花序　　（e）伞房花序（麻叶绣线菊）　　（f）伞形花序（人参）

（g）复伞形花序（小茴香）　（h）复总状花序（女贞）　（i）隐头花序（无花果）　（j）头状花序（向日葵）

图 2-119　无限花序的类型

知识链接

复　花　序

复伞形花序，复总状花序称为复花序。复花序还有以下 3 种。

（1）复穗状花序：花序轴每一分枝为一穗状花序，如小麦、香附等。

（2）复伞房花序：花序轴上的分枝成伞房状排列，每一分枝又形成伞房花序，如花楸。

（3）复头状花序：由许多小头状花序组成头状花序，如蓝刺头等。

（9）隐头花序：花序轴肉质膨大而下凹，凹陷的内壁上着生许多无柄的单性小花，如无花果、榕树等。

（10）头状花序：花轴缩短膨大成头状或盘状，其上密生许多无梗小花，下面具许多总苞片，如菊花、向日葵、蒲公英等。

2. 有限花序　花轴顶端的花先开，花轴不能继续生长，只能在顶花下面产生侧轴，各花由内向外或由上而下开放,这种花序称为有限花序,又称聚伞花序。如图 2-120 所示。

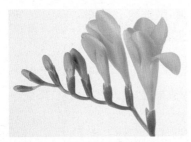 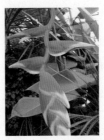

（a）螺状聚伞花序　　　　　　　　（b）蝎尾状聚伞花序（姜）

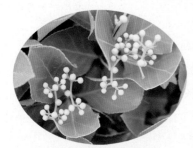 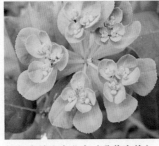 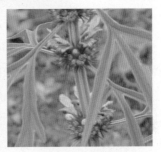

（c）二歧聚伞花序(大叶黄杨)　　（d）多歧聚伞花序（乳浆大戟）　　（e）轮伞花序（益母草）

图 2-120　有限花序的类型

（1）单歧聚伞花序:花轴顶花先开,而后在其下方产生一侧轴,侧轴顶端又生一花,如此连续分枝开花的花序。若花序轴下分枝均向同一侧生出而呈螺旋状,称螺状聚伞花序,如紫草、附地菜。若分枝成左、右交替生出,则称蝎尾状聚伞花序,如姜、唐菖蒲等。

（2）二歧聚伞花序:花轴顶花先开,后在其下方两侧同时产生两个等长的分枝,每分枝以相同的方式继续开花和分枝,如石竹、卫矛、冬青等。

（3）多歧聚伞花序:花轴顶花先开,后在其下方产生数个比主轴长的侧轴,顶端各生一花。各侧轴又以同样的方式分枝开花。若花轴下生有杯状总苞,则称杯状聚伞花序（大戟花序）,如大戟、甘遂等大戟科大戟属植物。

（4）轮伞花序:聚伞花序生于对生叶的叶腋处成轮状排列,如益母草、薄荷等唇形科植物。

此外,有些植物在花轴上生有两种不同类型的花序,称为混合花序,如葡萄、紫丁香为圆锥状聚伞花序。

▶▶ 课堂活动

1. 归纳花的组成, 花冠、雄蕊群、雌蕊群的类型。

2. 归纳胎座、胚珠的类型, 子房的位置。

3. 归纳花的类型、花序的类型。

五、果实

果实是被子植物受精后的雌蕊子房发育而成的繁殖器官。在形成果实的过程中,花萼、花冠一般脱落,雄蕊群和雌蕊群的柱头、花柱先后枯萎,子房逐渐膨大发育成果实,胚珠发育成种子。果实由果皮和种子两部分构成。果皮包被着种子,具有保护和散布种子的作用。

许多植物的果实可供药用,如山楂、枸杞、五味子、连翘、木瓜等。

（一）果实的形态及组成

单纯由子房发育形成的果实称为真果,如橘、柿、桃、杏等。除子房外,还有花的其他部分如花被、花托及花轴等参与果实的形成,这种果实称为假果,如梨、苹果、山楂、凤梨等。

知识链接

无籽果实的形成

果实的形成需要经过传粉和受精作用,但有些植物只经过传粉而无受精作用,也能发育成果实。这种果实无种子,称单性结实,如香蕉、无籽葡萄、无籽柑橘等。也有些植物的结实是通过人为诱导形成无籽果实,称诱导单性结实,如用马铃薯的花粉刺激番茄的柱头而形成无籽番茄;或用化学处理方法,如用某些生长激素涂抹或喷洒在雌蕊柱头上,也可得到无籽果实,也有的无籽果实是由四倍体和二倍体植株杂交后,产生不孕的三倍体植株而形成的,如无籽西瓜。

真果的果皮是由子房壁发育而成,通常分为外果皮、中果皮和内果皮3层。外果皮薄或坚韧,表面常具有毛茸、蜡被、角质膜、刺、瘤状突起、翅等附属物。如桃被有毛茸,柿有蜡被,曼陀罗有刺,荔枝具瘤状突起,杜仲具翅等。中果皮一般较厚,有的肉质肥厚,如杏、李等;有的成干燥革质或膜质。内果皮多呈膜质,也有是木质,如桃、杏等;柑橘的内果皮长满肉质多汁的囊状毛。

（二）果实的类型

根据来源和果皮性质的不同,果实可分为单果、聚合果和聚花果三大类。

1. 单果 单雌蕊或合生心皮雌蕊所形成的果实,即一朵花只结一个果实,根据单果果皮的质地不同,分为干果和肉果。

（1）干果:果实成熟后果皮干燥,根据果皮开裂或不开裂分为裂果和不裂果。

1）裂果:果实成熟后,果皮裂开,根据开裂方式不同分为蓇葖果、荚果、角果和蒴果。

a. 蓇葖果:由一个心皮发育而成,成熟后沿腹缝线开裂。如淫羊藿、飞燕草、马利筋等。如图2-121（a）所示。

b. 荚果:由一个心皮发育而成,成熟时沿背缝线和腹缝线开裂而成两片,荚果是豆科植物所特有的,如大豆、皂荚、白扁豆等。如图2-121（b）所示。

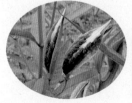 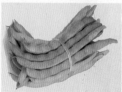 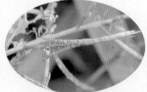 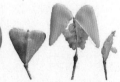

（a）蓇葖果（马利筋）　（b）荚果（四季豆）　（c）长角果（野薄菜）　（d）短角果(荠菜)

图 2-121　蓇葖果、荚果、角果

c. 角果:由两个心皮发育而成的果实,两心皮边缘合生处长出假隔膜,将子房分隔为两室,种子着生在假隔膜两侧,果实成熟后,果皮沿两侧腹缝线开裂成两片脱落,假隔膜留在果柄上。角果是十字花科植物所特有的。其中,果形细长的称长角果,如油菜、萝卜等;果形短而宽的称短角果,如荠菜、独行菜、菘蓝等。如图 2-121(c)(d)所示。

d. 蒴果:由合生心皮雌蕊发育而成的果实,子房一至多室,内含多数种子。①果实成熟时沿心皮纵向开裂的称瓣裂(纵裂)。其中,沿腹缝线开裂的称室间开裂,如马兜铃、蓖麻等;沿背缝线开裂的称室背开裂,如百合、鸢尾等;沿背缝线或腹缝线开裂,但子房间隔壁仍与中轴相连的称室轴开裂,如牵牛、曼陀罗等;②果实成熟时心皮不开裂,而在子房各室上方开裂出小孔,种子由小孔散出的称孔裂,如罂粟、桔梗等;③果实中部呈环状开裂,上部果皮呈帽状脱落的称盖裂,如马齿苋、车前等;④果实顶端呈齿状开裂的称齿裂,如石竹、麦蓝菜等。如图 2-122 所示。

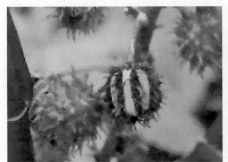

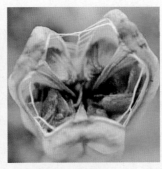

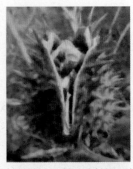

（a）瓣裂［室间开裂（蓖麻）］　　　（b）瓣裂［室背开裂（百合）］　　　（c）瓣裂［室轴开裂（曼陀罗）］

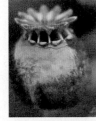

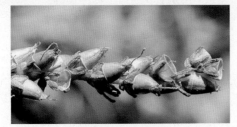

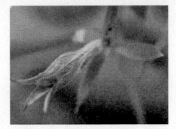

（d）孔裂（罂粟）　　　　　（e）盖裂（车前）　　　　　（f）齿裂（石竹）

图 2-122　蒴果(各种开裂方式)

2)不裂果:果实成熟后,果皮不开裂。如图 2-123 所示。①瘦果的果皮薄而坚韧,内含 1 粒种子,成熟时果皮与种皮分离,如向日葵、白头翁、红花等;②颖果的果实内含 1 粒种子,果皮薄,与种皮愈合,不易分离,颖果为禾本科植物所特有,如小麦、玉米、薏苡等。农业生产中常把颖果称为种子;③坚果的果皮坚硬,内含 1 粒种子,果皮与种皮分离。其果皮外常有花序总苞发育的壳斗附于基部,如板栗、栎等壳斗科植物。有的坚果特小,无壳斗包围称小坚果,如益母草、薄荷等;④翅果的果实内含 1 粒种子,果皮一端或四周向外延展成翅状,如杜仲、榆、鸡爪槭等;⑤双悬果由 2 心皮合生的雌蕊发育而成,果实成熟后分离成 2 个分果,双双悬挂在心皮柄顶端,心皮柄的基部与果柄相连,每个分果各含 1 粒种子,如白芷、小茴香、当归等。双悬果是伞形科植物所特有。

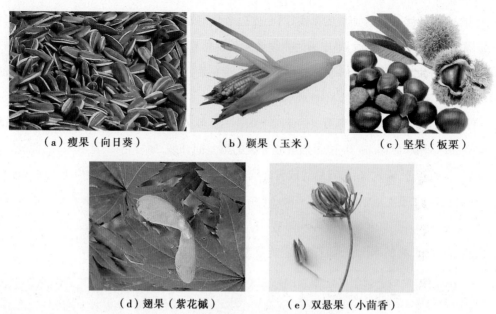

（a）瘦果（向日葵）　　　（b）颖果（玉米）　　　（c）坚果（板栗）

（d）翅果（紫花槭）　　　（e）双悬果（小茴香）

图 2-123　瘦果、颖果、坚果、翅果、双悬果

（2）肉果：果实肉质多汁，成熟后不开裂，如图 2-124 所示。

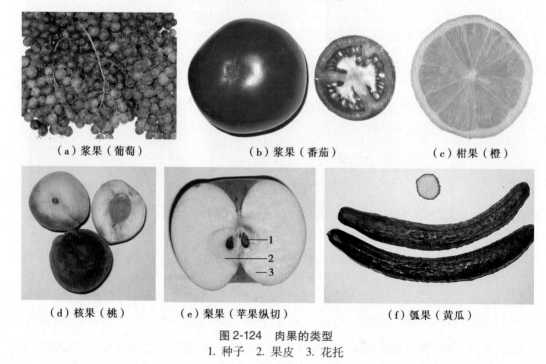

（a）浆果（葡萄）　　　（b）浆果（番茄）　　　（c）柑果（橙）

（d）核果（桃）　　　（e）梨果（苹果纵切）　　　（f）瓠果（黄瓜）

图 2-124　肉果的类型
1. 种子　2. 果皮　3. 花托

1）浆果：由单心皮或合生心皮雌蕊发育而成的果实，外果皮薄，中果皮和内果皮肉质多汁，内含一至多枚种子，如番茄、葡萄、枸杞等。

2）柑果：由多心皮合生雌蕊发育而成的果实，外果皮厚，革质，内含油室，中果皮与外果皮界限不明，中果皮疏松海绵状，有维管束分布；内果皮膜质，分隔成若干室，内壁生有许多肉质多汁的囊状毛，为可食部分，如橙、橘等。柑果是芸香科柑橘属植物所特有的。

3）核果：由单心皮雌蕊发育而成的果实，外果皮薄，中果皮肉质肥厚，内果皮坚硬木质形成硬核，内含 1 粒种子，如杏、梅、桃等。

4)梨果:由5心皮合生的下位子房与花托发育而成的一种假果,外面可食部分主体是花托,外果皮、中果皮界限不明,内果皮坚韧膜质,常分为五室,每室含2粒种子,如山楂、苹果、梨等。

5)瓠果:由3心皮合生的下位子房连同花托发育而成的假果,外果皮坚韧,中果皮、内果皮及胎座肉质,成为果实的可食部分,为葫芦科植物所特有的果实。如栝楼、南瓜、罗汉果、西瓜等。

2. 聚合果　由1朵花中的离生心皮雌蕊发育而成的果实,每个雌蕊发育成1个果实,聚生在同一花托上,如图2-125所示,根据单果的类型不同,可分为5种。

(1)聚合蓇葖果:许多蓇葖果聚生在同一花托上,如厚朴、八角茴香等。

(2)聚合瘦果:许多瘦果聚生在突起的花托上,如毛茛、白头翁等。

(3)聚合坚果:许多坚果聚生在膨大呈海绵状的花托上,如莲等。

(4)聚合核果:许多小核果聚生在突起的花托上,如悬钩子、草莓等。

(5)聚合浆果:许多浆果聚生在延长或不延长的花托上,如五味子等。

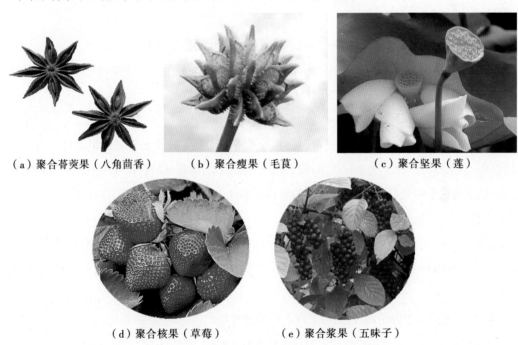

(a)聚合蓇葖果(八角茴香)　　(b)聚合瘦果(毛茛)　　(c)聚合坚果(莲)

(d)聚合核果(草莓)　　(e)聚合浆果(五味子)

图2-125　聚合果

3. 聚花果　聚花果又称复果,是由整个花序发育而成的果实,花轴参与果实形成,花序上的每一朵花形成一个小果,许多小果聚生在花轴上,成熟后整个果序自母株上脱落,如桑、凤梨、无花果等。如图2-126所示。

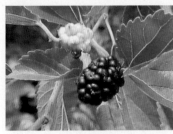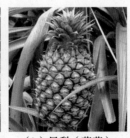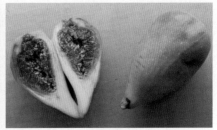

(a)桑椹　　　　(b)凤梨(菠萝)　　　　(c)无花果

图2-126　聚花果

六、种子

种子是受精后的胚珠发育而成的繁殖器官，由种皮、胚、胚乳三部分组成。

植物种子是动物和人类食物的重要来源，如禾本科、豆科的种子。许多植物的种子可供药用，如槟榔、酸枣仁、胖大海、肉豆蔻、苦杏仁等。

（一）种子的形态及组成

种子的形状、大小、色泽、表面纹理等因植物种类不同而异。种子通常呈圆形、肾形、椭圆形、卵形、圆锥形、多角形等。种子大小较悬殊，较大的种子如椰子、槟榔、银杏等；较小的种子如菟丝子、葶苈子等；极小的种子如天麻、白及等。种子的颜色有多种多样，如扁豆为白色，赤小豆为红紫色，绿豆为绿色，相思豆一端为红色，另一端为黑色等。

有的种子表面光滑，具光泽，如北五味子等；有的种子表面粗糙，如天南星等；有的种子表面具皱褶，如乌头等；有的种子表面密生瘤刺状突起，如太子参，也有的种子表面具毛茸，称为种缨，如络石、白前等。

1. 种皮　种皮位于种子的外层，由胚珠的珠被发育而成，有保护胚的作用。种皮通常分为外种皮和内种皮，外种皮坚韧，内种皮较薄。种皮上常有以下结构，如图2-127、图2-128所示。

（1）种脐：种子从种柄或胎座上脱落后留下的疤痕，常呈圆形或椭圆形。

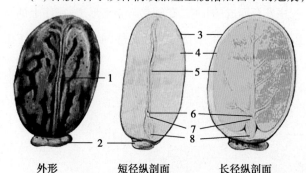

外形　　短径纵剖面　　长径纵剖面

图2-127　有胚乳种子（蓖麻）
1. 种脊　2. 种阜　3. 种皮　4. 胚乳
5. 子叶　6. 胚芽　7. 胚轴　8. 胚根

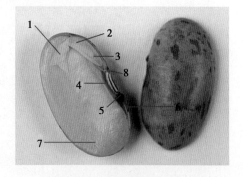

图2-128　无胚乳种子（菜豆）
1. 胚芽　2. 胚轴　3. 胚根　4. 种脐
5. 种脊　6. 合点　7. 子叶　8. 种孔

（2）种孔：由胚珠上的珠孔发育而成，种子萌发时吸收水分和胚根伸出的部位。

（3）种脊：种脐到合点之间隆起的棱脊线，内含维管束，由珠脊发育而成。倒生胚珠的种脊较长，横生胚珠和弯生胚珠的种脊较短，而直生胚珠无种脊。

（4）合点：是种皮上维管束汇合之处，由胚珠的合点发育而成。

（5）种阜：有些植物的种皮在珠孔处有一个由珠被扩展成的海绵状突起，能吸水，有助于种子萌发。如巴豆、蓖麻的种子。

此外，少数植物的种子具有假种皮，由珠柄或胎座的组织延伸发育而成，位于种皮的外面。假种皮有的为肉质，如龙眼、荔枝、苦瓜等。也有的呈菲薄的膜质，如豆蔻、砂仁、益智等。

2. **胚**　胚由卵细胞受精后发育而成，是尚未发育的植物雏体。胚由胚根、胚轴（胚茎）、胚芽和子叶四部分组成。胚根正对着种孔，将来发育成主根；胚轴向上延伸，成为根与茎的连接部分；胚芽发育成茎和叶；子叶展开后变为绿色，通常在真叶长出后枯萎。单子叶植物具一枚子叶，如百合、小麦等；双子叶植物具二枚子叶，如蚕豆、南瓜等；裸子植物具二至多枚子叶，如银杏、松等。

3. **胚乳**　胚乳由受精后的极核细胞发育而成，位于胚的周围，呈白色，含丰富的淀粉、蛋白质、脂肪等营养物质。大多数植物的种子，当胚发育或胚乳形成时，胚囊外面的珠心细胞被胚乳吸收而消失。也有少数植物种子的珠心，在种子发育过程中未被完全吸收而形成营养组织，包围在胚乳的外面，称外胚乳，如槟榔、肉豆蔻、胡椒等。

（二）种子的类型

根据胚乳的有无，种子可分为两种类型。

1. **有胚乳种子**　种子成熟时具有发达的胚乳，胚相对较小，子叶较薄，如大黄、蓖麻、小麦等。如图 2-127 所示。

2. **无胚乳种子**　种子成熟时无胚乳或仅残留一薄层，在胚发育中胚乳的养料被子叶吸收，子叶肥厚，如大豆、杏仁、南瓜等。如图 2-128 所示。

▶▶ **课堂活动**

1. 种子是由什么发育而成？　由哪几部分构成？

2. 种子分为哪几类？

3. 什么是双子叶植物？　什么是单子叶植物？

点滴积累 ✔

1. 根的次生构造由周皮和次生维管组织组成。　药材的根皮为形成层以外部分，包括韧皮部和周皮；而植物学的根皮仅指周皮。

2. 茎与根的外形区别在于有节与节间，节上生有叶和芽。　地下变态茎有根状茎、块茎、球茎、鳞茎，常作为天然药物的入药部位。　双子叶植物木质茎具发达的次生构造，草质茎次生构造不发达，根状茎属茎范畴，其构造与地上茎类似；单子叶植物茎无次生构造。

3. 叶作为最易见到的营养器官，是识别药用植物的重要依据，信息较丰富，如叶的组成、叶脉类型、叶片分裂、复叶类型、叶序类型以及叶片的颜色、形态、附属物等。

4. 花是识别药用植物的重要依据之一，可根据花冠形态和类型，雄蕊群数目和类型及花粉粒的特征（包括形态、大小、颜色、表面雕纹、萌发孔沟等），雌蕊群的类型（包括心皮数目、子房室数、胎座类型等），花和花序类型等来区分。

5. 果实和种子是识别药用植物的依据之一，可根据果实和种子的形态、大小、表面特征，以及果实与种子的类型等来区分。

第四节　植物分类基础知识

导学情景 ∨

情景描述：

　　校园里栽培有许多药用植物,在校的很多师生都想知道每种植物的名称。 作为具备专业知识的我们，就可以借助植物科、属、种检索表来鉴定植物，并给每种植物挂牌，以便其他师生了解学习。

学前导语：

　　检索表是植物分类中识别和鉴定植物不可缺少的工具，是把一群植物相对的特征分成对应的两个分支。 再把每个分支中相对的性状又分成相对应的两个分支，依次下去直到编制到科、属或种检索表的终点为止。 本节我们将带领同学们学习植物分类等级、命名、检索等基本知识。

植物分类学是研究植物的不同类群起源,植物间的亲缘关系和进化发展规律,以及对植物界进行分门别类的科学。学习植物分类学的知识和方法,对于准确鉴定天然药物的来源,寻找天然药物的新资源,保证天然药物的研究、生产和临床用药安全有效等方面都有着重要意义。

一、植物分类等级

植物分类等级主要用来表示植物间的亲缘关系远近和彼此间的相似程度,由大到小主要有界、门、纲、目、科、属、种。亲缘关系相近的种组合为一个属,亲缘关系相近的属组合为一个科,以此类推,分别组合为目、纲、门、界。界是分类的最高等级。各分类等级根据需要还可在该等级之下增设亚级,如亚门、亚纲、亚目、亚科、亚属。

种是分类学上的基本单位,是指具有一定形态特征和生理特性,并具有一定自然分布区的植物类群。同种植物的各个个体,起源于共同的祖先,形态特征极其相似,同一种的不同个体彼此之间可以传粉受精,产生正常后代。不同种的个体之间通常难以受精,或受精产生不育后代。种内可根据个体间的差异分为亚种、变种、变型。

现以黄连为例,表明它在植物界的分类等级。

界　植物界　Regnum vegetable

　门　被子植物门　Angiospermae

纲　双子叶植物　Dicotyledoneae

亚纲　离瓣花亚纲　Choripetalae

目　毛茛目　Ranales

科　毛茛科　Ranunculaceae

属　黄连属　*Coptis*

种　黄连　*Coptis chinensis* Franch.

二、植物命名

植物种类繁多,由于各国文字、语言和生活习惯的不同,同一种植物,在不同国家、不同地区、不同民族间往往有不同的名称,因而造成了同物异名,同名异物现象。这些现象给科学研究、开发利用和交流带来诸多不便,因此,有必要给每一种植物制定一个世界植物学家们公认的科学名称——学名。

国际上通用的学名是采用瑞典植物学家林奈倡导的"双名法"来命名的。即每种植物的名称由两个拉丁词组成,第一个词为该植物所隶属的属名,第二个词是种加词。属名和种加词必须是斜体,学名后还须附命名人的姓名或姓氏。例如:

桑　*Morus* 　*alba*　　L.

　　属名　种加词　命名人

属名是学名的主体,必须是名词,用单数、主格(第一格),第一个字母大写,如 *Panax*(人参属)、*Lycium*(枸杞属)。属名通常依据植物的形态特征、特性、地方名、经济用途或纪念名来命名。种加词通常使用形容词,其性、数、格应与属名一致;有的是名词,用属格(第二格)。种加词有一定的含义,如 *chinensis*(中国的)、*alba*(白色的)、*grandiflorum*(大花的)、*officinalis*(药用的)等。植物学名的命名人用姓名或姓氏,通常缩写,第一个字母必须大写。命名人是两人时,则在两人名字之间加 et(意为"和"),如白皮松 *Pinus bungeana* Zucc. et Endl。如果某植物由一个人命名,由其他人代发表,双方名字则用前置词 ex(意为"从"、"自")连接,代发表人的名字放在后面,如竹叶柴胡 *Bupleurum marginatum* Wall. ex DC.。

种以下的植物学名,加在种的学名后,通常使用缩写,如亚种(subspecies)、变种(varietas)或变型(forma)的缩写分别为 ssp.(subsp.)、var. 或 f.,其后再加上亚种加词、变种加词或变型加词及命名人。亚种加词、变种加词或变型加词必须是斜体。例如:

紫花地丁　*Viola philippica* Cav. ssp.　　*munda*　　　W. Beck.

　　　　　　　　　　亚种缩写　亚种加词　亚种命名人

山里红　*Crataegus pinnatifida* Bge. var.　　*major*　　　N. E. Br.

　　　　　　　　　　变种缩写　变种加词　变种命名人

柳叶牛膝　*Achyranthes longifolia* Makino f.　　*rubra*　　　Ho.

　　　　　　　　　　变型缩写　变型加词　变型命名人

三、植物分类系统简介

植物分类系统有人为分类系统和自然分类系统。人为分类系统是按照自己的目的和方便,选择一个或几个特点作为分类标准,将不同植物进行分门别类的方法。例如:《本草纲目》中依据植物的外形及用途将植物分为草、木、谷、果、菜五部。林奈根据植物雄蕊的有无、数目等将植物分为 24 纲。自然分类系统力求客观地反映植物界的亲缘关系和演化发展历程,是依据植物间亲缘关系的远近对植物进行分门别类的方法。19 世纪英国生物学家达尔文的《物种起源》发表后,推动了植物分类系统的研究。由于植物界的物种在长期的历史进程中,许多古老种群已经灭绝,遗留的痕迹只有在化石中才能找到,而化石材料又残缺不全,造成植物界物种的进化过程和种群间亲缘关系的考证比较困难。因此,植物分类工作者只能根据现存的资料来编制自然分类系统。由于观点和认识不同,掌握的证据有限,因此所创立的系统也不完全相同。

知识链接

植物分类学奠基人——林奈

林奈(1707—1778 年)是瑞典植物分类学家、冒险家。 1735 年林奈出版了著名的《自然系统》一书。 在这本书中,他把自然界中的三大"界":动物、植物和矿物规范到一个大而清晰的系统之下,建立了人为分类系统。 1758—1759 年间出版的《自然系统》第 10 版里,他首创双名法的概念。 这个简单明了的命名法一问世,就得到了生物学家们的赞扬和支持,经过二百多年的应用和修订,成为国际上学者命名新物种的统一准则。 林奈一生收集的植物标本达 14000 种,使用双名法为 7300 种左右的植物进行了命名,故人们称呼他是"植物学之王"。 他的植物分类方法和双名法被各国生物学家普遍接受。林奈是近代植物分类学的奠基人,他的工作促进了植物学的发展。 瑞典政府为了纪念林奈这位杰出的科学家,于 1917 年成立了瑞典林奈学会。

目前得到多数植物分类学者认同的自然分类系统如下:

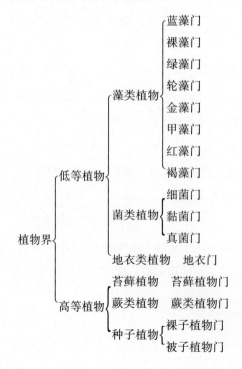

目前世界上有较大影响,又被广泛应用的被子植物自然分类系统主要是恩格勒系统和哈钦松系统。修订后的恩格勒系统将被子植物分为 344 科,其中双子叶植物 290 科,单子叶植物 54 科。哈钦松系统将被子植物分为 411 科,其中双子叶植物 342 科,单子叶植物 69 科。我国多数地区的植物标本馆、《中国植物志》和部分地区植物志的被子植物分类系统采用的是恩格勒系统。云南、广东、广西等地的一些研究机构和植物标本馆采用的是哈钦松系统。

四、植物分类检索表

植物分类检索表是鉴定植物类群的工具。它是根据二歧分类的原理,用对比的方法编制而成。编制时要抓住各种植物关键特征的区别点,将特征相同的归在一项下,特征不同的归在另一项下。在同一项下,又根据其不同点再次分开,如此下去,直到分出某类植物为止。门、纲、目、科、属、种等分类等级都有检索表,其中最常用的检索表是分科、分属、分种 3 种。

常见的植物分类检索表有定距式、平行式、连续平行式 3 种。定距式检索表将每一对相互区别的特征分开编排在一定的距离处,标以相同的项号,每低一项号退后一字排列。平行式检索表是将每一对相互区别的特征编以同样的项号,并列在一起,项号发生变化但排列不退格,项末注明应查的下一项号或查到的分类等级。连续平行式是将一对相互区别的特征用两个不同的项号表示,其中后一项号加括号,以表示它们是相对应的项目。我国使用的分科检索表通常是定距式检索表。

应用检索表鉴定植物时,必须首先将所要鉴定植物的各部形态特征,特别是花的各部组成和结构进行认真仔细地观察,掌握其特征,然后分别利用分科、分属、分种检索表进行检索,查出所属的科、属、种。再参考《中国植物志》《高等植物图鉴》《中药志》等植物工具书,进一步核对已查到的植物的形态特征,从而达到正确鉴定的目的。若反复鉴定仍不能得到正确结论,应将标本送请有关专家鉴定。

点滴积累 ∨

1. 植物分类的等级有界、门、纲、目、科、属、种,种是分类的基本单位。

2. 植物命名方法是采用瑞典植物学家林奈倡导的"双名法"来命名。 双名法由两个拉丁词组成,第一个词为所在属的属名(为名词、单数、主格),第二个词为种加词(多为形容词,其性、数、格必须与属名一致),还要有命名人的姓名或姓氏缩写。

3. 植物分类系统有人为分类系统和自然分类系统。 被子植物自然分类系统主要为恩格勒系统和哈钦松系统,我国多数地区使用恩格勒系统。

4. 植物分类检索表有定距式、平行式、连续平行式 3 种。 门、纲、目、科、属、种均有检索表,使用最多的是分科、分属、分种 3 种检索表,我国使用的分科检索表是定距式检索表。

目标检测

一、选择题

（一）单项选择题

1. 叶绿体、有色体和白色体统称为（　　）

   A. 前质体　　　　　　　B. 细胞器　　　　　　　C. 质体

   D. 细胞后含物　　　　　E. 原生质

2. 细胞壁内渗入亲脂性的木栓质，细胞壁不透水和气，细胞内的原生质体与外界隔绝而死亡，被称为（　　）

   A. 角质化　　　　　　　B. 木质化　　　　　　　C. 黏液化

   D. 木栓化　　　　　　　E. 矿质化

3. 每个淀粉粒有两个或多个脐点，围绕每个脐点有自己的层纹，这种被称为（　　）

   A. 半复粒淀粉　　　　　B. 复粒淀粉　　　　　　C. 单粒淀粉

   D. 淀粉粒　　　　　　　E. 淀粉

4. 何种纹孔的纹孔腔周围的次生壁向细胞腔内呈拱架状隆起，纹孔口的直径明显较小（　　）

   A. 具缘纹孔　　　　　　B. 纹孔　　　　　　　　C. 单纹孔

   D. 半缘纹孔　　　　　　E. 内纹孔

5. 淀粉粒、菊糖、草酸钙晶体均为（　　）

   A. 质膜　　　　　　　　B. 细胞器　　　　　　　C. 细胞后含物

   D. 原生质体　　　　　　E. 线粒体

6. 包围在原生质体外，由原生质体分泌的非生命物质组成的是（　　）

   A. 质膜　　　　　　　　B. 细胞壁　　　　　　　C. 核膜

   D. 液泡膜　　　　　　　E. 细胞质

7. 制作临时装片时，盖玻片一边应接触载玻片，然后轻轻放平，以免水中产生（　　）

   A. 液泡　　　　　　　　B. 大液泡　　　　　　　C. 小液泡

   D. 气泡　　　　　　　　E. 水泡

8. 木质化的细胞壁加间苯三酚溶液和浓盐酸呈（　　）

   A. 红色　　　　　　　　B. 暗黄色　　　　　　　C. 橙红色

   D. 樱红色或红紫色　　　E. 橙色

9. 表皮细胞向外突出形成的是（　　）

   A. 气孔　　　　　　　　B. 蜡被　　　　　　　　C. 角质膜

   D. 毛茸　　　　　　　　E. 角质层

10. 保卫细胞周围有 2 个副卫细胞，保卫细胞与副卫细胞的长轴互相垂直，这被称为（　　）

    A. 平轴式　　　　　　　B. 不定式　　　　　　　C. 直轴式

    D. 不等式　　　　　　　E. 环式

11. 周皮中真正起保护作用的是（　　）

    A. 木栓形成层　　　　　　B. 木栓层　　　　　　　C. 保卫细胞

    D. 栓内层　　　　　　　　E. 副卫细胞

12. 由多个纵向连接而成的能分泌乳汁的分支管状细胞组成的多核管道系统是（　　）

    A. 无节乳管　　　　　　　B. 分泌道　　　　　　　C. 乳管

    D. 有节乳管　　　　　　　E. 分泌隙

13. 常呈细长梭形, 壁厚, 细胞腔狭窄, 有纹孔的细胞是（　　）

    A. 导管　　　　　　　　　B. 纤维　　　　　　　　C. 石细胞

    D. 伴胞　　　　　　　　　E. 管胞

14. 何种纤维细胞常成束分布于韧皮部, 一般较长, 不木质化, 韧性大, 抗拉（　　）

    A. 石细胞　　　　　　　　B. 木纤维　　　　　　　C. 纤维

    D. 韧皮纤维　　　　　　　E. 厚角组织

15. 何种细胞呈多种形状, 细胞壁显著增厚且木质化, 纹孔道呈管状或分支状, 常单个或成群分布于植物体内（　　）

    A. 木纤维　　　　　　　　B. 导管　　　　　　　　C. 石细胞

    D. 纤维　　　　　　　　　E. 韧皮纤维

16. 何种导管次生壁增厚呈网状, 网眼是未增厚的部分（　　）

    A. 梯形导管　　　　　　　B. 孔纹导管　　　　　　C. 网纹导管

    D. 螺纹导管　　　　　　　E. 环纹导管

17. 何种维管束中韧皮部位于外侧, 木质部位于内侧, 两者平行排列（　　）

    A. 外韧维管束　　　　　　B. 辐射维管束　　　　　C. 周韧维管束

    D. 周木维管束　　　　　　E. 无限外韧维管束

18. 侧根属于（　　）

    A. 定根　　　　　　　　　B. 主根　　　　　　　　C. 纤维根

    D. 不定根　　　　　　　　E. 变态根

19. 块根属于（　　）

    A. 支持根　　　　　　　　B. 寄生根　　　　　　　C. 贮藏根

    D. 气生根　　　　　　　　E. 胚根

20. 肉质直根是什么变态成的（　　）

    A. 主根　　　　　　　　　B. 侧根　　　　　　　　C. 不定根

    D. 支持根　　　　　　　　E. 纤维根

21. 主根发达, 主根和侧根有明显区别的是（　　）

    A. 直根系　　　　　　　　B. 须根系　　　　　　　C. 变态根

    D. 贮藏根　　　　　　　　E. 定根

22. 气生根属于（　　）

A. 定根　　　　　　　　B. 不定根　　　　　　　　C. 贮藏根

D. 寄生根　　　　　　　E. 变态根

23. 双子叶植物根的初生维管束类型为(　　)

A. 外韧型维管束　　　　B. 周木型维管束　　　　　C. 周韧型维管束

D. 辐射型维管束　　　　E. 无限外韧维管束

24. 根的次生结构中发达的栓内层称为(　　)

A. 初生皮层　　　　　　B. 次生皮层　　　　　　　C. 后生皮层

D. 绿皮层　　　　　　　E. 周皮

25. 常春藤、葡萄、爬山虎等同属(　　)

A. 攀缘茎　　　　　　　B. 匍匐茎　　　　　　　　C. 缠绕茎

D. 平卧茎　　　　　　　E. 直立茎

26. 植株高大,具有明显的主干,下部少分枝的植物称(　　)

A. 乔木　　　　　　　　B. 灌木　　　　　　　　　C. 亚灌木

D. 木质藤本　　　　　　E. 小乔木

27. 不属于按茎的生长习性分类的是(　　)

A. 直立茎　　　　　　　B. 匍匐茎　　　　　　　　C. 缠绕茎

D. 草质茎　　　　　　　E. 平卧茎

28. 地上部分每年都枯萎死亡,而地下部分仍保持生命力,能再长新苗的草本植物为(　　)

A. 一年生草本　　　　　B. 二年生草本　　　　　　C. 宿根草本

D. 常绿草本　　　　　　E. 多年生草本

29. 黄精和姜的地下部分,横卧,有明显的节和节间,节上有退化鳞叶,其属于(　　)

A. 鳞茎　　　　　　　　B. 球茎　　　　　　　　　C. 根状茎

D. 块茎　　　　　　　　E. 根茎

30. 大蒜、百合地下具有(　　)

A. 块茎　　　　　　　　B. 根状茎　　　　　　　　C. 球茎

D. 鳞茎　　　　　　　　E. 肉质茎

31. 能够进行细胞分裂、分化产生年轮的组织是(　　)

A. 韧皮部　　　　　　　B. 形成层　　　　　　　　C. 木质部

D. 木栓形成层　　　　　E. 髓

32. 单子叶植物茎的维管束类型常为(　　)

A. 无限外韧型　　　　　B. 周木型　　　　　　　　C. 辐射型

D. 有限外韧型　　　　　E. 周韧型

33. 双子叶植物茎的初生结构维管束类型常为(　　)

A. 无限外韧型　　　　　B. 有限外韧型　　　　　　C. 辐射型

D. 周木型　　　　　　　E. 周韧型

34. 双子叶植物木质茎次生结构维管束类型常为( )

    A. 有限外韧型　　　　　　B. 无限外韧型　　　　　　C. 辐射型

    D. 周木型　　　　　　　　E. 周韧型

35. 单子叶植物茎通常有( )

    A. 表皮　　　　　　　　　B. 皮层　　　　　　　　　C. 周皮

    D. 髓　　　　　　　　　　E. 髓射线

36. 叶片深裂是指裂口深度超过叶缘至中脉或叶缘至叶基的( )

    A. 1/2　　　　　　　　　　B. 1/3　　　　　　　　　　C. 1/4

    D. 1/5　　　　　　　　　　E. 以上都不是

37. 银杏叶的脉序为( )

    A. 掌状脉　　　　　　　　B. 平行脉　　　　　　　　C. 网状脉

    D. 叉状脉　　　　　　　　E. 羽状脉

38. 仙人掌上的刺状物是( )

    A. 茎刺　　　　　　　　　B. 皮刺　　　　　　　　　C. 叶刺

    D. 枝刺　　　　　　　　　E. 以上都不是

39. 叶片横切面上许多细胞排列疏松,间隙较多,细胞内含叶绿体,这些细胞属( )

    A. 皮层　　　　　　　　　B. 海绵组织　　　　　　　C. 分生组织

    D. 栅栏组织　　　　　　　E. 吸收薄壁组织

40. 有些植物的叶柄基部或全部扩大成鞘状称( )

    A. 托叶　　　　　　　　　B. 叶鞘　　　　　　　　　C. 叶柄

    D. 腋芽　　　　　　　　　E. 托叶鞘

41. 花萼若分为两轮,则外轮称为( )

    A. 副萼　　　　　　　　　B. 冠毛　　　　　　　　　C. 离萼

    D. 合萼　　　　　　　　　E. 宿存萼

42. 十字花科植物的雄蕊是( )

    A. 二强雄蕊　　　　　　　B. 二体雄蕊　　　　　　　C. 单体雄蕊

    D. 四强雄蕊　　　　　　　E. 聚药雄蕊

43. 由两个及两个以上心皮彼此联合构成的雌蕊是( )

    A. 单雌蕊　　　　　　　　B. 离生心皮雌蕊　　　　　C. 雌蕊群

    D. 合生心皮雌蕊　　　　　E. 以上都不是

44. 雄蕊的花丝连合成一束,花药分离的是( )

    A. 二体雄蕊　　　　　　　B. 单体雄蕊　　　　　　　C. 二强雄蕊

    D. 聚药雄蕊　　　　　　　E. 四强雄蕊

45. 二强雄蕊共有雄蕊( )

    A. 二枚　　　　　　　　　B. 三枚　　　　　　　　　C. 四枚

D. 六枚   E. 多枚

46. 佛焰花序是下列哪个科的特征( )

A. 菊科   B. 天南星科   C. 茄科

D. 豆科   E. 十字花科

47. 豆科植物的果实为( )

A. 角果   B. 荚果   C. 坚果

D. 肉果   E. 颖果

48. 伞形科植物特有的果实为( )

A. 双悬果   B. 坚果   C. 浆果

D. 核果   E. 荚果

49. 板栗的果实为( )

A. 浆果   B. 双悬果   C. 坚果

D. 柑果   E. 核果

50. 桃花属于( )

A. 单性花   B. 两性花   C. 无性花

D. 单被花   E. 雄花

51. 子房下位称为( )

A. 下位花   B. 上位花   C. 周位花

D. 重被花   E. 无被花

52. 下列哪个果实是假果( )

A. 核果   B. 浆果   C. 瓠果

D. 柑果   E. 荚果

53. 由下位子房和花托一起形成的果实是( )

A. 桃   B. 苹果   C. 西红柿

D. 柑橘   E. 枣

54. 由整个花序发育而成的果实是( )

A. 西瓜   B. 苹果   C. 草莓

D. 无花果   E. 丝瓜

55. 胚来源于受精的( )

A. 极核细胞   B. 卵细胞   C. 助细胞

D. 反足细胞   E. 中央极核

56. 植物分类的基本单位是( )

A. 种   B. 纲   C. 科

D. 属   E. 目

57. 植物学名是用何种文字来命名的( )

A. 英文　　　　　　　　B. 中文　　　　　　　　C. 拉丁文

D. 德文　　　　　　　　E. 俄文

58. 植物分类检索表是根据何种原理编制而成的(　　)

A. 自然分类法　　　　　B. 人为分类法　　　　　C. 二叉分类法

D. 二歧分类法　　　　　E. 以上都不是

(二) 多项选择题

1. 质体根据色素的不同和有无可分为(　　)

A. 白色体　　　　　　　B. 线粒体　　　　　　　C. 叶绿体

D. 有色体　　　　　　　E. 液泡

2. 细胞壁的分层结构为(　　)

A. 果胶质　　　　　　　B. 胞间层　　　　　　　C. 纤维素

D. 初生壁　　　　　　　E. 次生壁

3. 具有选择透性功能的是(　　)

A. 细胞后含物　　　　　B. 质膜　　　　　　　　C. 细胞壁

D. 液泡膜　　　　　　　E. 初生壁

4. 植物细胞具有,动物细胞没有的三大特征是(　　)

A. 质体　　　　　　　　B. 细胞壁　　　　　　　C. 细胞器

D. 线粒体　　　　　　　E. 液泡

5. 细胞壁的特化有(　　)

A. 矿质化　　　　　　　B. 木栓化　　　　　　　C. 角质化

D. 木质化　　　　　　　E. 黏液化

6. 用单筒显微镜观察玻片标本时,必须(　　)

A. 双眼睁开　　　　　　B. 左眼闭合　　　　　　C. 右眼闭合

D. 左眼观察　　　　　　E. 右眼观察

7. 在低倍镜下观察玻片标本,如光线太亮,下列光学部件应怎样使用(　　)

A. 平面反光镜　　　　　B. 虹彩光圈关小　　　　C. 凹面平面镜

D. 聚光器升高　　　　　E. 聚光器降低

8. 制作临时标本片,观察哪些材料用水合氯醛处理效果较好(　　)

A. 草酸钙晶体　　　　　B. 菊糖　　　　　　　　C. 石细胞

D. 淀粉粒　　　　　　　E. 纤维

9. 细胞中贮藏的营养物质有(　　)

A. 淀粉粒　　　　　　　B. 油脂　　　　　　　　C. 砂晶

D. 蛋白质　　　　　　　E. 菊糖

10. 表皮细胞的特征有(　　)

A. 通常由一层排列紧密的细胞组成

B. 细胞多为扁平长方形、方形、多角形或不规则形

C. 细胞质较稀薄,液泡大,一般不含叶绿体

D. 细胞壁与外界接触的一面稍厚并覆盖有角质膜

E. 有的表皮细胞分化形成气孔和毛茸

11. 分泌组织的细胞在植物体形成的腔隙是( )

    A. 分泌细胞   B. 分泌道   C. 分泌腔

    D. 乳管   E. 蜜腺

12. 分泌道呈管状,常沿器官长轴分布,根据所贮藏分泌物的不同而有不同的名称,它们是( )

    A. 乳汁管   B. 树脂道   C. 油管

    D. 黏液道   E. 有节乳管

13. 随植物体生长而伸长的导管是( )

    A. 梯形导管   B. 网纹导管   C. 环纹导管

    D. 孔纹导管   E. 螺纹导管

14. 细胞成熟后细胞壁木质化并成为死细胞的有( )

    A. 伴胞   B. 导管   C. 石细胞

    D. 木纤维   E. 筛管

15. 植物体内输送水分和无机盐的是( )

    A. 导管   B. 伴胞   C. 筛胞

    D. 管胞   E. 筛管

16. 下列器官中属于营养器官的是( )

    A. 茎   B. 花   C. 根

    D. 种子   E. 叶

17. 不是直接或间接由胚根发育而来的根是( )

    A. 主根   B. 气生根   C. 侧根

    D. 纤维根   E. 支持根

18. 属于定根的有( )

    A. 攀缘根   B. 支持根   C. 圆锥状根

    D. 圆柱状根   E. 圆球状根

19. 属于不定根的是( )

    A. 纤维根   B. 侧根   C. 攀缘根

    D. 支持根   E. 气生根

20. 贮藏根的类型有( )

    A. 圆锥状根   B. 圆球状根   C. 圆柱状根

    D. 块根   E. 支持根

21. 植物茎按质地分为( )

A. 乔木　　　　　　　　B. 肉质茎　　　　　　　C. 草质茎

D. 灌木　　　　　　　　E. 木质茎

22. 下列属于地下茎的变态有（　　　）

A. 根状茎　　　　　　　B. 球茎　　　　　　　　C. 块茎

D. 枝刺　　　　　　　　E. 茎卷须

23. 茎尖可分为如下几部分（　　　）

A. 根冠　　　　　　　　B. 分生区　　　　　　　C. 伸长区

D. 成熟区　　　　　　　E. 根毛区

24. 属于单子叶植物茎构造特点的有（　　　）

A. 由表皮起保护作用　　　　　　B. 有限外韧型维管束星散排列

C. 由周皮起保护作用　　　　　　D. 有限外韧型维管束成环状排列

E. 无限外韧型维管束成环状排列

25. 叶的组成有（　　　）

A. 叶片　　　　　　　　B. 叶柄　　　　　　　　C. 托叶

D. 叶卷须　　　　　　　E. 叶刺

26. 叶序的类型有（　　　）

A. 对生　　　　　　　　B. 互生　　　　　　　　C. 轮生

D. 簇生　　　　　　　　E. 侧生

27. 属于双子叶植物叶片结构的有（　　　）

A. 表皮　　　　　　　　B. 木质部　　　　　　　C. 栅栏组织

D. 海绵组织　　　　　　E. 韧皮部

28. 雌蕊的组成是（　　　）

A. 子房　　　　　　　　B. 花柱　　　　　　　　C. 柱头

D. 花丝　　　　　　　　E. 花药

29. 合丝雄蕊有（　　　）

A. 单体雄蕊　　　　　　B. 二强雄蕊　　　　　　C. 二体雄蕊

D. 多体雄蕊　　　　　　E. 四强雄蕊

30. 无限花序的类型有（　　　）

A. 穗状花序　　　　　　B. 肉穗花序　　　　　　C. 伞状花序

D. 轮伞花序　　　　　　E. 单歧聚伞花序

31. 子房一室的胎座是（　　　）

A. 边缘胎座　　　　　　B. 侧膜胎座　　　　　　C. 基生胎座

D. 顶生胎座　　　　　　E. 中轴胎座

32. 属于真果的果实有（　　　）

A. 核果　　　　　　　　B. 浆果　　　　　　　　C. 柑果

D. 梨果 　　　　　　　　　　E. 瓠果

33. 属于假果的是（　　）

A. 瓠果 　　　　　　B. 聚花果 　　　　　　C. 梨果

D. 浆果 　　　　　　E. 聚合果

34. 果实成熟时果皮开裂的有（　　）

A. 荚果 　　　　　　B. 瘦果 　　　　　　C. 角果

D. 核果 　　　　　　E. 双悬果

35. 种皮上常有的结构是（　　）

A. 种脐 　　　　　　B. 种孔 　　　　　　C. 种脊

D. 合点 　　　　　　E. 维管束痕

36. 被子植物常用的检索表是（　　）

A. 分科检索表 　　　　B. 分门检索表 　　　　C. 分属检索表

D. 分种检索表 　　　　E. 分纲检索表

37. 一种植物的完整学名是由哪几部分组成（　　）

A. 科名 　　　　　　B. 属名 　　　　　　C. 种加词

D. 亚纲名 　　　　　E. 命名人

38. 植物分类系统有（　　）

A. 自然分类系统 　　　B. 人为分类系统 　　　C. 二叉分类系统

D. 二歧分类系统 　　　E. 原始分类系统

39. 常见的植物分类检索表有（　　）

A. 连续平行式 　　　　B. 定距式 　　　　　C. 二歧式

D. 平行式 　　　　　E. 间距式

40. 以下属于植物分类等级的是（　　）

A. 门 　　　　　　　B. 纲 　　　　　　　C. 科

D. 目 　　　　　　　E. 种

二、简答题

1. 为什么观察粉末标本片时常用水合氯醛试液透化？

2. 导管有哪几类？为什么导管的输导能力比管胞强？

3. 为什么说周皮是一种复合组织？

4. 分析说明细胞后含物中的淀粉粒和草酸钙晶体常用于植物类药材显微鉴别的原因。

5. 根的变态常见有哪些类型？试举例说明。

6. 根系分为哪两种类型？其特征如何？

7. 植物茎按质地和生长习性各分为哪些类型？

8. 双子叶植物茎的初生结构是如何组成的？

9. 什么是叶脉、脉序？常见的脉序有哪几种类型？

10. 雄蕊群有哪些类型？

11. 雌蕊群有哪些类型？

12. 果实的类型有哪些？

13. 种皮上有何特征？

14. 试分析雌蕊群类型与果实类型的关系。

15. 分析说明胚珠在形成种子的过程中各结构所发生的变化。

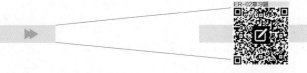

ER-02章习题

实训任务1　光学显微镜的使用和细胞后含物的观察

【任务介绍】让同学们学会光学显微镜的使用和保养,并通过植物细胞后含物的实际观察,能够掌握淀粉粒和草酸钙结晶的显微特征和类型,学会粉末临时标本片的制作方法,练习显微绘图方法。

【任务准备】要求同学们以小组为单位,利用课余时间参阅相关书籍,编制细胞后含物的显微观察实训方案。

现场需要准备:

1. **仪器、用品**　光学显微镜,镊子、刀片、解剖针、载玻片、盖玻片、培养皿、吸水纸、擦镜纸。

2. **材料、试剂**　马铃薯块茎、半夏粉末、大黄粉末、黄檗粉末;蒸馏水、水合氯醛试液、稀甘油、稀碘液、蒸馏水。

【任务实施】

一、练习光学显微镜的使用

（一）低倍镜的使用

1. **取镜**　从显微镜柜中拿出显微镜时,必须以一手紧握镜架,另一手托住镜座,不使显微镜倾斜,以防止反光镜及其他机件落地,放置时要轻要稳,不使显微镜受到震动。

2. **放置**　放置在实验者正面略偏左侧、离实验桌桌边约1寸处。

3. **对光**　①向外转动粗调节轮,使载物台离开转换盘;②再转动转换盘,把低倍镜移到镜筒下方,与镜筒连接、载物台通光孔相对;③拨动反光镜向着光线的来源处(如窗口、灯光)同时用眼对准目镜仔细观察,使视野完全为光亮白色。

4. **放置标本**　把标本正确放置到载物台上夹好,转动移动器手轮将标本片中要观察的部分移到圆孔中央。

5. **对焦**　①向内旋转粗调节轮,同时眼睛从侧面注视载物台,以防止物镜和载物台相碰,到物镜与载物台标本相距 0.5cm 为止；②向外旋转粗调节轮，同时用眼向目镜观察，直到标本影像在视野中出现；③用载物台移动手轮将影像移到中央，分别用粗、细调节轮将影像调至清晰。

6. **换片观察**　正确取放标本。新的标本在载物台上夹好后，目镜内能看到影像但不清晰的，旋转细调节轮调清即可；目镜内看不到任何影像则需按对焦要求重新对焦。

7. **还镜**　显微镜使用完毕，转动转换盘将物镜旋离通光孔，正确取下标本片放回原处，两个物镜应跨于通光孔两侧，升起载物台至与物镜相接近，竖直反光镜，升起聚光镜，光栏调至最大，按要求擦净显微镜，归还柜内或盖好绸布。

（二）高倍镜的使用方法

1. **低倍镜观察**　与上面低倍镜的使用相同，并在低倍镜使用的基础上，调至最清晰，并把你要进一步观察的最满意最标准的部分移动到视野的最中央。

2. **换高倍镜**　转动转换盘，把高倍镜转到中央与载物台通光孔相对。

3. **对焦**　向目镜内观察可看到不十分清晰的影像，旋转细调节轮，上下微微调清。禁用粗调节轮。

4. **换片观察**　换玻片时，必须重新换低倍物镜，从低倍镜的使用步骤 4 做起。

5. **还镜**　与低倍镜的使用相同。注意高倍镜下取放标本必须先将高倍镜移到侧面或适当下降载物台。

二、观察淀粉粒和草酸钙结晶

（一）观察马铃薯块茎和半夏粉末的淀粉粒

1. 准备擦净的载玻片和盖玻片各一片，切取马铃薯块茎，用刀片轻轻刮取少许浑浊液，置于载玻片上，加蒸馏水一滴，盖上盖玻片。

2. 准备擦净的载玻片和盖玻片各一片，用牙签挑取少许半夏粉末置于载玻片中央，加一滴蒸馏水，拌匀，加盖玻片。

3. 将马铃薯标本片先在低倍镜下观察淀粉粒，注意其形状。再转到高倍镜观察，注意其脐点和层纹，分辨出单粒、复粒和半复粒。马铃薯淀粉粒中多为单粒，少为复粒，半复粒极少。然后再观察半夏粉末，注意其和马铃薯淀粉粒有何不同？再由盖玻片一侧加一滴稀碘液，观察有何变化。绘图和记录两者淀粉粒的异同。

（二）观察半夏粉末、大黄粉末、黄檗粉末的草酸钙结晶

观察药材粉末，通常用水合氯醛透化法制成临时标本片，制片的粉末一般要求过 40 目或 60 目筛。

1. **草酸钙针晶**　准备擦净的载玻片和盖玻片各一片，取半夏粉末少许，置载玻片上，滴加水合氯醛试液 1 滴。在酒精灯上慢慢加热进行透化，注意不要蒸干，可在剩余物上滴加水合氯醛试液，按上法再处理 1~2 次，至材料颜色变浅而透明为止。放冷后，滴加稀甘油，盖上盖玻片。

2. **草酸钙簇晶**　取大黄粉末少许，如上法透化，镜检。

3. **草酸钙方晶**　取黄檗粉末少许，如上法透化，镜检。

【操作提示】

一、光学显微镜的使用

1. 显微镜是精密贵重仪器，必须正确使用和细心爱护，机械和光学部分均不准自行拆装、调换

和修理。遇有机件不灵,应及时报告老师。

2. 取用显微镜时,右手紧握镜臂,左手托住镜座,保持镜身直立,避免碰撞。

3. 显微观察时,应养成两眼同时睁开的习惯,有需要时左眼观察、右眼注意绘图和记录。

4. 临时装片必须盖好盖玻片;临时装片必须干净,防止试剂腐蚀显微镜。

5. 加热处理的标本,必须冷却后才能观察。

6. 显微镜机械部分的灰尘污垢可用清洁的软布擦拭,透镜上的灰尘可用吹气球吹去或用专用的擦镜纸顺着镜头的直径方向轻轻擦拭,禁止用手指、手帕等擦。

7. 显微镜使用完毕,各个附件要清点齐全,归还原位。

8. 显微镜应放在干燥、通风、避光的地方。

二、细胞后含物的观察

1. 观察淀粉粒时,不能加热。

2. 观察晶体时,取粉末应少量,能满足观察需要即可。

3. 每次滴加试剂量适中,否则会影响观察。

【任务报告】

1. **马铃薯淀粉粒**　多为单粒,少为复粒,半复粒极少。单粒多呈大小不等的卵形颗粒,较小的单粒则呈圆形。单粒有一个明亮的脐点,脐点常偏于较小的一端,并由明暗交替的层纹所环绕。复粒由两个或几个单粒组成,即有两个或几个脐点,脐点周围只有自己的层纹而无共同的层纹。

2. **草酸钙针晶**　将半夏粉末标本片置于显微镜下观察,可见散在或成束的针状草酸钙针晶,半夏的针晶束常呈浅黄色或深灰色,散在的针晶则无色透明,有较强的折旋光性。

3. **草酸钙簇晶**　将大黄粉末标本片置于显微镜下观察,可见多数大型、星状的草酸钙簇晶,大黄的簇晶常呈浅灰色,形似一个小小的重瓣花,其中央向四周有一些或隐或现、或长或短的辐射纹,有较强的折旋光性。

4. **草酸钙方晶**　将黄檗粉末标本片置于显微镜下观察,可见在细长的纤维周围的薄壁细胞内,含有方形或长方形的草酸钙方晶。这种结构称为晶鞘纤维或晶纤维。

根据以上观察到的显微特征绘制淀粉粒、草酸钙结晶图。

实训任务 2　植物组织的观察

【任务介绍】通过植物组织的实际观察,加深对植物组织基本构造的认识。让同学们学会粉末临时标本片的制作方法,学会徒手切片制作临时标本片,能够掌握气孔、毛茸、纤维、石细胞、导管、油细胞和油室的显微特征,练习显微绘图方法。

【任务准备】要求同学们以小组为单位,利用课余时间参阅相关书籍,编制植物组织的显微观察实训方案。

现场需要准备:

1. **仪器、用品**　光学显微镜、镊子、刀片、解剖针、载玻片、盖玻片、培养皿、吸水纸、擦镜纸。

2. 材料、试剂 益母草叶、姜根状茎、橘皮、肉桂粉末、黄豆芽、梨果肉、蒸馏水、水合氯醛试液、稀甘油。

【任务实施】

1. 观察益母草叶的气孔和毛茸 用镊子撕取益母草叶下表皮一小片,使其外表皮朝上,置于载玻片上的蒸馏水中,展平,加盖玻片置显微镜下观察。

唇形科植物都可用作上述内容的观察。

2. 观察肉桂粉末的韧皮纤维和石细胞 取肉桂粉末制成临时玻片,置显微镜下观察。

3. 观察梨果实的石细胞 用镊子挑取梨果肉少许,置于载玻片的中央,用镊子柄轻轻下压至其粉碎,滴加水合氯醛加热透化制成甘油装片的临时玻片,置显微镜下观察。

4. 观察黄豆芽的导管 用镊子将黄豆芽固定在载玻片上,用刀片纵切成薄片,取中央的薄片置于载玻片上,加蒸馏水一滴,用镊子柄碾压,使其平展,置显微镜下观察。

5. 观察鲜姜油细胞、橘皮油室 将姜的根状茎切成长方条,以左手的拇指和食指捏紧,拇指略低于食指,长方条上端露出,以中指托住底部。用右手拇指和食指捏紧刀片的右下角,刀片沾水后,两臂夹紧,刀口放平,刀口朝向怀内,从材料的左前方向右后方作水平方向的连续拉切。切拉速度宜快,要用臂力。选择其中最薄的用蒸馏水装片置显微镜下观察。

将橘皮切成长方条,用徒手切片的方法切取橘皮的外表皮,选取最薄的用蒸馏水装片置显微镜下观察。也可将标本片的盖玻片取下,吸去蒸馏水,加水合氯醛试液,加热透化,用稀甘油装片置显微镜下观察。

也可取松茎横切面永久制片,置显微镜下观察分泌道,可见在被番红染成红色的木质部中,有许多排列整齐的分泌细胞围绕成的大圆腔,即分泌道,因其内贮藏树脂而称树脂道。小茴香果实的横切制片也可观察油管。

【操作提示】

1. 撕下的表皮应是极薄而呈无色半透明状,不应带有叶片的绿色部分。

2. 观察根、茎、叶等新鲜材料的内部结构,通常采用徒手切片法制成临时标本片。此法操作简便迅速,能保持细胞及其含有物的原有形态。

3. 切鲜姜切片时,应注意手的位置,保证安全。

4. 橘皮切的尽量薄,而且最好加热透化后观察。

【任务报告】 益母草叶气孔可见表皮细胞是由一层扁平的薄壁细胞镶嵌连接而成,细胞壁呈波状弯曲,细胞内不含叶绿体。表皮细胞之间有些小孔,是由两个肾形保卫细胞对合而成,此孔即是气孔,保卫细胞中含叶绿体,与保卫细胞相连的表皮细胞是副卫细胞。益母草叶的气孔轴式为直轴式。

益母草叶表皮上的毛茸有三种:

腺毛:腺毛较小,由单细胞的腺头和单细胞的腺柄构成。腺头细胞常含有黄色挥发油。

腺鳞:腺鳞较多,腺头大而明显,扁圆形,常由4~8个细胞组成,内含有黄色的挥发油。单细胞腺柄极短。

非腺毛:非腺毛较大,顶端尖锐,多由3~8个细胞单列而成,也有单细胞的,细胞壁较厚。

肉桂粉末的韧皮纤维较多,梭形,单个或多个成束、完整或折断;细胞壁增厚较明显,具纹孔沟。其石细胞类方形、类长方形或类圆形,成团或散在;有的三边厚一边薄,孔沟明显,胞腔较大。

梨果实石细胞成团或散在,大小不一,形状为椭圆形、类圆形、类方形等,细胞壁增厚明显,可见层纹,纹孔道分支或不分支,两相邻石细胞纹孔对明显。

豆芽可见较多的环纹导管、螺纹导管、梯纹导管和网纹导管。(南瓜茎纵切永久切片也可以观察此类导管)

鲜姜薄壁组织中,可见有许多充满淡黄色油滴的细胞散在或成群,即油细胞。

橘皮薄壁细胞中可见有一些略呈卵圆形的腔穴,其中散布着一些油状物及细胞碎片,腔穴周边的细胞多有破碎,为溶生式分泌腔。由于腔内贮藏的分泌物是挥发油类,又称为油室。

松茎横切有许多排列整齐的分泌细胞围绕成的大圆腔,即分泌道,因其内贮藏树脂而称树脂道。

根据以上观察到的植物组织显微特征,绘制气孔、腺毛、非腺毛、石细胞、导管、油细胞等图。

实训任务 3　植物器官和形态观察

【任务介绍】通过对 100 种常见常用药用植物的植物器官和形态观察,能准确判断每种药用植物的入药部位属于哪种器官,并能识别出所属器官的类型,最终能够准确描述药用植物和其入药部位的形态特征。

【任务解析】植物器官、形态观察是天然药物鉴定和质量研究的重要环节,鉴定正确是开展天然药物研究的前提。植物器官、形态观察主要利用所学知识对其根、茎、叶、花、果实和种子等器官的观察,根据已观察到的形态特征等线索,查阅《中国药典》和全国性或地方性的中草药书籍和图鉴,加以分析对照,以便正确鉴定。

【任务准备】

1. 课前准备　课前教师将学生分成四小组,每小组学生采集药用植物 25 种(要求草本植物为全株,木本植物长度 30cm 左右),利用本教材及有关教科书判断和识别所采集药用植物的类型和形态特征等。

2. 现场准备　①仪器、用品:解剖镜(放大镜)、显微镜、解剖针、镊子等;②药用植物:何首乌、桔梗、白芷、麦门冬、薏苡、枸橘、合欢、银杏、桑、薄荷、夹竹桃、栝楼、爬山虎、蛇莓、皂荚、仙人掌、天门冬、山楂等药用植物植株;油菜、紫茉莉、蚕豆、连翘、牵牛、桔梗、南瓜、桃、石竹等植物的花;车前、蒲公英、柳、女贞、绣线菊、五加、白芷、无花果、附地菜、益母草、鸢尾和大戟等植物的花序;枸杞、橘、桃或杏、山楂、丝瓜、芸苔、蓖麻、牵牛、蚕豆、马兜铃、射干、鸢尾、向日葵、玉米、板栗、白蜡树、杜仲、小茴香、金樱子、八角茴香、桑椹、凤梨等的果实;蓖麻、蚕豆等植物的种子。

【任务实施】学生完成何首乌、桔梗、白芷、麦门冬、桑、薄荷、夹竹桃、栝楼、爬山虎、蛇莓、皂荚、仙人掌、天门冬、山楂、油菜、蚕豆、牵牛、南瓜、蒲公英、车前、石竹、柳、五加、女贞、绣线菊、白芷、无花果、附地菜、益母草、鸢尾、大戟、枸杞、马兜铃、玉米、小茴香和蓖麻等植物器官和形态的观察。

【操作提示】

（一）根的外部形态

1. **根的外形特征和类型**　区分直根系和须根系。观察桔梗、胡萝卜、麦门冬、威灵仙、紫菀等药用植物的根系,注意区分其根系的类型。

2. **根的变态类型**　区分各种变态根。观察何首乌、麦门冬、天门冬、吊兰、榕树、常春藤、薜荔、菟丝子、桑寄生、浮萍、水葫芦等植物,区分其变态根类型。

（二）茎的外部形态

1. **茎的外形特征和类型**　取桑树的枝条,观察其外形特征:①节和节间;②顶芽与腋芽;③叶痕、托叶痕;④皮孔。注意其形状、大小、排列等特征。

2. **变态茎的类型**　观察仙人掌、天门冬、皂荚、山楂、栝楼、葡萄、钩藤、山药、玉竹、生姜、荸荠、天南星、半夏、百合、洋葱等植物,注意区分其变态茎的类型。

（三）叶的外部形态

1. **叶片的形状和叶脉的类型**　观察银杏叶、麦冬叶、桑叶、蓖麻叶、车前叶、芭蕉叶、柳叶等植物的标本或由教师带着在校园周边采摘常见植物的叶,判断叶片的形状和叶脉的类型。

2. **叶的类型**　观察女贞、酢浆草、月季、合欢、苦楝、南天竹、接骨木等植物,判断常见药用植物叶的类型。

3. **变态叶的类型**　观察蒲公英、马蹄莲、百合、姜、酸枣、豌豆等植物的变态叶类型,注意将叶刺与枝刺、叶卷须与茎卷须进行区别。

（四）花的观察

1. **观察花的组成**　取油菜花一朵,先进行整体观察,然后用解剖针和镊子从外向内仔细解剖。

2. **观察花的主要组成部分的形态和类型**

（1）花萼类型:观察油菜、蒲公英、木槿、紫茉莉等植物的花,判断花萼类型。

（2）花冠形状及类型:观察油菜、蚕豆、向日葵、迎春花、牵牛、南瓜、茄、益母草等的花,了解花冠形状,判断花冠类型。

（3）雄蕊群类型:观察油菜、蚕豆、向日葵、木芙蓉、益母草、蓖麻等的花,判断其雄蕊群的类型。

（4）雌蕊群类型:观察蚕豆、桃和油菜的花,判断雌蕊群的类型。

（5）子房着生的位置:观察油菜、桃、桔梗、南瓜的花,判断子房在花托上的着生位置及花位。

同时,注意观察是重被花或单被花,还是无被花;是两性花还是单性花;是辐射对称花还是两侧对称花。

3. **观察花序的类型**　观察车前、柳、女贞、绣线菊、五加、白芷、向日葵、无花果、石竹、附地菜、鸢尾、大戟和益母草等植物的花序,判断花序的类型。

（五）果实的观察

1. **单果的观察**

（1）肉质果的观察:取枸杞、番茄、橘、桃或杏、黄瓜、苹果或梨的果实横切,注意观察其外、中、内各层果皮,其间界限是否明显,质地、子房室数、胎座类型,并分辨真果与假果。

(2)干果的观察

1)取芸苔、扁豆、豌豆或蚕豆、马兜铃、射干或鸢尾、百合、牵牛、向日葵、玉米、板栗、白蜡树或杜仲的果实,注意其成熟后是否开裂;是腹缝线开裂,还是背缝线开裂或背缝线与腹缝线同时开裂;是室间开裂、室背开裂或室轴开裂。

2)取小茴香果实观察,注意成熟时是开裂还是分离为几个分果。

2. 聚合果的观察

(1)取金樱子或蔷薇果纵切后观察,可见凹陷的壶形花托内,聚生着多数骨质瘦果。

(2)取八角茴香观察,可见通常有8个蓇葖果轮状聚生在花托上,下面有弯曲的果柄。

3. 聚花果的观察

(1)取桑椹观察,可见其为雌花发育而成,每朵花的子房各发育成一个小瘦果,包藏在肥厚多汁的花被中。

(2)取凤梨观察,注意可食部分是什么部分发育而成。

(六)种子观察

1. 取蓖麻种子观察

2. 取浸泡的蚕豆种子观察

【任务报告】

1. 写出所观察植物根、茎、叶的类型。

2. 写出所观察植物的花冠形状、雄蕊群的类型、雌蕊群的类型、子房的着生位置。

3. 写出所观察植物的花序类型。

4. 写出所观察植物果实的主要特征及类型。

5. 果实由哪几部分构成?什么叫真果?什么叫假果?

6. 绘蓖麻和蚕豆种子的纵剖图,并注明各部分名称。

(杨 珺 汪荣斌 丁 平)

第三章

天然药物的质量保障

导学情景 ∨

情景描述：

　　某药厂在产地购进一批新产黄芩药材，正值阴雨绵绵，便堆放在本厂库房。数日后，该批药材全部变绿。药检部门认定为质量不合格，全部报损。

学前导语：

　　黄芩的有效成分黄芩苷在其并存的分解酶的作用下极易水解成黄芩素（黄色），并进一步被氧化（变成绿色）而失去药效，故在生产、贮藏和加工、炮制等过程中要注意杀酶保苷以保证药材品质。本章我们将学习天然药物的质量保障。

　　影响天然药物质量的因素既有自然因素，又有人为因素。自然因素有天然药物的品种、生长期、生长年限、自然环境等方面；人为因素有采收、加工、炮制、贮藏及包装运输等方面。

第一节　天然药物的资源、采收、加工与贮藏

一、天然药物的资源

（一）天然药物的资源概况

　　我国地域辽阔，地跨寒、温、热三带，气候复杂、土壤类型多样，蕴藏了极其丰富的天然药物资源。据 1985—1990 年全国中药资源普查结果及相继出版的中国中药资源大型著作，记载我国有中药及天然药物资源已达 12807 种，其中药用植物 11146 种，药用动物 1581 种，药用矿物 80 种。我国天然药物主要产区所产药材种类位居前六位的依次为：四川省、浙江省、河南省、安徽省、湖北省、福建省。

　　各地所处的地理环境十分复杂，水土、气候、日照等条件不尽相同，因此，不仅天然药物资源分布不同，而且即使是同一天然药物，在不同产区也因其生长环境不同，使得药物本身的质量及其临床疗效有着显著的差异。道地药材就是指具有特定产区的货真优质的天然药物。我国著名的道地药材东北有习称"东北三宝"（人参、鹿茸、五味子）和细辛、关黄柏等；四川有川乌、附子、川贝母、川芎、川黄柏、巴豆、杜仲、厚朴、冬虫夏草、天麻、麝香等；内蒙古有麻黄、黄芪、甘草等；浙江有习称的"浙八味"：浙贝母、玄参、麦冬、菊花、山茱萸、延胡索、白术、白芍；河南有习称的"四大怀药"：牛膝、地黄、山药、菊花等；宁夏有枸杞等；安徽有菊花、牡丹皮、白芍等；湖北有茯苓、石膏、龟甲、鳖甲等；广东有

广藿香、阳春砂等;云南有三七、木香等;福建有泽泻、莲子等。

▶▶ 课堂活动

请同学们谈谈自己家乡有哪些知名药材或道地药材?

（二）天然药物的资源开发

1. 从亲缘关系和化学成分中寻找新药源　利用植物亲缘关系相近,往往含有相似的活性成分这一规律为线索,去寻找新的药物资源。例:麦冬药材以麦冬 *Ophiopogon japonicus*（Thunb.）Ker-Gawl. 为主流商品外,湖北麦冬 *Liriope spicata*（Thunb.）var. *prolifera* Y. T. Ma 和短葶山麦冬现已从1995 年版起以山麦冬品名列入《中国药典》。

2. 扩大药用部位,增加新药品种　经研究发现,有的药用植物非入药的其他部位也具有类似的有效成分和相同的药理作用。如传统上,杜仲药用树皮,据研究杜仲叶所含有成分、药理作用以及临床应用等都与杜仲皮相似。山楂历来药用果实,现发现山楂叶也具有活血化瘀、理气通脉的功效。所以,2005 年版《中国药典》起,杜仲叶和山楂叶均载入其中。

3. 利用天然药物有效成分、有效部位开发新药　天然药物提取物具有多种用途,并有着广阔的应用前景,可用于药品、保健食品、化妆品、辅料等。如治疗疟疾的新药青蒿素甲醚、具有抗菌消炎作用的黄连素(小檗碱)、抗癌新药紫杉醇、三尖杉酯碱、地奥心血康(薯蓣皂苷)等都是天然药物有效成分或有效部位开发出的新药。

4. 稀缺天然药物代用品的开发　目前,天然药物代用品的开发也取得成果,如人工牛黄、体外培育牛黄代天然牛黄,水牛角代犀角,冰片(合成龙脑)代天然冰片等。

（三）天然药物资源的利用

1. 医疗使用

(1)制成饮片直接供配方使用。

(2)直接用药材或提取有效成分、有效部位制成中成药使用:如黄芪颗粒、小檗碱片、地奥心血康胶囊等。

2. 多方向利用

(1)保健品:用于保健品的天然药物多是"食药同源"的,它既富含营养物质,又能提高机体免疫力且无毒副作用,如人参、西洋参、绞股蓝、黄芪、党参、当归、山药、枸杞子、地黄、麦冬、山楂、百合、茯苓、大枣等。

(2)美容化妆品:目前,国内外对加有天然药物有效成分的化妆品研究十分活跃,我国生产的含有人参、三七、银杏、芦荟、珍珠、何首乌成分的化妆品也大量上市,这些化妆品都具有比较明显的美容护肤、抗皮肤衰老等作用,因而天然药物应用于化妆品有着广阔的前景。

(3)日化用品:如日常所用含有薄荷、三七等天然药物牙膏、精油香皂等。

(4)天然色素:很多天然药物都可提取天然色素,如从姜黄根茎中提取的姜黄色素,红花中提取的红花黄色素,栀子果实中提取的栀子黄色素等;从一些植物中也可提取维生素 B_2、胡萝卜素、叶绿素等。这些色素均可广泛用于饮料和食品着色,其特点是色调自然、安全性高,有些还具有一定的营养保健功能。

（5）香料及矫味剂：人们常用的调味料，如八角茴香、小茴香、花椒、陈皮、姜等又同时可供药用。有些天然药物的提取物还可作为天然甜味剂，如甜叶菊中的甜菊苷、甘草中的甘草皂苷等。

（6）工业应用：不少天然药物或某些动植物的加工品可用于纺织、制革、建筑、化工等多种工业部门。

（四）天然药物资源的保护及可持续利用

近年来，世界各国对植物药物的需求和开发不断增加，随着全球气候不断变化与环境破坏，生物多样性以及天然药物资源均面临着日益严重的危机。因此，天然药物资源的开发利用一定要注意有序合理，积极开展天然药物资源的保护和驯化栽培，实现天然药物资源合理利用和可持续发展。

1. 天然药物资源的保护对象　我国于1984年公布了第一批《珍稀濒危保护植物名录》共354种。1987年我国又公布了第二批《中国珍稀濒危保护植物名录》约有400多种。1987年10月30日国务院发布了《野生药材资源保护管理条例》，将国家重点保护的野生药材物种分为三级：一级为濒临灭绝状态的稀有珍贵野生药材物种；二级为分布区域缩小，资源处于衰竭状态的重要野生物种；三级为资源严重减少的主要常用药材物种。根据这一条例的规定，我国制定了第一批《国家重点保护野生药材物种名录》，共76种，其中动物18种，植物58种。在动物药材物种中，属一级保护的有4种：虎、豹、赛加羚羊、梅花鹿；属二级保护的有14种，如马鹿、林麝、马麝、原麝、黑熊、棕熊、穿山甲、中华大蟾蜍、黑眶蟾蜍、银环蛇等。在植物药材物种中，属二级保护的有13种，如甘草、黄连、人参、杜仲等。属三级保护的有45种，如川贝母、刺五加、黄芩、天冬、猪苓、龙胆、肉苁蓉、秦艽、细辛、五味子等。

2. 天然药物资源保护策略

（1）执行相关的保护政策和条例，建立中药材标准化生产基地：要认真执行国家制定的保护野生植物、动物药材和保护一切自然资源的有关政策和条例，如《中华人民共和国野生动物保护法》《野生药材资源保护管理条例》《中华人民共和国野生植物保护条例》《中华人民共和国自然保护区条例》等。在天然药物的种植、采收、加工、储藏中认真执行《中药材生产质量管理规范》（GAP标准），建立中药材标准化生产基地。

（2）建立和完善自然保护区：自然保护区，是指对有代表性的自然生态系统、珍稀濒危野生动植物物种的天然集中分布区、有特殊意义的自然遗迹等保护对象所在的陆地、陆地水体或者海域，依法划出一定面积予以特殊保护和管理的区域。通过建立自然保护区，有利于天然药物资源的保护和可持续发展，特别是在保护珍稀濒危药用动植物资源方面发挥了重要作用。

（3）引种栽培或驯化饲养：建立稀有濒危药用植物园和动物园，进行引种栽培或驯化，是十分有效的保护措施，如天麻原为野生药材，现已利用苗床进行大面积无性繁殖人工栽培，目前又由无性繁殖发展到有性繁殖，加速了天麻的生产。麝香自古以来是我国特产的一种名贵中药和香料，过去多采用猎麝取香，造成了野生资源的严重破坏，现已严禁猎杀而转人工饲养，并进行活麝取香。鹿茸、熊胆等名贵药物也都通过人工养殖技术获得，很好地保护了天然药物野生资源。

（4）运用现代生物技术，保护与发展种质资源：生物技术的飞速发展，为种质资源保护提供了有力保障。如离体保护、组织培养和快速繁殖技术等。

二、天然药物的采收

(一)采收期的确定

天然药物采收期的确定主要考虑质量与产量两个要素。质量是指药用部分的品质符合药用要求,主要取决于有效成分的含量;产量是指单位面积内药用部分的重量。有效成分含量和单位面积产量与植物种类和生长期有关,是一个动态积累过程。一种情况是有效成分含量有显著的高峰期而药用部分产量没有大的变化时,则含量高峰期为该药材的合理采收期。如甘草的甘草皂苷在生长初期含量为 6.5%,开花前期为 10%,开花盛期为 4.5%,生长末期为 3.5%,所以甘草的合理采收期在开花前期。另一种情况是有效成分含量高峰期与药用部分产量高峰期不一致时,就要考虑有效成分的总含量,即有效成分的总含量等于单位面积产量乘以有效成分百分含量,总量最大值时即为该药材的合理采收期。此外,采收期的确定尚需考虑毒性成分含量和国家标准规定的主要有效成分含量的最低限量。有效成分高低还与产地,采收的季节、气候、时间、方法等有着密切关系。

(二)传统采收原则

1. 根和根茎类 通常在秋后春前,即地上部分开始枯萎时到春初发芽前或刚露苗时采收。此时根和根茎贮藏的营养物质最丰富,通常有效成分含量较高,如牛膝、党参、大黄、黄连等。但也有例外,如柴胡、明党参在春天采收较好;平原栽培的川芎在夏季小满至芒种间采收质量较好;有的天然药物由于植株枯萎较早,则在夏季采收,如太子参、延胡索、浙贝母等。

▶ 课堂活动

根和根茎类药材及农作物为什么要在发芽前采收? 冬麻质量为什么比春麻好?

2. 茎木类 一般在秋、冬两季采收,如鸡血藤、钩藤等。有些木类药材全年可采,如苏木、降香、沉香等。

3. 皮类 树皮类多在春夏之交(清明至夏至)采收,此时树皮养分及液汁增多,形成层细胞分裂较快,容易剥离,如黄柏、厚朴、杜仲等。根皮多在秋季采收,通常在挖根后剥取,或趁鲜抽去木心,如牡丹皮、五加皮等。

4. 叶类 一般在植株生长最旺盛,开花前或花盛开而果实、种子尚未成熟时采收,如大青叶、紫苏叶等。但桑叶需经霜后采收。

5. 花类 一般在花刚开放时采收。有些宜于花蕾期采收,如辛夷、槐米、丁香;红花宜在花冠由黄变红时采收。

6. 果实种子类 果实宜在成熟或近于成熟时采收,如瓜蒌、山楂、枸杞子等;少数需采收未成熟的幼果,如枳实、青皮等。种子应在完全成熟后采收,如牵牛子、决明子、白芥子等。

7. 全草类 多在植株充分生长,茎叶茂盛时采收,如青蒿、穿心莲等;有的在开花时采收,如益母草、荆芥等;茵陈则有两个采收时间,春季幼苗高 6~10cm 时采收(习称"绵茵陈")或秋季花蕾时采割(称"茵陈蒿")。

8. **藻、菌、地衣类**　采收情况不一。如茯苓在立秋后采收质量好;马勃宜在子实体刚成熟时采收,过迟则孢子飞散;冬虫夏草在夏初子座出土、孢子未发散时采挖;海藻在夏、秋两季采捞;松萝全年均可采收。

9. **动物类**　动物类天然药物的采收因种类不同而异,一般应根据生长规律和活动习性捕捉。昆虫类生药必须掌握其孵化发育季节,以卵鞘入药的如桑螵蛸,应在三月中旬前采收,过时则孵化成虫;以成虫入药的,均应在活动期捕捉;有翅昆虫在清晨露水未干时便于捕捉。两栖类动物如中国林蛙(哈士蟆),在秋末当其进入"冬眠期"时捕捉;鹿茸须在清明后适时锯取,过时则骨化为角。

在天然药物采收中要注意保护野生药源,计划采药,合理采挖。凡用地上部分者要留地下部分,凡用地下部分者要采大留小、采密留稀、合理轮采。轮采要分区并封山育药。野生药用动物严禁滥捕滥杀。

三、天然药物的加工

(一) 产地加工

天然药物采收后,除少数如鲜石斛、鲜地黄、鲜芦根等鲜用外,大多数需进行产地加工,以促使干燥,符合商品规格,保证质量,便于包装、运输与贮藏。常用的加工方法如下:

1. **挑选、洗刷**　将采收的药材除去杂质或非药用部分,以保证天然药物的纯净。如根和根茎类去茎残基、须根等,花类药材去叶、枝梗等,同时还需洗除泥沙。但含挥发油类药材一般不宜水洗,如薄荷、细辛等;对含苷类、生物碱类药材也不宜水洗,如黄芩、黄连等。

2. **切**　较大的根及根茎类、坚硬的藤木类和肉质的果实类药材大多趁鲜切成块、片,以利干燥,如大黄、鸡血藤、木瓜等。近年来产地趁鲜切片干燥的药材日益增多,使药材体积缩小,便于运输和炮制。但是对于某些具挥发油类或有效成分容易氧化的药材,则不宜切成薄片干燥,如当归、川芎等。

3. **蒸、煮、烫**　有些富含浆汁、淀粉或糖分的药材,如百部、白及、北沙参、天冬、黄精、玉竹等,用一般方法不易干燥,经蒸、煮或烫的处理则易干燥。某些花类药材如杭菊花,经蒸后可不散瓣;桑螵蛸、五倍子经蒸煮后能杀死虫卵。

4. **发汗**　有些药材如厚朴、杜仲等,常用微火烘至半干或微蒸后,堆闷发热,使其内部水分往外溢、改变颜色、变软、增加香气、减少刺激性、利于干燥。这种方法习称"发汗"。

(二) 干燥

干燥的目的是为了及时除去新鲜药材中的大量水分,避免发霉、虫蛀及有效成分的分解,保证药材质量,利于贮藏。常用的干燥方法如下:

1. **晒干**　利用阳光直接晒干,是一种最经济、简便的方法,多数药材均可用本法干燥。但需注意:含挥发油类药材如薄荷、当归等,外表色泽或所含有效成分受日晒易变色、变质的药材如黄连、红花、金银花等,在烈日下晒后易开裂的药材如郁金、厚朴等,均不宜用本法干燥。

2. **烘干**　利用人工加温的方法使药材干燥。一般以 50~60℃为宜,此温度对一般药材的成分没有多大的破坏作用,同时也抑制了酶的活性。对含维生素 C 的多汁果实类药材可用 70~90℃的温度快速干燥。对含挥发油或须保留酶的活性的药材,如薄荷、芥子等不宜用烘干法。

3. **阴干法**　将药材放置或悬挂在通风干燥的地方,避免阳光直射,使水分在空气中自然蒸发而干燥。主要适用于含挥发性成分的花类、叶类及全草类药材,如薄荷、荆芥、紫苏叶、玫瑰花等。

4. **其他干燥法**　某些天然药物不适用上述方法干燥,可在装有石灰的干燥容器中进行干燥,如麝香等。此外,近些年来,天然药物的干燥还采用一些新技术,远红外干燥、微波干燥以及冷冻干燥技术等。

知识链接

天然药物干燥新技术

1. 远红外干燥和微波干燥　红外线是波长为 0.76~1000μm 范围的电磁波,一般将 25~500μm（或 1000μm）区域的红外线称为远红外线。 远红外干燥的原理是电能转变为远红外线辐射出去,被干燥物体的分子吸收后,产生共振,导致物体发热,经过热扩散、蒸发现象或化学变化,最终达到干燥目的。

微波是指频率为 300MHz~300GHz、波长为 1mm~1m 的高频电磁波。 微波干燥实际上是一种感应加热和介质加热,药材中的水和脂肪等能不同程度地吸收微波能量,并把它转变成热能。

远红外和微波干燥技术的优点是干燥速度快,加热均匀,且能杀灭微生物和虫卵。

2. 低温冷冻干燥　利用低温冷冻干燥设备,在低温下使药材内部水分冻结,而后在低温减压条件下除去其中的水分,达到干燥目的。 此法可保持药材新鲜时的固有颜色和形状,有效成分基本无损失,如冻干人参。

四、天然药物的贮藏

天然药物品质的好坏与采收加工得当有密切关系,还与贮藏保管有直接影响。如果贮藏保管不当,就会产生变质现象,降低或失去疗效。

(一)贮藏中常见的变质现象

1. **虫蛀**　指害虫侵入药材内部所引起的破坏作用。虫蛀使药材出现空洞、破碎、害虫排泄物污染,甚至完全蛀成粉状,严重影响药材疗效,以致不能药用。害虫的来源,主要是药材在采收时受到污染,加工干燥时未能将害虫或虫卵杀灭,或在贮藏过程中害虫由外界侵入等。一般害虫生长繁殖条件:温度在 16~35℃,相对湿度在 70%以上,含水量(药材)在 13%以上。一般含淀粉、油脂、糖类、蛋白质等成分多的药材较易虫蛀,如山药、白芷、薏苡仁、苦杏仁、桃仁、柏子仁、党参、当归、瓜蒌、紫河车及蛇类等,含辛辣成分的药材一般不易虫蛀,如丁香、吴茱萸、花椒等。

2. **发霉**　又称霉变,即真菌在药材表面或内部的滋生现象。霉变的起因是大气中存在着许多真菌孢子,当散落于药材表面,在适当的温度(20~35℃)、湿度(相对湿度在 75%以上,或生药含水量超过 15%)和足够的营养条件下,即萌发成菌丝,分泌酵素,溶蚀药材组织,以致有效成分发生分解变化而失效。

▶▶ **课堂活动**

昆虫和真菌的生长条件有哪些？ 日常生活中哪些物质容易发生虫蛀和生霉现象？ 如何加以控制？

3. 变色 指药材的颜色发生变异的现象。每种药材都有相对固定的色泽,是药材品质的重要标志之一,如果贮藏不当,则会引起药材色泽变异以致变质。引起药材变色的原因:有些药材所含成分的结构中具有酚羟基,在酶的作用下,经过氧化、聚合作用,形成大分子的有色化合物,如含黄酮类、羟基蒽醌类、鞣质类的药材。有些药材含有糖及糖酸类成分,分解产生糠醛或其他类似物,这些化合物有活泼的羟基能与一些含氮化合物缩合成棕色色素。有些药材所含蛋白质中的氨基酸可能与还原糖作用而生成大分子棕色物质。此外,生虫发霉、温度、湿度、日光、氧气和杀虫剂等也与变色有关。因此,防止药材变色,常需干燥、避光、冷藏。

4. 泛油 "泛油"又称"走油",是指某些含油药材的油质泛于药材表面,也指药材变质后表面泛出油样物质。前者如柏子仁、桃仁、苦杏仁、郁李仁(含油脂多);后者如牛膝、党参、天冬、麦冬、枸杞子(含糖质、黏液质多)。药材泛油,除表明油质成分的损失外,也常与药材的变质相联系,防止泛油的方法是干燥、密封、冷藏和避光保存。

此外,有的药材在贮藏过程中,还可发生气味散失、融化黏结、潮解风化等品质变异现象,亦应加以防护。

(二)天然药物的贮藏方法

1. 仓库的管理 应按 GAP、GMP 和 GSP 的要求,制定严格的日常管理制度,保持经常性的检查,采取有效措施调节库内温度和湿度,保证库房干燥、清洁、通风。药材入库前要认真检查含水量及有无变质情况,凡有问题的都应进行适当处理,符合要求后才能入库贮藏。入库后要定期或不定期检查,发现问题及时处理。贮存方法可根据药材的特性分类保管。如毒性药材、贵重药材等要单独存放,专人管理;容易吸湿霉变的药材应特别注意通风干燥,必要时可翻晒或烘烤;含淀粉、脂肪、蛋白质、糖类等营养成分容易虫蛀的药材,应放置干燥通风处,并经常检查,必要时进行灭虫处理。

2. 常用贮藏方法

(1)干燥法:干燥可以除去药材多余的水分,同时可杀死害虫和虫卵,起到防治虫、霉,久贮不变质的效果。常用的干燥方法有暴晒法、摊晾法、烘烤法、干燥剂(石灰、木炭等)干燥法、通风去湿干燥法等。对于颗粒较小的药材或粉末状药材,还可用微波干燥法或远红外干燥法。

(2)密封法:利用严密的库房或包装将药材密封,使药材与外界空气隔离,从而减少了湿气、害虫、真菌等侵入的机会,能较好地保持药材品质。但密封前应将药材充分干燥,使含水量在安全水分内。若有霉变、虫蛀等,应处理好再封存。依密封的设备可分为容器密封、罩帐密封或库房密封。

(3)对抗同贮法:是利用不同品种的药材所散发的特殊气味、吸潮性能、特有驱虫去霉化学成分,来防止另一种药材生虫、发霉、变色、泛油等现象的贮藏方法。如牡丹皮与泽泻同贮,泽泻不易生虫,牡丹皮不易变色;西红花与冬虫夏草同贮于低温干燥的地方,冬虫夏草可久贮不坏;柏子仁与滑石块或明矾存放在一起,可防止柏子仁泛油和发霉;花椒、细辛等可防止动物类药材的虫蛀等。

（4）冷藏法：采用低温（0～10℃）贮存药材，可以有效地防止药材生虫、发霉、变色、泛油等变质现象的发生。由于此法需要一定的设备，成本较高，故主要用于贵重药材，特别容易生霉、虫蛀、变色又不宜烘、晒的药材，如人参、哈蟆油、菊花等。

（5）气调养护法：是在密闭条件下人为调整空气的组成，造成一个低氧环境，抑制害虫和微生物生长繁殖及药材自身氧化，保持药材品质的一种方法。该方法可杀虫、防虫、防霉、防变色、防泛油、防气味散失，无残毒，无公害，是一项比较先进的药材养护技术。常用气调养护方法主要有自然降氧、充氮降氧和充二氧化碳等。气调养护的技术指标是：氧含量在8%以下或二氧化碳含量在20%以上能有效防虫。含氧量在2%以下或二氧化碳含量在35%以上（温度25～28℃，时间15天以上）能有效杀虫。

（6）化学药剂熏蒸杀虫法：目前常用熏蒸杀虫剂是磷化铝，一般使用的片剂由磷化铝、氨基甲酸铵及赋形剂制成。磷化铝片露置空气中会慢慢吸收空气中的水分而潮解，产生磷化氢，而氨基甲酸铵则分解产生氨和二氧化碳，以对抗磷化氢的易燃性。磷化氢气体有较强的扩散性和渗透性，杀虫效力极高，能杀死仓库害虫的卵、蛹、幼虫及微生物，一般不影响药材的颜色、气味，不影响种子类药材的发芽。为减少残毒和污染，可在密封降氧的条件下，用低剂量的磷化铝熏蒸，即"低氧低药量法"。

此外，还有应用除氧剂养护药材，辐射灭菌等贮藏药材。

（三）毒性天然药物的保管

毒性药品系指毒性剧烈、治疗剂量与中毒剂量相近，使用不当会致人中毒或死亡的药品。根据国务院1988年颁布的《医疗用毒性药品管理办法》规定的毒性中药品种有28种：砒石（红砒、白砒）、砒霜、水银、生马钱子、生川乌、生草乌、生附子、生白附子、生半夏、生天南星、生巴豆、斑蝥、红娘虫、青娘虫、生甘遂、生狼毒、生藤黄、生千金子、闹羊花、生天仙子、雪上一枝蒿、红升丹、白降丹、蟾酥、洋金花、红粉、轻粉、雄黄。对于毒性药材的保管，必须专人负责，划定仓间或仓位，专柜加锁保管，建立专用账册，记载收入、使用、消耗情况等。

点滴积累 ▽ ··········

1. 合理采收期的确定主要考虑质量与产量两个因素，其次考虑毒性成分含量和有效成分的最低限量。

2. 天然药物采收后，一般需要进行产地加工及干燥。常用的产地加工方法包括挑选、洗刷、切制、蒸、煮、烫以及发汗等；天然药物常采用的干燥方法主要有晒干、烘干以及阴干等。

3. 天然药物贮藏中常见的变质现象有虫蛀、发霉、变色、泛油、气味散失等。为保障质量，天然药物应置于干燥、通风、避光、低温、低氧环境下贮藏。常用的具体贮藏方法包括干燥法、密封法、冷藏法、对抗同贮法、化学药剂熏蒸法以及气调养护法等。

4. 毒性天然药物要做到专人、专柜、专账管理。

第二节　中药的炮制

我国的天然药物绝大多数都是中药，中药的使用特点之一就是要经过炮制。中药炮制是根据医疗、调剂和制剂的需要并结合药材的特性,对药材进行加工处理的方法和技术。

炮制古称"炮炙",又称"修治"。为了更准确地反映中药材加工处理技术,现代均称"炮制"。其含义是:"炮"表示加热,"制"表示除火以外的其他制法。

一、炮制的目的

(一)纯净药材

药材在采收、运输、保管过程中,常混有泥沙、杂质及霉败品,或保留非药用部分以资鉴别。因此入药前必须经过炮制,除去杂质和非药用部分,使其纯净,以保证临床用药的安全、有效和剂量的准确。

(二)改变或缓和药物性能

有的药材通过炮制,可改变或缓和其过偏性能,以适应临床的需要。如生地黄药性甘寒,可清热凉血;经蒸制成熟地黄后,药性变为甘温,具有补血滋阴、益精填髓的作用。又如生大黄泻下作用强,酒制后泻下作用减弱,清热、活血化瘀作用增强;炒炭后泻下作用丧失,主要起止血作用。

知识链接

炮制大黄泻下作用减弱

生大黄中主含结合性蒽醌衍生物类成分,泻下作用强烈,为缓和其泻下作用,经过炮制:酒大黄中结合性蒽醌衍生物减少约1/4,熟大黄中结合性蒽醌衍生物减少约1/2,大黄炭中结合性蒽醌衍生物减少约4/5。因此,大黄炮制品的泻下作用比生大黄弱,而大黄炭的作用是凉血化瘀止血,已经无泻下作用。

(三)增强药物疗效

中药通过适当的炮制处理,可提高其有效成分的溶出率,并使溶出物易于吸收,从而增强疗效。有的炮制过程中要加入一定辅料,而这些辅料可以与药材一道起协同作用,增强药物疗效。如醋炙延胡索,可增强止痛作用。

知识链接

延胡索醋制止痛作用增强

延胡索是一种常用的止痛中药,现知它含有20多种生物碱,尤其是延胡索乙素的止痛作用最好。延胡索的生物碱难溶于水,用醋炮制后延胡索的生物碱与醋酸形成易溶于水的醋酸盐,使延胡索的生物碱在煎药时易于溶出,所以醋炙品较生品的止痛作用强。

(四)降低或消除药材的毒性或副作用

有些药材虽然疗效较好,但因其毒性或副作用大,临床用药不安全。经过炮制后则可降低或消除其毒性或副作用,保证用药安全。如乌头类药材经长时间水煮,可降低毒性。

> **知识链接**
>
> 乌头类药材炮制后毒性降低
>
> 　　乌头类药材的毒性成分是双酯型二萜类生物碱，人服用 0.2～1mg 即出现中毒症状，纯乌头碱 3～4mg 即可使人中毒致死。乌头经过长时间水煮，双酯型的乌头碱可被水解成单酯型的苯甲酰乌头胺，进一步水解可生成没有酯键的乌头胺。苯甲酰乌头胺的毒性约为乌头碱的 1/200，乌头胺的毒性约为乌头碱的 1/2000。因此，乌头类药材经过炮制后大大降低了毒性。

（五）便于调剂和制剂

药材的有效成分必须从药材中溶解出来才能被机体吸收，而有些矿石、贝甲及某些种子类药材质坚难碎，不仅有效成分不易煎出，而且也不便调剂和制剂。经过炮制，使其制成适合临床应用的"中药饮片"才有利于调剂和制剂。

（六）方便服用和贮藏

有些动物药及其他具有腥臭气味的药材，服用后常引起恶心、呕吐，经过水漂洗或酒制、醋制、蜜制、麸炒、砂炒后，可起到矫臭矫味的效果。如麸炒僵蚕，可矫正不良气味。

药材经过加热处理，可以进一步除去水分、杀死虫卵、破坏酶的活性，有利于药材贮藏。

二、炮制的方法

中药炮制的方法可分为净制、切制和炮炙三大类。

（一）净制

净制即净选加工，是中药炮制的第一道工序。其目的是除去药材中杂质和非药用部分，将药材按大小分类。具体有挑选、筛选、风选、洗漂、剪、刮削、剔除、刷、碾串、捣碎等方法除去药材表面的附着物、泥沙、灰屑、非药用部分及霉变部分等。

（二）切制

除少数药材经过精选后可直接入药外，一般均须切制。狭义上讲，经过切制的药材称为"饮片"。广义上讲，凡属供调配处方使用的药材均称"饮片"。

切制饮片，传统使用手工切制，目前多用机器切制。药材切制前必须经过软化处理。常见有喷淋、抢水洗、浸泡、润、漂、蒸。软化药材时一定要掌握药材软化程度，应"少泡多润"，防止有效成分流失。

饮片的类型取决于药材自然状况（形态、质地）和各种不同需要（炮炙、鉴别、用药要求、饮片外观要求）等，常见的饮片类型如下：

1. **片**　极薄片厚 0.5mm 以下，适于坚硬的木质类及动物骨、角质类药材；薄片厚 1～2mm，适于质地致密坚实的药材；厚片厚 2～4mm，适于质地松泡、粉性大的药材等。

2. **段（咀、节）**　短段长 5～10mm，长段长 10～15mm，适于全草类或体形细长、有效成分易于煎出的药材，如麻黄、石斛、白茅根等。

3. 块　有些药材为炮制方便而切成 8~12mm 的方块,如神曲、阿胶、何首乌等。

4. 丝　细丝宽 2~3mm,适于皮类药材,如黄柏、厚朴等。宽丝宽 5~10mm,适于宽大的叶类药材,如荷叶、枇杷叶等。

药材切成饮片后,因含水量较高,必须及时进行干燥,否则会影响饮片的质量。常用的干燥方法有晒干、阴干、烘干。干燥后的饮片,必须放凉后贮藏。

（三）炮炙

1. 炒法　将净制或切制后的药材置预热容器内,用不同火力连续加热,并不断翻动至一定程度的炮制方法称炒法。炒法因加辅料和不加辅料分为清炒和加辅料炒。

（1）清炒:本法是不加辅料的炒制,根据炒制时间长短和加热温度的高低又分为:炒黄、炒焦。

1）炒黄:以文火为主,炒至药材表面呈黄色或较原色稍深,内部颜色基本不变,或发泡鼓起或爆裂,并透出药材固有的气味。目的是增强疗效,缓和药性,矫臭矫味,利于保存药材。如种子类药材。

2）炒焦:一般用中火加热,炒至药材表面呈焦黄或焦褐色,内部颜色加深,并具有焦香气味。目的是缓和药性,增强健脾消食作用。如焦山楂、焦槟榔等。

（2）加辅料炒:将净制或切制后的药材与固体辅料共同拌炒的方法。特点是辅料有中间传热作用,使药物受热均匀。根据所加辅料不同分以下几类:

1）麸炒:取麦麸撒在热锅内,加热至冒烟时加入净药材,迅速均匀翻动,炒至药材表面呈黄色或色变深时取出,筛去麦麸,放凉。如麸炒白术、枳壳、僵蚕等。麸炒的目的是增强疗效,缓和药性,矫臭矫味。

2）米炒:取大米或糯米置热锅内,待冒烟时投入净药材,快速均匀翻动,炒至所需程度时取出,筛去米,放凉。如米炒党参、斑蝥等。米炒的目的是增强药材补中益气的作用,降低药材毒性。

3）土炒:取灶心土置热锅内炒热后,投入净药材共同炒至药材表面深黄色并挂有一层土粉时取出,筛去土粉,放凉。如土炒白术、山药等。土炒的目的是增强补脾,止泻的作用。

2. 烫法　利用河砂、蛤粉或滑石粉与药材共炒的方法称烫法。烫法温度较高,一般在 200~300℃,烫的时间不宜过长,以免破坏药材的有效成分。

（1）砂烫:取洁净河砂置锅内,加热炒至一定温度时投入净药材,不断翻动,烫至表面鼓起、酥脆或至规定的程度时取出,筛去砂子,放凉。砂烫穿山甲、龟甲使药材质地酥脆,易于煎出有效成分,便于制剂;砂烫马钱子可降低毒性;砂烫狗脊、骨碎补可除去非药用部分。

（2）蛤粉烫:将蛤粉（或滑石粉）置锅内,加热炒至一定温度时,投入净药材,不断翻动,烫至表面鼓起,内部疏松时,出锅筛去蛤粉,放凉即可。蛤粉烫阿胶、鹿角胶能降低药材黏腻之性,使其质地酥脆,矫臭矫味。

3. 煅法

（1）明煅法:取净药材,砸成小块,置无烟炉火上或置适宜的容器内,煅至红透或酥脆时取出,放凉、碾碎。明煅的目的是改变药性,适合临床应用。如煅石膏、石决明等。

ER-3-1

清炒王不留行

ER-3-2

麸炒薏苡仁

（2）煅淬法：将净药材煅至红透时，立即投入规定的液体辅料中淬酥（如不酥，可反复煅淬至酥）、取出干燥、打碎或研粉。煅淬的目的是使药材质地疏松，利于煎出有效成分，提高疗效。如煅淬磁石、赭石。

4. 制炭法　制炭的目的是使药物增强或产生止血作用。

（1）炒炭：取净药材置锅内，用武火炒至药材表面焦黑色、内部焦黄色或至规定程度时喷淋清水少许，熄灭火星、取出晾干。注意炒炭存性，待完全冷后再贮藏。如炒大蓟炭、侧柏炭、地榆炭。

（2）煅炭：取净药材置煅锅内，密封、闷煅至透，放凉取出。体质轻松、炒炭易灰化的药材采用煅炭法。如煅血余炭、荷叶炭等。

5. 炙法　将净药材与液体辅料闷透、置锅内拌炒，使辅料逐渐渗入药材组织内部的方法称为炙法。根据所用辅料不同分以下几类：

（1）酒炙：改变药性，引药上行，增强活血通络作用，矫臭矫味。如大黄、川芎、丹参等。

（2）醋炙：增强活血止痛作用，降低毒性，矫臭矫味。如延胡索、乳香、没药等。

（3）蜜炙：增强润肺止咳和补中益气作用，缓和药性，矫臭矫味。如百合、甘草、麻黄等。

（4）盐（水）炙：引药入肾，增强疗效，矫臭矫味。如小茴香、黄柏、泽泻、车前子。

（5）姜汁炙：取适量生姜洗净捣烂，加适量清水压榨取汁。降低药物苦寒之性及毒性，增强温中止呕作用。如姜炙厚朴、竹茹、半夏。

（6）油炙：先将羊脂油置锅内加热熔化去渣后用，增强温肾助阳作用。如淫羊藿。

6. 蒸法　取净药材加液体辅料拌匀（清蒸除外），置适宜的容器内加热蒸透至规定程度，取出干燥。目的是改变药物性能，扩大用药范围，如何首乌、熟地黄；保存药效，利于贮存，如桑螵蛸；便于软化切片，如天麻。

7. 煮法　取净药材加水或液体辅料共煮至液体完全被吸尽或切开内无白心时，干燥。目的是降低毒性，如煮川乌；改变药性，增强疗效，如甘草水煮远志。

8. 炖法　取净药材加液体辅料置适宜容器内密闭，隔水加热或用蒸汽加热炖透，或炖至辅料完全被吸尽时放凉，取出干燥。目的是改变药物性能，扩大用药范围，如何首乌、熟地黄。

9. 煨法　将净药材用湿面或湿纸包裹或用吸油纸均匀地隔层分放，进行加热处理或将药材埋入麸皮中，用文火炒至规定程度，取出放凉。如肉豆蔻、木香。目的是除去部分挥发性及刺激性成分，降低药物副作用，缓和药性，增强药效。

▶ **课堂活动**

煨的方法有几种？　日常生活中哪些食物可以煨制？

10. 婵法　取净药材投入沸水中，翻动片刻捞出。目的是使酶失活、保存药性、除去种皮。如桃仁、杏仁、白扁豆。

11. 制霜（去油成霜）　取净药材碾碎如泥，经微热压榨除去大部分油脂至含油量符合要求后，取残渣研制成符合规定要求的松散粉末。制霜法可以消除或降低药材的毒性或副作用。如巴豆霜、柏子仁霜。

知识链接

其他制霜法

1. 渗析制霜法　将药材装入西瓜内或将药材与西瓜共同装入瓦罐内，密闭，悬于阴凉通风处，待瓜或罐外表面析出白霜时，收集起来。如西瓜霜。

2. 煎煮制霜法　鹿角在熬制鹿角胶后剩下的残渣，碾碎晒干。如鹿角霜。

12. 水飞法　取净药材置容器内，加适量水共研细，再加多量水搅拌，倾出混悬液，残渣再按上法反复操作数次，合并混悬液静置，分取沉淀干燥、研散。水飞的目的是使药材更加纯净和细腻，便于内服和外用；防止药材在研磨时粉末飞扬；除去可溶于水的毒性物质。如水飞朱砂、雄黄等。

三、炮制对化学成分与药效的影响

中药所含的各种化学成分是其发挥药效的基础。经炮制后中药中各种化学成分发生量或质的改变，从而影响或改变了药效；使某些不溶或难溶于水的成分转化为易溶于水的成分，提高了疗效；使有毒的成分转化为毒性小或无毒的成分，降低或消除了毒性。因此，研究中药炮制前后化学成分的变化，以及这些变化对药效的影响，对阐明炮制原理、推进炮制工艺革新、提高炮制质量均有重要意义。

（一）炮制对生物碱类成分与药效的影响

炮制对含生物碱类成分的药材及药效的影响主要是增强生物碱在水中的溶解度，提高疗效；破坏有毒生物碱，降低毒性。

游离的生物碱一般不溶或难溶于水，若与酸作用生成盐后，则易溶于水。用醋做辅料进行炮制，可提高含生物碱类药材的疗效。还有少数药材含有的生物碱能溶于水（槟榔碱、小檗碱），在炮制时应注意尽量减少与水接触。

有些生物碱毒性较大，经过炮制后使其分解，降低了药材的毒性。如马钱子所含的士的宁，有成人口服 30mg 或 7 粒生马钱子致死的记载。马钱子经砂烫后，部分士的宁转变为异士的宁、士的宁含氮氧化物等，其总生物碱的含量为生品的 92.1%，而毒性只有生品的 48.5%。

（二）炮制对苷类成分与药效的影响

炮制对含苷类成分药材及药效的影响主要是破坏酶的活性，有利于苷类成分的保存；使苷类成分分解或产生新成分，从而改变药物的作用。

含有苷类成分的药材常常存在着分解此种苷的酶，在一定的条件下，苷容易被相应的酶所水解。所以含苷类中药常用炒、蒸等方法破坏酶的活性，如蒸黄芩、炒槐花、炒苦杏仁等，以保证苷类成分免受酶解，保存药效。

炮制也可使苷类成分分解或产生新成分，从而改变药物的作用。如何首乌经蒸制后结合蒽醌减少、游离蒽醌增加，泻下作用消除、补益作用增强。

苷类成分多溶于水,故在炮制过程中水处理时应少泡多润,以免有效成分流失。苷在酸性条件下容易水解,因此含有苷类成分的中药一般不用醋炮制。因酒易溶解苷,所以炮制辅料常选用酒。

（三）炮制对挥发油类成分与药效的影响

加热炮制可使挥发油含量显著降低,因此炮制含挥发油药材时要少加热或不加热。但有些药物需要经炮制减少或除去挥发油,以达到医疗的需要。据报道,炒焦可使挥发油减少约40%,炒炭可使挥发油减少约80%,煨或土炒可使挥发油减少约20%。有些药材挥发油含量较高,服用后易产生副作用,可通过适当的炮制方法除去部分挥发油,如麸炒苍术。

炮制还可使挥发油的理化性质和药理作用发生改变。如炮制后的肉豆蔻挥发油颜色加深、折光率增大,药理作用也由泻下变为止泻。

（四）炮制对鞣质类成分与药效的影响

鞣质能溶于水和乙醇等极性较大的溶剂中,尤其易溶于热水,故在软化和清洁药材时应尽量少泡多润,不宜用热水泡洗。鞣质遇铁会产生沉淀和颜色变化,故含鞣质的中药炮制时应尽量避免与铁器接触。

（五）炮制对有机酸类成分与药效的影响

有机酸大多易溶于水,有效成分是有机酸的药材,炮制时应尽量避免与水接触,防止有效成分流失。有机酸可因加热而被破坏,如山楂炒炭后,有机酸被破坏约68%,酸性降低,从而降低其刺激性。有机酸对金属有一定的腐蚀性,所以炮制时不宜采用金属容器,以防容器腐蚀和药物变色、变味。

（六）炮制对油脂类成分与药效的影响

油脂通常具有润肠、通便、致泻等作用,有的有毒性。为防止其泻下作用过于猛烈,降低毒性或不需要其泻下作用时,可用去油制霜法除去部分油脂类成分。如柏子仁去油制霜后可消除滑肠作用;巴豆去油制霜后可缓和泻下作用,降低毒性。

（七）炮制对无机盐类成分与药效的影响

无机盐类成分多易溶于水,应尽量避免长时间用水处理。如夏枯草含大量易溶于水的氯化钾,若经水泡洗会大大影响其降压利尿作用。矿物类、贝甲类及化石类药材所含有效成分多为无机盐,质地坚硬,常采用煅烧或煅淬的炮制方法,使其质地酥脆、易于粉碎、方便调剂和制剂、提高疗效。如代赭石中含有铁元素,经过煅烧后用醋淬,则生成可溶性的醋酸铁增加有效成分在水中的溶解度。

有些含结晶水的无机盐类药材,经过炮制可使其失去结晶水,生成无水化合物,达到新的医疗目的,如煅石膏。

点滴积累 ⋁ ⋯⋯

1. 中药炮制的目的主要是纯净药材、改变或缓和药性、增强疗效、降低毒副作用、便于调剂和制剂、方便服用、利于贮藏等。

2. 中药炮制的方法可分为净制、切制和炮炙三大类。

3. 中药炮制对化学成分与药效有不同程度的影响。

第三节 天然药物的鉴定

一、天然药物鉴定的目的

天然药物的鉴定是综合利用传统和现代的检测手段,依据国家药典、有关政策法规及相关专著、文献资料、标本等,对天然药物进行真实性、纯度及品质优良度的评价,以保证人民用药的真实、安全与有效。

我国应用天然药物历史悠久,幅员辽阔,品种繁多。由于历代本草记载、地区用语和使用习惯不尽相同,类同品、代用品和民间用药的不断出现,天然药物中同名异物、同物异名等品种混乱现象普遍存在,直接影响到天然药物质量,影响到化学成分、药理作用等研究的科学性和制剂生产的正确性以及临床应用的有效性和安全性。例如商品"白头翁"多达 20 种以上,分属于毛茛科、蔷薇科、石竹科、菊科等。正品白头翁应为毛茛科植物白头翁的根。又如全国用作"贯众"的原植物有 11 科 18 属 58 种,均属于蕨类植物。其他如鸡血藤、金钱草、石斛的同名异物也很多。上述这些天然药物,有的是同科属植物,临床上已习惯使用,功效尚相似;有的是同科不同属或者不同科植物,其化学成分、药理作用和临床疗效不尽相同,有的甚至没有疗效或者作用完全不同。天然药物的同物异名现象也有不少,例如玄参科的阴行草 *Siphonostegia chinensis* Benth. ,在北方主要作刘寄奴使用,在南方则作土茵陈或铃茵陈使用。天然药物在商品流通与临床应用中以假充真或掺伪的情况也时有发生,特别是贵重药材中发现较多,如牛黄、麝香、羚羊角、冬虫夏草、西红花、三七、天麻、砂仁等。另外,由于天然药物产地、栽培条件、采收加工及贮藏等的不同,也影响着天然药物的质量。

因此,为了保证天然药物的真实性和质量,有必要对同名异物或同物异名的天然药物,通过调查研究加以科学鉴定澄清品名,尽量做到一药一名互不混淆,并进行品质评价,制订鉴别依据和质量标准。对来源单一的常用天然药物及其类同品以及进口天然药物,也要进行鉴定研究和品质评价,制定可供鉴别、检验的标准以保证质量。只有这样,才能把天然药物的成分、药理、制剂生产等一系列研究工作建立在科学的基础上,确保用药的安全与有效。

二、天然药物鉴定的依据与程序

(一) 天然药物鉴定的依据

《中华人民共和国药品管理法》(2015 年修正)第三十二条规定:药品必须符合国家标准。国务院药品监督部门颁布的《中国药典》和药品标准为国家标准。因此,天然药物鉴定的法定依据是《中国药典》和国家药品监督管理局药品标准(简称局颁药品标准)。

《中华人民共和国药典》(以下简称《中国药典》),是国家的药品法典。它规定了药品的来源、质量要求和检验方法。全国的药品生产、经营、使用、检验和管理部门等单位都必须遵照执行。新中国成立以来,先后颁布了十版药典,现行版为《中国药典》2015 年版。自 1963 年版起,开始分一、二部,一部收载药材和成方制剂,二部收载化学药品、抗生素、生物制品和各类制剂。自 2005 年版开始分为三部,一部收载药材及饮片、植物油脂和提取物、成方制剂和单味制剂等;二部收载化学药品、抗生素、生化药品、放射性药品及药用辅料等;三部收载生物制品,首次将《中国生物制品规程》并入《中国药典》。《中国药典》2015年版首次将上版药典附录整合为通则,并与药用辅料单独成卷作为《中国药典》四部。《中国药典》2015年版一部收载品种2598种,药材及饮片的记载格式和规定项目如下:

品名:包括中文名、汉语拼音和拉丁名。

来源:原植(动)物科名、植(动)物名、学名、药用部分、采收季节、产地加工。

性状:外观、质地、断面特征、气、味。

鉴别:经验鉴别、显微鉴别(组织、粉末、显微化学反应)、理化鉴别(化学试验、薄层色谱等)。

检查:杂质、水分、灰分等。

浸出物:水溶性浸出物、醇溶性浸出物、醚溶性浸出物等含量标志。

含量测定:主要有效成分的含量测定方法及含量限度(幅度)。

炮制:净制、切制、炮炙、炮制品。

性味与归经:四气五味、有无毒性、归经。

功能与主治:以中医(民族医学)辨证施治的理论和复方配伍用药经验为主而概括的作用与临床应用。

用法与用量:除另有规定外,用法系指水煎内服;用量系指成人一日常用剂量。

注意:用药注意事项。

贮藏:对药品贮藏和保管的基本要求。

局颁药品标准和现行《中国药典》都是国家标准,是各有关单位必须遵循的法定依据。由于中药材、中药饮片品种很多,各地用药习惯、炮制方法不统一,全部纳入规范化、标准化管理有困难,所以中药材、中药饮片的地方标准仍然存在,对于国家药品标准没有收载的中药材、中药饮片,在本地区可依据各省、自治区、直辖市关于中药材、中药饮片的地方药品标准进行鉴别。

▶▶ 课堂活动

鉴定天然药物时,如何选用鉴定依据? 局颁药品标准和现行《中国药典》都是法定依据,一些专著和教科书是否属于法定依据? 为什么?

(二)天然药物鉴定的一般程序

天然药物鉴定就是依据国家药品标准以及地方药品标准,对商品天然药物或检品进行真实性、纯度、品质优良度的检定。其一般工作程序包括以下几方面:

1. **检品登记** 内容一般包括送检单位、日期、送检目的、样品数量、状态及包装等。

2. **取样** 取样指选取供检定用天然药物样品的方法。取样的代表性直接影响到检定结果的正确性。因此必须重视取样的各个环节。具体要求见"实训任务4 药材和饮片鉴定取样"。

3. **真实性鉴定** 包括来源鉴定、性状鉴定、显微鉴定、理化鉴定等项目。对于供鉴定的样品药材,应先进行来源鉴定、性状鉴定,尤以性状鉴定最为常用,然后根据实际需要,进行显微鉴定及理化鉴定。对于不能确定原植(动)物来源的样品,则须从药材商品流通渠道深入到产地作进一步的调查研究。

4. 纯度检定　药材纯度检定是检查样品中有无杂质及其数量是否超过规定的限度。药材中混入杂质包括:来源与规定相符,但性状(或入药部位)与规定不符;来源与规定不符;砂石、泥块、尘土等无机物。检查方法可取规定量的供试品摊开,用肉眼或放大镜(5~10倍)观察,将杂质拣出;如其中有可以筛分的杂质,则通过适当的筛将杂质分出。然后将各类杂质分别称重,计算其在供试品中的含量(%)。如药材中混存的杂质与正品相似,难以从外观鉴别时,可称取适量药材进行显微、理化鉴别实验,证明其为杂质后计入杂质重量中。对个体大的药材,必要时可破开,检查有无虫蛀、霉烂或变质等情况。无机杂质的含量还可用总灰分测定、酸不溶性灰分测定法来检查。杂质检查所用的供试品,除另有规定外,按药材取样法称取。

5. 品质优良度检定　药材品质优良度检定,就是确定检品的质量是否合乎规定要求。它包括两方面内容:①药材有效性检定,即药材中有效成分或主要成分的含量是否符合规定;②药材安全性检定,即药材中可能存在的有害物质含量是否超过规定限度。

药材的有效性检定,主要包括有效成分、浸出物或挥发油的含量测定。对于有效成分(或主要成分)明确的药材,《中国药典》(2015年版)一般都规定了含量测定方法和品质标志;对于有效成分不明确或其成分明确但无适宜、成熟的含量测定方法的药材,多规定浸出物含量;对于含挥发油的药材则规定挥发油的含量测定。

药材安全性检定,主要是检查样品中的毒性成分、重金属及有害元素、农药残留量、黄曲霉毒素等。

6. 报告　即根据实验结果,对检品的真实性、纯度或品质优良度作出"是否合格""是否符合规定"及"能否药用"的结论。上述各项检定项目都须有完整、真实、原始的检验记录,以备审核。报告书须经部门主管审核后签发,并做好检品留样工作。药品检验机构签发的报告书具有法律效力。如果送检单位对检验结果有异议,应向检验单位申请复验或向上一级药品检验机构申请仲裁检验。

三、天然药物鉴定的方法

天然药物鉴定方法主要有来源(原植物、动物和矿物)鉴定、性状鉴定、显微鉴定理化鉴定以及近年发展起来的生物鉴定和指纹图谱鉴定等。各种方法有其特点和适用对象,有时还需要几种方法配合进行工作。

(一)来源鉴定

来源鉴定法又称基源鉴定法,是应用植(动、矿)物的分类学知识,对天然药物的来源进行鉴定,确定其正确的学名,以保证天然药物的品种准确无误。来源鉴定的内容包括:植(动)物药的原植(动)物科名、植(动)物名、拉丁学名、药用部位,矿物药的类、族、矿石名或岩石名。鉴定时除仔细观察样品外,有时需与标本和文献核对。

(二)性状鉴定

性状鉴定就是用眼看、手摸、鼻闻、口尝、水试、火试等简便的鉴定方法,来鉴别天然药物的外观性状。这种方法在我国医药宝库中积累了丰富的传统鉴别经验,它具有简单、易行、迅速的特点。性状鉴定的内容一般包括以下几方面:

1. **形状**　天然药物的形状与药用部分有关,每种天然药物的形状一般比较固定。如根类天然药物有圆柱形、圆锥形、纺锤形等;皮类天然药物有板片状、卷筒状等;种子类天然药物有圆球形、扁圆形等。有的品种经验鉴别术语更加形象,如"蚯蚓头"(防风)、"怀中抱月"(川贝)。形状观察一般不需预处理,但有些皱缩的花、叶、全草类天然药物,观察前应浸软,展开。

2. **大小**　指天然药物的长短、粗细、厚薄。一般应测量较多样品,允许有少量高于或低于规定的数值。

3. **颜色**　天然药物的颜色一般是较固定的,观察时应在白天的自然光下进行。用两种色调复合描述时,以后一种色为主,如黄棕色,即以棕色为主。

4. **表面特征**　指天然药物表面是光滑还是粗糙,有无皱纹、皮孔、毛茸等。这些特征常是鉴别天然药物的重要依据之一。

5. **质地**　指天然药物的软硬、坚韧、疏松、致密、黏性、粉性、纤维性、脆性等特征。

6. **断面**　指天然药物折断面或切(削)断面。观察断面现象,如易折断或不易折断,有无粉尘散落及折断时的断面特征。自然折断的断面应注意是否平坦,或显纤维性、颗粒性或裂片状,断面有无胶丝,是否可以层层剥离等。

天然药物断面特征非常重要,可通过观察皮部与木部的比例、维管束的排列方式、射线的分布、油点的多少等特征来区别天然药物。描述天然药物断面特征的术语也很多,如"朱砂点"(茅苍术)、"星点"(大黄根茎)、"云锦花纹"(何首乌)、"车轮纹"(防己)、"罗盘纹"(商陆)等。

7. **气**　指嗅觉提供的天然药物特征。含挥发性物质的天然药物,大多有特异的香气或臭气,如麝香、肉桂、木香、鱼腥草、阿魏等。气不明显的天然药物,可切碎、揉搓或用热水浸泡一下再闻。

8. **味**　指口尝提供的天然药物特征,有酸、苦、甜、辛辣、咸等,有时先苦后甜。对一些具强烈刺激性和剧毒的天然药物,口尝要特别小心,取样要少,尝后立即吐出,漱口、洗手,以防中毒。

9. **水试**　把有些天然药物在水中或遇水能产生特殊现象作为鉴别特征。如西红花用水泡后水被染成黄色;秦皮用水浸泡后浸出液在日光下显碧蓝色荧光。这些现象常与天然药物所含的化学成分有关。

10. **火试**　用火烧某些天然药物,把产生的特殊气味、颜色、烟雾、闪光或响声等作为鉴别特征。如降香微有香气,点燃则香气浓烈,有油流出,烧后留有白灰;青黛灼烧,有紫红色烟雾发生;海金沙易点燃,发出爆鸣声及闪光。

以上所述,是天然药物性状鉴定的基本顺序和内容,在描述天然药物的性状或制定质量标准时,都要全面、仔细地观察这几方面。但对具体天然药物可以有不同的取舍。

(三) 显微鉴定

显微鉴定是利用显微镜来观察天然药物的组织结构、细胞形状以及内含物的特征,用于鉴定天然药物真伪、纯度和品质的一种方法。通常应用于单凭性状不易识别的天然药物,性状相似不易区别的天然药物,外形特征不明显,破碎的天然药物和粉末状天然药物,以及用粉末天然药物制成的丸、散、锭、丹等中成药。

1. 显微鉴定的一般方法 进行显微鉴定首先要根据天然药物的不同性质及不同鉴定目的,将天然药物制成不同的显微标本片。因此,进行天然药物显微鉴定时,必须有植物解剖的基本知识和制备显微标本片的基本技术。常用的显微标本片如下:

(1)组织切片:选取天然药物适当部位,用徒手或滑走切片法制作切片,用甘油醋酸试液、水合氯醛试液或其他试液处理后观察。必要时可选用石蜡切片法制片观察。根、根茎、藤茎、皮、叶、全草类天然药物,一般制作横切片,必要时制纵切片;果实、种子类天然药物作横切片及纵切片;木类天然药物作横切片、径向纵切片和切向纵切片。

(2)表面制片:鉴定叶、花、果实、种子、全草等类天然药物,可取叶片、萼片、花瓣、果皮、种皮制作表面片,加适宜的试液,观察各部位的表面特征。

(3)粉末制片:取天然药物粉末少量,置载玻片上摊平,选用甘油醋酸试液、水合氯醛试液或其他适当试液处理后观察。

(4)解离组织片:如需观察细胞的完整形态,特别是纤维、石细胞、导管、管胞等彼此不易分离的组织,需利用强酸或强碱使组织中相邻细胞的胞间层溶解,使细胞相互分离后再装片观察。

观察天然药物组织切片或粉末中的后含物时,淀粉粒一般用甘油醋酸试液或蒸馏水装片观察,并可用偏光显微镜观察未糊化淀粉粒的偏光现象;糊粉粒用甘油装片观察;菊糖用乙醇装片,也可用水合氯醛液装片,不加热立即观察。为了使细胞、组织能观察清楚,可用水合氯醛液透化。

为了确定细胞壁及细胞后含物的性质,可用适当的试液进行显微化学反应。如石细胞、纤维和导管加间苯三酚和浓盐酸的木质化反应;淀粉粒加碘试液的反应;木栓化细胞壁、角质化细胞壁及油脂加苏丹Ⅲ试液反应;黏液加钌红试液的反应等。

矿物药的显微鉴定可直接粉碎成细粉观察,也可进行磨片观察。

随着现代科学仪器的发展,透射电子显微镜、扫描电子显微镜已在天然药物显微鉴定中应用。

2. 中成药显微鉴定 中药丸、散、锭、丹等成方制剂,大多直接用各种粉末天然药物配制而成。只要掌握了各个组成天然药物的粉末特征,就可应用粉末鉴定的方法加以鉴定。

中成药显微鉴定时,一般需根据处方,明确品种和药用部位,对各组成药材粉末特征分析比较,排除某些类似的细胞组织及后含物等的干扰和影响,选取各药在该成药中较具专属性的显微特征作为鉴别依据,因此,单一粉末药材的主要显微特征在成方制剂中有时不一定作为依据,而某些较次要特征有时可起鉴别作用。

中成药显微鉴定制片,一般与单味药的粉末制片法相同。制片时如为散剂,可用刀尖或牙签挑取少量粉末;如为蜜丸可将药丸切开,从切面中央挑取少量装片,或将蜜丸切碎加水搅拌,洗涤后置离心管中离心分离沉淀,如此反复处理以除去蜂蜜后透化装片;如为水丸或片剂、锭剂,可刮取全切面取样,或用乳钵将整个丸、片、锭研碎取样;如为包衣的丸、丹,可将丸衣与丸心分别制片观察。

▶▶ **课堂活动**

在制作粉末片时,为什么常用水合氯醛加热透化? 为什么透化后滴加稀甘油少许,再加盖玻片观察?

（四）理化鉴定

理化鉴定是利用物理、化学或仪器分析的方法,对天然药物所含的有效成分或主要成分进行定性、定量分析,以鉴定天然药物的真伪、优劣的一种方法。常用的理化鉴定方法如下。

1. 物理常数测定 包括相对密度、旋光度、折光率、黏稠度、沸点、熔点、凝固点等的测定。对鉴定油脂类、挥发油、树脂类、液体类(如蜂蜜)及加工品类(如阿胶)等天然药物的真实性和纯度有重要意义。

2. 化学定性反应 利用天然药物的化学成分能与某些化学试剂产生特殊颜色、沉淀、结晶等反应,来鉴别天然药物的真伪。可在天然药物的表面、断面直接进行,也可用粉末或提取液进行。如山豆根外皮滴加 10% 氢氧化钠试液显橙红色,并逐渐变为血红色,久置不褪;马钱子胚乳部分切片,加1% 钒酸铵的硫酸溶液 1 滴即显紫色,另取胚乳切片加发烟硝酸 1 滴即显橙红色;甘草粉末置白瓷板上,加 80% 硫酸 1~2 滴显橙黄色;赤芍用水提取,滤液加三氯化铁试液产生蓝黑色沉淀。

3. 显微化学反应 在显微镜下进行观察的化学定性反应。方法是将天然药物切片、粉末或浸出液少量置于载玻片上,滴加某种试液并加盖玻片,在显微镜下观察反应结果。如黄连粉末滴加稀盐酸可见针簇状盐酸小檗碱结晶析出;若滴加 30% 硝酸可见针状硝酸小檗碱结晶析出。肉桂粉末加三氯甲烷 2~3 滴,略浸渍,速加 2% 盐酸苯肼 1 滴,可见黄色针状或杆状结晶。

4. 微量升华 利用天然药物中所含的某些化学成分在一定温度下能升华的性质获得升华物,在显微镜下观察其形状、颜色以及化学反应。如大黄的升华物为黄色菱状针晶或羽毛状结晶(蒽醌化合物),加碱液则溶解并显红色;薄荷的升华物为无色针簇状结晶(薄荷脑),加浓硫酸 2 滴及香草醛结晶少许显橙黄色,再加蒸馏水 1 滴即变成红色。

微量升华的方法:取金属片,安放在有圆孔(直径约 2cm)的石棉板上,金属片上放一小金属圈(高度约 0.8cm),对准石棉板上的圆孔,圈内加入天然药物粉末一薄层,圈上放一载玻片。在石棉板下圆孔处用酒精灯慢慢加热(火焰距板约 4cm)数分钟至粉末开始变焦后去火待冷,则有结晶状升华物凝集于玻片上,将玻片取下反转,在显微镜下观察结晶形状,并可加化学试剂观察其反应。

5. 荧光分析 是利用天然药物中所含的某些化学成分,在紫外线或日光下能产生一定颜色荧光的特性,作为鉴别天然药物的一种简易方法。如秦皮的水浸液在日光下即有碧蓝色荧光,紫外线下更加强烈;黄连断面在紫外线下产生金黄色荧光,木质部尤为显著。有的天然药物浸出液需加一定的试剂才能产生荧光,如芦荟水溶液加硼砂共热则有绿色荧光。一般观察荧光的紫外线波长为365nm,如用短波 254~265nm 时需说明,因两者荧光现象不同。

6. 色谱法 色谱法是将天然药物进行化学成分分离和鉴别的重要方法。色谱分离方法有纸色谱法、薄层色谱法、柱色谱法、气相色谱法和高效液相色谱法等。在天然药物鉴定方面,以薄层色谱法应用最多,它可作定性鉴别,又可作含量测定,测定含量多用薄层扫描法。气相色谱法对含挥发性成分的天然药物应用较多,精密度高、分离效果好。高效液相色谱法具有快速、分离效率高、适用范围广的特点,并且流动相选择性广、色谱柱可反复使用、流出组易收集,因而应用日益广泛。

7. 分光光度法 分光光度法是通过测定被测物质在特定波长处或一定波长范围内的光吸收度,对该物质进行定性和定量的分析方法。分光光度法很多,主要有紫外分光光度法、比色法、红外分光光度法、原子吸收分光光度法、磁共振光谱法、质谱法、X 射线衍射分析法等。这些方法,过去多用于纯化合物的结构鉴定和定量分析上,近年来已逐渐应用于药材的鉴定,其中以紫外分光光度法应用最为广泛。

8. 水分测定　天然药物中含有过量的水分,不仅易虫蛀、霉烂变质,使有效成分分解,且相对地减少了实际用量而达不到治疗目的。因此,控制天然药物中水分的含量对保证天然药物质量有密切关系。《中国药典》2015 年版规定水分的含量限度,如甘草不得过 12.0%,炙甘草不得过 10.0%,阿胶不得过 15.0%。

测定天然药物含水量的方法,《中国药典》2015 年版规定有 4 种,费休氏法、烘干法、减压干燥法与甲苯法。烘干法适用于不含或少含挥发性成分的天然药物;减压干燥法适用于含有挥发性成分的贵重天然药物;甲苯法适用于含挥发性成分的天然药物。

应用红外线自动水分测定仪代替烘干法测定水分含量简便而迅速,虽然不是法定方法,但在基层单位较常使用。如 SH10A 水分快速测定仪。测量时,将定量样品放置在仪器内部的天平秤盘上,打开天平和红外线加热装置,样品在红外线的直接辐射下,游离水分迅速蒸发,当试样物中的游离水分充分蒸发失重相对稳定后,即能通过仪器的光学投影读数窗,直接读出试样物质含水率的百分比。

9. 灰分测定　天然药物中的灰分,包括天然药物本身经过灰化后遗留的不挥发性无机盐,以及天然药物表面附着的不挥发性无机盐类,即总灰分。各种天然药物在无外来掺杂物时,总灰分应在一定范围以内,如果所测灰分值高于正常范围,表明掺有泥土、砂石等无机杂质。《中国药典》2015年版规定了天然药物总灰分的最高限量,如阿胶不得过 4.0%,西红花不得过 7.5%,它对保证天然药物的纯度具有重要意义。

有些天然药物的总灰分本身差异较大,特别是组织中含草酸钙结晶较多的品种,如大黄,测定总灰分有时不足以说明外来无机物的存在,还需要测定酸不溶性灰分,即不溶于 10% 盐酸中的灰分。因天然药物所含的无机盐类(包括钙盐)大多可溶于稀盐酸除去,而来自泥沙等的硅酸盐类则不溶解且残留,所以测定酸不溶性灰分能较准确地表明天然药物中是否有泥沙掺杂并测其含量。

10. 浸出物的测定　对于有效成分或主成分尚不明确,或其成分明确但尚无精确定量方法的天然药物,一般可根据已知成分的溶解性质,进行浸出物的测定。天然药物的成分在一定条件下、在水或其他适当溶剂中,浸出物含量有一个大致范围。因此,目前以浸出物的含量控制天然药物的质量,具有实际意义。浸出物测定通常包括水溶性浸出物、醇溶性浸出物和醚溶性浸出物等。

11. 挥发油测定　利用天然药物所含挥发性成分能与水蒸气同时馏出的性质,在挥发油测定器中进行测定。适用于挥发油含量较多的天然药物。

12. 含量测定　是指对天然药物的有效成分、主要成分、指标性成分或有毒成分的含量测定,是天然药物品质评价的重要量化指标之一。含量测定方法有化学定量法和仪器分析法等。

13. 有害物质检查　天然药物中的有害物质包括农药残留物、真菌和真菌毒素、重金属及有害元素等。天然药物如果污染了有害物质就会危害人的健康。因此,对天然药物中的有害物质作限量检查是十分重要的。

四、天然药物鉴定的新技术和新方法简介

随着现代科技的发展,新设备、新技术的应用,天然药物的鉴定手段和方法发展很快。目前天然药物鉴定的新技术和新方法主要有以下几种:

1. DNA 分子遗传标记技术 DNA 分子是遗传物质,不受外界因素和生物发育阶段及组织差异的影响,每一生物体的任一体细胞都含有相同的遗传物质。不同的物种由于组成 DNA 分子的 4 种碱基排列顺序不同,表现为遗传多样性,选择合适的 DNA 分子遗传标记技术,就能进行准确的物种鉴定。

2. 指纹图谱鉴定技术 中药指纹图谱是指某种(或某产地)中药材或中成药中所共有的、具有特征性的某类或几类化学成分的色谱或光谱的图谱。因为这些图谱很像人的指纹具有特征性,故而得名。中药指纹图谱对控制中药质量有重要意义。其特点是:①通过指纹图谱的特征性,能有效鉴别样品的真伪或产地;②通过指纹图谱主要特征峰的面积和比例的测定,能有效控制样品质量,保证样品质量的相对稳定。

此外,还有应用显微操作器取出细胞中的结晶、油滴,再用高效液相色谱、气相色谱及气-质联用色谱分析,鉴定化学成分的"组织化学色谱法";借助计算机图形学、三维重建、体视学和图像分析系统等手段,将天然药物组织形态学研究的三维化、可视化、定量化等新技术应用于天然药物的鉴定中。

点滴积累 ⋁ ···

1. 天然药物鉴定的目的是保证用药的真实、安全与有效。
2. 鉴定的法定依据是现行《中国药典》和国家药品监督管理局药品标准。
3. 鉴定方法主要有来源鉴定、性状鉴定、显微鉴定、理化鉴定等。
4. 药材安全性检定主要是检查样品中的毒性成分、重金属及有害元素、农药残留量、黄曲霉毒素等。
5. 显微粉末片主要有稀甘油片和水合氯醛透化片,分别用于观察淀粉粒和组织、细胞结构。

目标检测

一、选择题

(一)单项选择题

1. 根和根茎类药材的一般采收期是( )

　　A. 春季　　　　　　　　　B. 夏季　　　　　　　　　C. 秋季

　　D. 秋后春前　　　　　　　E. 春夏之交

2. 树皮类药材的一般采收期是( )

　　A. 秋季　　　　　　　　　B. 春季　　　　　　　　　C. 春夏之交

　　D. 秋后春前　　　　　　　E. 夏季

3. 用冷藏法贮存药材的温度是( )

A. 0℃以下   B. 5℃以下   C. 0~10℃

D. 0~15℃   E. 20℃以下

4. 不属于毒性药材的是(   )

A. 生附子   B. 生半夏   C. 生天南星

D. 苦杏仁   E. 蟾酥

5. 延胡索炮制选用醋为辅料的目的是(   )

A. 纯净药材   B. 增加疗效   C. 缓和药性

D. 降低毒性   E. 增加活血功能

6. 润肺止咳药的炮制一般用(   )

A. 酒炙   B. 蜜炙   C. 醋炙

D. 盐水炙   E. 姜汁炙

7. 按照生药的取样原则,一批贵重生药 300 件,其取样件数是(   )

A. 300 件   B. 5 件   C. 15 件

D. 30 件   E. 60 件

8. 生药鉴定的取样量,一般不少于实验所需用量的(   )

A. 2 倍   B. 3 倍   C. 4 倍

D. 5 倍   E. 6 倍

9. 下列除哪项外均属性状鉴定的内容(   )

A. 水试   B. 火试   C. 荧光分析

D. 气、味   E. 质地

10. 下列除哪项外均属理化鉴定方法(   )

A. 火试   B. 微量升华   C. 显微化学反应

D. 物理常数测定   E. 沉淀反应

11. 显微观察常用的透化剂是(   )

A. 蒸馏水   B. 稀甘油   C. 甘油醋酸试液

D. 水合氯醛   E. 氢氧化钾试液

12. 在显微镜下观察菊糖应当用(   )

A. 乙醇装片   B. 水合氯醛装片加热   C. 甘油装片

D. 蒸馏水装片   E. 甘油醋酸试液

(二) 多项选择题

1. 药材产地加工的目的有(   )

A. 促使干燥   B. 符合商品规格   C. 保证质量

D. 便于包装   E. 便于调剂

2. 容易虫蛀的药材有(   )

A. 含淀粉多的药材   B. 含辛辣成分的药材   C. 含脂肪油多的药材

D. 含蛋白质多的药材　　　E. 含糖类成分多的药材

3. 毒性药材的保管必须(　　)

    A. 专人负责　　　　　　B. 划定仓间　　　　　　C. 专柜加锁

    D. 专用账册　　　　　　E. 专时取用

4. 制炭法制药的注意事项有(　　)

    A. 用文火　　　　　　　B. 用武火　　　　　　　C. 要存性

    D. 不能灰化　　　　　　E. 冷后贮藏

5. 用酒炙的药材有哪些(　　)

    A. 大黄　　　　　　　　B. 甘草　　　　　　　　C. 丹参

    D. 黄芪　　　　　　　　E. 川芎

6. 天然药物鉴定的法定依据有(　　)

    A.《中国药典》　　　　　　　　　B. 国家药品监督管理局药品标准

    C.《中华本草》　　　　　　　　　D.《中药大辞典》

    E. 天然药物学教材

7. 原植物鉴定的步骤有(　　)

    A. 观察植物形态　　　　B. 核对文献　　　　　　C. 核对标本

    D. 请专家鉴定　　　　　E. 水试

8. 可进行显微鉴定的有(　　)

    A. 矿物药材　　　　　　B. 动物药材　　　　　　C. 破碎药材

    D. 粉末药材　　　　　　E. 含药材原粉的中成药

二、简答题

1. 天然药物合理采收期的确定,通常需要考虑哪些要素?

2. 中药炮制的目的有哪些?

3. 天然药物鉴定的目的是什么? 天然药物鉴定的方法主要有哪些?

4. 什么是性状鉴定? 其内容包括哪几方面?

5. 要保证某一天然药物鉴定结果的正确,应注意哪些问题?

6. 怎样才能确保天然药物的品质优良?

ER-03章习题

实训任务 4　药材和饮片鉴定取样

【任务介绍】有若干批若干数量的不同类型的药材和饮片入库,作为质检人员对各类药材和饮片进行质量检验前取样,要求能正确规范地开展药材和饮片取样工作。

【任务解析】取样是药材和饮片检验工作的重要环节,正确取样是开展药材和饮片质量检验的前提。药材和饮片取样应按《中国药典》的规定选取供检验用药材和饮片,所取样品应具有代表性、均匀性,因它直接影响到检验的正确性,所以对取样的各个环节应加以重视。取样时首先检查包件,发现异常应单独检验。包件无异常时注意抽取包件(数)、抽取部位、每一包件的取样量、抽取样品处理等应符合《中国药典》的规定。

【任务准备】

1. 课前准备 课前教师将不同类型的药材和饮片取样任务下达给学生,要求学生以小组为单位,利用本教材及有关标准、工具书拟定该批药材和饮片质量验收实施方案。学生根据课前教师布置作业要求以小组为单位共同完成该批药材和饮片质量验收实施方案的拟定。

2. 现场准备

(1)药材和饮片:包括蜂蜜等液体状药材和饮片、海金沙等粉末状药材和饮片,以及天麻等贵重药材和饮片。

(2)取样用具:固体取样器具(不锈钢探子、不锈钢勺、不锈钢铲、不锈钢镊子或铗子),液体采样器(玻璃采样管、玻璃油堤)。

(3)样品盛装容器和辅助工具:手套、样品盒、剪刀、刀子、纸、笔等。

(4)药品封签、药品抽样记录及凭证等。

【任务实施】学生扮演药品质检人员完成不同类型的药材和饮片取样。

【操作提示】取样应具有代表性、科学性和真实性,原则是"随机、均匀",应严格按照《药品质量抽查检验管理规定》及《药品抽样指导原则》的有关规定进行。

1. 取样前检查 抽取样品前,应核对品名、产地、规格等级及包件式样,检查包装的完整性、清洁程度以及有无水迹、霉变或其他物质污染等情况,详细记录。凡有异常情况的包件,应单独检验并拍照。凡从外观看出长螨、发霉、虫蛀及变质的药材和饮片可直接判为不合格,无需抽样检验。

2. 取样 取样操作应规范、迅速、注意安全,取样过程应不影响所抽样品和拆包药品的质量。直接接触药品的取样工具和容器,应不与药品发生化学作用,使用前应洗净并干燥。直接接触药品的取样工具使用后,应及时洗净,不残留被取样物质,并贮于洁净场所备用。粉末状固体和半固体药材和饮片一般使用一侧开槽、前端尖锐的不锈钢抽样棒取样,也可使用瓷质或者不锈钢质药匙取样。低黏度液体状药材和饮片使用吸管、烧杯、勺子、漏斗等取样。腐蚀性或毒性液体状药材和饮片取样时需配用吸管辅助器;高黏度液体状药材和饮片可用玻璃棒蘸取。

(1)从同批药材和饮片包件中抽取供检验用样品的原则

总包件数不足5件的,逐件取样;

5~99件,随机抽5件取样;

100~1000件,按5%比例取样;

超过1000件的,超过部分按1%比例取样;

贵重药材和饮片,不论包件多少均逐件取样。

(2)每一包件至少在2~3个不同部位各取样品1份;包件大的应从10cm以下的深处在不同部位分别抽取;对破碎的、粉末状的或大小在1cm以下的药材和饮片,可用采样器(探子)抽取样品;对包件较大或个体较大的药材,可根据实际情况抽取有代表性的样品。

每一包件的取样量:

一般药材和饮片抽取100~500g;

粉末状药材和饮片抽取25~50g;

贵重药材和饮片抽取5~10g。

(3)将抽取的样品混匀,即为抽取样品总量。若抽取样品总量超过检验用量数倍时,可按四分法再取样,即将所有样品摊成正方形,依对角线划"×",使分为四等份,取用对角两份;再如上操作,反复数次,直至最后剩余量能满足供检验用样品量。

3. 抽取样品的处理 将每一包件所取样品混匀,称为"袋样"。将全部"袋样"混匀,称为总样品,又称"混合袋样"或"初样"。平均样品系指不少于全检用量3倍量的样品,其中1/3供实验室分析用,另1/3供复核用,其余1/3留样保存。若抽取总样品超过检验用量数倍时,可按"圆锥四分法"获得平均样品,方法是:用适当的方法将总样品堆积成正圆锥形,再将正圆锥的上部压平,然后从圆锥上部被压平的平面十字状垂直向下切开,分成四等份,取用对角2份,混匀,再如此反复操作,直至剩余量达到平均样品量为止。

取样结束后,取样人员应用"药品封签"将样品签封,据实填写"药品抽样记录及凭证"。"药品封签"和"药品抽样记录及凭证"应由抽样人员和被抽样单位有关人员签字,并加盖抽样单位和被抽样单位公章;被抽样对象为个人的,由该个人签字、盖章。

进行测定时,需要粉碎的药材和饮片,应按标准项下规定的要求粉碎过筛,并注意均匀。粉碎样品时,应避免样品污染、防止粉尘飞散及挥发性成分的损失。过筛时,未通过筛孔的颗粒不得丢弃,应反复粉碎或研磨,让其全部通过筛孔,以保证样品的代表性。

实训任务5　水分测定仪的使用与药材水分测定训练

【任务介绍】通过本实训项目,学会利用快速水分测定仪测定药材水分的操作方法。

【任务准备】

1. 实训用品

(1)仪器:SH10A型快速水分测定仪、天平。

(2)药材:黄连、半夏。

2. 实训方法 实训分为4人一组。

【任务实施】

(1)仪器认识:水分测定仪的各部件识别及操作。

(2)样品处理:样品破碎处理成颗粒状。

(3)样品称重:精确称取黄连或半夏样品5g、10g,或10g以下任意重量,放置在备用秤盘或其他容器内。

(4)样品测定:用SH10A型水分测定仪测定药材黄连、半夏的含水量。

1)仪器干燥处理:把需用的秤盘全部放进干燥箱内,斜靠在两边的壁上进行加热,去除吸附的水分;冷却至常温,用10g砝码校正天平零位。

2)天平预热调零:在加码盘内加上10g砝码,按下红外线灯电源开关约20分钟后再开启天平,观察投影屏上的刻线不再移动时即可校正天平零位。

3)加热测试:取下10g砝码,把预先称好的黄连或半夏均匀地倒在秤盘内,并在加码盘内加适量的平衡砝码,使天平平衡;按下红外线灯电源开关对其进行加热。

4)读数:随着水分的挥发,样品质量减少,天平发生倾斜,平衡指针发生偏移。当水分充分挥发后,指针指向某刻度不再移动(恒重点),此时水分指针的读数即为所测得的含水量。

【操作提示】

1. SH10A型快速水分测定仪是根据称重法和烘干法的原理设计,将物质在烘干前后的质量进行比较,以得到物质内所含水分的百分比。本仪器由单盘上皿式天平、红外线干燥箱及电器控温三大部件组成。天平的秤盘置于红外线干燥箱内,当试样物质受到穿透力强的红外线的辐射后,游离水分迅速蒸发,当试样物质中的游离水分充分蒸发后,通过天平的光学投影装置,可直接读出试样物质含水率的百分比。

2. 由于该仪器天平是不等臂上皿式,工作时秤盘在干燥箱内上下运动,时间一长,干燥箱内秤架热量会传到横梁一端,使横梁一臂受热产生膨胀伸长,改变常温下平衡力矩,使天平零位改变产生天平误差,因此需预热调零消除误差。

3. 加热测试中,若加温很长时间仍达不到恒重点,一般有两种可能:①试样温度偏低,水分蒸发缓慢;②试样温度偏高使试样中游离水蒸发的同时,试样物质本身被挥发或分解,甚至被熔化。因此,测试的温度和时间是测定水分正确性的关键。

4. 若测试样品的含水量小于1g,可在投影屏内直接读取试样的含水率。若样品的含水量大于1g,应关闭天平,在加码盘上添加1g砝码后,继续测试,此时含水量为读数加所添加砝码数量之和。

5. 当使用10g或5g的定量测定时,10g含水率小于10%或5g含水率小于20%均可直接在微分标尺显示上读取。当10g含水率超过10%或5g超过20%,应在加码盘上加上1g砝码(在10g定量测定时1g砝码等于10%,当5g定量测定时1g砝码等于20%)。此时,加码盘上添加砝码应与微分标尺显示的百分比相加。

6. 测试样品重10g以下的水分计算方法

$$M = \frac{W_1 - W_2}{W_1} \times 100\%$$

式中,M 为含水率(%);W_1 为烘干前样品重量(g);W_2 为烘干后样品重量(g)。

7. 测量完毕,应将被测物质或砝码取下,不可留置盘中。

8. 仪器的主件,横梁上各个零件除平衡母外,不可任意旋动、拆卸,以免仪器损坏。

9. 仪器应经常保持清洁,避免灰尘及棉毛纤维等物粘在天平上,以免影响天平的准确性,使用完毕后应套上防尘罩,仪器暂不使用时应放硅胶干燥剂。当光学零件上有灰尘时,应先用软毛刷刷去灰尘,然后用擦镜纸揩拭,严禁用手触摸光学零件。

【任务思考】 含挥发油的药材能否用此仪器测定水分？为什么？

【任务报告】 记录黄连、半夏含水量测试结果。

【任务评价】

1. 对 SH10A 型快速水分测定仪使用的熟练程度。

2. 实训报告的完成情况。

（于永军 沈 力）

第四章

根及根茎类药材

导学情景 ∨

情景描述：

某顾客在市场上见到"千年何首乌"，酷似人形，甚为惊奇，不惜高价购买。翌日，朋友来访，见此何首乌，告之为假何首乌。

学前导语：

何首乌为根类药材，为著名的抗衰老中药，临床使用广泛。市售人形何首乌，一般为其他植物的块茎经人工雕琢而成。本章我们将带领同学们学习各类根及根茎类药材的基本知识及其鉴别。

根及根茎均为高等植物的地下部分。以根及根茎入药的药材称根及根茎类药材，根及根茎类药材因其药用部位不同，常分为根类药材和根茎类药材两类，性状鉴定均按照形状→表面→质地→断面→气味顺序进行，其中横断面和气味特征一般比较稳定，常作为鉴别根及根茎类药材真伪的重要依据。

根及根茎类药材常含有淀粉、糖类、蛋白质、油脂等营养物质，贮藏时应注意防霉、防蛀、防鼠。

第一节　根类药材

一、细辛 Asari Radix et Rhizoma

细辛，始载于《神农本草经》，列为"上品"，其根极细，其味极辛，故名细辛。为常用温里散寒药。其组方的常用中成药如小青龙合剂。

【来源】马兜铃科植物北细辛 *Asarum heterotropoides* Fr. Schmidt var. *mandshuricum*（Maxim）Kitag.、汉城细辛 *A. sieboldii* Miq. var. *seoulense* Nakai 或华细辛 *A. sieboldii* Miq. 的干燥根及根茎。前两种习称"辽细辛"。

> **知识链接**
>
> 细辛的药用部位
>
> 细辛根及根茎挥发油含量为全草的 1.79 倍，地上部分挥发油含量仅为全草的 0.25 倍，不符合药典所载细辛挥发油含量的规定。同时，细辛叶中含马兜铃酸 A，具有肾毒性。因此，自 2010 年版起，《中国药典》将细辛的药用部位由"全草"正之为"根"和"根茎"。

【性状鉴定】

1. 药材

(1)北细辛:常卷曲成团。根茎横生呈不规则圆柱状,具短分枝,长1~10cm,直径0.2~0.4cm;表面灰棕色,粗糙,有环形的节,节间长0.2~0.3cm,分枝顶端有碗状的茎痕。根细长,密生节上,长10~20cm,直径0.1cm;表面灰黄色,平滑或具纵皱纹;有须根及须根痕;质脆,易折断,断面平坦,黄白色或白色。气辛香,味辛辣、麻舌。如图4-1(a)所示。

(2)汉城细辛:根茎直径0.1~0.5cm,节间长0.1~1cm。

(3)华细辛:根茎长5~20cm,直径0.1~0.2cm,节间长0.2~1cm。气味较弱。

均以杂质少、气味浓者为佳。

▶▶ **课堂活动**

仔细观察细辛药材,体会气味,说出该药名中体现的细辛特征。

2. 饮片　呈不规则的段。根茎呈不规则圆形,外表皮灰棕色,有时可见环形的节。根细,表面灰黄色,平滑或具纵皱纹。切面黄白色或白色。气辛香,味辛辣、麻舌。如图4-1(b)所示。

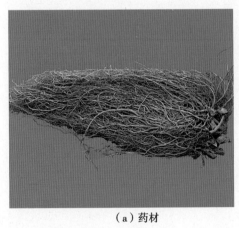
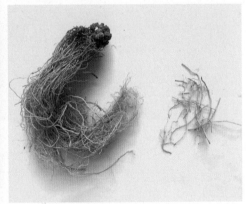

（a）药材　　　　　　　　　　　　（b）饮片

图4-1　细辛

【化学成分】　含挥发油。《中国药典》2015年版规定,本品含挥发油不得少于2.0%(ml/g)。

【功效应用】　解表散寒,祛风止痛,通窍,温肺化饮。用于风寒感冒,头痛,牙痛,鼻塞流涕,鼻衄,鼻渊,风湿痹痛,痰饮喘咳。不宜与藜芦同用。

二、何首乌 Polygoni Multiflori Radix

何首乌为著名的抗衰老中药,始载于《开宝本草》。其名称来历有一个美丽的传说,据称一位名叫何田儿的人久服此药后头发由白变黑,因此而得名。

【来源】　蓼科植物何首乌 *Polygonum multiflorum* Thunb. 的干燥块根。

【产地】　主产四川、云南、贵州、湖北、安徽、陕西、广西、河南、山东等地,多为野生,亦有栽培。

【采收加工】　秋、冬二季叶枯萎时采挖,削去两端,洗净,个大的切块,干燥。

【性状鉴定】

1. **药材** 团块状或不规则纺锤形,长6~15cm。直径4~12cm。表面多红棕色,皱缩不平,有浅沟,并有横长皮孔样突起和细根痕。体重,质坚实,不易折断,横断面浅黄棕色或浅红棕色,显粉性,皮部有4~11个类圆形异常维管束环列,形成云锦(云朵)样花纹,习称"云锦花纹""云锦纹""云朵花纹"。中央木部较大,有的呈木心。气微,味微苦而甘涩。如图4-2(a)所示。

2. **饮片**

(1)生首乌:呈不规则的厚片或块,外表面红棕色或红褐色,皱缩不平,有浅沟,并有横长皮孔样突起及细根痕。切面浅黄棕色或浅红棕色,显粉性;横切面有的皮部可见云锦状花纹,中央木部较大,有的呈木心。

(2)制首乌:表面黑褐色或棕褐色,凹凸不平。质坚硬,断面角质样,棕褐色或黑色。如图4-2(b)所示。

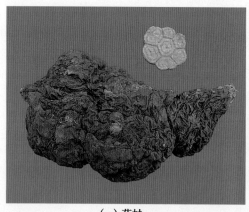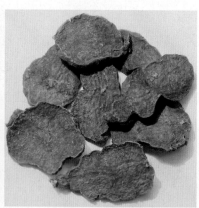

（a）药材　　　　　　　　　（b）饮片（制首乌）

图4-2 何首乌药材及饮片

▶▶ **课堂活动**

某市售"千年何首乌"(图4-3),酷似人形,价格昂贵。请提供方法鉴定其真伪。

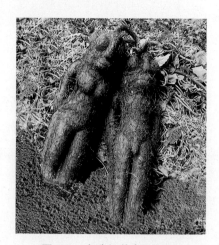

图4-3 人造何首乌(伪品)

【化学成分】 含有大黄酚、大黄素、大黄酸、大黄素甲醚、脂肪油、淀粉、糖类、土大黄苷、卵磷脂等成分。《中国药典》2015年版规定,本品按干燥品计算,含2,3,5,4'-四羟基二苯乙烯-2-O-β-D-葡萄糖苷($C_{20}H_{22}O_9$)不得少于1.0%。

【功效应用】解毒，消痈，截疟，润肠通便。用于疮痈，瘰疬，风疹瘙痒，久疟体虚，肠燥便秘。

> **知识链接**
>
> 制　首　乌
>
> 　　本品为何首乌片或块，照炖法用黑豆汁拌匀，置非铁质的适宜容器内，炖至汁液吸尽；或照蒸法，清蒸或用黑豆汁拌匀后蒸，蒸至内外均呈棕褐色，或晒至半干，切片，干燥而成。功效应用为补肝肾，益精血，乌须发，强筋骨，化浊降脂；用于血虚萎黄，眩晕耳鸣，须发早白，腰膝酸软，肢体麻木，崩漏带下，高脂血症。

三、牛膝 Achyranthis Bidentatae Radix

牛膝，始载于《神农本草经》，列为上品。其茎节膨大，如同牛的膝关节，因此得名。

【来源】苋科植物牛膝 *Achyranthes bidentata* Bl. 的干燥根。

【产地】主产河南，习称怀牛膝，为著名的"四大怀药"之一。

【采收加工】冬季茎叶枯萎时采挖，除去须根及泥沙，捆成小把，晒至干皱后，将顶端切齐，再晒干。

【性状鉴定】呈细长圆柱形，挺直或稍弯曲，长 15～70cm，直径 0.4～1cm。表面灰黄色或淡棕色，有微扭曲的细纵皱纹、排列稀疏的侧根痕和横长皮孔样的突起。质硬而脆，易折断，受潮则变柔软，横断面平坦，淡棕色，略呈角质样而油润，中心维管束木质部较大，黄白色，其外周散有多数黄白色点状维管束，断续排列成 2～4 轮。气微，味微甜而稍苦涩。如图 4-4 所示。

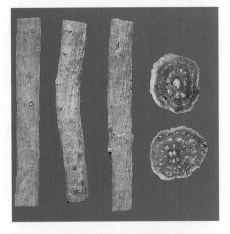

【化学成分】含皂苷类、植物甾酮类、糖类、黄酮类等成分。

【功效应用】补肝肾，强筋骨，逐瘀通经，利尿通淋，引血下行。用于腰膝酸痛，筋骨无力，痛经，经闭，淋证，水肿，头痛，眩晕，牙痛，口疮，吐血，衄血。

图 4-4　牛膝药材及横切片

> **知识链接**
>
> 药典品种——川牛膝
>
> 　　本品为苋科植物川牛膝 *Cyathula officinalis* Kuan 的干燥根，主产于四川。与牛膝的性状主要区别是：较粗，质韧，不易折断。断面筋脉点多，点状排列成 4～11 轮同心环，味甜。如图 4-5 所示。功效侧重逐瘀通经，通利关节，利尿通淋。

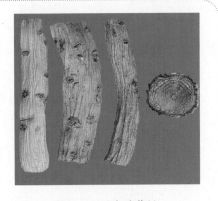

图 4-5　川牛膝药材

▶▶ 课堂活动

　　仔细观察怀牛膝与川牛膝表面及横断面特征，归纳二者性状鉴别要点。

四、附子 Aconiti Laterallis Radix Preparata

　　附子始载于《神农本草经》，列为下品。因附乌头（母根）而生，如子附母，故名附子。生附子有毒，为国家管制的28种毒性中药之一，内服须经炮制。附子为回阳救逆第一要药，其组方的常用著名中成药有附子理中丸、桂附地黄丸等。

　　【来源】　毛茛科植物乌头 *Aconitum carmichaeli* Debx. 子根的加工品。

　　【植物形态特征】　乌头为多年生草本，高60~120cm。块根常2个连生，母根长圆锥形，子根短圆锥形。茎直立，下部光滑无毛，上部稀生贴伏柔毛。叶互生，具短柄，叶片掌状，3深裂，两侧裂片再2裂，中央裂片3浅裂。总状花序顶生，萼片5，蓝紫色，上萼片盔状；花瓣2，有长爪。聚合蓇葖果。如图4-6所示。

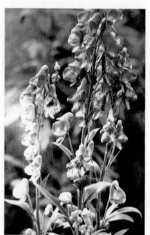

图4-6　附子原植物

　　【产地】　主产四川、陕西，尤以四川江油所产附子最负盛名。

　　【采收加工】　6月下旬至8月上旬采挖，除去母根、须根及泥沙，习称"泥附子"，加工成下列品种。

　　1. **盐附子**　选择个大、均匀的泥附子，洗净，浸入食用胆巴的水溶液中过夜，再加食盐，继续浸泡，每日取出晒晾，并逐渐延长晒晾时间，直至附子表面出现大量结晶盐粒（盐霜）、体质变硬为止。

　　2. **黑顺片**　取泥附子，按大小分别洗净，浸入食用胆巴的水溶液中数日，连同浸液煮至透心，捞出，水漂，纵切成厚约0.5cm的片，再用水浸漂，用调色液使附片染成浓茶色，取出，蒸至出现油面、光泽后，烘至半干，再晒干或继续烘干。

　　3. **白附片**　选择大小均匀的泥附子，洗净，浸入食用胆巴的水溶液中数日，连同浸液煮至透心，捞出，剥去外皮，纵切成厚约0.3cm的片，用水浸漂，取出，蒸透，晒干。

　　【性状鉴定】

　　1. **盐附子**　呈圆锥形，长4~7cm，直径3~5cm。表面灰黑色，被盐霜，顶端有凹陷的芽痕，周围有瘤状突起的支根或支根痕。体重，横切面灰褐色，可见充满盐霜的小空隙和多角形形成层环纹，环纹内侧导管束排列不整齐。气微，味咸而麻，刺舌。如图4-7所示。

　　2. **黑顺片**　为纵切片，上宽下窄，长1.7~5cm，宽0.9~3cm，厚0.2~0.5cm。外皮黑褐色，切面暗黄色，油润具光泽，半透明状，并有纵向导管束。质硬而脆，断面

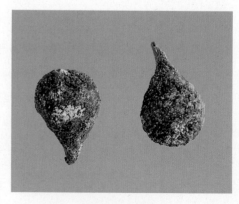

图4-7　盐附子

角质样。气微,味淡。如图4-8所示。

3. **白附片** 无外皮,黄白色,半透明,厚约0.3cm。如图4-9所示。

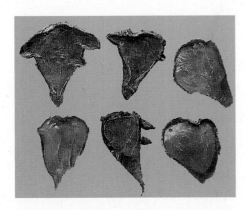

图4-8 黑顺片

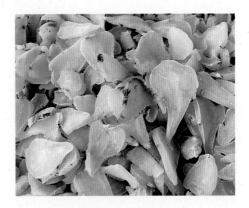

图4-9 白附片

▶▶ **课堂活动**

仔细观察药材标本,归纳白附片与黑顺片的性状鉴别要点。

【**显微鉴定**】 盐附子横切面:外侧为数列后生皮层,内有2~3个成群石细胞散在,最外一列细胞壁木栓化。韧皮部宽广,有小筛管群散在。形成层呈多角形。木质部在形成层角隅处较发达,导管细小,常呈"V"形排列。中央有髓,较宽广。薄壁细胞内含淀粉粒。如图4-10所示。

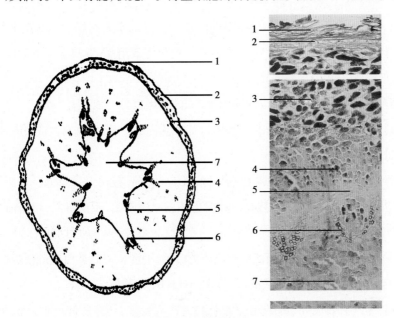

图4-10 盐附子横切面图
1. 后生皮层 2. 石细胞 3. 内皮层 4. 韧皮部 5. 形成层 6. 木质部 7. 髓部

【**化学成分**】 主含双酯型二萜类生物碱,为主要毒性成分,如乌头碱、中乌头碱、次乌头碱等。去甲乌药碱是附子中的强心成分之一,含量甚微,但对心血管系统的作用很强。

【**功效应用**】 回阳救逆,补火助阳,散寒止痛。用于亡阳虚脱,肢冷脉微,心阳不足,胸痹心痛,虚寒

133

吐泻,脘腹冷痛,肾阳虚衰,阳痿宫冷,阴寒水肿,阳虚外感,寒湿痹痛。宜先煎、久煎;孕妇慎用;不宜与半夏、瓜蒌、瓜蒌子、瓜蒌皮、天花粉、川贝母、浙贝母、平贝母、伊贝母、湖北贝母、白蔹、白及同用。

知识链接

川乌与草乌

川乌为乌头 *Aconitum carmichaeli* Debx. 的母根, 如图4-11所示; 草乌为同属北乌头 *A. kusnezoffii* Reichb. 的干燥块根, 如图4-12所示。 二者均为常用的祛风除湿、温经止痛中药, 基源相近, 功用相似, 常相互配伍, 用治风寒湿痹、诸痛等证, 应用广泛, 疗效显著, 但二者均有毒, 一般炮制后用, 禁忌同附子。

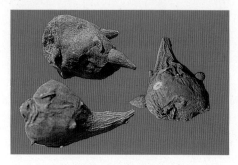 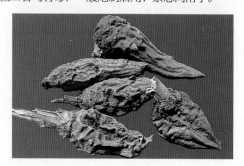

图4-11　川乌药材　　　　　　　图4-12　草乌药材

五、白芍 Paeoniae Radix Alba

芍药始载于《神农本草经》,列为中品,因古代有一民俗是亲人离别时赠送芍药,所以别名"将离"。陶弘景时代开始,将芍药分为白芍、赤芍两种。白芍为栽培品,置沸水中煮后除去外皮或去皮后再煮,功效长于补血养阴。

【来源】 芍药科植物芍药 *Paeonia lactiflora* Pall. 的干燥根。

【采收加工】 夏、秋二季采挖,洗净,除去头尾和细根,置沸水中煮后除去外皮或去皮后再煮,晒干。

【性状鉴定】

1. **药材** 根圆柱形,平直或稍弯曲,两端平截,长5~18cm,直径1~2.5cm。表面类白色或淡棕红色,光洁或有纵皱纹及细根痕,偶有残存的棕褐色外皮。质坚实,不易折断,切断面类白色或微带红棕色,形成层环明显,射线放射状,呈"菊花心"。气微,味微苦、酸。如图4-13(a)所示。

2. **饮片** 呈类圆形的薄片。表面淡棕红色或类白色,平滑。切面类白色或微带棕红色,形成层环明显,可见稍隆起的筋脉纹呈放射状排列。如图4-13(b)所示。

【化学成分】 主要有效成分为芍药苷。现代药理研究发现,芍药苷能增加冠状动脉流量,改善心肌血注,扩张血管,对抗急性心肌缺血,抑制血小板聚集,具有镇静、镇痛、解痉、抗炎、抗溃疡等多种作用;特别是在增强机体的免疫功能方面,有着较好的效果。《中国药典》2015年版规定,白芍饮片含芍药苷($C_{23}H_{28}O_{11}$)不得少于1.2%。

【功效应用】 养血调经,敛阴止汗,柔肝止痛,平抑肝阳。用于血虚萎黄,月经不调,自汗,盗汗,胁痛,腹痛,四肢挛痛,头痛眩晕。不宜与藜芦同用。

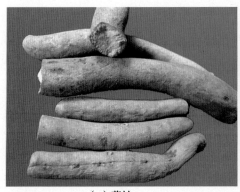

（a）药材　　　　　　　　　　（b）饮片

图 4-13　白芍药材及饮片

知识链接

赤　芍

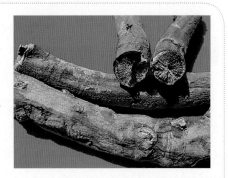

　　本品为芍药科植物芍药 *Paeonia lactiflora* Pall. 或川赤芍 *P. veitchii* Lynch 的干燥根。 前者多为野生品。 采收后直接晒干生用。 如图 4-14 所示。 功效擅长清热凉血，散瘀止痛。

图 4-14　赤芍药材

▶▶ 课堂活动

　　比较白芍与赤芍的异同点。

六、防己 Stephaniae Tetrandrae Radix

　　防己始载于《神农本草经》，列为上品。本品因功效而得名，"以脾为己土……己土受邪之病，而此能防堤之"。又因药材集散于汉口而得名汉防己。

　　【来源】 防己科植物粉防己 *Stephania tetrandra* S. Moore 的干燥根。

　　【采收加工】 秋季采挖，洗净，除去粗皮，晒至半干，切段，个大者再纵切，干燥。

　　【性状鉴定】 呈不规则圆柱形、半圆柱形或块状，多弯曲，长 5~10cm，直径 1~5cm。表面淡灰黄色，在弯曲处常有深陷横沟而成结节状的瘤块样。表面淡灰黄色，在弯曲处有深陷的横沟而呈结节状的瘤块样。质坚实，体重，横断面平坦，灰白色，富粉性，有排列较稀疏的放射状纹理如车轮状，习称"车轮纹"。气微，味苦。如图 4-15 所示。

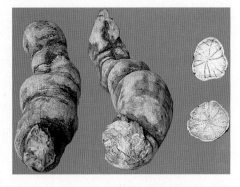

图 4-15　防己药材及横切片

【化学成分】含多种异喹啉类生物碱,其中主要为粉防己碱、防己诺林碱等。

【功效应用】祛风止痛,利水消肿。用于风湿痹痛,湿疹疮毒,水肿脚气,小便不利等。

七、板蓝根 Isatidis Radix

板蓝根是我国最常用的传统中药材之一,应用历史悠久。以"蓝"始载于《神农本草经》,板蓝根得名起于李时珍的《本草纲目》。

▶▶ 课堂活动

请列举板蓝根在日常生活中的应用情况。

【来源】十字花科植物菘蓝 *Isatis indigotica* Fort. 的干燥根。

【产地】主产河北、江苏、陕西、山西等省,尤以河北安国所产质量最佳。目前各地都有栽培。

【采收加工】秋季采挖,除去泥沙,晒干。

【性状鉴定】本品呈圆柱形,稍扭曲,长 10~20cm,直径 0.5~1cm。表面淡灰黄色或淡棕黄色,有纵皱纹,横长皮孔样突起及支根痕。根头略膨大,可见暗绿色或暗棕色轮状排列的叶柄残基和密集的疣状突起。体实,质略软,断面皮部黄白色,木部黄色。气微而特异,味微甜后苦涩。如图 4-16 所示。

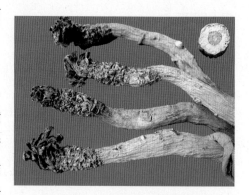

图 4-16　板蓝根药材及横切片

▶▶ 课堂活动

仔细观察板蓝根根头部的叶柄残基和密集的疣状突起,断面特征,体会其气味。

【化学成分】含有靛蓝、靛玉红、β-谷甾醇等。

【功效应用】清热解毒,凉血利咽。用于温疫时毒,发热咽痛,温毒发斑,痄腮,烂喉丹痧,大头瘟疫,丹毒,痈肿。

知识链接

药典品种——南板蓝根、大青叶和青黛

1. 南板蓝根　本品为爵床科植物马蓝 *Baphicacanthus cusia*（Nees）Bremek. 的干燥根茎及根。 如图 4-17 所示。 功效与板蓝根相似。 从解热、抗炎试验结果比较,板蓝根的作用优于南板蓝根;但从抗癌有效成分看,南板蓝根中的靛蓝含量高于板蓝根。

2. 大青叶　本品为十字花科植物菘蓝 *Isatis indigotica* Fort. 的干燥叶。 如图 4-18 所示。 功效与板蓝根类似。

3. 青黛　本品为十字花科植物菘蓝 *I. indigotica* Fort.、蓼科植物蓼蓝 *Baphicacanthus cusia*（Nees）Bremek.、爵床科植物马蓝 *Strobilanthes cusia*（Nees）Ktze. 的叶或茎叶经加工制得的干燥粉末或团块。如图 4-19 所示。含靛蓝、靛玉红，功效与板蓝根类似，常外敷治腮腺炎。有报道称用青黛与靛玉红治疗白血病有较好疗效。

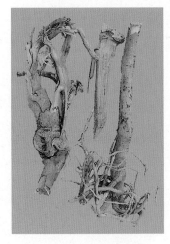

图 4-17　南板蓝根

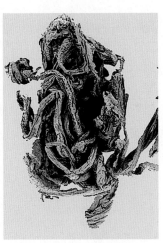

图 4-18　大青叶

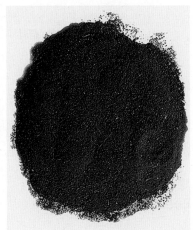

图 4-19　青黛

八、黄芪 Astragali Radix

黄芪始载于《神农本草经》，称戴糁，又名黄耆，"耆，长也。黄耆色黄，为补药之长。"黄芪以补气见长，是补气良药，组方许多著名中成药，如黄芪建中丸、玉屏风散等。同时又是药膳的常用材料，如黄芪粥，是气虚体质者调理身体的佳品。

▶ **课堂活动**

请说说你所知道的药食两用的中药有哪些？课后请查阅药食两用的中药还有哪些？

【来源】　豆科植物蒙古黄芪 *Astragalus membranaceus*（Fisch.）Bge. var. *mongholicus*（Bge.）Hsiao 或膜荚黄芪 *A. membranaceus*（Fisch.）Bge. 的干燥根。

【产地】　主产内蒙古、山西、黑龙江。

【采收加工】　春秋二季采挖，除去须根及根头，晒干。

【性状鉴定】　呈圆柱形，有的有分枝，上端较粗，长 30~90cm，直径 1~3.5cm。表面淡棕黄色或淡棕褐色，有不整齐的纵皱纹或纵沟。质硬而韧，不易折断，断面纤维性强，并显粉性，皮部黄白色，木部淡黄色，有放射状纹理和裂隙，老根中心偶有枯朽状，黑褐色或呈空洞。气微，味微甜，嚼之微有豆腥味。如图 4-20 所示。

【化学成分】　主要含皂苷类、黄酮类、多糖类、氨基酸类及微量元素硒等。《中国药典》2015 年版规定，本品含黄芪甲苷不得少于 0.040%。

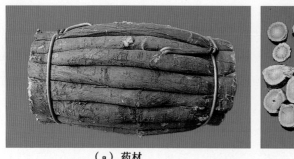
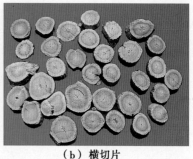

（a）药材　　　　　　　（b）横切片

图 4-20　黄芪药材及饮片

【功效应用】补气升阳,固表止汗,利水消肿,生津养血,行滞通痹,托毒排脓,敛疮生肌。用于气虚乏力,食少便溏,中气下陷,久泻脱肛,便血崩漏,表虚自汗,气虚水肿,内热消渴,血虚萎黄,半身不遂,痹痛麻木,痈疽难溃,久溃不敛。

知识链接

炙　黄　芪

　　本品为黄芪的炮制加工品。 制法为:取黄芪片,照蜜炙法炒至不粘手,晾凉。 功效益气补中。 用于气虚乏力,食少便溏。

九、甘草 Glycyrrhizae Radix et Rhizoma

甘草始载于《神农本草经》,列为上品。因味甘而得名,其甜度远高于蔗糖,是名副其实的"甜草"。甘草应用广泛,在中药中占有极其重要的地位,可调和诸药,有"十方九草"之说,号称"国老"。

【来源】豆科植物甘草 *Glycyrrhiza uralensis* Fisch.、胀果甘草 *G. inflata* Bat.、光果甘草 *G. glabra* L. 的干燥根及根茎。

【植物形态特征】多年生草本,茎直立,被白色短毛和刺毛状腺体。奇数羽状复叶互生,小叶7~17,全缘,两面有短毛和腺体。总状花序腋生,蝶形花冠紫红色或蓝紫色,荚果弯曲成镰刀状,表面密被褐色刺状腺毛。种子6~8枚,肾形。如图4-21所示。

【产地】甘草主产内蒙古、甘肃、新疆、宁夏;胀果甘草与光果甘草主产新疆、甘肃。

【采收加工】春、秋两季采挖,除去须根,晒干。采挖后的甘草在加工时严守传统工艺,做到皮净身干,单条顺直,两头见刀,口径整新,根茎分拢,按类归等。

【性状鉴定】

1. **甘草**　根呈圆柱形,长 25~100cm,直径 0.6~3.5cm。外皮松紧不一。表面红棕色或灰棕色,具显著的纵皱纹、沟纹、皮孔及稀疏的细根痕。质坚实,断面略显纤维性,黄白色,粉性,形成层环明显,射线放射状,呈"菊花心",有的有裂隙。根茎呈圆柱形,表面有芽痕,断面中央有髓。气微,味甜而特殊。如图4-22所示。

2. **胀果甘草**　根及根茎木质粗壮,有的分枝,外皮粗糙,多灰棕色或灰褐色,质坚硬,木质纤维多,粉性小。根茎不定芽多而粗大。

3. **光果甘草**　根及根茎质地较坚实,有的分枝,外皮不粗糙,多灰棕色,皮孔细而不明显。

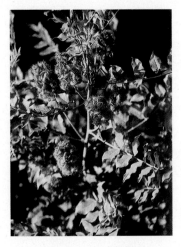

图 4-21　甘草原植物

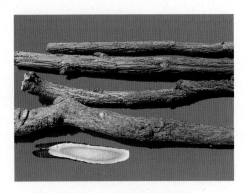

图 4-22　甘草药材及斜切片

▶▶ 课堂活动

请咀嚼甘草,仔细体会甘草的味道。

【显微鉴定】

1. **甘草横切面**　木栓层为数列棕色细胞。栓内层较窄。韧皮部射线宽广,多弯曲,常显裂隙;韧皮纤维多呈束,非木化或微木化,周围薄壁细胞常含草酸钙方晶,筛管群常因压缩而变形。束内形成层明显。木质部射线宽 3~5 列细胞;木质部导管较多,直径约至 160μm;木纤维成束,周围薄壁细胞中亦含草酸钙方晶。薄壁细胞含有淀粉粒。根中央无髓;根茎中央有髓,有的髓部细胞含红棕色物质。如图 4-23 所示。

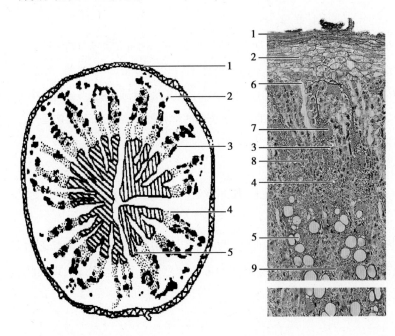

图 4-23　甘草横切面图
1. 木栓层　2. 皮层　3. 韧皮部　4. 形成层　5. 木质部　6. 裂隙　7. 韧皮纤维　8. 韧皮射线　9. 木射线

2. 甘草粉末 淡棕黄色,味甜。纤维成束,直径 8~14μm,壁厚,微木化,周围薄壁细胞含草酸钙方晶,形成晶纤维。草酸钙方晶多见。具缘纹孔导管较大,稀有网纹导管。木栓细胞黄棕色,多角形,微木化。淀粉粒多为单粒。如图 4-24 所示。

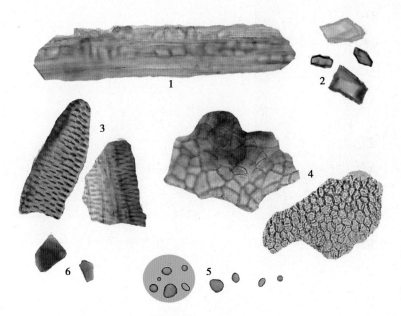

图 4-24 甘草粉末
1. 晶纤维 2. 草酸钙方晶 3. 具缘纹孔导管
4. 木栓细胞 5. 淀粉粒 6. 棕色块

【化学成分】甘草成分复杂,目前已分离得到近百种活性成分,其中最具代表性的成分是甘草皂苷,为甘草酸的钾、钙盐。尚含甘草苷、甘草苷元、异甘草苷、异甘草苷元等。《中国药典》2015 年版规定,本品含甘草酸不得少于 2.0%。

知识链接

甘 草 皂 苷

甘草皂苷(又称甘草甜素)是甘草的甜味成分,为甘草酸的钾、钙盐,是一种非常有前景的纯天然甜味剂,它具有甜度高(其三钾盐甜度是蔗糖的 150 倍,单钾盐甜度是蔗糖的 500 倍)、低热能、安全无毒和较强的医疗保健功效,是高血压、肥胖症、糖尿病、心脏病患者使用的最理想甜味剂。其药理作用比较广泛,能抑制肝脏炎症反应,强有力地保护肝细胞膜,增强肝脏的解毒功能,减轻肝脏的病理性损害,提高肝细胞对化学伤害的抵抗力,促进胆红素代谢,有很好的利胆降酶效果。

【理化鉴定】甘草皂苷反应:取本品粉末置白瓷板上,加 80%(V/V)硫酸数滴,显黄色,渐变橙黄色。

【功效应用】补脾益气,清热解毒,祛痰止咳,缓急止痛,调和诸药。用于脾胃虚弱,倦怠乏力,心悸气短,咳嗽痰多,脘腹及四肢挛急疼痛,痈肿疮毒,缓解药物毒性和烈性。不宜与海藻、京大戟、芫花、甘遂同用。

知识链接

炙 甘 草

本品为甘草的炮制加工品。制法为：取甘草片，按照蜜炙法炒至黄色至深黄色，不粘手时取出，晾凉。功效补脾和胃，益气复脉。用于脾胃虚弱，倦怠乏力，心悸，脉结代。

十、苦参 Sophorae Flavescentis Radix

苦参因其味极苦，形似参而得名，广泛用于医药、兽药、农药、环境卫生用药等方面。

【**来源**】豆科植物苦参 *Sophora flavescens* Ait. 的干燥根。

【**性状鉴定**】本品呈圆柱形，下部常有分枝，长10~30cm，直径1~6.5cm。表面灰棕色或棕黄色，具纵皱纹和横长皮孔样突起，外皮薄，多破裂反卷，易剥落，剥落处显黄色，光滑。质硬，不易折断，断面纤维性；切片厚3~6mm；切面黄白色，具放射状纹理和裂隙，有的具异型维管束呈同心性环列或不规则散在。气微，味极苦。如图4-25所示。

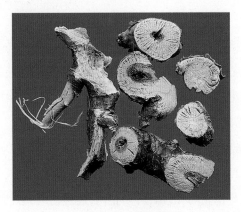

图4-25　苦参药材

▶▶ **课堂活动**

请仔细观察苦参药材栓皮特征和横断面环状年轮，并咀嚼体会其味道。

【**化学成分**】含苦参碱、氧化苦参碱等多种生物碱。

【**功效应用**】清热燥湿，杀虫，利尿。用于热痢，便血，黄疸尿闭，赤白带下，阴肿阴痒，湿疹，湿疮，皮肤瘙痒，疥癣麻风；外治滴虫阴道炎。不宜与藜芦同用。

十一、葛根 Puerariae Lobatae Radix

葛根为药食两用中药之一。从葛根中提取的葛粉是老幼皆益的滋补佳品，被誉为"野生淀粉之王"，在国际上享有"长寿粉"之美誉。

【**来源**】豆科植物野葛 *Pueraria lobata* (Willd.) Ohwi 的干燥根。习称野葛。

【**采收加工**】秋、冬二季采挖，趁鲜切成厚片或小块；干燥。

粉　葛

本品为豆科植物甘葛藤 *Pueraria thomsonii* Benth. 的干燥根。功效同葛根，葛根素含量低，富粉性，故多作食用。如图 4-26 所示。《中国药典》2000 年版将野葛和甘葛藤都归属"葛根"中，而《中国药典》2015 年版"葛根"项下只收载野葛，甘葛藤则以"粉葛"单列，规定粉葛的葛根素含量不得少于 0.3%。

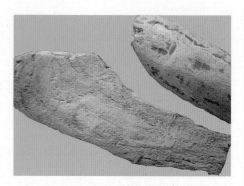

图 4-26　粉葛药材

【性状鉴定】呈纵切长方形厚片或小方块，长 5 ~ 35cm，厚 0.5 ~ 1cm。外皮淡棕色，外皮淡棕色至棕色，有纵皱纹，粗糙。切面黄白色，横切面由纤维形成浅棕色同心性环纹，纵切面由纤维形成数条纵纹。质韧，纤维性强。无臭，味微甜。如图 4-27 所示。

【化学成分】含异黄酮类化合物，主要为葛根素。葛根素对心血管系统具有抗心律失常、降血压、扩张冠状动脉、抗心肌缺血、抗过氧化、影响血流动力学和血小板聚集、保护血管等作用。临床应用其制剂葛根素注射

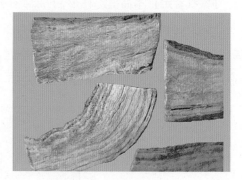

图 4-27　葛根药材纵切片

液治疗冠心病、心绞痛、视网膜动静脉阻塞、突发性耳聋等症。《中国药典》2015 年版规定，本品葛根素（$C_{21}H_{20}O_9$）含量不得少于 2.4%。

【功效应用】解肌退热，生津止渴，透疹，升阳止泻，通经活络，解酒毒。用于外感发热头痛，项背强痛，口渴，消渴，麻疹不透，热痢，泄泻，眩晕头痛，中风偏瘫，胸痹心痛，酒毒伤中。

▶ 课堂活动

仔细观察葛根和粉葛药材标本，归纳葛根与粉葛的性状鉴别要点。

十二、人参 Ginseng Radix et Rhizoma

人参始载于《神农本草经》，列为上品。为著名的"东北三宝"之一，人称"千草之灵，百药之长"的"神草"，有"百草之王"之称，自古以来就被蒙上一层神秘的色彩，是驰名中外的名贵药材。

【来源】五加科植物人参 *Panax ginseng* C. A. Mey. 的干燥根及根茎。

【植物形态特征】多年生草本，主根圆柱形或纺锤形，具分枝。根茎（芦头）短，每年增生一节，上有凹陷的茎痕（芦碗）。茎单一，掌状复叶轮生于茎顶，小叶 3 ~ 5 片。伞形花序顶生。浆果状核果扁球形，成熟时鲜红色，内含半圆形种子 2 枚。如图 4-28 所示。

【产地】主产东北。栽培面积和产量以吉林省最大，占全国的 70% 以上。人参播种在山林野生

状态下自然生长的称"林下山参",习称"籽海"。人工栽培者称"园参"。

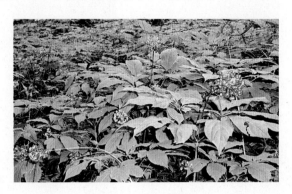

图 4-28　人参原植物

知识链接

人参叶与人参花

1. 人参叶为五加科植物人参 *P. ginseng* C. A. Mey. 的干燥叶。 功效补气,益肺,祛暑,生津,用于气虚咳嗽,暑热烦躁,津伤口渴,头目不清,四肢倦乏。

2. 人参花为五加科植物人参 *P. ginseng* C. A. Mey. 的干燥花。 功效健脾补虚,开胃消食,用于神经衰弱、消化不良等症。 现代研究表明,人参花能有效调节人体细胞的阴阳平衡,改善细胞代谢水平,增强机体功能,恢复人体内各组织、器官、系统功能,进而达到消除疲劳、延缓衰老的效果,有效防治动脉硬化、高血脂、高血糖、更年期综合征等。

【采收加工】多于秋季采挖,洗净经晒干或烘干。栽培的俗称"园参";播种在山林野生状态下自然生长的称"林下山参",习称"籽海"。园参中除去支根晒干称"生晒参";不去支根晒干,称"全须生晒参"。鲜参经真空冷冻干燥方法加工制成,称"冻干参(活性参)"。

【性状鉴定】

1. 园参　主根呈纺锤形或圆柱形,长 3～15cm,直径 1～2cm。表面灰黄色,上部或全体有疏浅断续的粗横纹及明显的纵皱,下部有支根 2～3 条,并着生多数细长的须根,须根上常有不明显的细小疣状突起。根茎(芦头)长 1～4cm,直径 0.3～1.5cm,多拘挛而弯曲,具不定根(芋)和稀疏的凹窝状茎痕(芦碗)。质较硬,断面淡黄白色,显粉性,形成层环纹棕黄色,皮部有黄棕色的点状树脂道及放射状裂隙。具有特异的"参味",味微苦、甘。如图 4-29 所示。

▶▶ 课堂活动

请仔细观察人参药材的鉴别特征,并咀嚼体会"参味"。

2. 林下山参　主根多与根茎等长或较短,呈圆柱形、棱角形或人字形,长 1～6cm。表面灰黄色,具纵皱纹,上部或中下部有环纹。支根多为 2～3 条,须根少而细长,清晰不乱,有较明显的疣状突起,根茎细长,少数粗短,中上部具稀疏或密集而深陷的茎痕。不定根较细,多下垂。如图 4-30 所示。

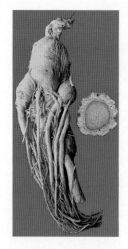

图 4-29　全须生晒参及横切片

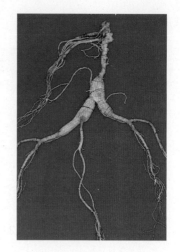

图 4-30　林下山参

难点释疑

1. 人参相关术语

人参芦碗：人参地上茎的残痕。

人参芦（芦头）：人参主根上部的根茎。

人参艼（芦艼）：生长于人参芦上的不定根。

珍珠疙瘩（珍珠点）：人参须根上的疣状突起。

野山参五体：芦、艼、体、纹、须。

人参体：人参的主根。

灵体：人参主根形如元宝形或菱角状，两条腿能明显分开。

人参腿：人参主根下部较粗的支根。

2. 野山参的性状特征　山参根茎细长。上部有密集的芦碗，其不定根形似枣核。主根上端有细密的螺旋纹（铁线纹）。须根细长，有明显的疣状突起，习称"珍珠疙瘩"。老药工将野山参的性状特征概括为"芦长碗密枣核艼，紧皮细纹珍珠须"。

【显微鉴定】

1. **人参横切面**　木栓层为数列细胞。栓内层窄。韧皮部外侧有裂隙，内侧薄壁细胞排列较紧密，有树脂道散在，内含黄色分泌物。形成层成环。木质部射线宽广，导管单个散在或数个相聚，断续排列成放射状，导管旁偶有非木化的纤维。薄壁细胞含草酸钙簇晶，棱角锐尖。如图4-31所示。

2. **人参粉末**　粉末淡黄白色。树脂道碎片易见，含黄色块状分泌物。草酸钙簇晶直径 20～68μm，棱角锐尖。木栓细胞表面观类方形或多角形，壁细波状弯曲。网纹导管及梯纹导管直径 10～56μm。淀粉粒甚多，单粒类球形、半圆形或不规则多角形，直径 4～20μm，脐点点状或裂缝状；复粒由 2～6 分粒组成。如图 4-32 所示。

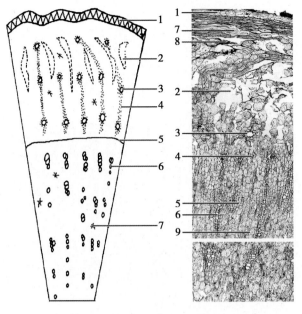

图 4-31　人参横切面图

1. 木栓层　2. 裂隙　3. 树脂道　4. 韧皮部　5. 形成层　6. 木质部　7. 草酸钙簇晶　8. 颓废筛管组织　9. 射线

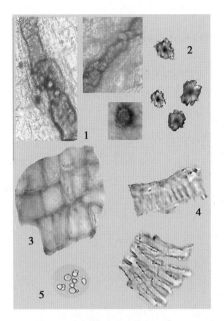

图 4-32　人参粉末

1. 树脂道　2. 草酸钙簇晶　3. 木栓细胞　4. 导管　5. 淀粉粒

【化学成分】含多种人参皂苷，主要为四环三萜类皂苷，如人参皂苷 Ra、Rb、Rc、Rd、Re、Rf、Rg 等。此外，还含有人参多糖、人参挥发油等。《中国药典》2015 年版规定，本品含人参皂苷 Rg_1 和人参皂苷 Re 的总量不得少于 0.30%，人参皂苷 Rb_1 不得少于 0.20%。

【功效应用】大补元气，复脉固脱，补脾益肺，生津养血，安神益智。用于体虚欲脱，肢冷脉微，脾虚食少，肺虚喘咳，津伤口渴，气血亏虚，内热消渴，久病虚羸，惊悸失眠，阳痿宫冷。不宜与藜芦、五灵脂同用。

知识链接

朝鲜参与西洋参

1. 朝鲜参　来源与人参相同，产于朝鲜与韩国，又称"朝鲜人参""别直参""高丽参"，如图4-33 所示。加工方法与红参相似。

2. 西洋参　为五加科植物西洋参 *P. quinquefolium* L. 的干燥根。又称"花旗参""洋参"。主产于美国北部及加拿大，我国已有大量栽培并供国内市场销售。芦头大多除去，为生晒品。如图 4-34 所示。本品性偏凉，功效补气养阴，清热生津；用于气虚阴亏，内热，肺虚咳血，潮热及肺胃津亏，烦渴等。

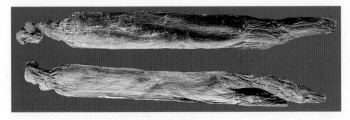

图 4-33　朝鲜参

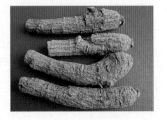

图 4-34　西洋参

▶▶ 课堂活动

请观察生晒参和西洋参，归纳二者的性状鉴别特征。

知识链接

药典品种——红参

本品为人参栽培品经蒸制后的干燥根和根茎，如图 4-35 所示。其中，身长、腿长、形体优美的红参称"边条红参"。与生晒参区别为：表面红棕色，半透明，上部有时带土黄色，断面角质样。功效偏于大补元气，复脉固脱，益气摄血。用于体虚欲脱，肢冷脉微，气不摄血，崩漏下血。常见商品规格如下：

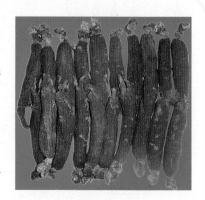

图 4-35　红参药材

普通红参与边条红参的等级规格

规格	每 500g 人参的支数	规格	每 500g 人参的支数
普通红参 20 支	20 支以内	边条红参 16 支	16 支以内
普通红参 32 支	20 支以上 32 支以内	边条红参 25 支	16 支以上 25 支以内
普通红参 48 支	32 支以上 48 支以内	边条红参 35 支	25 支以上 35 支以内
普通红参 64 支	48 支以上 64 支以内	边条红参 45 支	35 支以上 45 支以内
普通红参 80 支	64 支以上 80 支以内	边条红参 55 支	45 支以上 55 支以内
		边条红参 80 支	55 支以上 80 支以内

十三、三七 Notoginseng Radix et Rhizoma

三七，又名田七、参三七，李时珍称其为金不换，具有"生打熟补"的功效，即生三七偏于散瘀止血，是名扬中外的中成药云南白药的主要原料药；熟三七偏于补血，《本草纲目拾遗》称："人参补气第一，三七补血第一，味同而功亦等，故称人参三七，为中药之最珍贵者。"

【来源】　五加科植物三七 *Panax notoginseng*（Burk.）F. H. Chen 的干燥根及根茎。

【产地】　主产云南、广西。多为栽培。

【采收加工】　秋季花开前采挖，洗净，秋季花开前采挖，洗净，分开主根、支根及根茎，干燥。支根习称"筋条"，根茎习称"剪口"。

【性状鉴定】　主根呈类圆锥形或圆柱形，长 1~6cm，直径 1~4cm。表面灰褐色或灰黄色，具蜡样光泽，有断续的纵皱纹及支根痕。顶端有茎痕，周围有瘤状突起。体重，质坚实，断面灰绿色、黄绿色或灰白色，木部微呈放射状排列。气微而特异,味苦回甜。如图4-36所示。

　　筋条呈圆柱形或圆锥形,长2~6cm,上端直径约0.8cm,下端直径约0.3cm。剪口呈不规则的皱缩块状或条状,表面有数个明显的茎痕和环纹,断面中心灰绿色或白色,边缘深绿色或灰色。

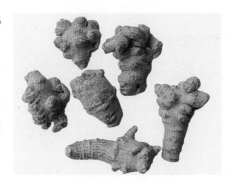

图4-36　三七药材

▶▶ 课堂活动

　　仔细观察三七药材,归纳性状鉴定要点。

难点释疑

三七真伪鉴别

　　三七是名贵中药材,伪品较多,主要分两类,一类是名称类似的植物冒充三七,常见有藤三七,是落葵科植物落葵薯藤上的干燥瘤块状珠芽。 呈瘤状,少数圆柱形,直径0.5~3cm,表面灰棕色,具突起。 质坚实而脆,易碎裂。 断面灰黄色或灰白色,略呈粉性。 气微,味微苦。 如图4-37所示。 鉴别要点:三七有人参气味,尝之味苦回甜,藤三七气微,味微苦。 另一类是以其他植物仿造冒充三七的伪品,如莪术是姜科植物莪术的根茎,和三七质地相似,是最常用来制作伪品三七的原料,通常用刀雕刻成三七的形状来冒充三七。 鉴别要点:伪品从颜色和形状上和三七相似,但放大镜下可见刀削痕迹,口尝微麻辣,具姜香味。 如图4-38所示。

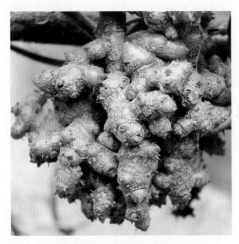

图4-37　藤三七(鲜品)

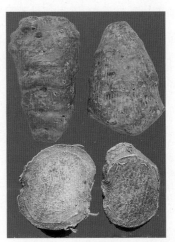

图4-38　莪术伪造的三七

　　【化学成分】 主要有皂苷、黄酮、挥发油、氨基酸、多糖、淀粉、蛋白质等。《中国药典》2015年版规定,本品含人参皂苷 Rg_1、人参皂苷 Rb_1 和三七皂苷 R_1 三者的总量不得少于5.0%。

　　【功效应用】 散瘀止血,消肿定痛。用于咯血,吐血,衄血,便血,崩漏,外伤出血,胸腹刺痛,跌仆肿痛。孕妇慎用。

知识链接

三七的商品规格

三七的商品规格以药材大小分档，常以"头"计。等级及划分标准如下：

等级	每500g三七的个数	等级	每500g三七的个数
20头(一等)	20个以内	80头(五等)	60~80个
30头(二等)	20~30个	120头(六等)	80~120个
40头(三等)	30~40个	160头(七等)	120~160个
60头(四等)	40~60个	200头(八等)	160~200个

十四、当归 Angelicae Sinensis Radix

当归始载于《神农本草经》，列为中品。当归因功用而得名，活血补血，能使气血各有所归，为妇科调经、补血、活血之要药，有"十方九归"与"药王"的美称。著名养血调经的中成药四物合剂就以当归为主要原料药。

【来源】伞形科植物当归 *Angelica sinensis* (Oliv.) Diels 的干燥根。

【植物形态特征】当归为多年生草本，茎直立，带紫色。叶互生，具长柄，叶鞘基部膨大，叶2~3回羽状全裂，小叶3对，卵形或菱形，边缘有缺刻。复伞形花序顶生，花白色。果为双悬果。如图4-39所示。

【产地】主产甘肃。

【采收加工】秋末采挖，除去须根及泥土，待水分稍蒸发后，捆成小把，上棚，用烟火慢慢熏干。

【性状鉴定】根略呈圆柱形，下部有支根3~5条或更多，长15~25cm。表面浅棕色至棕褐色，具纵皱纹和横长皮孔样突起。根头(归头)直径1.5~4cm，具环纹，上端圆钝，或具数个明显突出的根茎痕，有紫色或黄绿色的茎及叶鞘的残基；主根(归身)表面凹凸不平；支根(归尾)直径0.3~1cm，上粗下细，多扭曲，有少数须根痕。质柔韧，断面黄白色或淡黄棕色，皮部厚，有裂隙及多数棕色点状分泌腔，木部色较淡，形成层环黄棕色。有浓郁的甜香气，味甘、辛、微苦。如图4-40所示。

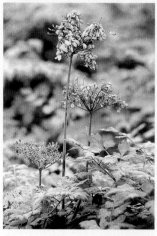

图4-39 当归原植物

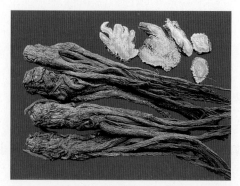

图4-40 当归药材及切片

▶▶ 课堂活动

请仔细观察体会当归颜色和气味，归纳其主要鉴别要点。

【显微鉴定】

1. **当归横切面**　木栓层为数列细胞。栓内层窄，有少数油室。韧皮部宽广，多裂隙，油室及油管类圆形，直径 25~160μm，外侧较大，向内渐小，周围分泌细胞 6~9 个。形成层成环。木质部射线宽 3~5 列细胞；导管单个散在或 2~3 个相聚，成放射状排列；薄壁细胞含淀粉粒。如图 4-41 所示。

2. **当归粉末**　淡黄棕色。韧皮薄壁细胞纺锤形，壁略厚，表面有极微细的斜向交错纹理，有时可见菲薄的横隔。梯纹导管和网纹导管多见，直径约至 80μm。有时可见油室碎片。如图 4-42 所示。

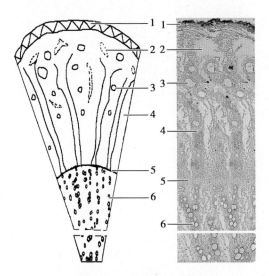

图 4-41　当归横切面图
1. 木栓层　2. 裂隙　3. 油室
4. 韧皮部　5. 形成层　6. 导管

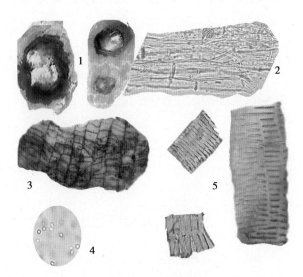

图 4-42　当归粉末
1. 油室　2. 韧皮薄壁细胞　3. 木栓细胞
4. 淀粉粒　5. 导管

【化学成分】　主要含挥发油和水溶性成分。其中，挥发油主要含藁本内酯，水溶性成分主要含阿魏酸等。《中国药典》2015 年版规定，本品含阿魏酸不得少于 0.050%。

【功效应用】　补血活血，调经止痛，润肠通便。用于血虚萎黄，眩晕心悸，月经不调，经闭痛经，虚寒腹痛，肠燥便秘，风湿痹痛，跌仆损伤，痈疽疮疡。酒当归活血通经。用于经闭痛经，风湿痹痛，跌仆损伤。

知识链接

当归的贮藏

当归易虫蛀、霉变、泛油，应贮于阴凉干燥处，温度在 28℃以下，相对湿度 70%~75%，商品安全水分为 13%~15%。贮藏期间应定期检查，发现吸潮或轻度霉变、虫蛀，要及时晾晒或用 60℃左右的温度烘干。有条件的地方可用密闭抽氧充氮技术养护。

十五、防风 Saposhnikoviae Radix

防风因功用而得名。《本草纲目》称"防者，御也，其功疗风最要。"为治风要药，以防风为原料药的著名中成药有防风通圣散（颗粒）、玉屏风散等。

【来源】 伞形科植物防风 *Saposhnikovia divaricata* （Turcz.）Schischk. 的干燥根。

【性状鉴定】 呈长圆锥形或长圆柱形，下部渐细，有的略弯曲，长 15～30cm，直径 0.5～2cm。表面灰棕色，粗糙，有纵皱纹、多数皮孔样突起及点状的细根痕。根头部有明显密集的环纹，习称"蚯蚓头"，有的环纹上残存棕褐色毛状叶基（"扫帚头"）。体轻，质松，易折断，断面不平坦，皮部浅棕色，有裂隙，木部浅黄色。气特异，味微甘。如图 4-43 所示。

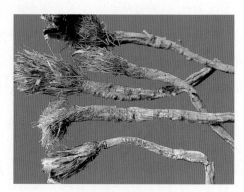

图 4-43　防风药材

【化学成分】 含挥发油、升麻素、甘露醇等。

【功效应用】 祛风解表，胜湿止痛，止痉。用于感冒头痛，风湿痹痛，风疹瘙痒，破伤风。

▶▶ 课堂活动

　　仔细观察防风的根头部、质地、断面、气味等特征，并解释"蚯蚓头"。

十六、柴胡 Bupleuri Radix

柴胡始载于《神农本草经》，列为上品，为和解表里，疏肝解郁之要药。以柴胡组方的著名中成药有平肝舒络丸、加味逍遥丸、柴胡舒肝丸等。

【来源】 伞形科植物柴胡 *Bupleurum chinensis* DC. 或狭叶柴胡 *B. scorzonerifolium* Willd. 的干燥根。前者习称"北柴胡""硬柴胡"，后者习称"南柴胡""软柴胡"。

【性状鉴定】

1. 北柴胡 呈圆柱形或长圆锥形，长 6～15cm，直径 0.3～0.8cm。根头膨大，顶端残留 3～15 个茎基或短纤维状叶基，下部分枝。表面黑褐色或浅棕色，具纵皱纹、支根痕及皮孔。质硬而韧，不易折断，断面显纤维性，皮部浅棕色，木部黄白色。气微香，味微苦。如图 4-44所示。

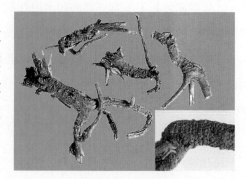

图 4-44　北柴胡

2. 南柴胡 根较细，圆锥形，顶端有多数细毛状枯叶纤维，下部多不分枝或稍分枝。表面红棕色或黑棕色，靠近根头处多具细密环纹。质稍软，易折断，断面略平坦，不显纤维性。具败油气。如图 4-45所示。

▶ **课堂活动**

仔细观察北柴胡、南柴胡药材，归纳二者的性状鉴别要点。

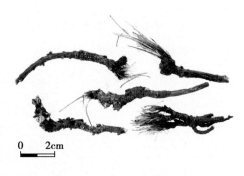

图 4-45　南柴胡

【化学成分】主含柴胡皂苷、甾醇和少量挥发油。

【功效应用】疏散退热，疏肝解郁，升举阳气。用于感冒发热，寒热往来，胸胁胀痛，月经不调，子宫脱垂，脱肛。

知识链接

伪品——大叶柴胡

大叶柴胡 *B. longiradiatum* Turcz. 的干燥根茎曾在东北地区误作柴胡药用，引发不良反应。其特征是表面密生环节。《中国药典》2015 年版中明确指出该品有毒，不可当柴胡用。

十七、北沙参 Glehniae Radix

北沙参为药食两用的常用滋阴中药。主产山东、辽宁等地，又名珊瑚菜、莱阳参、辽沙参。

【来源】伞形科植物珊瑚菜 *Glehnia littoralis* Fr. Schmidt ex Miq. 的干燥根。

【采收加工】夏、秋二季采挖，除去须根，洗净，稍晾，置沸水中烫后，除去外皮，干燥。或洗净直接干燥。

【性状鉴定】根呈细长圆柱形，长 15～45cm，直径 0.4～1.2cm。表面淡黄白色，略粗糙，偶有残存外皮，不去外皮的表面黄棕色。全体有细纵皱纹和纵沟，并有棕黄色点状细根痕，顶端常留有黄棕色根茎残基；上端稍细，中部略粗，下部渐细。质脆，易折断，断面皮部浅黄白色，木部黄色。气特异，味微甘。如图 4-46 所示。

【化学成分】含有挥发油、香豆素、淀粉、生物碱、三萜酸等。

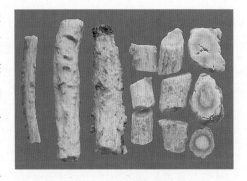

图 4-46　北沙参药材及饮片

【功效应用】养阴清肺，益胃生津。用于肺热燥咳，劳嗽痰血，胃阴不足，热病津伤，咽干口渴。不宜与藜芦同用。

知识链接

南 沙 参

本品为桔梗科植物轮叶沙参 *Adenophora tetraphylla*（Thunb.）Fisch. 或沙参 *A. strica* Miq. 的干燥根。

因质地轻泡，又称泡参，2015 年版《中国药典》以"南沙参"单列。 如图 4-47 所示。 功效与北沙参相近，北沙参滋阴作用较好，南沙参兼有祛痰之功。 如果处方上只写"沙参"，配方应付北沙参。

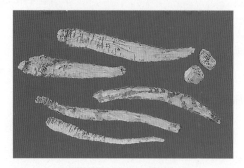

图 4-47　南沙参药材

十八、丹参 Salviae Miltiorrhizae Radix et Rhizoma

丹参始载于《神农本草经》，列为"上品"。因色红而得名，丹参具有扩张冠状动脉、强心、抗血栓形成以及改善微循环等作用，是治疗心脑血管疾病药物的重要原料。目前，以丹参为原料生产的药物有近百种，如复方丹参片、复方丹参滴丸等著名常用中成药。

【来源】 为唇形科植物丹参 *Salvia miltiorrhiza* Bge. 的干燥根及根茎。

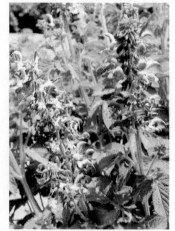

【植物形态特征】 多年生草本，茎四棱形，全株密被柔毛。根圆柱形，有分枝。叶对生，奇数羽状复叶，小叶 3~7 枚，卵形或椭圆状卵形，边缘有锯齿。轮伞花序腋生或顶生组成假总状花序。花萼钟状，花冠二唇形，蓝紫色。小坚果黑色，椭圆形。如图 4-48 所示。

【产地】 主产四川、河北、河南、山东、山西、江苏等地，四川栽培的量大质优。

图 4-48　丹参原植物

【采收加工】 春、秋二季采挖，除去泥沙，干燥。

【性状鉴定】 根茎短粗，顶端有时残留茎基。根数条，长圆柱形，略弯曲，有的分枝并具须状细根，长 10~20cm，直径 0.3~1cm。表面棕红色或暗棕红色，粗糙，具纵皱纹。老根外皮疏松，多显紫棕色，常呈鳞片状剥落。质硬而脆，断面疏松，有裂隙或略平整而致密，皮部棕红色，木部灰黄色或紫褐色，导管束黄白色，呈放射状排列。气微，味微苦涩。如图 4-49 所示。

栽培品较粗壮，直径 0.5~1.5cm。表面红棕色，具纵皱，外皮紧贴不易剥落。质坚实，断面较平整，略呈角质样。

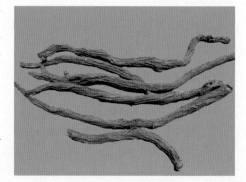

图 4-49　丹参药材

▶ 课堂活动

请仔细观察丹参的性状特征,并归纳其性状鉴别要点。

【显微鉴定】丹参根的横切面:木栓层较薄,内含紫褐色物质。皮层宽广。韧皮部狭窄,半月形。形成层环状。木质部束导管放射状排列。维管束8~10个。如图4-50所示。

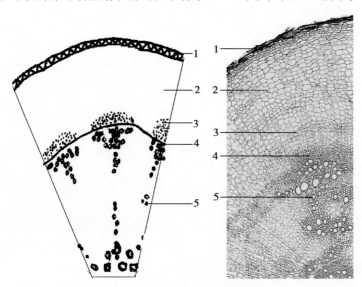

图 4-50　丹参根横切面图
1. 木栓层　2. 皮层　3. 韧皮部　4. 形成层　5. 木质部

【化学成分】

1. 脂溶性成分　二萜醌类成分,主要有丹参酮Ⅰ、ⅡA、ⅡB,隐丹参酮等。《中国药典》2015年版规定,本品含丹参酮ⅡA不得少于0.20%。

2. 水溶性成分　主要有丹参素、丹酚酸类等。《中国药典》2015年版规定,本品含丹酚酸B不得少于3.0%。

【功效应用】活血祛瘀,通经止痛,清心除烦,凉血消痈。用于胸痹心痛,脘腹胁痛,癥瘕积聚,热痹疼痛,心烦不眠,月经不调,痛经经闭,疮疡肿痛。不宜与藜芦同用。

案例分析

案例

某药厂购进一批丹参,质检人员按照《中国药典》2015年版规定分别进行丹参酮ⅡA、丹酚酸B检验,均符合规定。在仓储过程中,发现部分生霉,便用水浸泡半小时后再淘洗,然后置日光下暴晒至干。质检人员重新实施检验,结果以上两个指标均远低于《中国药典》2015年版规定。

分析

丹参有效成分之一丹参酮ⅡA具有天然抗氧化活性、抗菌消炎和明显的抗肿瘤作用,属于脂溶性成分,不稳定,在光照下易分解,操作人员日光暴晒导致其含量降低;另一有效成分丹酚酸B是水溶性成分,应实施抢水洗,而操作人员浸泡淘洗使之大量流失,所以再检测时含量均下降。

十九、黄芩 Scutellariae Radix

黄芩因色黄而得名,始载于《神农本草经》,列为"中品"。除中医配方外,大量用做中成药的原料,如双黄连口服液、银黄口服液等。

【来源】 唇形科植物黄芩 *Scutellaria baicalensis* Georgi 的干燥根。

【产地】 黄芩主产华北地区。

【采收加工】 春、秋二季采挖,除去须根及泥沙,晒后撞去粗皮,晒干。商品将实心嫩根者称"子芩"或"条芩",中空老根者称"枯芩"。

【性状鉴定】 根呈圆锥形,扭曲,长 8~25cm,直径1~3cm。表面棕黄色或深黄色,有稀疏的疣状细根痕,上部较粗糙,有扭曲的纵皱或不规则的网纹,下部有顺纹和细皱纹。质硬而脆,易折断,断面黄色,中心红棕色;老根中心枯朽状或中空,呈暗棕色或棕黑色。气微,味苦。如图 4-51 所示。

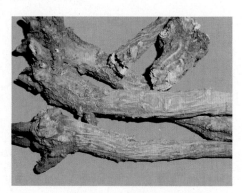

图 4-51　黄芩药材

▶▶ **课堂活动**

请仔细观察黄芩的性状特征,并归纳其性状鉴别要点。

【显微鉴定】

1. **黄芩横切面**　木栓层外缘常破裂,数列木栓细胞扁平,有石细胞散在。韧皮部宽广,与皮层界限不明显,有多数石细胞与韧皮纤维单个或成群散在,石细胞多位于外侧,纤维多分布于内侧。形成层环状。老根的木质部中央常有木栓组织,呈单环或数个同心性环。薄壁细胞内有淀粉粒。如图4-52 所示。

2. **黄芩粉末**　黄色。韧皮纤维单个散在或数个成束,梭形,长 60~250μm,直径 9~33μm,壁厚,孔沟细。石细胞类圆形、类方形或长方形,壁较厚或甚厚。木栓细胞棕黄色,多角形。网纹导管多见,直径24~72μm。木纤维多碎断,直径约12μm,有稀疏斜纹孔。淀粉粒甚多,单粒类球形,直径2~10μm,脐点明显,复粒由 2~3 分粒组成。如图 4-53 所示。

【化学成分】 含多种黄酮类化合物,主要为黄芩苷等。《中国药典》2015 年版规定,本品黄芩苷含量不得少于 9.0%。

【理化鉴定】 黄酮类反应:取黄芩粉末 1g,加乙醇 10ml,加热回流 15 分钟,滤过,取滤液 1ml,加醋酸铅试液 2~3 滴,生成橘黄色沉淀;另取滤液 1ml,加镁粉少量和盐酸数滴,显红色。

【功效应用】 清热燥湿,泻火解毒,止血,安胎。用于湿温、暑湿,胸闷呕恶,湿热痞满,泻痢,黄疸,肺热咳嗽,高热烦渴,血热吐衄,痈肿疮毒,胎动不安。

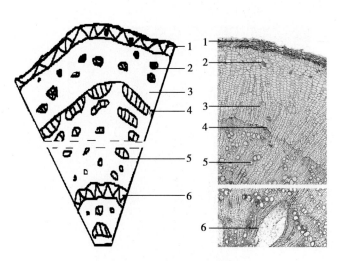

图 4-52　黄芩根横切面图
1. 木栓层　2. 石细胞和纤维　3. 韧皮部
4. 形成层　5. 木质部　6. 木栓组织环

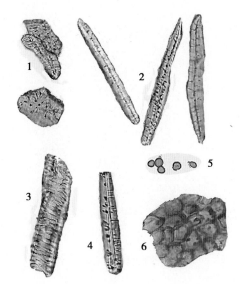

图 4-53　黄芩粉末
1. 石细胞　2. 韧皮纤维　3. 网纹导管
4. 木纤维　5. 淀粉粒　6. 木栓细胞

二十、地黄 Rehmanniae Radix

地黄始载于《神农本草经》,列为上品,因块根为黄白色而得名地黄,是传统中药之一,依照炮制方法在药材上分为:鲜地黄、生地黄与熟地黄。同时其药性和功效也有较大的差异,按照《中华本草》功效分类:鲜地黄为清热凉血药;熟地黄则为补益药。组方的常用著名中成药如六味地黄丸,知柏地黄丸等。

【来源】　玄参科植物地黄 *Rehmannia glutinosa* Libosch. 的新鲜或干燥块根。

【产地】　主产河南,为著名的"四大怀药"之一。

【采收加工】　秋季采挖,除去芦头、须根及泥沙,鲜用;或将地黄缓缓烘焙至约八成干。前者习称"鲜地黄",后者习称"生地黄"。

【性状鉴定】

1. **鲜地黄**　呈纺锤形或条状,长 8~24cm,直径 2~9cm。外皮薄,表面浅红黄色,具弯曲的纵皱纹、芽痕、横长皮孔样突起及不规则疤痕。肉质,易断,断面皮部淡黄白色,可见橘红色油点,木部黄白色,导管呈放射状排列。气微,味微甜、微苦。如图 4-54 所示。

2. **生地黄**　多呈不规则的团块状或长圆形,中间膨大,两端稍细,有的细小,长条状,稍扁而扭曲,长 6~12cm,直径 2~6cm。表面棕黑色或棕灰色,极皱缩,具不规则的横曲纹。体重,质较软而韧,不易折断,断面棕黑色或乌黑色,有光泽,具黏性。气微,味微甜。如图 4-55 所示。

【化学成分】　含环烯醚萜苷类成分梓醇等,地黄炮制后会变黑就是含有这类成分的原因。此外,尚含多种氨基酸、糖类等。

【理化鉴定】　取本品干燥细粉 1g,加水 10ml,浸泡过夜,取上清液 1ml,加入 5% α-萘酚乙醇液 2~3 滴,摇匀后,沿试管壁缓缓加入浓硫酸 1ml,两液界面出现紫红色环(检查多糖)。

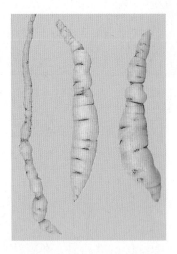

图 4-54　鲜地黄药材

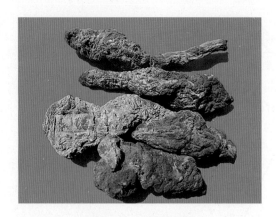

图 4-55　生地黄药材

【功效应用】

1. **鲜地黄**　清热生津,凉血,止血。用于热病伤阴,舌绛烦渴,温毒发斑吐血,衄血,咽喉肿痛。

2. **生地黄**　清热凉血,养阴,生津。用于热病舌绛烦渴,阴虚内热,骨蒸劳热,内热消渴,吐血,衄血,发斑发疹。

知识链接

药典品种——熟地黄

　　本品为生地黄的炮制加工品。 取生地黄,照酒炖法炖至酒吸尽,取出,晾晒至外皮黏液稍干时,切厚片或块,干燥,即得。 或是取生地黄,照蒸法蒸至黑润,取出,晒至约八成干时,切厚片或块,干燥,即得。 如图 4-56 所示。 功效滋阴补血,益精填髓。 用于肝肾阴虚,腰膝酸软,骨蒸潮热,盗汗遗精,内热消渴,血虚萎黄,心悸怔忡,月经不调,崩漏下血,眩晕,耳鸣,须发早白。

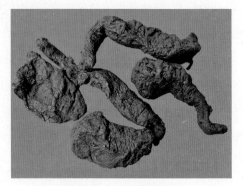

图 4-56　熟地黄药材

▶▶ **课堂活动**

　　比较鲜地黄、生地黄和熟地黄的功效。

二十一、桔梗 Platycodonis Radix

　　桔梗始载于《神农本草经》,列为下品。因"此草之根结实而梗直"而得名桔梗。桔梗是传统常用药食兼用的中药材,为祛痰镇咳良药,并富含人体所需的氨基酸、蛋白质、植物纤维、维生素 C、维生素 B 及钙、锌、钾、铁等微量元素,我国许多地区和朝鲜、韩国、日本等国把桔梗当作食用蔬菜。

【来源】桔梗科植物桔梗 *Platycodon grandiflorum*（Jacq.）A. DC. 的干燥根。

【性状鉴定】根呈圆柱形或略呈纺锤形,下部渐细,有的有分枝,略扭曲,长 7~20cm,直径 0.7~2cm。表面淡黄白色至黄色,不去外皮者表面黄棕色至灰棕色,具纵扭皱沟,并有横长的皮孔样斑痕及支根痕,上部有横纹。有的顶端有较短的根茎或不明显,其上有数个半月形茎痕(芦碗)。质脆,断面不平坦,形成层环棕色,皮部黄白色,有裂隙,木部淡黄色,习称"金井玉栏"。无臭,味微甜后苦。如图 4-57 所示。

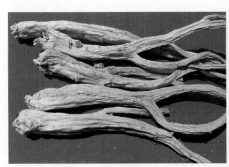

（a）桔梗药材　　　　　　　　　　（b）桔梗横切片

图 4-57　桔梗药材及饮片

【化学成分】含多种三萜皂苷类成分,主要有桔梗皂苷等。

【功效应用】宣肺,利咽,祛痰,排脓。用于咳嗽痰多,胸闷不畅,咽痛音哑,肺痈吐脓。

▶▶ 课堂活动

　　仔细观察桔梗药材的性状特征,并归纳其性状鉴别要点。

二十二、党参 Codonopsis Radix

党参因其形似人参,最初充山西上党所产之人参,故名上党人参,简称党参。其功效与人参相似,且药性平和,不燥不湿,不寒不热,中老年人用之较人参更为有益,常作为人参的替代品。

【来源】桔梗科植物党参 *Codonopsis Pilosula*（Franch.）Nannf.、素花党参 *C. Pilosula* Nannf. var. *modesta*（Nannf.）L. T. Shen 或川党参 *C. tangshen* Oliv. 的干燥根。

【产地】

1. **党参**　主产山西、陕西、甘肃、四川以及东北地区。习称"潞党"。

2. **素花党参**　主产甘肃、四川,习称"西党"。以甘肃陇南文县所产质量最佳,习称"纹党"。

3. **川党参**　主产重庆、湖北、陕西等地,习称"川党参"。多呈单条状,故又名"条党""单枝党"。历史上以重庆市巫山县大庙所产最负盛名,习称"庙党""大宁党"。

【采收加工】秋季采挖,洗净,晒干,晒干过程中注意揉搓使根充实。

【性状鉴定】

1. **党参**　根呈长圆柱形,稍弯曲,长 10~35cm,直径 0.4~2cm。表面灰黄色、黄棕色至灰棕色。根头部稍膨大,有多数疣状突起的茎痕及芽,每个茎痕的顶端呈凹下的圆点状,习称"狮子盘头"。

根头下有致密的环状横纹,向下渐稀疏,有的达全长的一半,栽培品环状横纹少或无;全体有纵皱纹和散在的横长皮孔样突起,支根断落处常有黑褐色胶状物。质稍柔软或稍硬而略带韧性,断面稍平坦,有裂隙或放射状纹理,皮部淡棕黄色至黄棕色,木部淡黄色至黄色。有特殊香气,味微甜。如图4-58所示。

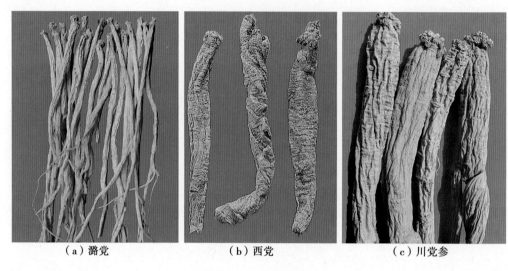

（a）潞党　　　　　　　　（b）西党　　　　　　　　（c）川党参

图 4-58　党参药材

2. **素花党参(西党参)**　长 10～35cm,直径 0.5～2.5cm。表面黄白色至灰黄色,根头下有致密的环状横纹达全长的一半以上。断面裂隙较多,皮部灰白色至淡棕色。香气浓烈,味甘甜浓厚。

3. **川党参**　根少有分枝。长 10～45cm,直径 0.5～2cm。表面灰黄色至黄棕色,有明显不规则的纵沟。质稍软而结实,断面裂隙较少,皮部黄白色。气香,味甜。

▶▶ 课堂活动

　　仔细观察党参的性状特征,并解释"狮子盘头"。

【化学成分】含多糖、党参苷及甾类等多种成分。

【功效应用】健脾益肺,养血生津。用于脾肺气虚,食少倦怠,咳嗽虚喘,气血不足,面色萎黄,心悸气短,津伤口渴,内热消渴。不宜与藜芦同用。

二十三、木香 Aucklandiae Radix

　　木香,又名云木香,始载于《神农本草经》,列为"上品"。原产印度,以前经广州进口,故又名"广木香"。后引入我国在云南栽培成功,故又称"云木香"。木香不仅是行气止痛、温中和胃的良药,还是香料工业的重要原料,提取的精油是很好的定香剂,可用于调配高级香水或化妆品香精。

【来源】菊科植物木香 *Aucklandia lappa* Decne. 的干燥根。

【采收加工】秋、冬二季采挖,除去泥沙和须根,切段,大的再纵剖成瓣,干燥后撞去粗皮。

【性状鉴定】根呈圆柱形、半圆柱形或枯骨形,长5～10cm,直径 0.5～5cm。表面黄棕色至灰褐色,有明显的皱纹、纵沟及侧根痕。质结实体重,不易折断,断面灰褐色至暗褐色,周边灰黄色或浅棕黄色,形成层环棕色,有放射状纹理及散在的棕色油点,习称"朱砂点"。具特异浓烈香气,味微苦。如图4-59所示。

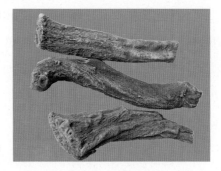

图4-59　木香药材

▶▶ **课堂活动**

仔细观察木香的性状特征,并归纳其性状鉴别要点。

【化学成分】含挥发油等。挥发油中主要成分为木香烃内酯、去氢木香内酯。

【功效应用】行气止痛,健脾消食。用于胸胁、脘腹胀痛,泻痢后重,食积不消,不思饮食。煨木香实肠止泻。用于泄泻腹痛。

知识链接

川　木　香

本品为菊科植物川木香 *Vladimiria souliei*（Franch.）Ling、灰毛川木香 *V. souliei*（Franch.）Ling var. *cinerea* Ling 的干燥根。如图4-60所示。功效与木香类似。

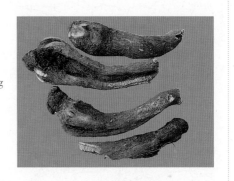

图4-60　川木香药材

二十四、麦冬 Ophiopogonis Radix

麦冬又名麦门冬,其根系发达,如麦,其叶似韭菜叶,凌冬不凋,故名麦冬。麦冬始载于《神农本草经》,列为上品,为常用滋阴中药,具有很高的药用与保健价值。目前,以麦冬为原料药的品种已有上百种,如麦冬注射液、玄麦甘桔颗粒等。

【来源】百合科植物麦冬 *Ophiopogon japonicas*（Thunb.）Ker Gawl. 的干燥块根。

【植物形态特征】麦冬为多年生草本,高12～40cm。须根顶端常膨大成纺锤形块根。叶丛生,线形,深绿色。总状花序从叶丛中抽出,花淡紫或白色。浆果球形,熟时黑蓝色。如图4-61所示。

【产地】主产浙江、四川。前者习称"杭麦冬",为有名的"浙八味"之一,质佳;后者习称"川麦冬",产量大。

【采收加工】夏季采挖,洗净,反复暴晒、堆置,至七八成干,除去须根,干燥。

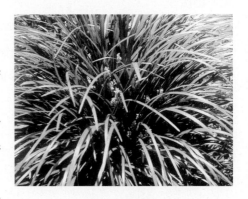

图4-61　麦冬原植物

【**性状鉴定**】本品呈纺锤形,两端略尖,长 1.5~3cm,直径 0.3~0.6cm。表面黄白色或淡黄色,有细纵纹。质柔韧,断面黄白色,半透明,中柱细小。气微香,味甘、微苦。如图 4-62 所示。

▶▶ 课堂活动

仔细观察麦冬的性状特征,并归纳其性状鉴别要点。

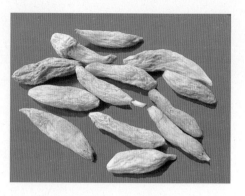

图 4-62 麦冬药材

【**显微鉴定**】块根横切面:表皮细胞 1 列或脱落,根被细胞 3~5 列,木化细胞。皮层宽广,薄壁组织中有含针晶束的黏液细胞散在,有的针晶直径至 10μm;内皮层外侧为 1 列石细胞,其内壁及侧壁增厚,纹孔细密;内皮层细胞均匀增厚,木化,有通道细胞。维管柱甚小,韧皮束 16~22 个,木质部由导管、管胞、木纤维以及内侧的木化细胞联结成环层。髓小,薄壁细胞类圆形。如图 4-63 所示。

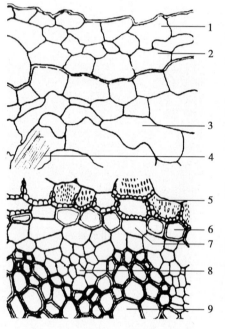

图 4-63 麦冬块根横切面简图

1. 表皮 2. 根被 3. 皮层 4. 针晶束
5. 石细胞 6. 内皮层 7. 通道细胞 8. 韧皮部 9. 木质部

【**化学成分**】麦冬主要化学成分为甾体皂苷、黄酮类、多糖、氨基酸等。现代药理研究表明:麦冬具有抗心肌缺血、抗血栓形成、耐缺氧、降血糖、抗衰老、增加机体的免疫力、抗肿瘤及抗辐射等作用。

【**功效应用**】养阴生津、润肺清心。用于肺燥干咳、阴虚痨嗽,喉痹咽痛,津伤口渴,内热消渴,心烦失眠,肠燥便秘。

知识链接

药典品种——山麦冬

为百合科植物湖北麦冬 Liriope spicata (Thunb.) Lour. var. prolifera Y. T. Ma 或短葶山麦冬 L. muscari (Decne.) Baily 的干燥块根。 如图 4-64 所示。 功效与麦冬类似。

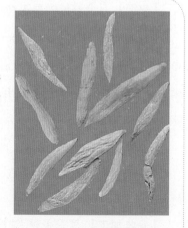

图 4-64 山麦冬药材

点滴积累 ∨ ···

1. 细辛的味辛辣、何首乌的"云锦花纹"、甘草的味甜而特异、防己的"车轮纹"、防风的"蚯蚓头"和"扫帚头"、党参的"狮子盘头"、苦参的栓皮破裂反卷及味极苦、人参的特异"参味"、三七的瘤状突起及体重、当归的浓郁甜香气、黄芩断面黄色、生地断面黑色、桔梗断面"金井玉栏"、木香断面"朱砂点"及特异浓烈香气等为性状鉴别关键性特征，可通过抓住这些主要特征达到认识和鉴定药材的目的。

2. 按照《中国药典》2015 年版规定，细辛含挥发油不得少于 2.0%（ml/g），白芍含芍药苷不得少于 1.2%，甘草含甘草酸不得少于 2.0%。

3. 木栓层、形成层、维管束为根类药材组织结构的共性部分。不同根类药材一般要注意观察是否含有分泌组织、细胞后含物及其分布位置和典型的镜下显微特征。如人参的树脂道、簇晶，甘草的晶纤维等。

4. 理化鉴定注意成分类别分析鉴定，如黄芩主要成分为黄酮类，盐酸-镁粉反应呈阳性等。

第二节　根茎类药材

一、狗脊 Cibotii Rhizoma

狗脊，又称金毛狗脊，因根茎浑身密被金黄色长茸毛而名，亦称为黄狗头、金毛狮子、猴毛头等。始载《神农本草经》，为历代较常用的补肾药，也是我国重要出口药材之一。

【来源】蚌壳蕨科植物金毛狗脊 *Cibotium barometz*（L.）J. Sm. 的干燥根茎。

【性状鉴定】

1. **药材**　根茎呈不规则长块状，长 10~30cm，直径 2~10cm。未去毛者全体密被光亮金黄色的长柔毛；上面有数个红棕色木质叶柄，下部残存黑色细根。质坚硬，不易折断。无臭，味淡、微涩。

2. **饮片**　生狗脊片为不规则长条形或圆形，近边缘 1~4mm 处有一棕黄色隆起的木质部环纹或条纹，边缘不整齐，偶见残留绒毛；切面浅棕色，较平滑；质脆易折，有粉性。熟狗脊片呈黑棕色，质坚硬。如图 4-65 所示。

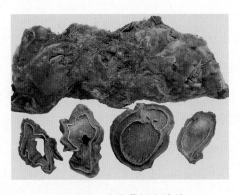

图 4-65　狗脊药材和饮片

【化学成分】除淀粉、鞣质外，尚含油酸、亚油酸、棕榈酸以及具有抗炎、抗风湿作用的水溶性酚酸类成分（原儿茶酸和咖啡酸等）。

【功效应用】祛风湿，补肝肾，强腰膝。用于腰膝酸软，下肢无力，风湿痹痛。

知识链接

狗脊加工

狗脊在产地加工时常挖去绒毛或火燎去毛，现多为将生狗脊片砂烫至鼓起，放凉后过筛，去毛效果更佳。

二、大黄 Rhei Radix et Rhizoma

大黄性寒味苦，是一味泻火、破积、行瘀的要药，是我国著名特产药材，首载于《神农本草经》。因其药性峻快，故号为"将军"。又因产地、炮制、性状等不同，尚有川军、酒军、蛋吉、锦纹等别名。历代医家对大黄推崇备至，特别是近年来在药理和临床研究方面取得了较大进展，使其成为世界公认的一味天然良药。

【来源】蓼科植物掌叶大黄 *Rheum palmatum* L.、唐古特大黄 *R. tanguticum* Maxim. et Balf. 或药用大黄 *R. officinale* Baill. 的干燥根及根茎。

【植物形态特征】

1. **掌叶大黄**　为多年生高大草本，根和根茎粗大肥厚。基生叶大型具长柄，约与叶片等长；茎生叶柄短，互生，叶片宽卵形或近圆形，5~7掌状中裂，托叶鞘膜质。圆锥形花序顶生；花小，幼时紫红色，后转为黄绿色。瘦果三棱形，沿棱有翅。如图4-66所示。

2. **唐古特大黄**　主要区别是叶片掌状深裂，裂片呈细长羽片状。

3. **药用大黄**　主要区别是叶片掌状浅裂，一般仅达叶片1/4处；花较大，白色。

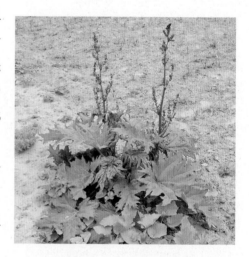

图4-66　掌叶大黄原植物

【产地】主产青海、甘肃、四川、西藏等地，野生或栽培。野生品习生于海拔3000m以上林缘较阴湿处。近年来甘肃、四川等地有大量栽培。

【采收加工】秋末茎叶枯萎或次春发芽前采挖，除去细根，刮去外皮，切瓣或段，绳穿成串干燥或直接干燥。

【性状鉴定】

1. **药材**　呈类圆柱形、圆锥形、卵圆形、马蹄形或不规则块状，粗大者或纵剖为半圆柱形块状。除尽外皮者，表面黄棕色或红棕色，有的可见类白色网状纹理及星点（异常维管束）散在，残存外皮棕褐色，多具绳孔及粗皱纹。质坚实，有的中心稍松软，断面淡红棕色或黄棕色，显颗粒性；根茎髓部宽广，有多数星点（异常维管束）环列或散在。根木部发达，具放射状纹理，形成层环明显，无星点。

气清香,味苦而微涩,嚼之粘牙,有沙粒感。如图 4-67(a)所示。

2. 饮片

(1)生大黄:外表皮黄棕色或棕褐色,切面黄棕色至淡红棕色。如图 4-67(b)所示。

(2)酒大黄:表面深褐色,偶见焦斑,略有酒气。如图 4-67(c)所示。

(3)熟大黄:表面黑褐色,芳香特异。

(4)大黄炭:表面焦黑色,断面黑褐色。如图 4-67(d)所示。

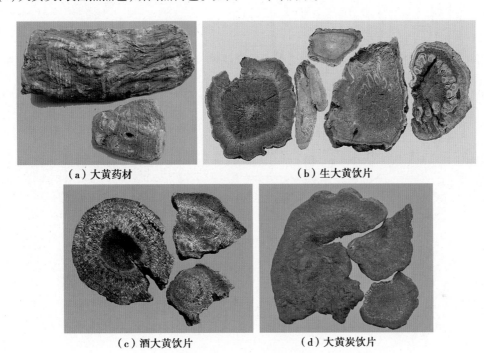

（a）大黄药材　　　　　　　　　（b）生大黄饮片

（c）酒大黄饮片　　　　　　　　（d）大黄炭饮片

图 4-67　大黄药材与饮片

【显微鉴定】

1. 大黄的横切面　3 种大黄的显微特征类似。

根木栓层及皮层大多已除去。韧皮部筛管群明显;薄壁组织发达。形成层成环。木质部射线较密,宽 2~4 列细胞,内含棕色物;导管非木化,常 1 至数个相聚,稀疏排列。薄壁细胞含草酸钙簇晶,并含多数淀粉粒。

根茎髓部宽广,其中常见黏液腔,内有红棕色物;异常维管束散在,形成层成环,木质部位于形成层外方,韧皮部位于形成层内方(周木型维管束),射线呈星状射出。如图 4-68 所示。

2. 大黄粉末　黄棕色。草酸钙簇晶大而多,掌叶大黄中所含簇晶棱角大多短钝。具缘纹孔、网纹、螺纹及环纹导管非木化。淀粉粒甚多,单粒类球形或多角形,脐点星状;复粒由 2~8 分粒组成。如图 4-69 所示。

【化学成分】①含蒽醌衍生物类,为游离蒽醌及其苷类,以结合态的蒽醌苷为主。游离蒽醌衍生物有大黄酸、大黄素、大黄酚、芦荟大黄素、大黄素甲醚等,为大黄的抗菌成分;结合性蒽醌衍生物以二蒽酮苷类(主要是番泻苷类)为代表,是大黄的主要泻下成分;②含鞣质类物质,主要有没食子酰葡萄糖、没食子酸等,为收敛成分;③尚含挥发油、β-谷甾醇、胡萝卜苷等。

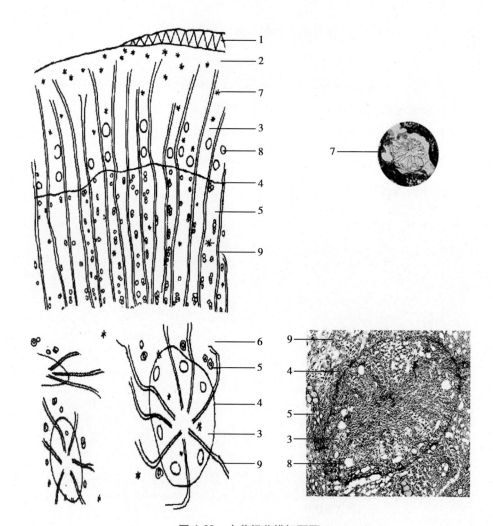

图 4-68　大黄根茎横切面图

1. 木栓层　2. 皮层　3. 韧皮部　4. 形成层　5. 木质部　6. 髓　7. 草酸钙簇晶　8. 黏液腔　9. 射线

【理化鉴定】

1. **微量升华**　取大黄粉末少量,进行微量升华,可见黄色菱状针晶,高温常为羽毛状结晶,结晶加碱(氢氧化钠溶液或氨水),溶解显红色(羟基蒽醌类反应)。

2. **荧光反应**　药材醇浸液点于滤纸上,在紫外线灯(365nm)下检视,显深棕色荧光,不得显亮蓝紫色荧光(检查土大黄苷)。

【功效应用】泻下攻积,清热泻火,凉血解毒,逐瘀通经,利湿退黄。用于实热积滞便秘,血热吐衄,目赤咽肿,痈肿疔疮,肠痈腹痛,瘀血经

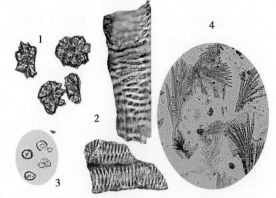

图 4-69　大黄粉末和微量升华物
1. 草酸钙簇晶　2. 导管　3. 淀粉粒
4. 羽毛状微量升华物

闭,产后瘀阻,跌打损伤,湿热痢疾,黄疸尿赤,淋证,水肿;外治烧烫伤。注意:孕妇及月经期、哺乳期慎用,用于泻下不宜久煎。

酒大黄善清上焦血分热毒。用于目赤咽肿,牙龈肿痛。

熟大黄泻下力缓,泻火解毒。用于火毒疮疡。

大黄炭凉血化瘀止血。用于血热有瘀的出血症。

知识链接

大 黄 伪 品

同属植物藏边大黄 *R. emodi* Wall.、河套大黄 *R. hotaoense* C. Y. Cheng et C. T. Kao、华北大黄 *R. franzenbachii* M fra 及天山大黄 *R. wittrochii* Lundstr. 的根与根茎在部分地区和民间称"山大黄"或"土大黄",因不含或仅含痕量的番泻苷类成分,故泻下作用很差,为伪品。一般含土大黄苷(为二苯乙烯苷类物质),在紫外线下显亮蓝紫色荧光,故可与正品大黄相区别。

三、黄连 Coptidis Rhizoma

"哑巴吃黄连,有苦说不出",黄连之苦闻天下,然"良药苦口利于病",早在《神农本草经》中就将黄连列为上品。

【来源】 毛茛科植物黄连 *Coptis chinensis* Franch.、三角叶黄连 *C. deltoirea* C. Y. Cheng et Hsiao 或云连 *C. teeta* Wall. 的干燥根茎。以上 3 种商品药材分别习称为"味连""雅连"和"云连"。

【植物形态特征】

1. **黄连**　为多年生草本,高 12~25cm。根茎直生向上分枝,形如倒鸡爪。叶基生具长柄,叶片卵状三角形,3 全裂,中央裂片卵状菱形具长柄,边缘有锐锯齿,侧生叶片裂片斜卵形,呈不等 2 深裂或有时全裂。花葶 1~2,二歧或多歧聚伞花序,花 3~8 朵,苞片披针形,羽状深裂;萼片 5,黄绿色,长椭圆形至披针形;花瓣线形或线状披针形,长约为萼的一半,先端尖,中央有蜜槽,雄蕊多数。蓇葖果。如图 4-70 所示。

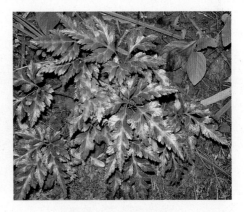

图 4-70　黄连原植物

2. **三角叶黄连**　根茎不分枝或少分枝,叶的裂片均具小柄;雄蕊长约为花瓣的一半。

3. **云连**　根茎少分枝,叶羽状裂片间的距离通常更为稀疏;花瓣匙形,先端钝圆。

【产地】 味连主产重庆、湖北、四川,多为栽培,产量大;雅连原产四川等地,现濒临灭绝,已少见;云连野生于云南西北部,产量少,现有栽培。

【采收加工】 秋季采挖,除去须根及泥沙,干燥,撞去残留须根。

【性状鉴定】

1. **药材**

(1)味连:根茎多集聚成簇,常弯曲,形如鸡爪,故又称"鸡爪连"。分枝类圆柱形,长 3~6cm,

直径0.3~0.8cm;表面灰黄色或黄褐色,粗糙,有不规则结节状隆起的须根及须根残基,有的节间表面平滑如茎秆,习称"过桥"。上部多残留褐色鳞叶,顶端常留有残余的茎或叶柄。质硬,断面不整齐,皮部橙红色或暗棕色,木部鲜黄色或橙黄色,呈放射状排列,髓部有的中空。气微,味极苦。如图4-71所示。

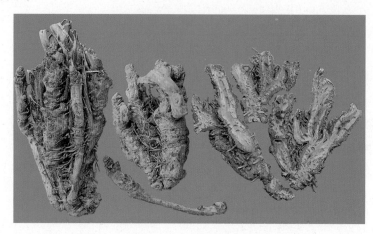

图4-71　味连药材与饮片

（2）雅连:多为单枝,略呈圆柱形,微弯曲,长4~8cm,直径0.5~1cm。"过桥"较长。顶端有少许残茎。如图4-72所示。

（3）云连:弯曲呈钩状,多为单枝,较细小。如图4-73所示。

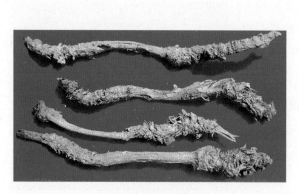

图4-72　雅连药材

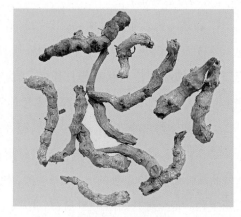

图4-73　云连药材

2. **饮片**　本品呈不规则的薄片。外表皮灰黄色或黄褐色,粗糙,有细小的须根。切面或碎断面鲜黄色或红黄色,具放射状纹理,气微,味极苦。

（1）酒黄连:形如黄连片,色泽加深。略有酒香气。

（2）姜黄连:形如黄连片,表面棕黄色。有姜的辛辣味。

（3）萸黄连:形如黄连片,表面棕黄色。有吴茱萸的辛辣香气。

▶▶ 课堂活动

指出味连、雅连、云连性状的异同。

【显微鉴定】

1. **根茎横切面**

（1）味连：木栓层为数列细胞。皮层较宽，石细胞单个或成群散在。中柱鞘纤维成束，或伴有少数石细胞，均显黄色。维管束外韧型，环列。木质部黄色，均木化，木纤维较发达。髓部均为薄壁细胞，无石细胞。如图 4-74 所示。

（2）雅连：髓部有石细胞。

（3）云连：皮层、中柱鞘及髓部均无石细胞。

2. **味连粉末**　呈棕黄色。鳞叶表皮细胞绿黄色或黄棕色，细胞窄长，略呈长方多角形，横壁多斜置，垂周壁多微波状弯曲。石细胞鲜黄色，类方形、类圆形、类长方形或类多角形。韧皮纤维鲜黄色，长梭形或纺锤形，壁厚，具单纹孔。木纤维多成束，较细长，壁较薄，具单纹孔。导管孔纹、具缘纹孔或网纹，小，短节状。此外，尚有木栓细胞、木薄壁细胞及淀粉粒等。如图 4-75 所示。

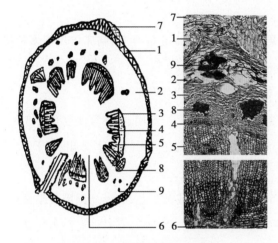

图 4-74　黄连根茎横切面图
1. 木栓层　2. 皮层　3. 韧皮部　4. 形成层　5. 木质部　6. 髓　7. 鳞叶表皮　8. 纤维束　9. 石细胞

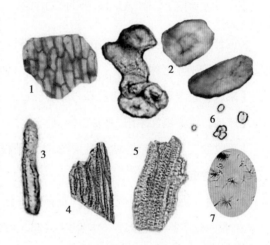

图 4-75　黄连粉末和显微化学反应结晶
1. 鳞叶表皮　2. 石细胞　3. 韧皮纤维　4. 木纤维　5. 导管　6. 淀粉粒　7. 针簇状结晶

【化学成分】3 种黄连均含多种异喹啉类生物碱，以小檗碱含量最高，可达 10%，为黄连主要活性成分。《中国药典》2015 年版规定按干燥品计算，味连含小檗碱以盐酸小檗碱计不得少于 5.5%，含表小檗碱、黄连碱和巴马汀以盐酸小檗碱计分别不少于 0.8%、1.6% 和 1.5%。

【理化鉴定】

1. **荧光反应**　根茎折断面在紫外线（365nm）下显金黄色荧光，木质部尤为显著。

2. **显微化学反应**　取粉末，加 95% 乙醇 1~2 滴，片刻，后加稀盐酸（或 30% 硝酸）1 滴，加盖玻片放置片刻，镜检，可见黄色针状或簇状结晶析出（小檗碱盐酸盐或硝酸盐），加热结晶溶解并显红色。

3. **小檗碱检识反应**　取黄连粗粉约 1g，加乙醇 10ml，加热至沸腾，放冷，滤过。①取滤液 5 滴，加稀盐酸 1ml 和漂白粉少量，显樱红色（小檗碱母核反应）；②另取滤液 5 滴，加 5% 没食子酸乙醇溶液 2~3 滴，蒸干，趁热加硫酸数滴，显深绿色（亚甲二氧基反应）。

【功效应用】清热燥湿，泻火解毒。用于湿热痞满，呕吐吞酸，泻痢，黄疸，高热神昏，心火亢盛，心烦不寐，血热吐衄，目赤，牙痛，消渴，痈肿疔疮；外治湿疹，湿疮，耳道流脓。酒黄连善清上焦火热。

用于目赤,口疮。姜黄连清胃和胃止呕。用于寒热互结,湿热中阻,痞满呕吐。萸黄连舒肝和胃止呕。用于肝胃不和,呕吐吞酸。

> **知识链接**
>
> 小檗碱药材资源
>
> 　　盐酸小檗碱,收载于《中国药典》2015年版二部,为抗菌药,现多为化学合成。 盐酸小檗碱作为原料药,广泛用于化学制剂(如盐酸小檗碱片、盐酸小檗碱胶囊)、中成药(如三黄片)等药品的生产。 由于黄连资源紧张,很少从黄连中提取小檗碱,各地曾从芸香科黄柏属以及小檗科小檗属、十大功劳属等多种植物(如三颗针、十大功劳)的茎皮及根中提取小檗碱。

四、延胡索 Corydalis Rhizoma

《雷公炮炙论》记载:"心痛欲死,速觅延胡",延胡索为常用活血止痛良药,临床可用于多种痛症,有中药"吗啡"之称。

【来源】 罂粟科植物延胡索 *Corydalis yanhusuo* W. T. Wang 的干燥块茎。

【产地】 主产浙江东阳、磐安一带,是有名的"浙八味"之一。湖北、湖南、江苏等地也有栽培。

【采收加工】 夏初茎叶枯萎时采挖,除去须根,洗净,置沸水中煮至恰无白心时,取出,晒干。

【性状鉴定】

1. 药材 块茎呈不规则扁球形,直径0.5～1.5cm。表面黄色或黄褐色,有不规则网状细皱纹。顶端有略凹陷的茎痕,底部常有疙瘩状突起。质硬而脆,断面黄色,角质样,有蜡样光泽。气微,味苦。如图4-76(a)所示。

2. 饮片 呈不规则的圆形厚片。外表皮黄色或黄褐色,有不规则细皱纹。切面黄色,角质样,具蜡样光泽。气微,味苦。

醋延胡索 形如延胡索或片,表面和切面黄褐色,质较硬。微具醋香气。如图4-76(b)所示。

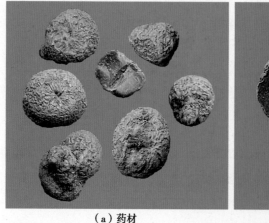
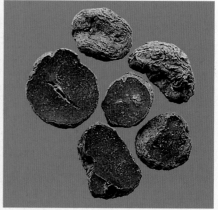

（a）药材　　　　　　　　　　　　　　（b）饮片

图4-76　延胡索药材与醋制饮片

【化学成分】 主含异喹啉类生物碱。常见的生物碱有 *d*-紫堇碱(即延胡索甲素)、*dl*-四氢巴马汀(即延胡索乙素)、普托品(即延胡索丙素)、去氢延胡索甲素等。去氢延胡索甲素对胃及十二指肠溃疡有疗效。

延胡索乙素(*dl*-tetrahydropalmatine, *dl*-THP)为主要镇痛、镇静成分,《中国药典》2015 年版规定,本品按干燥品计算,含延胡索乙素不得少于 0.050%,其左旋体 *l*-THP 即化学药物"罗通定",现有化学合成。

【功效应用】 活血,行气,止痛。用于胸胁、脘腹疼痛,经闭痛经,产后瘀阻,跌仆肿痛。

知识链接

延胡索伪品——薯蓣珠芽

为薯蓣科植物薯蓣 *Dioscorea Opposita* Thunb. 干燥珠芽加工品,与延胡索主要区别是:质地坚硬,断面黑褐色,无蜡样光泽,气微,味甘。

五、川芎 Chuanxiong Rhizoma

川芎为辛温气雄之品,前人称"上行头目,下行血海",为"血中之气药",古时为头痛、调经必用之要药。近年来不断对川芎化学成分进行深入研究,取得了丰硕成果,临床上被广泛用于治疗心、脑血管等方面疾病。

【来源】 伞形科植物川芎 *Ligusticum chuanxiong* Hort. 的干燥根茎。

【产地】 主产四川都江堰市、崇州市等地。

【采收加工】 夏季当茎上的节盘显著突出,并略带紫色时采挖,除去泥沙,晒后烘干,再去须根。

【性状鉴定】

1. 药材 根茎呈不规则结节状拳形团块,直径 2~7cm。表面黄褐色,粗糙皱缩,有多数平行隆起的环状轮节,顶端有类圆形凹窝状茎痕,下侧及轮节有多数细小瘤状根痕。质坚实,不易折断,断面黄白色或灰黄色,形成层环呈波状,黄棕色油点(油室)随处可见。香气浓郁特异,味苦、辛,微回甜,稍有麻舌感。如图 4-77 所示。

2. 饮片 不规则厚片,外表皮灰褐色或褐色,有皱缩纹。切面黄白色或灰黄色,具有明显波状环纹或多角形纹理,形似蝴蝶(习称"蝴蝶片"),散生黄棕色油点。质坚实。气浓香,味苦、辛,微甜。

▶ 课堂活动

川芎饮片的性状如何? 注意观察断面的形成层和油点。

【化学成分】 ①挥发油,如藁本内酯类化合物;②生物碱,如川芎嗪(即四甲基吡嗪);③有机酸,如阿魏酸等。药理研究证明,川芎嗪是一种新型钙通道阻滞剂,临床上广泛用于治疗心、脑血管疾病。

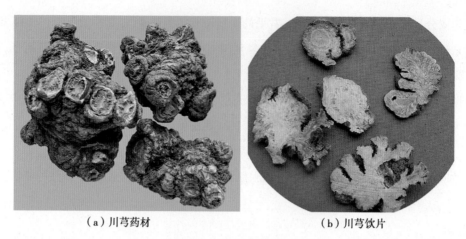

（a）川芎药材 （b）川芎饮片

图 4-77 川芎药材与饮片

【功效应用】活血行气，祛风止痛。用于月经不调，经闭痛经，产后瘀滞腹痛，胸胁刺痛，跌仆肿痛，头痛，风湿痹痛。

六、苍术 Atractylodis Rhizoma

苍术是一味古老的中药，历代本草记载有"轻身延年不饥""芳香辟秽""除恶气"等功效。现代研究发现，苍术富含挥发油，是燥湿明目的佳品，还是一种非常有效的空气消毒剂。

【来源】菊科植物茅苍术 Atractylodes lancea（Thunb.）DC. 或北苍术 Atractylodes chinensis（DC.）Koidz. 的干燥根茎。

【产地】茅苍术主产江苏、湖北等地，历史上因江苏茅山地区所产最佳，习称"茅苍术"或"南苍术"。北苍术主产河北、山西、陕西等省。

【性状鉴定】

1. 药材

（1）茅苍术：呈不规则连珠状或结节状圆柱形，稍弯曲，偶有分枝，长 3~10cm，直径 1~2cm。表面灰棕色，有皱纹、横曲纹及残留须根或须根痕，顶端具茎痕或残留茎基。质坚实，断面黄白色或灰白色，散有多数橙黄色或棕红色油点（油室），习称"朱砂点"，暴露稍久，可析出白色细针状结晶（苍术醇结晶），习称"起霜"或"吐脂"。香气浓郁特异，味微甘、辛、苦。

（2）北苍术：呈疙瘩块状或结节状圆柱形，长 4~9cm，直径 1~4cm。表面黑棕色，除去外皮者黄棕色。质较疏松，断面散有黄棕色油点（油室）。香气较淡，味辛、苦。如图 4-78 所示。

2. 饮片 呈不规则类圆形或条形厚片。外表皮灰棕色至黄棕色，有皱纹，有时可见根痕。切面黄白色或灰白色，散有多数橙黄色或棕红色油室，有的可析出白色细针状结晶。气香特异，味微甘、辛、苦。

【化学成分】茅苍术根茎含挥发油，为 5%~9%，油中主要成分为苍术醇，其次是苍术酮、苍术素等。北苍术含挥发油较少，据报道北苍术根茎含挥发油 1%~2.5%，油中组分与茅苍术相似。

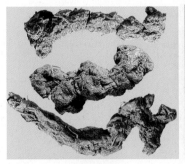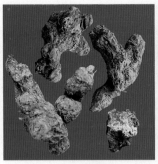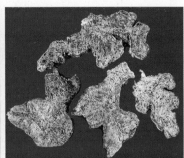

（a）茅苍术药材　　　　　　（b）北苍术药材　　　　　　（c）制苍术饮片

图 4-78　苍术药材与饮片

知识链接

苍 术 麸 炒

　　因苍术富含挥发油，中医药认为属辛温之品，"燥性"太强，易伤脾胃，故炮制宜用麦麸炒制而达到"缓其燥性"。研究表明：苍术炒制前后挥发油的组成变化不大，但含量发生了变化，麦麸吸收部分挥发油，苍术炮制去其燥性可能与其总挥发油含量降低有关。

【功效应用】燥湿健脾，祛风散寒，明目。用于脘腹胀满，泄泻，水肿，脚气痿躄，风湿痹痛，风寒感冒，夜盲。

七、白术 Atractylodis Macrocephalae Rhizoma

白术为有名的"浙八味"之一。历史上浙江临安市西天目一带（原於潜县）所产品质最佳，特称为"於术"。现浙江金华地区有大量栽培。产地直接晒干者，有"生晒术""冬术"之称；也有烘干者，称"烘术"。

【来源】菊科植物白术 *Atractylodes macrocephala* Koidz. 的干燥根茎。

【性状鉴定】

1. **药材**　根茎呈不规则团块，通常下部膨大，长 3～13cm，直径 1.5～7cm，顶端有残存茎基和芽痕。表面灰黄色或灰棕色，有瘤状突起及断续的纵皱纹和沟纹，并有须根痕。质坚硬，不易折断，断面不平坦，黄白色至淡棕色，有棕黄色油点（油室）散在。烘干者断面角质样，色较深或有裂隙。气清香，味甘、微辛，嚼之略带黏性。如图 4-79 所示。

2. **饮片**　呈不规则的厚片。外表皮灰黄色或灰棕色。切面黄白色至淡棕色，散生棕黄色的点状油室，木部具放射状纹理；烘干者切面角质样，色较深或有裂隙。气清香，味甘、微辛，嚼之略带黏性。

　　麸炒白术：形如白术片，表面黄棕色，偶见焦斑。略有焦香气。

【化学成分】含挥发油类，主要成分为苍术酮、白术内酯类等；另含白术多糖。二氧化硫残留量不得超过 400mg/kg。

【功效应用】健脾益气，燥湿利水，止汗，安胎。用于脾虚食少，腹胀泄泻，痰饮眩悸，水肿，自汗,胎动不安。土白术健脾,和胃,安胎。炒白术健脾益气,燥湿利水,止汗,安胎。

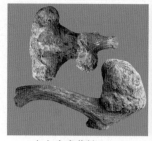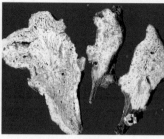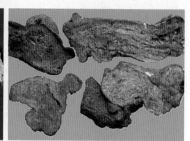

| （a）白术药材 | （b）生白术饮片 | （c）炒白术饮片 |

图4-79　白术药材与饮片

知识链接

苍术与白术

《神农本草经》中不分苍、白术,是何时开始区分的? 本草考证颇存争议,一说始于东汉张仲景《伤寒论》和《金匮要略》,也有人认为始于南北朝陶弘景《名医别录》,二者均记载有白术、赤术之称,认为赤术即苍术;然又有考证宋代唐慎微《证类本草》中有苍术之名,后世医家才将两者真正区分开来。 不管怎样,苍术和白术的功效有所侧重,苍术燥湿为主,属化湿药;白术健脾为主,属补气药。

八、半夏 Pinelliae Rhizoma

半夏之名始见于《礼记·月令》:"五月半夏生,盖当夏之半,故为名也"。半夏是中医最常用的化痰止吐药,全国大部分地区有产。

【来源】天南星科植物半夏 *Pinellia ternata* (Thunb.) Breit. 的干燥块茎。

【性状鉴定】

1. **药材**　块茎类球形,有的稍偏斜,直径1~1.5cm。表面白色或浅黄色,顶端有凹陷的茎痕,周围密布麻点状须根痕,习称"针眼",底部钝圆且较光滑。质坚实,断面洁白,富粉性。气微,味辛辣,麻舌而刺喉。如图4-80所示。

2. **饮片**

（1）清半夏:呈椭圆形、类圆形或不规则的片。切面淡灰色至灰白色,可见灰白色点状或短线状维管束迹,有的残留栓皮处下方显淡紫红色斑纹。质脆,易折断,断面略呈角质样。气微,味微涩、微有麻舌感。如图4-81（a）所示。

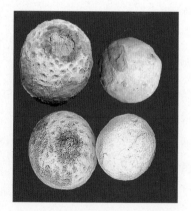

图4-80　半夏药材

（2）姜半夏:呈片状、不规则颗粒状或类球形。表面棕色至棕褐色。质硬脆,断面淡黄棕色,常具角质样光泽。气微香,味淡、微有麻舌感,嚼之略粘牙。如图4-81（b）所示。

（3）法半夏:呈类球形或破碎成不规则颗粒状。表面淡黄白色、黄色或棕黄色。质较松脆或硬脆,断面黄色或淡黄色,颗粒者质稍硬脆。气微,味淡略甘、微有麻舌感。如图4-81（c）所示。

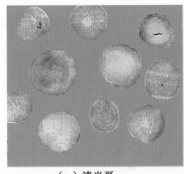
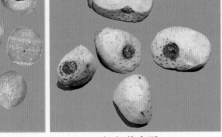
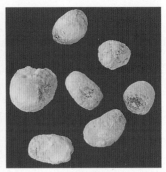

（a）清半夏　　　　　　（b）姜半夏　　　　　　（c）法半夏

图 4-81　半夏炮制品

【显微鉴定】粉末类白色。淀粉粒极多,单粒类圆形、半圆形,脐点裂隙状、人字状、三叉状或星状;复粒由2~6分粒组成。草酸钙针晶束存在于椭圆形黏液细胞中,或随处散在。导管主为螺纹导管,少数为环纹导管。如图4-82所示。

【化学成分】半夏的成分较复杂,主要为生物碱、β-谷甾醇、氨基酸、有机酸、半夏蛋白等。

【功效应用】燥湿化痰,降逆止呕,消痞散结。用于痰多咳喘,痰饮眩悸,风痰眩晕,痰厥头痛,呕吐反胃,胸脘痞闷,梅核气。禁忌:不宜与乌头类药材同用。注意:本品有毒,一般炮制后用。生品外用适量,磨汁涂或研末以酒调敷患处,治痈肿痰核。

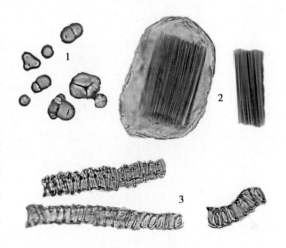

图 4-82　半夏粉末
1. 淀粉粒　2. 草酸钙针晶　3. 导管

九、川贝母 Fritillariae Cirrhosae Bulbus

川贝母,简称川贝,为川产有名的道地贵重药材,以清热化痰、润肺止咳而著名。

【来源】百合科植物川贝母 *Fritillaria cirrhosa* D. Don、暗紫贝母 *F. unibracteata* Hsiao et K. C. Hsia、甘肃贝母 *F. przewalskii* Maxim.、梭砂贝母 *F. delavayi* Franch.、太白贝母 *F. taipaiensis* P. Y. Li 和瓦布贝母 *F. unibracteata* Hsiao et K. C. Hsia var. *wabuensis*(S. Y. Tang et S. C. Yue)Z. D. Liu, S. Wang et S. C. Chen 的干燥鳞茎。

【植物形态特征】

1. 川贝母(卷叶贝母)　为多年生草本,植物形态变化较大。鳞茎圆锥形;叶对生,茎中部兼有轮生,稀互生,条形或条状披针形,先端稍卷曲;花单生,稀2~3朵,紫色至黄绿色,常有小方格,少数仅具斑点或条纹;叶状苞片3枚;蜜腺窝明显凸出;蒴果棱上具宽1~1.5mm的窄翅。如图4-83所示。

2. 暗紫贝母　鳞茎球形或圆锥形。茎下部的叶对生,上部的1~2枚互生或对生,条形或条状披针形,先端不卷曲;花单生,深紫色,有黄褐色小方格;叶状苞片1枚,先端不卷曲;花被片6,蜜腺窝稍凸出或不明显;蒴果长圆形,具6棱,棱上有宽约1mm的窄翅。如图4-84。

3. **甘肃贝母**　鳞茎圆锥形。茎最下部的叶对生，上面的互生，条形，先端通常不卷曲；花单生，少2朵，浅黄色，有紫色斑点；叶状苞片1枚，先端稍卷曲或不卷曲；蜜腺窝不很明显；蒴果棱上具宽约1mm的窄翅。

4. **梭砂贝母**　鳞茎长圆锥形。叶互生，较紧密地生于植株中部或上部1/3处，叶片窄卵形至卵状椭圆形，先端不卷曲。单花顶生，浅黄色，具红褐色斑点。蒴果棱上的翅宽约1mm，宿存花被常多少包住蒴果。如图4-85所示。

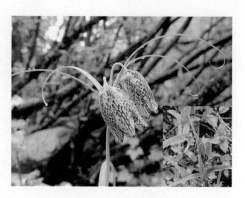

图4-83　川贝母原植物

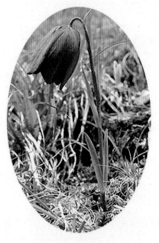

图4-84　暗紫贝母原植物

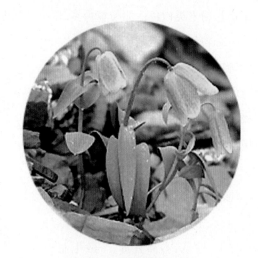

图4-85　梭砂贝母原植物

5. **太白贝母**　鳞茎短圆柱形，由2枚鳞叶组成。叶通常对生，有时中部兼有3~4枚轮生或散生的，条形至条状披针形，先端通常不卷曲，有时稍弯曲。花单朵，绿黄色，无方格斑，通常仅在花被片先端近两侧边缘有紫色斑带；每花有3枚叶状苞片，苞片先端有时稍弯曲，但决不卷曲；花被片6，外三片狭倒卵状矩圆形，先端浑圆；内三片近匙形，先端骤凸而钝，蜜腺窝几不凸出或稍凸出。蒴果长1.8~2.5cm，棱上只有宽0.5~2mm的狭翅。

6. **瓦布贝母**　鳞茎为卵球形，较大；茎无毛，叶最下面2枚对生，上面的轮生或互生，叶条形或条状披针形，最下面2枚叶比上面的叶稍宽，长5~9cm，宽4~12mm，叶先端不卷曲；花多为1朵，也有2~3朵，花被片倒卵形至矩圆状倒卵形，黄色或绿黄色，内面常具紫色斑点，苞片叶状，1~3枚；密腺长5~8mm；花药基着，柱头裂片长约3mm；蒴果具棱，具狭翅，宽约2mm。花期6月，果期7~8月。

【**产地**】川贝母主产四川、西藏、云南等省区；暗紫贝母主产四川、青海等地；甘肃贝母主产甘肃、青海、云南、四川等省；三者按性状、产地等不同，商品分为"松贝"和"青贝"。梭砂贝母主产青海、四川、云南，因其过去商品集散地位于打箭炉（今四川康定），故称"炉贝"，《中国药典》2010年版起还列有"栽培品"。

【**采收加工**】夏、秋季或积雪融化时采挖，除去须根、粗皮及泥沙，晒干或低温干燥。

【性状鉴定】

1. **松贝** 鳞茎类圆锥形或近球形,高 0.3~0.8cm,直径 0.3~0.9cm。表面类白色。外层鳞叶 2 瓣,大小悬殊,大瓣紧抱小瓣,未抱部分呈新月形,习称"怀中抱月";顶部闭合,内有类圆柱形、顶端稍尖的心芽和鳞叶 1~2 枚;先端钝圆或稍尖,底部平、微凹入,中心有一块褐色的鳞茎盘,偶有残存须根。质硬而脆,断面白色,富粉性。气微,味微苦。如图 4-86(a)所示。

2. **青贝** 鳞茎扁球形,高 0.4~1.4cm,直径 0.4~1.6cm。外层鳞叶 2 瓣,大小相近,相对抱合,顶部开裂,内有心芽和小鳞叶 2~3 枚及细圆柱形的残茎。如图 4-86(b)所示。

3. **炉贝** 鳞茎长圆锥形,高 0.7~2.5cm,直径 0.5~2.5cm。表面类白色或浅黄色,常具棕色斑块,习称"虎皮斑"。外层鳞叶 2 瓣,大小相近,顶部开裂而略尖,基部稍尖或较钝。如图 4-86(c)所示。

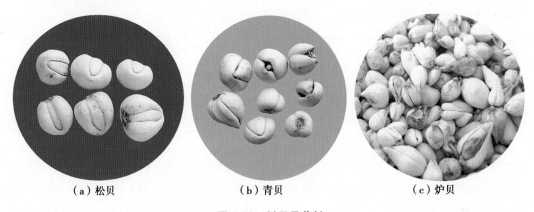

（a）松贝　　　　　　　　（b）青贝　　　　　　　　（c）炉贝

图 4-86　川贝母药材

4. **栽培品** 呈类扁球形或短圆柱形,高 0.5~2cm,直径 1~2.5cm。表面类白色或浅棕黄色,稍粗糙,有的具浅黄色斑点。外层鳞叶 2 瓣,大小相近,顶部开裂而较平。如图 4-87。

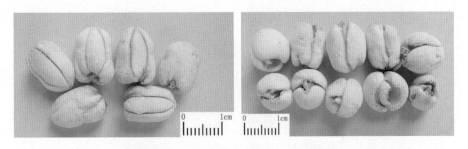

图 4-87　川贝母栽培品药材(太白贝母)

▶▶ **课堂活动**

请仔细观察三种贝母鳞叶,归纳其主要区别。

【显微鉴定】

1. **松贝、青贝及栽培品粉末** 粉末类白色。淀粉粒甚多,广卵形、长圆形或不规则圆形,有的边缘不平整或略作分枝状,直径 5~64μm,脐点短缝状、点状、人字状或马蹄状,层纹隐约可见。表皮细胞类长方形,垂周壁微波状弯曲,偶见不定式气孔,圆形或扁圆形。螺纹导管直径 5~26μm。如图

4-88 所示。

2. 炉贝粉末　粉末类白色。淀粉粒广卵形、贝壳形、肾形或椭圆形,脐点人字状、星状或点状,层纹明显。螺纹导管及网纹导管较大。

【化学成分】均含多种异甾体类生物碱。川贝母含青贝碱、松贝碱、川贝碱等;暗紫贝母含松甲素、松贝素、松贝辛等;甘肃贝母含岷贝碱甲、岷贝碱乙等;梭砂贝母含炉贝甲素、炉贝乙素、西贝素、炉贝碱等。此外,尚含皂苷、甾醇类成分及微量元素。

【功效应用】清热润肺,化痰止咳,散结消痈。用于肺热燥咳,干咳少痰,阴虚痨嗽,咳痰带血。禁忌:不宜与乌头类药材同用。

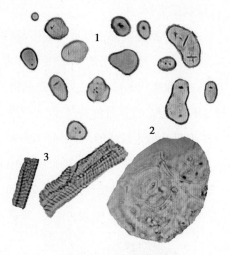

图 4-88　川贝母粉末
1. 淀粉粒　2. 表皮细胞　3. 导管

知识链接

贝 母 品 种

贝母有川贝、浙贝之分,如图 4-89 所示。 始见于《本草纲目拾遗》。 川贝与浙贝虽然都能化痰止咳,但川贝以治疗虚证(肺虚久咳,痰少咽燥)见长,而浙贝则开泄力大,清火散结力强,多用于外感风热或痰火郁结的咳嗽,可见二者作用机制不同,不能混同药用。 除川贝母和浙贝母外,《中国药典》2015 年版收载的贝母类药材品种还有:伊贝母、平贝母、湖北贝母等。 均含生物碱类成分,临床功效类似,均属清热化痰止咳药。

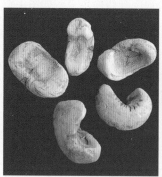
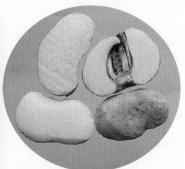

（a）浙贝母药材（大贝）　　　　（b）浙贝母饮片

图 4-89　浙贝母药材与饮片

案例分析

案例

王女士外出旅游买回一包"川贝",有懂行的朋友看后告知"川贝"里面掺进了大量廉价薏苡仁。

分析

①川贝母因为疗效显著、药源有限、供不应求，近年来价格节节上升，市场上存在多种混伪品或掺伪品。如薏苡仁，其外形和色泽都与松贝相近，混合在一起，常不易被发现；②薏苡仁为禾本科植物薏苡 *Coix lacryma-jobi* L. var. *ma-yuen*（Roman.）Stapf 的干燥成熟种仁；《中国药典》另作"薏苡仁"品种收载，具健脾渗湿等功效。注意药材腹面有一条较宽而深的纵沟为其重要特征。如图 4-90 所示。

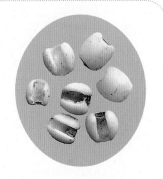

图 4-90 薏苡仁药材

十、黄精 Polygonati Rhizoma

黄精，在古代养生学家乃至医学家的眼中，是一味神奇的延年益寿之品，药用历史已逾千年，是数十种复方滋补药剂的重要组分。现代药理研究发现，黄精具有降低血糖、血脂，保护心血管系统、调节和增强免疫功能、延缓衰老等重要作用。

【来源】百合科植物滇黄精 *Polygonatumkingianum* Coll. et Hemsl.、黄精 *P. sibiricum* Red. 或多花黄精 *P. cyrtonema* Hua 的干燥根茎。

知识链接

黄精加工与炮制

黄精产地加工需除去须根，洗净，置沸水中略烫或蒸至透心，干燥。按性状不同，商品分别习称"大黄精""鸡头黄精"和"姜形黄精"。临床应用是按酒炖法或酒蒸法制成的黄精炮制品。能增强黄精的补脾、润肺、养胃、益肾功效。

【性状鉴定】

1. 药材

(1)大黄精：根茎呈肥厚肉质的结节块状，结节长可达 10cm 以上，宽 3~6cm，厚 2~3cm。表面淡黄色至黄棕色，具环节，有皱纹及须根痕，结节上侧茎痕呈圆盘状，圆周凹入，中部突出。质硬而韧，不易折断，断面角质，淡黄色至黄棕色。气微，味甘，嚼之有黏性。

(2)鸡头黄精：根茎呈结节状弯柱形，长 3~10cm，直径 0.5~1.5cm。结节长 2~4cm，略呈圆锥形，常有分枝。表面黄白色或灰黄色，半透明，具纵皱纹，茎痕圆形，直径 5~8mm。

(3)姜形黄精：根茎呈长条结节块状，长短不等，常数个块状结节相连。表面灰黄色或黄褐色，粗糙，结节上侧有突起圆盘状茎痕，直径 0.8~1.5cm。如图 4-91 所示。

2. 饮片 呈不规则厚片，外表皮淡黄色至黄棕色。切面略呈角质样，淡黄色至黄棕色，可见多数淡黄色筋脉小点。气微，味甜，嚼之有黏性。

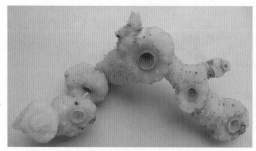
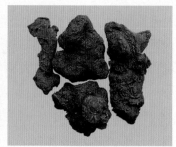

（a）姜形黄精药材（鲜品）　　　　　　　（b）制黄精饮片

图 4-91　黄精药材（鲜品与制品）

【化学成分】主含黄精多糖；另含甾体皂苷、微量元素、氨基酸等。黄精多糖是黄精增强免疫功能、抗衰老作用的主要活性成分。

【功效应用】补气养阴，健脾，润肺，益肾。用于脾胃虚弱，体倦乏力，口干食少，肺虚燥咳，精血不足，内热消渴。

十一、山药 Dioscoreae Rhizoma

山药自古以来就是一味药食兼用的健脾补气良药，被誉为"长寿之药"，为著名的"四大怀药"之一。

【来源】薯蓣科植物薯蓣 *Dioscorea opposita* Thunb. 的干燥根茎。

【产地】主产河南、山西等地。

【采收加工】冬季茎叶枯萎后采挖，切去根头，洗净，除去外皮和须根，干燥，习称"毛山药"。也有选择肥大顺直的干燥山药，置清水中，浸至无干心，闷透，切齐两端，用木板搓成圆柱状，晒干，打光，习称"光山药"。

【性状鉴定】

1. **药材**　毛山药略呈圆柱形，弯曲而稍扁，长 15~30cm，直径 1.5~6cm。表面黄白色或浅黄色，有纵沟、纵皱纹及须根痕，偶有浅棕色外皮残留。体重，质坚实，断面白色，粉性，颗粒状。气微，味淡、微酸，嚼之发黏。如图 4-92 所示。

（1）山药片：不规则的厚片，皱缩不平，切面白色或黄白色，质坚脆，粉性。气微，味淡、微酸。

（2）光山药：呈圆柱形，条匀挺直，两端齐平，长 9~18cm，直径 1.5~3cm。表面光滑，白色或黄白色。如图 4-93 所示。

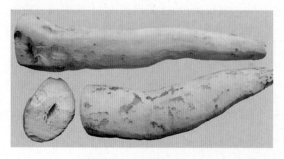
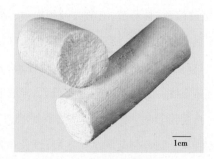

图 4-92　毛山药药材　　　　　　　　图 4-93　光山药药材

2. 饮片　呈类圆形的厚片,表面类白色或淡黄白色,质脆,易折断,断面类白色,富粉性。如图 4-94 所示。

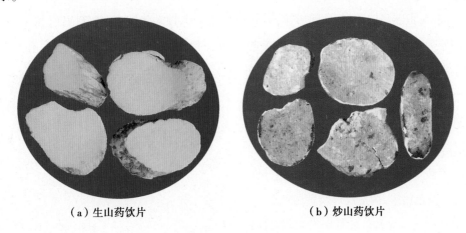

（a）生山药饮片　　　　　　　　　（b）炒山药饮片

图 4-94　山药饮片

【化学成分】主要含淀粉、多糖(包括黏液质及糖蛋白)、蛋白质,并含游离氨基酸、尿囊素、皂苷、甾醇类和淀粉酶、多酚氧化酶等多种酶。

【功效应用】补脾养胃,生津益肺,补肾涩精。用于脾虚食少,久泻不止,肺虚喘咳,肾虚遗精,带下,尿频,虚热消渴。

知识链接

山药及混伪品

1. 麸炒山药　按麸炒法制成的山药炮制品。功效:补脾健胃。用于脾虚食少,泄泻便溏,白带过多。

2. 药膳　山药是一种集美食、药用于一身的健脾佳品,如山药大枣粥、山药煎饼、淮山肚片汤、山药炖羊肉等民间食疗之方不胜枚举。

3. 混用品　主要为同属植物参薯 Dioscorea alata L. 及其变种脚板苕 D. alata L. f. flabella Makino.、野山药 D. japonica Thunb.、褐苞薯 D. persimilis Prain et Burk.、山薯 D. fordii Prain et Burk. 等。

4. 伪品　有大戟科植物木薯 Manihot esculent Crantz 和旋花科植物番薯 Ipomoea batatas （L.）Lam. 的块根伪充山药片出售,应注意鉴别。

十二、莪术 Curcumae Rhizoma

莪术为临床上较常用的活血化瘀药。近年来国内外通过药理学研究发现其中的莪术油及其主要活性成分具有调节免疫、抗肿瘤、抗病毒等多种作用,因而备受关注。

【来源】　姜科植物蓬莪术 Curcuma phaeocaulis Val.、广西莪术 C. kwangsiesis S. G. Lee et C. F. Liang 或温郁金 C. wenyujin Y. H. Chen et C. Ling 的干燥根茎。后者习称"温莪术"。

【采收加工】冬季茎叶枯萎后采挖,洗净,蒸或煮至透心,晒干或低温干燥后除去须根及杂质。

【性状鉴定】

1. 药材

（1）蓬莪术：根茎呈卵圆形、长卵形、圆锥形或长纺锤形，顶端多钝尖，基部圆钝，长2~8cm，直径1.5~4cm。表面灰黄色至灰棕色，上部环节突起，有圆形微凹的须根痕或残留的须根，有的两侧各有1列下陷的芽痕和类圆形的侧生根茎痕，有的可见刀削痕。体重，质坚实，断面灰褐色至蓝褐色，蜡样，常附有灰棕色粉末，皮层与中柱易分离，内皮层环纹棕褐色。气微香，味微苦而辛。

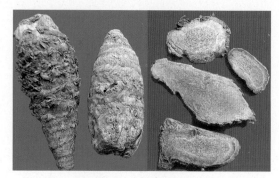

（2）广西莪术：环节稍突起，断面黄棕色至棕色，常附有淡黄色粉末，内皮层环纹黄白色。

（3）温莪术：断面黄棕色至棕褐色，常附有淡黄色至黄棕色粉末。气香或微香。如图4-95所示。

图4-95　温莪术药材与饮片

2. 饮片　呈类圆形或椭圆形的厚片。外表皮灰黄色或灰棕色，有时可见环节或须根痕。切面黄绿色，黄棕色或棕褐色，内皮层环明显，散在"筋脉"小点。气微香，味微苦而辛。

【化学成分】　主含挥发油类及姜黄素类成分。挥发油为其抗肿瘤有效成分，姜黄素为莪术降血脂、抗氧化、抗炎的主要有效成分。

知识链接

莪　术　油

莪术油为莪术（温莪术）经水蒸气蒸馏提取的挥发油。《中国药典》2015年版单独收载，属抗病毒药、抗癌药。

【功效应用】　行气破血，消积止痛。用于癥瘕痞块，瘀血经闭，食积胀痛；早期宫颈癌。注意：孕妇禁用。

知识链接

郁金、姜黄、片姜黄

1. 郁金　为姜科植物温郁金 *Curcuma wenyujin* Y. H. Chen et C. Ling、姜黄 *C. longa* L.、广西莪术 *C. kwangsiesis* S. G. Lee et C. F. Liang 或蓬莪术 *C. phaeocaulis* Val. 的干燥块根。商品分别习称"温郁金（黑郁金）"（"浙八味"之一）、"黄丝郁金（黄郁金、广郁金）"、"桂郁金（广西郁金）"或"绿丝郁金"。行气化瘀，清心解郁，利胆退黄，用于经闭痛经，胸腹胀痛、刺痛，热病神昏，癫痫发狂，黄疸尿赤。如图4-96所示。

2. 姜黄　为姜科植物姜黄 *Curcuma longa* L. 的干燥根茎。破血行气、通经止痛。用于胸胁刺痛，闭经，癥瘕，风湿肩臂疼痛，跌打肿痛。如图4-97所示。

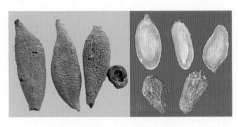

图 4-96　郁金药材与饮片

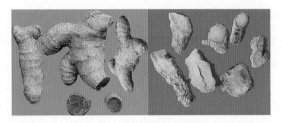

图 4-97　姜黄药材与饮片

3. 片姜黄　为姜科植物温郁金 *Curcuma wenyujin* Y. H. Chen et C. Ling 根茎的生切片，在浙江等地多用。功效类同姜黄。如图 4-98 所示。

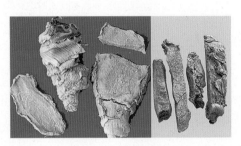

图 4-98　片姜黄饮片

十三、天麻 Gastrodiae Rhizoma

天麻，列于《神农本草经》上品，为治风之神药，故名"定风草"；茎如箭杆而赤，又名"赤箭"。

【来源】兰科植物天麻 *Gastrodia elata* Bl. 的干燥块茎。

【植物形态特征】多年生共生植物。块茎肉质肥厚，椭圆形或卵圆形，具环节，节处有膜质鳞叶。茎单一，黄红色。叶鳞片状，膜质，互生，下部短鞘状抱茎。总状花序顶生，黄绿色，萼片与花瓣合生成歪壶状。蒴果长圆形，种子多数而细小，呈粉末状。如图 4-99 所示。

【产地】主产四川、云南、贵州、陕西等省，东北及华北各地亦产。原为野生，今多栽培。

【采收加工】立冬后至次年清明前采挖，立即洗净，蒸透，敞开低温干燥。3~5 月间采者称"春麻"，10~12 月间采者称"冬麻"，以冬麻的质量较佳。

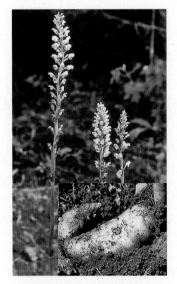

图 4-99　天麻原植物

知识链接

天麻生活史

天麻是兰科药用异养植物，在其整个生活史中需要与两种真菌共生才能完成其生长发育过程。天麻种子非常细小，有胚而无胚乳，因此种子萌发时需要小菇属（*Mcena*）一类真菌为其提供营养。种子萌发后形成的原球茎需要另一种真菌——蜜环菌（*Armillaria mellea* Vahl. Frouel）侵入为其提供营养，才能完成由种子到米麻、白麻以及箭麻的整个生长发育过程。

天麻的繁殖包括有性繁殖和无性繁殖。无性繁殖技术简单成熟，在天麻人工栽培中广泛采用。科技工作者围绕天麻生长发育尤其是有性阶段的基础理论开展研究，克服了经过3代以上的无性繁殖便表现出减产降质的退化现象，揭开了困惑科学界多年的天麻在种子萌发阶段与紫萁小菇、无性繁殖阶段与蜜环菌先后共生完成生活史的秘密。在此基础上，天麻的有性繁殖生产技术、杂交生产技术得以展开并运用于生产实践。近年来随着栽培技术的日臻完善，天麻的产量明显提高。

【性状鉴定】

1. 药材　呈椭圆形或长条形，略扁，皱缩而稍弯曲，长3～15cm，宽1.5～6cm，厚0.5～2cm。顶端有红棕色鹦嘴状芽苞（冬麻），习称"鹦哥嘴"（也称"红小辫"）或具残留茎基（春麻），另端有圆脐形瘢痕，习称"凹肚脐"或"肚脐眼"。表面黄白色至淡黄棕色，有纵皱纹及由潜伏芽排列而成的点状横环纹多轮，习称"点轮环"。质坚硬，不易折断，断面较平坦，黄白色或淡棕色，角质样，习称"起镜面"。气微，味甘。如图4-100所示。

2. 饮片　呈不规则的薄片。外表皮淡黄色至淡黄棕色，有时可见点状排成的横环纹。切面黄白色至淡棕色。角质样，半透明。气微，味甘。如图4-101所示。

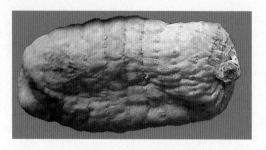
图 4-100　天麻药材

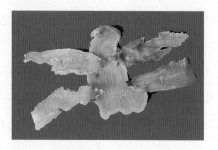
图 4-101　天麻饮片

【显微鉴定】

1. 天麻横切面　表皮有残留，下皮由2～3列切向延长的栓化细胞组成。皮层为10余列多角形细胞，有的含草酸钙针晶束。较老块茎的皮层与下皮相接处有2～3列椭圆形厚壁细胞，木化，纹孔明显。中柱占绝大部分，有多数小型周韧型维管束散列；薄壁细胞也含草酸钙针晶束。如图4-102所示。

2. 天麻粉末　黄白色至黄棕色。木化厚壁细胞椭圆形或类多角形，纹孔明显，部分壁呈连珠状。草酸钙针晶成束或散在。用醋酸甘油水装片观察，含糊化多糖团块的薄壁细胞较大，无色，有的细胞隐约可见长卵形、长椭圆形或类圆形颗粒，遇碘液呈棕色或淡棕紫色。此外，尚可见螺纹导管、网纹导管等。如图4-103所示。

【化学成分】　天麻的主要有效成分是对羟基苯甲醇-β-D-葡萄糖苷，即天麻素，并含对羟基苯甲醇、对羟基苯甲醛、琥珀酸、β-谷甾醇等。《中国药典》2015 年版规定,按干燥品计算,含天麻素不得少于 0.20%。含天麻素和对羟基苯甲醇的总量不得少于 0.25%。

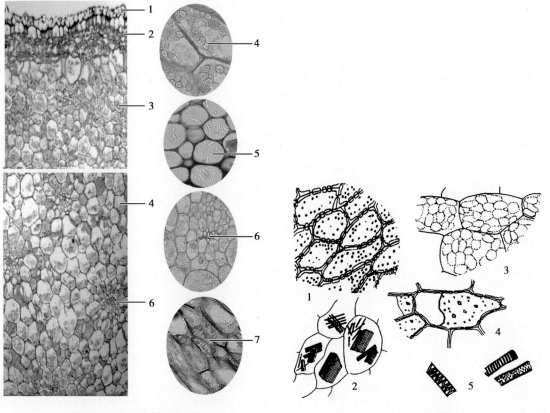

图 4-102　天麻横切面图
1. 表皮　2. 下皮　3. 皮层　4. 糊化多糖团块
5. 草酸钙针晶　6. 维管束　7. 具纹孔薄壁细胞

图 4-103　天麻粉末
1. 木化薄壁细胞　2. 草酸钙针晶　3. 含糊化多糖团块
薄壁细胞　4. 具纹孔薄壁细胞　5. 导管

【功效应用】息风止痉,平抑肝阳,祛风通络。用于头痛眩晕,肢体麻木,小儿惊风,癫痫抽搐,破伤风。

知识链接

蜜环菌与天麻的药食价值

1. 鉴于天麻和蜜环菌之间具有极为密切的营养关系,文献研究证明,蜜环菌的菌丝和发酵液都具有与天麻相类似的药理作用和临床疗效。因此,人们大胆地提出以培养蜜环菌代替天麻的设想。经大量的中西医临床验证,蜜环菌片、蜜环菌颗粒、蜜环菌糖浆等在临床上可以主治眩晕头痛、失眠、惊风、肢麻及腰、膝酸痛等。

2. 明代李时珍曰"补益上药,天麻第一",历代本草均有天麻补益之说,认为天麻的药用及食用价值很高,经常食用,具有健脑、增强记忆力、延缓衰老等保健作用。目前,有保鲜天麻、蜜渍天麻、天麻粉等产品直接服用,也有天麻炖鸡、天麻鱼头汤等药膳。

案例分析

案例

李某在某风景区开了一家土特产店，多次用芭蕉芋根茎谎称天麻向不明真相的游客推销，终于东窗事发受到客人投诉，被取消景点定点营业资格，并受到相关部门的处罚。

分析

①鉴别天麻真伪的关键是把握正品性状鉴定（如"鹦哥嘴""凹肚脐""点轮环""起镜面"等）和显微鉴定（具有单子叶植物块茎的组织构造、粉末具多糖团块和草酸钙针晶等）的重要特征；②芭蕉芋根茎仅仅外形、质地等方面类似天麻而伪充正品，注意观察其性状，应不难鉴别。如图 4-104 所示；③上述伪品也可从显微鉴定等方面予以鉴别（如天麻粉末无菊糖，而芭蕉芋粉末有菊糖等）。

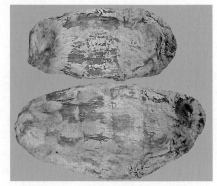

图 4-104　天麻伪品（芭蕉芋根茎）

点滴积累 ∨

1. 大黄、黄连、川贝母、天麻是根茎类常用重点药材，其混伪品较多。

2. 狗脊外表密被金黄色柔毛，断面具木质环纹；大黄根茎断面具星点；味连形如鸡爪，味极苦；黄芪、甘草"菊花心"；川芎拳形，有多数平行隆起的轮节，香气浓郁特异；苍术断面具"朱砂点"，香气特异；半夏"针眼"；松贝"怀中抱月"；黄精圆盘状茎痕，环状节；山药断面白色、粉性、颗粒状；莪术体重、质坚、环节明显；天麻"点轮环""鹦哥嘴""肚脐眼"。

3. 双子叶植物根茎类药材和根类药材显微鉴定特征较为相似，但双子叶植物根茎的组织结构往往有髓。

4. 大黄蒽醌类、黄连小檗碱类等主要成分的理化鉴定属于典型成分检识反应，在药材化学课程中还会学到。

根及根茎类药材其他常用品种

药物名称	来源	药材与饮片图
骨碎补	为水龙骨科植物槲蕨 *Drynaria fortunei*（Kunze.）J. Sm. 的干燥根茎。	ER-4-1 骨碎补

续表

药物名称	来源	药材与饮片图
绵马贯众	为鳞毛蕨科植物粗茎鳞毛蕨 *Dryopteris Crassirhizoma* Nakai. 带叶柄残基的干燥根茎。	ER-4-2 绵马贯众
虎杖	为蓼科植物虎杖 *Polygonum cuspidatum* Sieb. et Zucc. 的干燥根茎及根。	ER-4-3 虎杖
商陆	为商陆科植物商陆 *Phytolacca acinosa* Roxb. 或垂序商陆 *Phytolacca americana* L. 的干燥根。	ER-4-4 商陆
银柴胡	为石竹科植物银柴胡 *Stellaria dichotoma* L. var. *lanceolata* Bge. 的干燥根。	ER-4-5 银柴胡
太子参	为石竹科植物孩儿参（异叶假繁缕）*Pseudostellaria heterophylla* (Miq.) Pax ex Pax et Hoffm. 的干燥块根。	ER-4-6 太子参
威灵仙	为毛茛科植物威灵仙 *Clematis chinensis* Osbeck、棉团铁线莲 *Clematis hexapetala* Pall. 或东北铁线莲 *Clematis manshurica* Rupr. 的干燥根和根茎。	ER-4-7 威灵仙
升麻	为毛茛科植物大三叶升麻 *Cimicifuga heracleifolia* Kom.、兴安升麻 *Cimicifuga dahurica* (Turcz.) Maxim. 或升麻 *Cimicifuga foetida* L. 的干燥根茎。	ER-4-8 升麻
北豆根	为防己科植物蝙蝠葛 *Menispermum dauricum* DC. 的干燥根茎。	ER-4-9 北豆根

续表

药物名称	来源	药材与饮片图
白及	为兰科植物白及 *Bletilla striata*（Thunb.）Reichb. f. 的干燥块茎。	ER-4-10 白及
地榆	为蔷薇科植物地榆 *Sanguisorba officinalis* L. 或长叶地榆 *Sanguisorba officinalis* L. var. *longifolia*（Bert.）Yü et Li. 的干燥根。	ER-4-11 地榆
山豆根	为豆科植物越南槐 *Sophora tonkinensis* Gapnep. 的干燥根及根茎。	ER-4-12 山豆根
远志	为远志科植物远志 *Polygala tenuifolia* Willd. 或卵叶远志 *Polygala sibirica* L. 的干燥根。	ER-4-13 远志
西洋参	为五加科植物西洋参 *Panax quinque folium* L. 的干燥根。	ER-4-14 西洋参
白芷	为伞形科植物白芷 *Angelica dahurica*（Fisch. ex Hoffm.）Benth. et Hook. f. 或杭白芷 *Angelica dahurica*（Fisch. ex Hoffm.）Benth. et Hook. f. var. *formosana*（Boiss.）Shan et Yuan. 的干燥根。	ER-4-15 白芷
羌活	为伞形科植物羌活 *Notopterygium incisum* Ting ex H. T. Chang 或宽叶羌活 *Notopterygium franchetii* H. de Boiss. 的干燥根茎及根。	ER-4-16 羌活
前胡	为伞形科植物白花前胡 *Peucedanum praeruptorum* Dunn 的干燥根。	ER-4-17 前胡

续表

药物名称	来源	药材与饮片图
藁本	为伞形科植物藁本 *Ligusticum sinense* Oliv. 或辽藁本 *Ligusticum jeholense* Nakai et Kitag. 的干燥根茎及根。	ER-4-18 藁本
龙胆	为龙胆科植物条叶龙胆 *Gentiana manshurica* Kitag.、龙胆 *Gentiana scabra* Bge.、三花龙胆 *Gentiana triflora* Pall. 或滇龙胆 *Gentiana rigescens* Franch. 的干燥根及根茎。前三种习称"龙胆"或"关龙胆",后一种习称"坚龙胆"或"云龙胆"。	ER-4-19 龙胆
秦艽	为龙胆科植物秦艽 *Gentiana macrophylla* Pall.、麻花秦艽 *Gentiana straminea* Maxim.、粗茎秦艽 *Gentiana crassicaulis* Duthie ex Burk. 或小秦艽 *Gentiana dahurica* Fisch. 的干燥根。前三种按性状不同分别习称"秦艽"和"麻花艽",后一种习称"小秦艽"。	ER-4-20 秦艽
徐长卿	为萝藦科植物徐长卿 *Cynanchum paniculatum*（Bge.）Kitag. 的干燥根及根茎。	ER-4-21 徐长卿
白前	为萝藦科植物柳叶白前 *Cynanchum stauntonii*（Decne.）Schltr. ex Lévl. 或芫花叶白前 *Cynanchum glaucescens*（Decne.）Hand.-Mazz. 的干燥根茎及根。	ER-4-22 白前
白薇	为萝藦科植物白薇 *Cynanchum atratum* Bge. 或蔓生白薇 *Cynanchum versicolor* Bge. 的干燥根及根茎。	ER-4-23 白薇
紫草	为紫草科植物新疆紫草 *Arnebia euchroma*（Royle）Johnst. 或内蒙紫草 *Arnebia guttata* Bunge 的干燥根。	ER-4-24 紫草
玄参	为玄参科植物玄参 *Scrophularia ningpoensis* Hemsl. 的干燥根。	ER-4-25 玄参

续表

药物名称	来源	药材与饮片图
胡黄连	为玄参科植物胡黄连 *Picrorhiza scrophulariiflora* Pennell 的干燥根茎。	ER-4-26 胡黄连
巴戟天	为茜草科植物巴戟天 *Morinda officinalis* How 的干燥根。	ER-4-27 巴戟天
茜草	为茜草科植物茜草 *Rubia cordifolia* L. 的干燥根及根茎。	ER-4-28 茜草
续断	为川续断科植物川续断 *Dipsacus asper* Wall. ex Henry 的干燥根。	ER-4-29 续断
天花粉	为葫芦科植物栝楼 *Trichosanthes kirilowii* Maxim. 或双边栝楼 *Trichosanthes rosthornii* Harms 的干燥根。	ER-4-30 天花粉
南沙参	为桔梗科植物轮叶沙参 *Adenophora tetraphylla*（Thunb.）Fisch. 或沙参 *Adenophora stricta* Miq. 的干燥根。	ER-4-31 南沙参
紫菀	为菊科植物紫菀 *Aster tataricus* L. f. 的干燥根及根茎。	ER-4-32 紫菀
三棱	为黑三棱科植物黑三棱 *Sparganium stoloniferum* Buch. -Ham. 削去外皮的干燥块茎。	ER-4-33 三棱

药物名称	来源	药材与饮片图
泽泻	为泽泻科植物泽泻 *Alisma orientalis*（Sam.）Juzep. 的干燥块茎。	ER-4-34 泽泻
香附	为莎草科植物莎草 *Cyperus rotundus L.* 的干燥根茎。	ER-4-35 香附
天南星	为天南星科植物天南星 *Arisaema erubescens*（Wall.）Schott. 、异叶天南星 *Arisaema heterophyllum* Bl. 或东北天南星 *Arisaema amurense* Maxim. 的干燥块茎。	ER-4-36 天南星
石菖蒲	为天南星科植物石菖蒲 *Acorus tatarinowii* Schott 的干燥根茎。	ER-4-37 石菖蒲
百部	为百部科植物直立百部 *Stemona sessilifolia*（Miq.）Miq. 、蔓生百部 *Stemona japonica*（Bl.）Miq. 或对叶百部 *Stemona tuberosa* Lour. 的干燥块根。	ER-4-38 百部
土茯苓	为百合科植物光叶菝葜 *Smilax glabra* Roxb. 的干燥根茎。	ER-4-39 土茯苓
玉竹	为百合科植物玉竹 *Polygonatum odoratum*（Mill.）Druce 的干燥根茎。	ER-4-40 玉竹
重楼	为百合科植物云南重楼 *Paris polyphylla* Smith var. *yunnanensis*（Franch.）Hand. -Mazz. 或七叶一枝花 *Paris polyphylla* Smith var. *chinensis*（Franch.）Hara 的干燥根茎。	ER-4-41 重楼

续表

药物名称	来源	药材与饮片图
天冬	为百合科植物天冬 *Asparagus cochinchinensis*（Lour.）Merr. 的干燥块根。	ER-4-42 天冬
知母	为百合科植物知母 *Anemarrhena asphodeloides* Bge. 的干燥根茎。	ER-4-43 知母
射干	为鸢尾科植物射干 *Belamcanda chinensis*（L.）DC. 的干燥根茎。	ER-4-44 射干

目标检测

一、选择题

（一）单项选择题

1. 按照《中国药典》2015 年版规定,细辛含挥发油不得少于（　　）

　　A. 0.5%（ml/g）　　　　　B. 1.0%（ml/g）　　　　　C. 1.5%（ml/g）

　　D. 2.0%（ml/g）　　　　　E. 2.5%（ml/g）

2. 按照《中国药典》2015 年版规定,白芍含芍药苷不得少于（　　）

　　A. 0.5%　　　B. 0.8%　　　C. 1.0%　　　D. 1.1%　　　E. 1.2%

3. 具有"云锦花纹"特征的中药是（　　）

　　A. 大黄　　　B. 何首乌　　　C. 丹参　　　D. 人参　　　E. 西洋参

4. 根头部有"蚯蚓头"的药材是（　　）

　　A. 白芷　　　B. 川芎　　　C. 独活　　　D. 柴胡　　　E. 防风

5. 具有"车轮纹"特征的中药是（　　）

　　A. 甘草　　　B. 防己　　　C. 黄芪　　　D. 丹参　　　E. 牛膝

6. 根头略膨大,可见暗绿色或暗棕色轮状排列的叶柄残基和密集的疣状突起,该药是（　　）

　　A. 防风　　　B. 党参　　　C. 板蓝根　　　D. 黄芪　　　E. 甘草

7. 以下哪一种药材不是来源于豆科（　　）

　　A. 苦参　　　B. 黄芪　　　C. 山豆根　　　D. 葛根　　　E. 地榆

8. 冬麻顶端"鹦哥嘴"是（　　）

A. 茎痕　　　　B. 茎基　　　　C. 芽苞　　　　D. 叶痕　　　　E. 根痕

9. 来源于五加科植物的药材(　　)

A. 何首乌　　　B. 人参　　　C. 桔梗　　　D. 附子　　　E. 牛膝

10. 按照《中国药典》2015 年版规定,甘草含甘草酸不得少于(　　)

A. 0.5%　　　B. 0.8%　　　C. 1.0%　　　D. 1.5%　　　E. 2.0%

11. 外皮薄,多破裂反卷,易剥落,剥落处显黄色,光滑,该药是(　　)

A. 苦参　　　B. 丹参　　　C. 牛膝　　　D. 甘草　　　E. 板蓝根

12. 老药工将性状特征概括为"芦长碗密枣核艼,紧皮细纹珍珠须",该药是(　　)

A. 西洋参　　　B. 野山参　　　C. 园参　　　D. 活性参　　　E. 高丽参

13. 具有"狮子盘头"特征的中药是(　　)

A. 党参　　　B. 丹参　　　C. 西洋参　　　D. 桔梗　　　E. 北沙参

14. 粉末加水后用力振摇,产生持久性泡沫,该反应检测(　　)

A. 生物碱类　　　B. 蒽醌类　　　C. 黄酮类　　　D. 皂苷类　　　E. 木脂素类

15. 饮片近边缘 1~4mm 处有一棕黄色隆起的木质部环纹的药材是(　　)

A. 大黄　　　B. 狗脊　　　C. 川芎　　　D. 黄连　　　E. 甘草

16. 大黄来源于(　　)

A. 蚌壳蕨科　　　B. 毛茛科　　　C. 蓼科　　　D. 兰科　　　E. 豆科

17. 大黄的异常维管束位于(　　)

A. 木栓层　　　B. 木质部　　　C. 皮层　　　D. 髓部　　　E. 形成层

18. 大黄根茎断面的异常维管束称为(　　)

A. 星点　　　B. 过桥　　　C. 鹦哥嘴　　　D. 点轮环　　　E. 菊花心

19. 大黄醇浸液紫外线灯下的荧光颜色为(　　)

A. 深棕色　　　B. 蓝紫色　　　C. 天蓝色　　　D. 金黄色　　　E. 黄绿色

20. 黄连粉末加稀盐酸,镜检可见黄色针晶,此反应为(　　)

A. 荧光反应　　　　　　B. 微量升华　　　　　　C. 沉淀反应

D. 显微化学反应　　　　E. 显色反应

21. 黄连的主成分为(　　)

A. 生物碱类　　　B. 黄酮类　　　C. 萜类　　　D. 挥发油类　　　E. 蒽醌类

22. 黄连根茎折断面在紫外线灯下观察荧光呈(　　)

A. 红色　　　B. 绿色　　　C. 黄绿色　　　D. 金黄色　　　E. 淡蓝色

23. 仅皮层、中柱鞘部位有石细胞的是(　　)

A. 味连　　　B. 雅连　　　C. 云连　　　D. 土黄连　　　E. 胡黄连

24. "浙八味"之一,有较好止痛效果的是(　　)

A. 白术　　　B. 白芍　　　C. 浙贝母　　　D. 延胡索　　　E. 菊花

25. 切片呈"蝴蝶片"的药材是(　　)

　　　A. 大黄　　　　　B. 川芎　　　　　C. 天麻　　　　　D. 延胡索　　　　　E. 白术

26. 苍术具有的特征是(　　)

　　　A. 过桥　　　　　B. 星点　　　　　C. 起霜　　　　　D. 针眼　　　　　E. 鹦哥嘴

27. 茎痕周围具"针眼"的是(　　)

　　　A. 川贝　　　　　B. 天麻　　　　　C. 半夏　　　　　D. 浙贝　　　　　E. 玉竹

28. 松贝具有的特征是(　　)

　　　A. 星点　　　　　B. 起镜面　　　　C. 鹦哥嘴　　　　D. 怀中抱月　　　　E. 过桥

29. 莪术的药用部位是(　　)

　　　A. 块根　　　　　B. 根茎　　　　　C. 块茎　　　　　D. 根和根茎　　　　E. 球茎

(二)多项选择题

1. 下列药材中不是"四大怀药"的有(　　)

　　　A. 何首乌　　　　B. 地黄　　　　　C. 牛膝　　　　　D. 川牛膝　　　　　E. 板蓝根

2. 关于生晒参的说法正确的有(　　)

　　　A. 芦长碗密

　　　B. 表面红棕色

　　　C. 草酸钙簇晶,棱角锐尖

　　　D. 上部或全体有疏浅断续的粗横纹及明显的纵皱

　　　E. 断面皮部有黄棕色的点状树脂道及放射状裂隙

3. 以下特征中是药材白芍性状特征的有(　　)

　　　A. 表面类白色或淡红棕色,较光洁　　　　B. 外皮易剥落

　　　C. 断面显纤维性　　　　　　　　　　　　D. 横切面射线放射状,呈"菊花心"

　　　E. 味微苦、酸

4. 以块根入药的药材有(　　)

　　　A. 何首乌　　　　B. 地黄　　　　　C. 麦冬　　　　　D. 川乌　　　　　E. 大黄

5. 大黄的原植物有(　　)

　　　A. 掌叶大黄　　　B. 波叶大黄　　　C. 唐古特大黄　　D. 药用大黄　　　E. 华北大黄

6. 天麻具有的特征是(　　)

　　　A. 鹦哥嘴　　　　B. 凹肚脐　　　　C. 点轮环　　　　D. 起镜面　　　　E. 云锦纹

7. 属"浙八味"的药材有(　　)

　　　A. 延胡索　　　　B. 温郁金　　　　C. 浙贝母　　　　D. 白术　　　　　E. 山药

8. 大黄的粉末镜检可见的特征有(　　)

　　　A. 淀粉粒　　　　　　　　　　B. 石细胞　　　　　　　　　　C. 草酸钙簇晶

　　　D. 鳞叶表皮细胞　　　　　　　E. 网纹或具缘纹孔导管

9. 含生物碱类的药材是(　　)

　　　A. 延胡索　　　　B. 川贝母　　　　C. 黄连　　　　　D. 狗脊　　　　　E. 大黄

10. 属于菊科的药材有（　　）

    A. 苍术　　　　B. 白术　　　　C. 莪术　　　　D. 山药　　　　E. 半夏

11. 属百合科的药材有（　　）

    A. 黄精　　　　B. 郁金　　　　C. 川芎　　　　D. 川贝母　　　　E. 浙贝母

12. 关于味连的说法正确的有（　　）

    A. 原植物为三角叶黄连　　　　B. 外形鸡爪状　　　　C. 过桥最长

    D. 荧光反应显金黄色　　　　E. 仅皮部有石细胞

13. 关于川芎的性状鉴定正确的有（　　）

    A. 呈不规则结节状拳形团状　　　　B. 切片边缘不整齐，形似蝴蝶

    C. 形成层环呈类方形　　　　D. 油点（油室）随处可见

    E. 原植物属伞形科

14. 关于半夏的说法正确的有（　　）

    A. 原植物属天南星科　　　　B. 功效类别为化痰药

    C. 生品有毒　　　　D. 块茎类球形，顶端有突起的茎痕

    E. 粉末镜检可见草酸钙簇晶

15. 川贝母的商品规格有（　　）

    A. 大贝　　　　B. 小贝　　　　C. 青贝　　　　D. 炉贝　　　　E. 松贝

16. 药用部位是鳞茎的是（　　）

    A. 浙贝母　　　　B. 川贝母　　　　C. 延胡索　　　　D. 黄精　　　　E. 半夏

17. 大黄的产地有（　　）

    A. 浙江　　　　B. 甘肃　　　　C. 四川　　　　D. 西藏　　　　E. 青海

18. 黄连粉末镜检可见的特征有（　　）

    A. 鳞叶表皮细胞　　　　B. 石细胞　　　　C. 韧皮纤维

    D. 木纤维　　　　E. 导管

19. 天麻粉末镜检可见的特征有（　　）

    A. 木化厚壁细胞　　　　B. 草酸钙针晶　　　　C. 草酸钙簇晶

    D. 多糖团块　　　　E. 螺纹、网纹导管

20. 下列药材中含皂苷的有（　　）

    A. 人参　　　　B. 三七　　　　C. 桔梗　　　　D. 黄芪　　　　E. 柴胡

二、简答题

1. 简述川乌和草乌的性状鉴别要点。

2. 简述牛膝和川牛膝的性状鉴别要点。

3. 简述当归和独活的性状鉴别要点

4. 三七有哪些等级规格？如何划分？

三、案例分析

1. 有人见一对千年人形何首乌,五官惟妙惟肖,雌雄依稀可辨,于是高价购得。其友怀疑此乃其他植物的块茎人工雕琢而成,现请你利用简便方法鉴定其真伪。

2. 有人将姜科植物莪术的根茎雕刻伪制三七兜售,如何利用性状鉴别方法鉴别其真伪?

实训任务6　根及根茎类药材性状鉴定

【任务介绍】有若干批若干数量的根及根茎类药材入库,你作为质检人员将利用性状鉴定方法对这些药材进行入库前质量检查验收,出具质量检验报告。对符合质量要求的下达质量检验合格通知书,同意入库。对存在质量问题者应根据具体情况分别提出加工、挑选、退货等处理意见。

【任务解析】该项任务应在正确完成取样工作基础上,利用性状鉴定方法准确鉴别根及根茎类药材的真伪优劣,把好该类药材入库质量验收关。要求学生能正确取样,能准确把握该类常用药材的来源、药用部位和性状鉴别要点,并能在质量验收中熟练运用。同时,要求学生具备从事相关职业活动所需要的工作方法、自主学习能力和团队协作精神,具有科学的思维习惯和信息判断与选择能力,能有逻辑性地解决问题。在整个任务完成过程中,既要注意充分发挥学生主体作用,又要注重教师的引导作用。

【任务准备】

1. 课前准备　课前教师将具体药材品种入库前质量检查验收任务下达给学生,要求学生以小组为单位,利用本教材及有关标准、工具书拟定该批药材质量验收实施方案,包括取样、性状鉴定等具体实施办法。学生根据课前教师布置作业要求以小组为单位共同完成该批药材质量验收实施方案的拟定。

2. 现场准备　①常用根及根茎类药材的药材与饮片;②放大镜、刀片;③《中国药典》2015年版一部;④有条件的还可模拟来货现场。

【任务实施】学生扮演药材质检人员完成取样、性状鉴定、出具质检报告。

【操作提示】

1. 根类药材的性状鉴定　根类药材一般以身干、个大、质坚实、固有色泽及气味明显者为佳。个别以个小为佳,如川贝母。根和根茎类药材性状鉴定一般按下列顺序进行:形状→表面→质地→断面→气味。其中,横断面颜色、纹理和气味特征一般比较稳定,往往是鉴别真伪的重要依据。

(1)观察形状:根类药材通常为圆柱形、长圆锥形、圆锥形或纺锤形等。双子叶植物的根一般为直根系,主根发达,侧根较细,主根常为圆柱形,如甘草、黄芪、牛膝等;或呈圆锥形,如白芷、桔梗等;有的呈纺锤形,如地黄、何首乌等;少数为须根系,多数细长的须根集生于根茎上,如细辛、威灵仙、龙胆等。单子叶植物的根一般为须根系,有的须根先端膨大成纺锤形块根,如百部、郁金、麦冬等。

(2)观察表面:根类药材表面特征因品种而异,有的具横环纹(如党参等),有的可见皮孔(如防风等),有的根顶端带有根茎(根茎俗称"芦头"),上有茎痕(俗称"芦碗",如人参等),有的被光亮的金黄色茸毛(如狗脊等),有的密被排列整齐的叶柄残基及条状披针形鳞片(如绵马贯众等)等。观察表面时还应注意色泽情况,每种药材常有自己特定的颜色,如丹参色红、黄连色黄、紫草色紫、熟地黄色黑等。

(3)观察质地:根类药材的质地常因品种而异。有的质重坚实(如白芍),有的体轻松泡(如南沙参)。折断面有的显粉性(如山药),有的显纤维性(如石菖蒲)、有的显角质状(如郁金)等。

(4)观察断面特征:断面特征观察是根类药材性状鉴定的重要方法。根类药材应注意断面组织中有无分泌组织散布,如伞形科植物当归、白芷等有黄棕色油点。还应注意少数双子叶植物根的异常构造,如何首乌的云锦花纹,牛膝、川牛膝的维管束点状排列成数轮同心环,商陆的罗盘纹等。此外,观察根类药材断面特征时还应注意断面颜色情况,如黄芩断面黄色,玄参断面黑色等。

(5)嗅气尝味:某些特殊气味是根类药材的重要鉴别特征之一,如白鲜皮具羊膻气;当归具浓郁的香气,味甘、辛、微苦;山豆根具豆腥气,味极苦等。因此,嗅气尝味是根类药材性状鉴定的重要手段和方法。注意有毒的药材如川乌、草乌、半夏、白附子等需尝味时,取样要少,尝后应立即吐出漱口,洗手,以免中毒。

2. 根类药材饮片的性状鉴定　根类药材饮片常为横切片、斜片(如甘草、白芍饮片)、段状(如白前饮片),少数为碎块,也有净选后直接入药(如太子参、川贝母)。鉴别此类饮片主要观察其片和段的形状、颜色、切面特征、质地、气味等。其中,切片的饮片分外表面和切面,而切面特征则是植物分生组织、薄壁组织、机械组织、输导组织、分泌组织的综合反映,是最具鉴别意义的地方,应特别注意观察。许多饮片经炮制后,其形状、色泽、质地、气味等特征会发生一定变化,应重点观察切面、边缘(周边)、色泽、气味等。

实训任务 7　大黄与甘草粉末的显微鉴定

【任务下达】教师在课前将大黄、甘草粉末的显微鉴定任务提前下达给学生。

【课前准备】以小组为单位,利用课余时间参阅《中国药典》及中药鉴定相关工具书籍编制大黄、甘草粉末的显微鉴定方案。

【现场准备】《中国药典》2015 年版一部、大黄粉末、甘草粉末、载玻片、盖玻片、解剖针、酒精灯、显微镜、蒸馏水、稀甘油、水合氯醛液等。

【角色扮演】扮演中药质检人员完成粉末取样、标本片制作、显微鉴定,出具质检报告。

【操作提示】

1. **大黄** 注意观察粉末颜色、气味。蒸馏水或稀甘油制片注意观察淀粉粒(单粒类圆形或长圆形,脐点星状;复粒由2~8分粒组成)。水合氯醛透化制片注意观察草酸钙簇晶(银灰色、多、大、棱角短钝)、网纹导管。

2. **甘草** 注意观察粉末颜色、气味。注意观察晶纤维、具缘纹孔导管、草酸钙方晶等。

实训任务8 大黄与黄连的理化鉴定

【任务下达】教师在课前将大黄、黄连的理化鉴定任务提前下达给学生,要求按照《中国药典》(2015年版一部)大黄、黄连【鉴别】项下进行鉴定。

【课前准备】以小组为单位利用课余时间参阅《中国药典》及中药鉴定相关工具书籍编制大黄、黄连的理化鉴定方案。

【现场准备】《中国药典》2015年版一部、大黄粉末、黄连粉末、芦荟大黄素对照品溶液80μg/ml、大黄酸对照品溶液80μg/ml、大黄素对照品溶液80μg/ml、大黄酚对照品溶液80μg/ml、大黄素甲醚对照品溶液40μg/ml,定性滤纸、荧光灯、三角架、酒精灯、显微镜、微量升华仪、高效液相色谱仪、ODS色谱柱、微量天平(精度0.0001g)、微量进样器(25μl),容量瓶(10ml)、具塞锥形瓶(50ml×3)、冷凝管3支、样品瓶4个、移液管(25ml×1,2ml×5)、滴管、注射器(5ml×4)、0.45μm微孔滤膜4个,甲醇(色谱纯)、磷酸、重蒸水等。

【角色扮演】扮演中药质检人员完成生药取样、理化鉴定,出具质检报告。

【操作提示】

1. 大黄

(1)微量升华鉴别:取本品粉末少量,进行微量升华,可见菱状针晶或羽状结晶,结晶加碱试液显红色。

(2)荧光鉴别

1)饮片置紫外光灯(365nm)下检视,显棕色至棕红色荧光,不得显持久的亮紫色荧光(检查土大黄苷)。

2)取生药粉末0.2g,加甲醇2ml,温浸10分钟,放冷,取上清液10μl,点于滤纸上,以45%乙醇展开,取出,晾干,放置10分钟,置紫外光灯(365nm)下检视,不得显持久的亮紫色荧光。

(3)大黄中游离蒽醌的含量测定

1)按照《中国药典》相关规定完成对照品溶液的制备、供试品溶液的制备、色谱条件与系统适用性试验。

2)样品测定:分别精密吸取各对照品溶液与供试品溶液各10μl,注入液相色谱仪。按色谱条件测定对照品和生药供试品溶液的五种游离蒽醌峰面积值,以外标法计算大黄样品中芦荟大黄素、大黄酸、大黄素、大黄酚和大黄素甲醚的含量及五种游离蒽醌的总量。测定结果填入表4-1。

表 4-1 大黄中五种游离蒽醌含量测定结果（n=3）

样品	芦荟大黄素含量（%）	大黄酸含量（%）	大黄素含量（%）	大黄酚含量（%）	大黄素甲醚含量（%）	总量（%）	平均值（%）
1							
2							
3							

《中国药典》2015 版一部大黄【含量测定】项下规定:按干燥品计算,含游离蒽醌以芦荟大黄素($C_{15}H_{10}O_5$)、大黄酸($C_{15}H_8O_6$)、大黄素($C_{15}H_{10}O_5$)、大黄酚($C_{15}H_{10}O_4$)和大黄素甲醚($C_{16}H_{12}O_5$)的总量不得少于 0.2%。

2. 黄连

(1)荧光鉴别:取生药折断面或饮片置紫外光灯(365nm)下检视,显金黄色荧光,木部尤为明显。

(2)显微化学鉴别:取粉末或薄切片置载玻片上,加 95% 乙醇 1~2 滴及 30% 硝酸 1 滴,镜检,有黄色针状或针簇状结晶析出。

(3)化学定性鉴别:取生药粉末约 1g,加乙醇 10ml,加热至沸腾,放冷,滤过。取滤液 5~10 滴,加 5% 没食子酸乙醇溶液 3~4 滴,蒸干,趁热滴加硫酸适量,应显深绿色(检查小檗碱)。

(沈 力 吴季燕 何舒澜 冯 婧)

第五章

茎木类药材

导学情景 ∨

情景描述：

　　长春市某医院工作的王女士，因经常有视物模糊、口苦等症状，1995—2001 年的 6 年时间内，她一共吃了 50 多盒龙胆泻肝丸。1998 年时，王女士的眼睛、嘴唇周围出现了黑圈，并且出现了全身乏力、形体消瘦、夜尿多、呼吸困难等症状，于 2001 年被确诊为尿毒症，开始了漫长的透析之路。

学前导语：

　　2003 年以前，因长期服用龙胆泻肝丸引发肾病（龙胆泻肝丸中毒事件）的报道多见于报端。这是由于龙胆泻肝丸处方中的木通被错误地用成关木通，而长期服用关木通其肾毒性成分马兜铃酸可导致慢性肾功能损伤，甚至肾衰竭。上述案例可以确定王女士是由关木通所含的马兜铃酸中毒引起的肾病。2003 年 4 月，原国家食品药品监督管理局明确规定禁止使用关木通，《中国药典》2005 年版起未再收载。原关木通及其制剂，一律用木通代替。

　　茎木类药材包括茎类药材和木类药材，主要指药用植物地上茎或茎的一部分，多数为木本植物的茎或仅用其木材部分，少数是草本植物的藤茎。茎类药材包括藤茎，如木通、鸡血藤；茎枝，如钩藤、桂枝；茎刺，如皂角刺；茎髓，如通草；茎的翅状附属物，如鬼箭羽。木类药材主要用木质茎形成层以内称为木材的部分。木材分为边材和心材，多为心材入药，如沉香、降香等。

一、木通 Akebiae Caulis

　　木通，药用其木质藤茎，通透性强，因而得名，为常用清热利水中药。历代本草记载和目前中药市场品种较为繁杂，混乱品种较多。近年来，由于关木通的肾毒性引起医药界的广泛关注，《中国药典》2005 年版起将木通科植物木通等的藤茎列为正品收载。

【来源】　木通科植物木通 *Akebia quinata*（Thunb.）Decne.、三叶木通 *A. trifoliata*（Thunb.）Koidz. 或白木通 *A. trifoliata*（Thunb.）Koidz. var. *Australis*（Diels）Rehd. 的干燥藤茎。

【性状鉴定】

1. **药材**　藤茎呈圆柱形，稍弯曲，长 30~70cm，直径 0.5~2cm。表面灰棕色至灰褐色，外皮粗糙且有许多不规则的裂纹或纵沟纹，具突起的皮孔。节部膨大或不明显，具侧枝断痕。体轻，质坚实，不易折断，断面不整齐，皮部较厚，黄棕色，可见淡黄色颗粒状小点，木部黄白色，射线呈放射状排列，髓小或有时中空,黄白色或黄棕色。气微,味微苦而涩。如图5-1(a)所示。

2. **饮片**　呈圆形、椭圆形或不规则形片。外表皮灰棕色或灰褐色。切面射线呈放射状排列,髓小或有时中空。气微,味微苦而涩。如图5-1(b)所示。

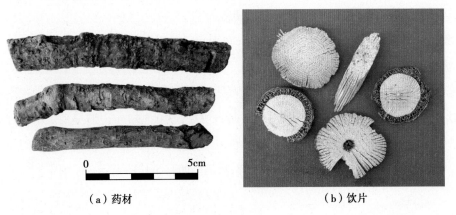

|（a）药材|（b）饮片|

图 5-1　木通

▶▶ **课堂活动**

组织学生观察木通药材和饮片,注意其外表和断面的性状特征。

【化学成分】含多种皂苷类成分,主要是齐墩果酸苷和常春藤皂苷元。

【功效应用】利尿通淋,清心除烦,通经下乳。用于淋证,水肿,心烦尿赤,口舌生疮,经闭乳少,湿热痹痛。

知识链接

关木通与川木通

1. 关木通（混伪品种）　为马兜铃科植物东北马兜铃 *Aristolochia manshuriensis* Kom 的藤茎。　主产东北地区,因产量大、价格低,应用到全国并有出口,商品习称"关木通"。　本品呈长圆柱形,略扭曲。表面灰黄色,节部稍膨大。　体轻,质硬,不易折断。　断面黄色,导管与射线整齐排列成放射状,髓极小。　气微,味苦。　如图5-2所示。　关木通现已取消药用标准,应注意鉴别。

2. 川木通（药典品种）　为毛茛科植物小木通 *Clematis armandii* Franch. 或绣球藤 *Clematis Montana* Buch.-Ham. 的干燥藤茎。　表面黄棕色至黄褐色,节处多膨大。　断面有黄白色放射状纹理及裂隙,其间布满导管孔,髓部较小,偶有空腔。　气微,味淡。　功效类同木通。　如图5-3所示。

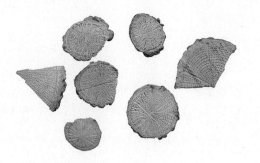

图 5-2　关木通切片

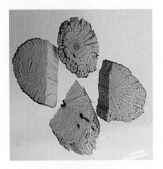

图 5-3　川木通饮片

二、鸡血藤 Spatholobi Caulis

鸡血藤,因其含有红棕色树脂样分泌物而得名,为中医常用活血化瘀中药,历代本草多有记载其"去瘀血,生新血"的功效,被尊称为"血分之圣药"。

【来源】 豆科植物密花豆 *Spatholobus suberectus* Dunn. 的干燥藤茎。

【性状鉴定】

1. **药材**　藤茎为扁圆柱形,栓皮灰棕色,有的可见灰白色斑,栓皮脱落处现红棕色。如图5-4(a)所示。

2. **饮片**　多为椭圆形、长矩圆形或不规则的斜切片,厚0.3~1cm。质坚硬。木部红棕色或棕色,有多数导管孔呈不规则排列;韧皮部有红棕色或黑棕色树脂状分泌物,与木部相间排列呈3~8个偏心性半圆形的同心环;髓部偏向一侧。气微,味涩。如图5-4(b)所示。

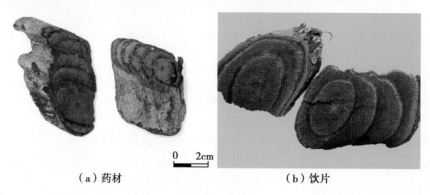

（a）药材	（b）饮片

图5-4　鸡血藤

【化学成分】 主含黄酮类、甾醇类、三萜类等多种化合物。

【功效应用】 活血补血,调经止痛,舒筋活络。用于月经不调,痛经,经闭,风湿痹痛,麻木瘫痪,血虚萎黄。

知识链接

鸡血藤的混淆品

因鸡血藤折断时流出的液汁红如鸡血,故名。有类似现象的藤茎较多,文献记载的"鸡血藤"植物来源复杂,品种混乱,至少有15种之多。各地时有混充鸡血藤使用的现象。如大血藤 *Sargentodoxa cuneata* (Oliv.) Rehd. et Wils.、香花崖豆藤(丰城鸡血藤、贯肠血藤、山鸡血藤)*Millettia dielsiana* Harms ex Diels.、光叶崖豆藤 *M. nitida* Bent.、常绿油麻藤 *Mucuna sempervirens* Hemsl. 等。

在华北、东北、中南地区往往习惯将大血藤作鸡血藤应用。二者临床功效差异较大,不可相互代替或混用。大血藤又名活血藤、红藤,《中国药典》有收载,具清热解毒、活血化瘀、祛风止痛的作用。本品属木通科植物,断面皮部红棕色,有数处向内嵌入木部,木部黄白色,有多数细孔状导管,射线呈放射状排列。如图5-5所示。

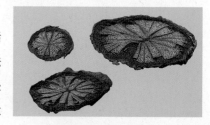

图5-5　大血藤饮片

▶▶ 课堂活动

比较鸡血藤和大血藤饮片，找出区别点。

三、沉香 Aquilariae Lignum Resinatum

沉香因其质重气香而得名，是一种高级香料，又是名贵的行气中药。

【来源】瑞香科植物白木香 *Aquilaria sinensis*（Lour.）Gilg 含有树脂的木材，习称"国产沉香"，又叫"土沉香"。

【植物形态特征】白木香为常绿乔木，高约 20m。根和茎均具香气。单叶互生，革质，叶片椭圆形或长卵形，长 5~10cm，宽 2~4.5cm，先端渐尖而钝，基部楔形，全缘。伞形花序顶生或腋生，花被钟状，5裂，黄绿色，被灰白色柔毛。蒴果木质，扁倒卵形，密被灰色绒毛。如图 5-6 所示。

【产地】主产海南省，广东、广西、福建亦产。

【采收加工】全年均可采。割取含树脂的木材，除去不含树脂的部分，阴干。

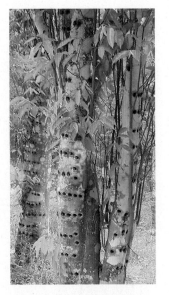

图 5-6　沉香原植物（白木香）

知识链接

沉香的形成与产量

1. 沉香形成的原因　由于树干损伤后被真菌侵入，在菌体内酶的作用下，使木薄壁细胞贮存的淀粉产生一系列变化，形成香树脂，经多年沉积而成。一般情况下，树龄越长，香树脂沉积越久，药材品质越好。

2. 人工种植增加产量　一般选择树干直径 30cm 以上的大树，在距地面 1.5~2m 处的树干上顺砍数刀（伤口深 3~4cm）或凿成直径和深度均达 3~6cm 的小洞，刺激其分泌树脂，此法称为"开香门"。经数年后割取有树脂的木质部入药。

【性状鉴定】本品为不规则的块、片状或盔帽状，有的为小碎块。表面凹凸不平，有刀削痕，偶有孔洞，可见黑褐色树脂与黄白色木部相间的斑纹，孔沟及凹窝表面多呈朽木状。质较坚实，断面刺状。气芳香，味苦。燃烧时发浓烟及强烈香气，并有黑色油状物渗出。如图 5-7 所示。

▶▶ 课堂活动

点燃沉香药材，让学生观察产生的气味、烟和灰烬的颜色等特征。

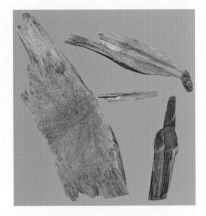

图 5-7　国产沉香药材

难点释疑

木类药材的三切面

对木类药材进行组织结构鉴定常采用3种切面（横切面、径向纵切面、切向纵切面），用于全面观察年轮、射线、导管等结构（表5-1）。

表 5-1 木材三切面比较

	横切面	径向纵切面	切向纵切面
切向	与纵轴垂直的切面	通过茎中心所作的纵切面	沿茎的圆弧切线所作的纵切面
年轮	同心环状	垂直带状，互相平行	不规则的垂直带状
射线	辐射状，显示长度与宽度	显示长度与高度，射线横向分布，与年轮呈直角	呈纺锤状，显示射线的高度与宽度，列数和细胞两端形状
导管和木薄壁细胞	可见导管的大小和横切面的形状	可见导管长度、宽度和细胞两端形状	可见导管长度、宽度和细胞两端形状

【显微鉴定】

1. **沉香径向纵切面** 木射线呈横带状，细胞呈方形或长方形。如图 5-8（a）所示。

ER-5-1

降香三切面详图

2. **沉香横切面** 木射线宽1~2列细胞，细胞径向延长，含棕色树脂。导管常2~10个成群，有的含棕色树脂。木纤维壁稍厚，木化。木间韧皮部带状，常与射线相交，细胞内含棕色树脂。有的薄壁细胞含草酸钙柱晶。如图 5-8（b）所示。

3. **沉香切向纵切面** 射线高 4~20 个细胞，宽 1~2 列细胞；导管分子长短不一，多数较短，端壁平置，具缘纹孔排列紧密。如图 5-8（c）所示。

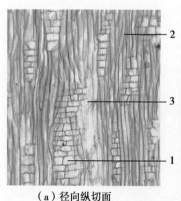

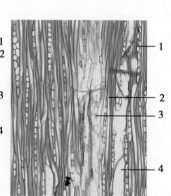

（a）径向纵切面　　　　　（b）横切面　　　　　（c）切向纵切面

图 5-8　沉香（白木香）三切面结构图
1. 木射线　2. 木纤维　3. 木间韧皮部　4. 导管

【化学成分】含挥发油约 0.8%,主含倍半萜类化合物沉香螺旋醇、去氢白木香醇、异白木香醇、β-沉香呋喃以及苄基丙酮等。另据报道还含有羟基何帕酮等。《中国药典》2015 年版规定,醇溶性浸出物不得少于 10.0%。

【理化鉴定】取本品乙醇浸出物少量,按常法进行微量升华,得黄色油状物,香气浓郁;在油状物上加盐酸 1 滴与香草醛颗粒少许,再滴加乙醇 1~2 滴,渐显樱红色,放置后颜色加深(检查萜类)。

【功效应用】行气止痛,温中止呕,纳气平喘。用于胸腹胀闷疼痛,胃寒呕吐呃逆,肾虚气逆喘急。入煎剂宜后下。

知识链接

进口沉香

进口沉香,又名沉水香、燕口香、蓬莱香、密香、芝兰香、青桂香等,为瑞香科植物沉香 *Aquilaria agallocha* Roxb. 的含有香树脂的心材。主产于印度尼西亚、马来西亚、柬埔寨及越南,功效与国产沉香相似,因含树脂多而沉重,能沉于水或半沉于水;气味较浓,燃之发浓烟,香气强烈。质量比国产沉香好。

▶▶ 课堂活动

比较国产沉香和进口沉香,找出区别点。

四、通草 Tetrapanacis Medulla

陈嘉谟曰:"白瓤中藏,脱木得之,故名通脱"。正合相形为用利水通乳之理,是中医临床较常用的渗湿利水药。

【来源】五加科植物通脱木 *Tetrapanax papyrifer* (Hook.) K. Koch 的干燥茎髓。

【性状鉴定】茎髓呈圆柱形,长 20~40cm,直径 1~2.5cm。表面白色或淡黄色,有浅纵纹。体轻,质松软,稍有弹性,易折断,断面平坦,显银白色光泽,中部有直径 0.3~1.5cm 的空心或半透明的薄膜,纵剖面可见梯状排列的薄膜。气微,味淡。如图 5-9 所示。

【化学成分】含肌醇、多聚戊糖、葡萄糖、果糖、乳糖、果胶等。

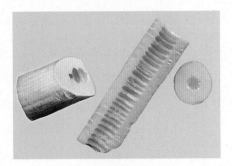

图 5-9 通草药材

【功效应用】清热利尿,通气下乳。用于湿热尿赤,淋病涩痛,水肿尿少,乳汁不下。孕妇慎用。

知识链接

小 通 草

1. 来源 旌节花科植物喜马山旌节花 *Stachyurus himalaicus* Hook. f. et Thoms.、中国旌节花 *S. chinensis* Franch. 或山茱萸科植物青荚叶 *Helwingia japonica*（Thunb.）Dietr. 的干燥茎髓。功效与通草类似，因茎髓较细，商品习称"小通草"。《中国药典》单列为另一品种。如图5-10所示。

2. 性状鉴定

（1）旌节花的茎髓呈圆柱形，长30~50cm，直径0.5~1cm。表面白色或淡黄色，平坦无纹理。质松软，可弯曲，捏之变形，易折断，断面平坦，显银白色光泽，无空心。水浸后外表及断面均有黏滑感。无嗅味淡。

（2）青荚叶的茎髓表面有浅纵条纹。质较硬，捏之不易变形。水浸后无黏滑感。

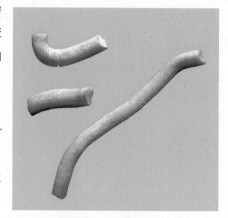

图5-10 小通草药材

知识链接

混 伪 品 种

通草的品种较为复杂，除了大小通草混用外，还应注意通草质轻，常有掺杂，有报道用菊科植物向日葵茎髓等充伪，主要冒充大通草，多数为掺假；也有不法药贩为了赚取暴利，利用廉价的白矾、硝石浸泡后晒干，其外观与正品几乎无差别，然重量增加。

五、钩藤 Uncariae Ramulus Cum Uncis

钩藤因其植物的木质藤茎具钩而得名。始见于《名医别录》，为常用平肝息风要药。现代药理研究发现，钩藤所含钩藤碱有明显的降血压作用。

【来源】茜草科植物钩藤 *Uncaria rhynchophylla*（Miq.）Miq. ex Havil.、大叶钩藤 *Uncariamacrophylla* Wall.、毛钩藤 *Uncaria hirsuta* Havil.、华钩藤 *Uncaria sinensis*（Oliv.）Havil. 或无柄果钩藤 *Uncaria sessilifructus* Roxb. 的干燥带钩茎枝。

【性状鉴定】茎枝呈圆柱形或类方柱形，长2~3cm，直径0.2~0.5cm，表面红棕色或紫红色者有细纵纹，光滑无毛；黄绿色至灰褐色者有的可见白色点状皮孔，被黄褐色柔毛。多数枝节上对生两个向下弯曲的钩（不育花序梗），或仅一侧有钩，另一侧为突起的疤痕；钩略扁或稍圆，先端细尖，基部较阔；钩基部的枝上可见叶柄脱落后的窝点状痕迹和环状的托叶痕。质坚韧，断面黄棕色，皮部纤维性,髓部黄白色或中空。气微,味淡。如图 5-11 所示。

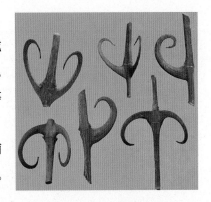

图 5-11　钩藤药材

【化学成分】含多种吲哚类生物碱约 0.2%,其中钩藤碱占 28%~50%,异钩藤碱占 15%,二者均为降血压的有效成分。另含毛钩藤碱、去氢毛钩藤碱、去氢钩藤碱、去氢异钩藤碱等多种生物碱。

【功效应用】息风定惊,清热平肝。用于肝风内动,惊痫抽搐,高热惊厥,感冒夹惊,小儿惊啼,妊娠子痫,头痛眩晕。入煎剂宜后下。

知识链接

钩藤资源与钩藤煎煮

1. 资源利用　无钩茎枝的总生物碱含量与带钩者相似,临床应用亦有降压作用。 我国有钩藤属植物 14 种,均含吲哚类生物碱,随着药材资源的不足,也可能成为钩藤的药材资源加以利用。

2. 注意事项　钩藤碱属吲哚类生物碱,遇热易分解,煎煮 20 分钟,其降压作用开始减弱,故入煎剂宜后下。

点滴积累 V

1. 木类是木质茎的一部分,外部常有刀削痕;可以利用水试、火试的方法辅助鉴别;显微鉴别常常观察三切面上射线、导管、年轮等形状。

2. 优质沉香树脂含量高,质沉易燃,香气浓并有黑色油状物渗出。

3. 借助教材,对照实物,通过观察、比较、归纳、分析,抓住主要特征鉴别药材,如正品鸡血藤具有异常维管束。

茎木类药材其他常用品种

药物名称	来源	药材图
槲寄生	本品为桑寄生科植物槲寄生 *Viscum coloratum*(Komar.)Nakai 的干燥带叶茎枝	 槲寄生
桑寄生	本品为桑寄生科植物桑寄生 *Taxillus chinensis*(DC.)Danser 的干燥带叶茎枝	 桑寄生

续表

药物名称	来源	药材图
苏木	本品为豆科植物苏木 *Caesalpinia sappan* L. 的干燥心材	 苏木
降香	本品为豆科植物降香檀 *Dalbergia odorifera* T. Chen 树干和根的干燥心材	 降香

目标检测

一、选择题

(一)单项选择题

1. 药用部分为茎髓的是(　　)

　　A. 木通　　　　B. 钩藤　　　　C. 通草　　　　D. 鸡血藤　　　　E. 沉香

2. 以含树脂木材入药的是(　　)

　　A. 沉香　　　　B. 钩藤　　　　C. 通草　　　　D. 木通　　　　E. 鸡血藤

3. 药材横断面可见 3~8 个偏心性同心环的药材是(　　)

　　A. 木通　　　　B. 钩藤　　　　C. 通草　　　　D. 鸡血藤　　　　E. 沉香

4. 气味芳香,断面可见棕黑色树脂和黄白色木质部相间排列斑纹的药材是(　　)

　　A. 木通　　　　B. 钩藤　　　　C. 沉香　　　　D. 鸡血藤　　　　E. 通草

5. 药材横切面射线呈放射状排列的是(　　)

　　A. 木通　　　　B. 钩藤　　　　C. 通草　　　　D. 鸡血藤　　　　E. 大血藤

6. 钩藤入煎剂宜(　　)

　　A. 包煎　　　　B. 先煎　　　　C. 后下　　　　D. 另煎　　　　E. 烊化

(二)多项选择题

1. 茎类药材的三切面指(　　)

　　A. 横切面　　B. 径向纵切面　　C. 切向纵切面　　D. 横断面　　E. 斜切面

2. 药材沉香的性状特征是(　　)

　　A. 盔帽状　　B. 棕黑色树脂　　C. 气芳香　　D. 体重者质优　　E. 有刀削痕

3. 鸡血藤的功效是(　　)

　　A. 补血　　　　B. 活血　　　　C. 利水　　　　D. 清热　　　　E. 通经

4. 木通的原植物有(　　　)

　　A. 木通　　　　　B. 马兜铃　　　　　C. 三叶木通　　　　　D. 绣球藤　　　　　E. 白木通

二、简答题

1. 在沉香的种植过程中如何提高树脂的产量？

2. 钩藤入煎剂为何要后下？在处方调配时应如何处理？

三、案例分析

有人从市场上买回鸡血藤,此药材断面可见外部红棕色,有数处向内嵌入,中间黄白色部分有放射状纹理和小孔,请分析该药材是否为正品鸡血藤？

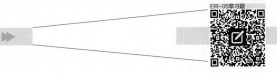

ER-05章习题

实训任务9　茎木类药材性状鉴定

【任务介绍】有若干批若干数量的茎木类药材入库,你作为质检人员将利用性状鉴定方法对这些药材进行入库前质量检查验收,出具质量检验报告。对符合质量要求的下达质量检验合格通知书,同意入库。对存在质量问题者应根据具体情况分别提出加工、挑选、退货等处理意见。

【任务解析】该项任务应在正确完成取样工作基础上,利用性状鉴定方法准确鉴别茎木类药材的真伪优劣,把好该类药材入库质量验收关。要求学生能正确取样,能准确把握该类常用药材的来源、药用部位和性状鉴别要点,并能在质量验收中熟练运用。同时,要求学生具备从事相关职业活动所需要的工作方法、自主学习能力和团队协作精神,具有科学的思维习惯和信息判断与选择能力,能有逻辑性地解决问题。在整个任务完成过程中,既要注意充分发挥学生主体作用,又要注重教师的引导作用。

【任务准备】

1. **课前准备**　课前教师将具体药材品种入库前质量检查验收任务下达给学生,要求学生以小组为单位,利用本教材及有关标准、工具书拟定该批药材质量验收实施方案,包括取样、性状鉴定等具体实施办法。学生根据课前教师布置作业要求以小组为单位共同完成该批药材质量验收实施方案的拟定。

2. **现场准备**　①常用茎木类药材与饮片;②放大镜、刀片;③《中国药典》2015年版一部;④有条件的还可模拟来货现场。

【任务实施】学生扮演药材质检人员完成取样、性状鉴定、出具质检报告。

【操作提示】茎木类药材包括茎类药材和木类药材。茎类药材来源于药用木本植物的茎,以及少数草本植物的茎藤。包括茎藤、茎枝、茎刺、茎髓等。木类药材来源于药用部位为木本植物茎的形成层以内的部分,通称为木材。一般木材可分为边材和心材两部分。边材含水分较多,颜色较浅,心材由于蓄积了较多的挥发油和树脂类物质,颜色较深,质地亦较致密而重。木类中药大多采用心材部分。一般应注意其形状、大小、粗细、表面、颜色、质地、折断面及气味等,带叶的茎枝,还应观察叶的特征。

(1)观察形状:茎类中药的形状以圆柱形较多,也有扁圆柱形、方形的。有些茎的木质部较发达,商品常切成斜向横切片,或不规则段片。木质藤本多扭曲不直,大小粗细不一。

(2)观察表面:茎表面大多为棕黄色,少数显特殊的颜色,如鸡血藤为红紫色。未除去木栓层的茎藤尚可见深浅不一的纵横裂纹或栓皮剥落后的痕迹,皮孔大多可见。木类中药的表面颜色各异,多数有棕褐色树脂状条纹和斑块。

(3)观察断面:茎的断面有放射状的木质部与射线相间排列,习称"车轮纹""菊花心"等。中央有时尚可见有髓部,有时常成空洞状。

(4)嗅气尝味:气味常可帮助鉴别,如降香、沉香等则气香。

（曹素萍）

第六章

皮类药材

导学情景

情景描述：

某药店购进一批肉桂药材，该药材皮薄、质硬、油润性差、香气淡薄，气清香而凉似樟脑。质检人员对药源产生怀疑，不予入库；业务员则认为质量虽稍差，但可以接受入库。

学前导语：

肉桂为皮类天然药物，一般均皮细肉厚，断面紫红色，油性大，香气浓，味甜微辛，临床使用广泛。该药店购进的为桂皮，为伪品。本章我们将带领同学们学习皮类药材基本知识及其鉴别。

皮类药材通常以木本植物的茎干、茎枝或根的形成层以外的部分入药。常分为树皮（包括干皮和枝皮）和根皮两类。其中以干皮、枝皮为多见，根皮较少。

皮类药材的性状鉴别应注意观察形状、外表面、内表面、质地、折断面、气味等特征。鉴定时应仔细观察，抓住主要特征，准确运用鉴别术语。

一、牡丹皮 Moutan Cortex

牡丹是著名的观赏植物，花大而美丽，属于我国十大名花之一。其花与芍药花相似，故称姊妹花。二者又都是常用的中药。

【来源】芍药科植物牡丹 *Paeonia suffruticosa* Andr. 的干燥根皮。

【产地】主产安徽、四川、河南、山东等地。

【采收加工】秋季采根，除去细根，剥取根皮，晒干，称"连丹皮"；趁鲜刮去外皮后，再剥取根皮晒干，称"刮丹皮"或"粉丹皮"。

【性状鉴定】

1. **药材** 呈筒状或半筒状，有纵剖开的裂缝，略向内卷曲，长 5~20cm，直径 0.5~1.2cm，厚 0.1~0.4cm。"连丹皮"外表面灰褐色，可见细根痕和皮孔，栓皮脱落处粉红色；"刮丹皮"外表红棕色或淡灰黄色。内表面淡灰黄色或淡棕色，有明显的细纵纹及发亮的牡丹酚结晶。质硬而脆，易折断，断面较平坦，淡粉红色，粉性。有特异香气，味微苦而涩，稍有麻舌感。如图 6-1（a）所示。

2. **饮片** 呈圆形或卷曲形的薄片。"连丹皮"外表面灰褐色或黄褐色，栓皮脱落处粉红色；"刮丹皮"外表面红棕色或淡灰黄色。内表面有时可见发亮的结晶。切面淡粉红色，粉性。气芳香，味微苦而涩。如图 6-1(b)所示。

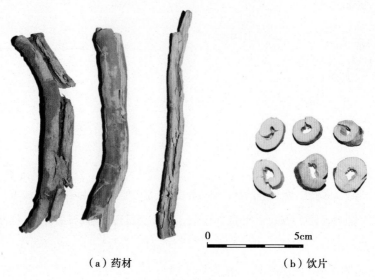

（a）药材 　　　　　　　　（b）饮片

图 6-1　牡丹皮

▶▶ 课堂活动

　　组织学生观察牡丹皮药材，找出"内表面的结晶"等主要性状特征。 并思考牡丹皮具有芳香气的原因。

【化学成分】 主含丹皮酚、丹皮酚原苷、丹皮酚苷、芍药苷及挥发油等。

【功效应用】 清热凉血，活血化瘀。用于热入营血，温毒发斑，吐血衄血，夜热早凉，无汗骨蒸，经闭痛经，跌仆伤痛，痈肿疮毒。

知识链接

凤 丹 皮

　　凤丹，又名铜陵牡丹、铜陵凤丹，属江南品种群，植物学研究表明，道地药材凤丹皮的原植物凤丹与牡丹是两个不同的植物种。《中药大辞典》记载："安徽省铜陵凤凰山所产丹皮质量最佳"，故称凤丹。 其具有根粗、肉厚、粉足、木心细、亮星多、久贮不变质等特色，素与白芍、菊花、茯苓并称为安徽四大名药。

二、厚朴 Magnoliae Officinalis Cortex

厚朴为常用的芳香化湿药，始载于《神农本草经》，列为中品。李时珍称："其木质朴而皮厚，味辛烈而色紫赤，故有厚朴、烈赤诸名"。

【来源】 木兰科植物厚朴 *Magnolia officinalis* Rehd. et Wils. 或凹叶厚朴 *M. officinalis* Rehd. et Wils. var. *biloba* Rehd. et Wils. 的干燥干皮、枝皮及根皮。

【植物形态特征】

1. **厚朴** 落叶乔木,高7~15m。树皮厚,紫褐色。单叶互生,革质,倒卵形或长倒卵形,长20~45cm,宽12~24cm,先端钝圆或短尖,基部楔形,全缘或略呈波状。花大,白色,芳香,单生于枝顶,与叶同时开放,花被片9~12,雄蕊及雌蕊均为多数,聚合蓇葖果长圆状卵形,木质,长12cm。花期4~5月,果期9~10月。如图6-2所示。

2. **凹叶厚朴** 形似厚朴,叶先端凹陷,形成二圆裂。如图6-3所示。

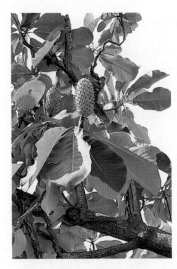 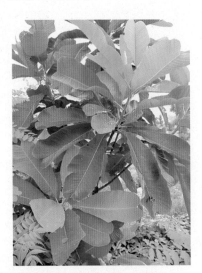

图6-2 厚朴原植物　　　　　　　　　　　图6-3 凹叶厚朴原植物

【产地】 主产四川、湖北、浙江、福建、湖南,一般认为四川、湖北产者质优,习称"川朴",又称"紫油厚朴";浙江产者,习称"温朴",质量亦好,销往全国各地并出口。

【采收加工】 于4~6月剥取树皮直接阴干;干皮置沸水中微煮后,堆放阴湿处,"发汗"至内表面紫褐色或棕褐色时,蒸软取出,卷成筒状干燥。商品有单卷、双卷、块片状等。

【性状鉴定】

1. **药材**

(1)干皮:呈卷筒状或双卷筒状,长30~35cm,厚0.2~0.7cm,习称"筒朴";如图6-4所示。近根部的干皮一端展开如喇叭口,长13~25cm,厚0.3~0.8cm,习称"靴筒朴",如图6-5所示。外表面灰棕色或灰褐色,粗糙,有时呈鳞片状,较易剥落,有明显椭圆形皮孔和纵皱纹,刮去粗皮者显黄棕色。内表面紫棕色或深紫褐色,较平滑,具细密纵纹,划之显油痕。质坚硬不易折断,断面颗粒性,外层灰棕色,内层紫褐色或棕色,有油性,有的可见发亮的细小结晶。气香烈,味辛辣微苦。

(2)枝皮(枝朴):呈单筒状,味较淡薄,厚0.1~0.2cm。质脆,易折断,断面纤维性。

(3)根皮(根朴):呈单筒状或不规则块片;有的细小弯曲形似鸡肠,习称"鸡肠朴"。质硬,较易折断,断面纤维性。如图6-6所示。

2. **饮片** 呈弯曲的丝条状或单、双卷筒状。外表面灰褐色,有时可见椭圆形皮孔或纵皱纹。内表面紫棕色或深紫褐色,较平滑,具细密纵纹,划之显油痕。切面颗粒性,有油性,有的可见小亮星。气香,味辛辣、微苦。如图6-7所示。

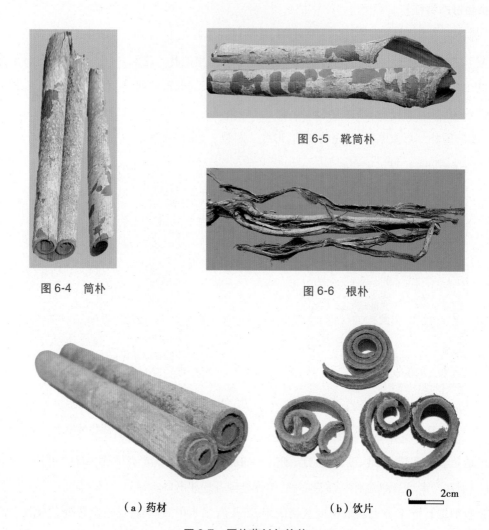

图 6-4　筒朴

图 6-5　靴筒朴

图 6-6　根朴

（a）药材　　　　　　　　（b）饮片

图 6-7　厚朴药材与饮片

▶▶ 课堂活动

组织学生观察厚朴药材及饮片，找出主要性状特征。特别注意干皮、根皮和枝皮的形状差异。

【显微鉴定】

1. **厚朴横切面**　木栓层为 10 余列细胞，有的可见落皮层。皮层外侧有石细胞环带，内侧散在多数油细胞及石细胞群。韧皮部射线宽 1~3 列细胞，纤维多，数个成束；亦有油细胞散在。如图 6-8 所示。

2. **厚朴粉末**　石细胞长圆形或类方形，直径 11~65μm。亦有分枝状石细胞，个较大，有时可见层纹。纤维多成束，直径 15~32μm，壁甚厚，有的呈波浪形或一边呈锯齿状，孔沟不明显，木化。油细胞椭圆形，直径 50~85μm，可见黄棕色油状物。此外可见木栓细胞、草酸钙方晶。如图 6-9 所示。

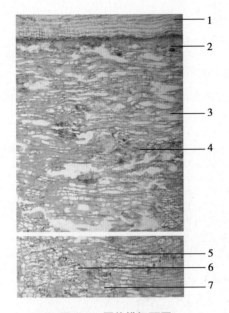

图 6-8　厚朴横切面图
1. 木栓层　2. 石细胞环带　3. 皮层
4. 纤维束　5. 韧皮部　6. 油细胞
7. 射线

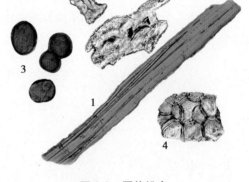

图 6-9　厚朴粉末
1. 纤维　2. 石细胞　3. 油细胞　4. 木栓细胞

【化学成分】含木脂素类成分,主要为厚朴酚及和厚朴酚。挥发油约1%,其中β-桉油醇占95%以上;另含少量生物碱,主要有木兰箭毒碱等。药理研究证明:厚朴酚与和厚朴酚具有特殊而持久的肌肉松弛作用。

【理化鉴定】取本品粉末0.5g,加甲醇5ml,密塞,振摇30分钟,滤过,滤液作为供试品溶液,另取厚朴酚对照品与和厚朴酚对照品,加甲醇制成每1ml各含1mg的混合溶液,作为对照品溶液。按照薄层色谱法试验,吸取上述两种溶液各5μl,分别点于同一硅胶G薄层板上,以甲苯-甲醇(17:1)为展开剂展开,取出晾干,喷以1%香草醛硫酸溶液,在100℃加热至斑点清晰显色。供试品色谱中,在与对照品色谱相应的位置上,显相同颜色的斑点。

【功效应用】燥湿消痰,下气除满。用于湿滞伤中,脘痞吐泻,食积气滞,腹胀便秘,痰饮喘咳。

知识链接

厚　朴　花

厚朴花为木兰科植物厚朴或凹叶厚朴的干燥花蕾。春季花未开放时采摘,稍蒸后,晒干或低温干燥。呈长圆锥形,红棕色至棕褐色,气香,味淡。性温味苦。功效芳香化湿,理气宽中。用于脾胃湿阻气滞,胸脘痞闷胀满,纳谷不香。

三、肉桂 Cinnamomi Cortex

始载于《神农本草经》,列为上品。香气浓郁、甜辣兼有的味道使其特征明显。

【来源】樟科植物肉桂 *Cinnamomum cassia* Presl 的干燥树皮。

【产地】主产于广西、广东、云南。

【采收加工】秋季剥取生长期5~6年或以上的树皮,加工成不同的规格。

1. **企边桂** 为生长10年以上的干皮,将两端削成斜面,夹在木制的凹凸板中晒干。如图6-10所示。

2. **桂通** 为生长5~6年的干皮和粗枝皮或老树枝皮,不经压制,自然卷曲呈筒状,阴干。如图6-11所示。

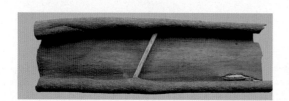

图6-10 企边桂

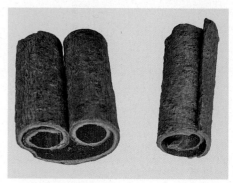

图6-11 桂通

【性状鉴定】本品呈槽状或卷筒状。长30~40cm,直径3~10cm,厚0.2~0.8cm。外表面灰棕色,稍粗糙,有不规则的细皱纹及横向突起的皮孔,有的可见灰白色地衣斑;内表面红棕色,略平坦,有细纵纹,划之显油痕。质硬而脆,易折断,断面颗粒状,外层棕色而较粗糙,内层红棕色而油润,两层间有1条黄棕色的线纹。气香浓烈,味甜而辣。

▶▶ **课堂活动**

组织学生观察肉桂药材,找出"气、味"主要性状鉴别特征。并与桂皮进行比较。

知识链接

桂枝、桂子、桂皮

1. **桂枝** 为肉桂的干燥嫩枝。功能发汗解肌,温经通脉,助阳化气,平冲降气。主治风寒感冒、脘腹冷痛、关节痹痛、血寒经闭等。

2. **桂子** 为肉桂带宿萼的未成熟果实。功能温中暖胃。主治胃脘寒痛。

3. **桂皮** 为樟科天竺桂等多种植物的树皮,来源较复杂。皮薄、质硬、不油润、香气淡薄,气清香而凉似樟脑。虽含桂皮醛,但成分与肉桂不同,不可作肉桂入药,一般用为食用香料。

ER-6-1

桂枝药材图

ER-6-2

桂皮药材图

【化学成分】　含挥发油1%~2%,油中主要成分为桂皮醛75%~95%,少量的乙酸桂皮酯、丁香酚等。《中国药典》2015年版规定,本品含挥发油不得少于1.2%(ml/g),含桂皮醛不得少于1.5%。药理研究证明:桂皮醛及桂皮酸钠能扩张冠状动脉和脑血管,增加其血流量,降低血管阻力;并能扩张外周血管,降低血压。桂皮醛还有解热、镇静、镇痛及抗惊厥作用。

【功效应用】　补火助阳,引火归元,散寒止痛,温通经脉,用于阳痿宫冷,腰膝冷痛,肾虚作喘,虚阳上浮,眩晕目赤,心腹冷痛,虚寒吐泻,寒疝腹痛,痛经经闭。

四、杜仲 Eucommiae Cortex

古有名叫杜仲的人服此得道而得名,是自然界中少有的单科单属单种植物。杜仲是中医补肝肾,强筋骨,安胎的常用中药。

【来源】　杜仲科植物杜仲 *Eucommia ulmoides* Oliv. 的干燥树皮。

【性状鉴定】

1. **药材**　呈板片状或两边稍向内卷,大小不一,厚薄不等。外表面淡棕色或灰褐色,有明显的皱纹或纵裂槽纹,未去粗皮者可见明显的皮孔。内表面暗紫色,平滑。质硬而脆,易折断,折断面有细密银白色富弹性的橡胶丝。气微,味稍苦。嚼之有胶状残余物。如图6-12(a)所示。

2. **饮片**　呈小方块或丝状。外表面淡棕色或灰褐色,有明显的皱纹。内表面暗紫色,光滑。断面有细密、银白色、富弹性的橡胶丝相连。气微,味稍苦。如图6-12(b)所示。

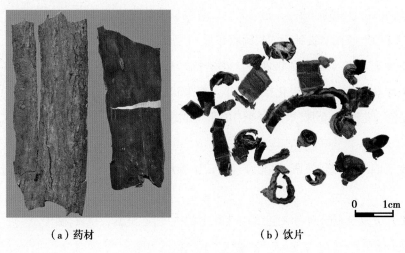

（a）药材　　　　　　（b）饮片

图 6-12　杜仲

▶▶ 课堂活动

　　组织学生观察杜仲药材及饮片,找出主要性状鉴别特征。特别注意观察折断面的橡胶丝。

【化学成分】　含杜仲胶6%~10%,并含杜仲醇、去氧杜仲醇、桃叶珊瑚苷、松脂醇二葡萄糖苷(为杜仲降压的主要有效成分)等。

【功效应用】　补肝肾,强筋骨,安胎。用于肝肾不足,腰膝酸痛,筋骨无力,头晕目眩,妊娠漏血,胎动不安。

盐炒杜仲、杜仲叶及杜仲混淆品

1. **盐炒杜仲** 为杜仲的炮制加工品。制法为：先用食盐加适量开水溶化，取杜仲块或丝条，使与盐水充分拌透吸收，然后置锅内，用文火炒至微有焦斑为度，取出晾干。盐炒杜仲以断丝为度，降血压的疗效好。

2. **杜仲叶** 为杜仲的干燥叶。功效为补肝肾，强筋骨。用于肝肾不足，头晕目眩，腰膝酸痛，筋骨痿软等证。

3. **混淆品** 卫矛科丝棉木 *Euonyrnus bungeanus* Maxim.、游藤卫茅 *E. vagars* Wall.、云南卫茅 *E. yunnanensis* Franch. 的树皮，习称"土杜仲"。折断面白色橡胶丝稀疏而脆，拉之即断，不可代替杜仲药用。

五、黄柏 Phellodendri Chinensis Cortex

黄柏因其色黄而得名，为常用的清热燥湿药，与黄连、黄芩并称为"三黄"。

【**来源**】芸香科植物黄皮树 *Phellodendron chinense* Schneid. 的干燥树皮。

【**植物形态特征**】黄皮树为乔木，高 10～12m。树皮灰棕色，木栓层甚薄。小枝通常暗红棕色，光滑无毛。奇数羽状复叶对生，小叶 7～15 枚，长圆状披针形或长圆状卵形，上面仅中脉密被短毛，下面密被长柔毛。圆锥花序。花单性，雌雄异株，雄花雄蕊 5；雌花雌蕊 1，雌花退化雄蕊短小。浆果状核果球形，熟后紫黑色。花期 5～6 月，果熟期 9～10 月。如图 6-13 所示。

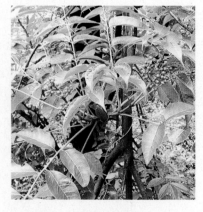

图 6-13 黄柏原植物（黄皮树）

【**产地**】主产四川、贵州、陕西、湖北、广西、云南等地，习称"川黄柏"。

【**采收加工**】立夏至夏至间剥取生长 10 年以上的树皮，趁鲜刮去粗皮，晒干。

【**性状鉴定**】

1. **药材** 呈板片状或浅槽状，长短不一，厚 1～6mm。外表面黄褐色或黄棕色，有的可见皮孔痕及残存的灰褐色粗皮；内表面暗黄色或淡棕色，具细密的纵棱纹。体轻质硬，易折断，断面深黄色，纤维性，易呈片状分层。气微，味极苦，嚼之有黏性。唾液可被染成黄色。如图 6-14(a)所示。

2. **饮片** 呈丝条状。外表面黄褐色或黄棕色。内表面暗黄色或淡棕色，具纵棱纹。切面纤维性，呈裂片状分层，深黄色。味极苦。如图 6-14(b)所示。

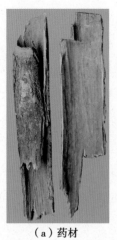
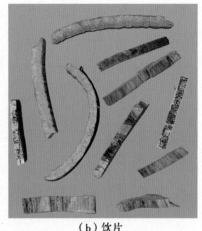

（a）药材　　　　　　　（b）饮片

图 6-14　黄柏药材与饮片

【显微鉴定】

1. **黄柏横切面**　未去净外粗皮者,木栓层由多列长方形细胞组成,内含棕色物质。皮层宽广,散有众多石细胞及纤维束。韧皮部占大部分,外侧有少数石细胞,纤维束切向排列呈断续的层带(硬韧部)与筛管群和韧皮部薄壁细胞(软韧部)相间隔,纤维束周围细胞中常含草酸钙方晶。射线宽 2~4 列细胞,稍弯而细长。薄壁细胞中含有细小的淀粉粒,黏液细胞随处可见。如图 6-15 所示。

2. **黄柏粉末**　鲜黄色。纤维鲜黄色,常成束,周围细胞含草酸钙方晶,形成晶纤维;含晶细胞壁木化增厚。石细胞鲜黄色,类圆形,有的呈分枝状,枝端锐尖,壁厚,层纹明显;有的可见大型纤维状的石细胞,长可达 900μm。草酸钙方晶众多。如图 6-16 所示。

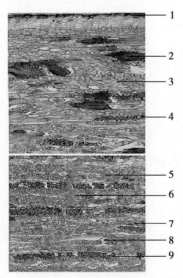

图 6-15　黄柏横切面图
1. 木栓层　2. 石细胞　3. 皮层
4. 纤维束　5. 黏液细胞　6. 韧
皮射线　7. 韧皮部　8. 韧皮薄
壁细胞　9. 韧皮纤维束

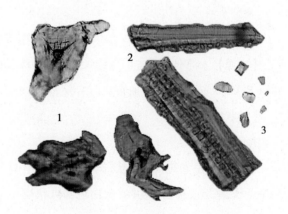

图 6-16　黄柏粉末
1. 石细胞　2. 晶纤维　3. 草酸钙方晶

【化学成分】含小檗碱、黄柏碱、掌叶防己碱等多种生物碱。《中国药典》2015 年版规定小檗碱不得少于 3%,黄柏碱不得少于 0.34%。此外尚含有黄柏酮、黄柏内酯等。

【理化鉴定】 取粉末 1g,加乙醚 10ml 冷浸,振摇后,过滤,滤液挥干,残渣加冰醋酸 1ml 使溶解,再加浓硫酸 1 滴,放置,溶液呈紫棕色(黄柏酮反应)。

【功效应用】 清热燥湿,泻火除蒸,解毒疗疮。用于湿热泻痢,黄疸尿赤,带下阴痒,热淋涩痛,脚气痿躄,骨蒸劳热,盗汗,遗精,疮疡肿毒,湿疹湿疮。盐黄柏滋阴降火。用于阴虚火旺,盗汗骨蒸。

知识链接

药典品种——关黄柏

关黄柏为芸香科植物黄檗 *Phellodendron amurense* Rupr. 的干燥树皮。 主产于吉林、辽宁等省。 本品外表面黄绿色或淡棕黄色, 较平坦, 有不规则的纵裂纹, 皮孔痕小而少见; 内表面黄色或黄棕色。 体轻, 质较硬, 断面纤维性, 有的呈裂片状分层, 鲜黄色或黄绿色。 如图 6-17 所示。 小檗碱含量较川黄柏低, 功效、主治同川黄柏。

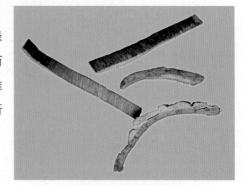

图 6-17 关黄柏饮片

▶ **课堂活动**

比较黄柏和关黄柏的饮片,找出区别点。

六、秦皮 Fraxini Cortex

始载于《神农本草经》,列为中品。为较常用清热燥湿药。

【来源】 木犀科植物苦枥白蜡树 *Fraxinus rhynchophylla* Hance、白蜡树 *F. chinensis* Roxb.、尖叶白蜡树 *F. szaboana* Lingelsh. 或宿柱白蜡树 *F. stylosa* Lingelsh. 的干燥枝皮或干皮。

【性状鉴定】

1. 药材

(1)枝皮:呈卷筒状或槽状,长 10~60cm,厚 1.5~3mm。外表面灰白色、灰棕色至黑棕色或相间呈斑点状,平坦或稍粗糙,并有灰白色圆点状皮孔及细皱纹。内表面黄白色或棕色,平滑。质硬而脆,断面纤维性,黄白色。气微,味苦。

(2)干皮:本品为长条状块片,厚 3~6mm。外表面灰棕色,具红棕色圆形横长皮孔。质坚硬,断面纤维性较强。如图 6-18(a)所示。

取本品加热水浸泡,浸出液在日光下可见碧蓝色荧光。

2. 饮片 为长短不一的丝条状。外表面灰白色、灰棕色或黑棕色。内表面黄白色或棕色,平滑。切面纤维性。质硬。气微,味苦。如图 6-18(b)所示。

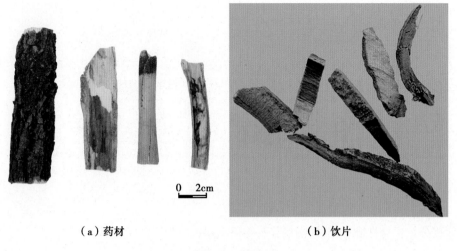

（a）药材　　　　　　　　　　（b）饮片

图 6-18　秦皮

【化学成分】所含秦皮甲素、秦皮乙素为其主要活性成分，亦为产生荧光的物质，并含秦皮苷、秦皮素、鞣质等。

【功效应用】清热燥湿，收涩止痢，止带，明目。用于湿热泻痢，赤白带下，目赤肿痛，目生翳膜。外用治银屑病，煎汤洗患处。

七、香加皮 Periplocae Cortex

香加皮与五加皮因名称相似，又均为根皮入药，故常被混用，但因作用不同，在应用时应注意鉴别。

【来源】萝藦科植物杠柳 *Periploca sepium* Bge. 的干燥根皮。

【性状鉴定】

1. 药材　呈卷筒状或槽状，少数呈不规则的块片状，外表面灰棕色或黄棕色，栓皮松软常呈鳞片状剥落。内表面淡黄色或淡黄棕色，较平滑，有细纵纹。体轻，质脆，易折断，断面不整齐，黄白色。有特异香气，味苦。如图 6-19（a）所示。

2. 饮片　呈不规则的厚片。外表面灰棕色或黄棕色，栓皮常呈鳞片状。内表面淡黄色或淡黄棕色，有细纵纹。切面黄白色。有特异香气，味苦。如图 6-19（b）所示。

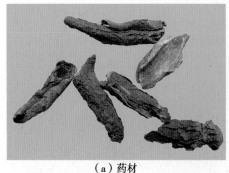
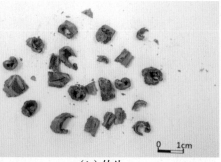

（a）药材　　　　　　　　　　　　　　（b）饮片

图 6-19　香加皮

【化学成分】主含杠柳毒苷、杠柳皂苷及 4-甲氧基水杨醛等香气成分。

【功效应用】利水消肿，祛风湿，强筋骨。用于风寒湿痹，腰膝酸软，心悸气短，下肢水肿。每日 3～6g，注意本品有毒，服用不宜过量。

知识链接

药典品种——五加皮（南五加皮）

　　为五加科植物细柱五加 *Acanthopanax gracilistylus* W. W. Smith 的干燥根皮。 呈不规则卷筒状，外表面灰褐色，可见略扭曲的纵皱纹及横长皮孔样瘢痕；内表面淡黄色或灰黄色，有细纵纹。 体轻，质脆，易折断，断面不整齐，灰白色。 气微香，味微辣而苦。 具有祛风湿，补肝肾，强筋骨的作用。 治疗风湿痹痛，筋骨痿软，小儿行迟，体虚乏力，水肿，脚气等。 如图 6-20 所示。

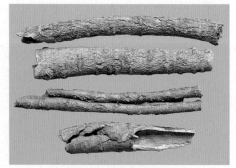

图 6-20　五加皮药材

　　香加皮习称北五加皮，五加皮习称南五加皮，因名称相近，部分地区常有混用现象，在中医临床应用上，香加皮与五加皮的功效相似而有别，香加皮含有杠柳毒苷，有毒，不能作为五加皮应用。

▶▶ 课堂活动

　　组织学生观察香加皮和五加皮药材，找出二者性状鉴别的区别点。

皮类药材其他常用品种

药物名称	来源	药材图
桑白皮	本品为桑科植物桑 *Morus alba* L. 的干燥根皮	 桑白皮药材图

续表

药物名称	来源	药材图
合欢皮	本品为豆科植物合欢 *Albizia julibrissin* Durazz. 的干燥树皮	
白鲜皮	本品为芸香科植物白鲜 *Dictamnus dasycarpus* Turcz. 的干燥根皮	ER-6-4 白鲜皮药材图
地骨皮	本品为茄科植物枸杞 *Lycium chinense* Mill. 或宁夏枸杞 *Lycium barbarum* L. 的干燥根皮	ER-6-5 地骨皮药材图

点滴积累 ∨

1. 皮类药材为形成层以外部分，故常具有卷筒状等形状；显微观察没有导管、木纤维等木质部特征。
2. 厚朴、肉桂、黄柏等皮类药材临床用量大，生长年限长，混伪品较多。
3. 借助教材，对照实物，通过观察、比较、归纳、分析，抓住主要特征识别药材，如牡丹皮和厚朴内表面具结晶；厚朴和肉桂划之有油痕；黄柏断面片状分层；秦皮浸出液在日光下可见碧蓝色荧光；杜仲折断有银白色的橡胶丝等。

目标检测

一、选择题

（一）单项选择题

1. 牡丹皮内表面常见的闪亮结晶是（　　）

　　A. 丹皮酚　　　　　B. 牡丹苷　　　　　C. 挥发油　　　　　D. 芍药苷　　　　　E. 丹皮酚原苷

2. 杜仲的药用部分是（　　）

　　A. 干皮　　　　　B. 枝皮　　　　　C. 根皮　　　　　D. 树皮　　　　　E. 花

3. 某中药折断面连有细密、银白色、富有弹性的橡胶丝，此中药为（　　）

　　A. 黄柏　　　　　B. 牡丹皮　　　　　C. 肉桂　　　　　D. 杜仲　　　　　E. 厚朴

4. 植物的干皮、枝皮、根皮及花均可入药的为（　　）

　　A. 厚朴　　　　　B. 肉桂　　　　　C. 杜仲　　　　　D. 牡丹　　　　　E. 黄柏

5. 剥取10余年生树的干皮，将两端削成斜面，夹在木制的凹凸板中晒干的药材为（　　）

　　A. 桂通　　　　　B. 企边桂　　　　　C. 肉桂　　　　　D. 桂皮　　　　　E. 桂碎

6. 内表面红棕色，划之显油痕。质硬而脆，断面不平坦，气香浓烈，味甜、辣的中药为（　　）

　　A. 厚朴　　　　　B. 牡丹皮　　　　　C. 香加皮　　　　　D. 肉桂　　　　　E. 杜仲

7. 具有补肝肾,强筋骨,安胎功效的药材为( )

    A. 肉桂   B. 杜仲   C. 黄柏   D. 厚朴   E. 牡丹皮

8. 有效成分为小檗碱的药材为( )

    A. 秦皮   B. 杜仲   C. 黄柏   D. 厚朴   E. 牡丹皮

9. 浸出液在日光下可见碧蓝色荧光的药材为( )

    A. 肉桂   B. 牡丹皮   C. 黄柏   D. 秦皮   E. 杜仲

10. 有毒性的祛风湿药为( )

    A. 牡丹皮   B. 五加皮   C. 杜仲   D. 香加皮   E. 肉桂

(二)多项选择题

1. 根皮入药的药材有( )

    A. 五加皮   B. 秦皮   C. 牡丹皮   D. 香加皮   E. 黄柏

2. 厚朴的药材规格按产地分有( )

    A. 筒朴   B. 枝朴   C. 温朴   D. 川朴   E. 根朴

3. 厚朴粉末的主要显微特征有( )

    A. 晶纤维   B. 油细胞   C. 纤维

    D. 黏液细胞   E. 分枝状石细胞

4. 对香加皮描述正确的是( )

    A. 外表面灰棕色或黄棕色   B. 栓皮松软常呈鳞片状

    C. 断面不整齐,黄白色   D. 有特异香气

    E. 味初苦而有刺激感

5. 对黄柏粉末特征描述正确的是( )

    A. 石细胞及纤维束均为鲜黄色   B. 分枝状石细胞   C. 油细胞

    D. 晶纤维   E. 味苦

6. 下列对秦皮的描述正确的是( )

    A. 来源于木犀科植物   B. 枝皮呈卷筒状或槽状

    C. 水浸出液显碧蓝色荧光   D. 含秦皮甲素

    E. 水浸液浅黄棕色无荧光

二、简答题

1. 肉桂有哪些药材规格?质量如何?

2. 厚朴有哪些药材规格?质量如何?

3. 如何鉴别杜仲及其伪品?

三、案例分析

    某药店购进一批肉桂药材,经质检发现,该药材皮薄、质硬、油润性差、香气淡薄,气清香而凉似樟脑。质检人员对药源产生怀疑,不予入库;业务员则认为质量虽稍差,但可以接受入库。请分析该

药店购进的肉桂,是质量问题还是品种问题? 能否药用? 为何?

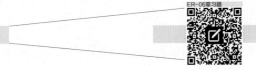

ER-06章习题

实训任务 10　皮类药材性状鉴定

【任务介绍】有若干批、若干数量的皮类药材入库,你作为质检人员将利用性状鉴定方法对这些药材进行入库前质量检查验收,出具质量检验报告。对符合质量要求的下达质量检验合格通知书,同意入库。对存在质量问题者应根据具体情况分别提出加工、挑选、退货等处理意见。

【任务解析】该项任务应在正确完成取样工作基础上,利用性状鉴定方法准确鉴别皮类药材的真伪优劣,把好该类药材入库质量验收关。要求学生能正确取样,能准确把握该类常用药材的来源、药用部位和性状鉴别要点,并能在质量验收中熟练运用。同时,要求学生具备从事相关职业活动所需要的工作方法、自主学习能力和团队协作精神,具有科学的思维习惯和信息判断与选择能力,能有逻辑性地解决问题。在整个任务完成过程中,既要注意充分发挥学生主体作用,又要注重教师的引导作用。

【任务准备】

1. 课前准备　课前教师将具体药材品种入库前质量检查验收任务下达给学生,要求学生以小组为单位,利用本教材及有关标准、工具书拟定该批药材质量验收实施方案,包括取样、性状鉴定等具体实施办法。学生根据课前教师布置作业要求以小组为单位共同完成该批药材质量验收实施方案的拟定。

2. 现场准备　①常用皮类药材的药材与饮片;②放大镜、刀片;③《中国药典》2015 年版一部;④有条件的还可模拟来货现场。

【任务实施】学生扮演药材质检人员完成取样、性状鉴定、出具质检报告。

【操作提示】皮类药材来源于被子植物和裸子植物的茎干、枝、根的形成层以外的部分,包括周皮-皮层-韧皮部。皮类药材鉴别应注意形状、外表面的颜色、纹理、皮孔和附属物、内表面、横折断面、气味等特征,其中皮孔形态、横折断面、气味等方面是鉴别的主要内容。皮类药材常横切成丝或碎片,饮片鉴别应注意切面的纹理、颜色及外表面的特征等。

(1)观察形状:由粗大老树上剥的干皮,大多粗大而厚、呈长条状或板片状,枝皮则呈细条状或卷筒状;根皮多呈短片状或短小筒状。皮类药材又因其采皮剥离和皮在干燥时收缩程度而呈各种不同弯曲状态。一般描述术语有:

1)平坦:皮片呈板片状,较平整。如杜仲、黄柏等。

2)弯曲:皮片多数横向向内弯曲,通常取自枝干或较小的茎干的皮,易收缩而成弯曲状,由于弯曲程度不同,又有种种形状的名称。

3)反曲:皮片向外表面略弯曲,皮的外层呈凹陷状,如石榴树皮。

4）槽状或半管状：皮片向内弯曲呈半圆形。

5）管状或筒状：皮片向内弯曲至两侧相接近成管状，这类形状常见于加工时用抽心法抽去木质部的皮类中药，如牡丹皮。

6）单卷筒状：皮片一侧向内表面卷曲，以致两侧重叠，如肉桂。

7）双卷筒状：皮片两侧各自向内卷成筒状，如厚朴。

8）复卷筒状：几个单卷或双卷的皮重叠在一起呈筒状。

（2）观察表面：①外表面指皮的外面，一般是棕色或者褐色。②内表面颜色各不相同，如肉桂呈红棕色，杜仲呈紫褐色，黄柏呈黄色。有些含油的皮类中药，内表面经刻划，出现油痕，可根据油痕的情况结合气味等，判断该药材的质量，如肉桂、厚朴等。

（3）观察质地：折断面。皮类中药横断面的特征和皮的各组织的组成和排列方式有密切关系，因此是皮类中药的重要鉴别特征。折断面的性状主要有：

1）平坦：组织中富有薄壁组织而无纤维束的皮，折断面较平坦，无显著突起物，如牡丹皮。

2）颗粒状：组织中富有石细胞群的皮，折断面常呈颗粒状突起，如肉桂。

3）纤维状：组织中富含纤维的皮，折断面多显细的纤维状物或刺状物突出，如桑白皮、合欢皮。

4）层状：有的皮组织构造中的纤维束和薄壁组织成环带状间隔排列，折断时裂面形成明显的层片状，如苦楝皮等。

（4）嗅气尝味：气味也是鉴别中药的重要方法，它和皮中所含成分有密切关系，各种皮的外形有时很相似，但其气味却完全不同。如香加皮和地骨皮，前者有特殊香气，味苦而有刺激感，后者气味均较微弱。肉桂与桂皮外形亦较相似，但肉桂味甜而微辛，桂皮则味辛辣而凉。

实训任务 11　黄柏与厚朴粉末的显微鉴定

【任务下达】教师在课前将黄柏、厚朴粉末的显微鉴定任务提前下达给学生。

【课前准备】以小组为单位，利用课余时间参阅《中国药典》及中药鉴定相关工具书籍编制黄柏、厚朴粉末的显微鉴定方案。

【现场准备】《中国药典》（2015年版一部）、黄柏粉末、厚朴粉末、载玻片、盖玻片、解剖针、酒精灯、显微镜、蒸馏水、稀甘油、水合氯醛液等。

【角色扮演】扮演中药质检人员完成粉末取样、标本片制作、显微鉴定，出具质检报告。

【操作提示】

1. **黄柏**　注意观察粉末颜色，气味。注意观察晶纤维、石细胞、草酸钙方晶等。

2. **厚朴**　注意观察粉末颜色、气味。注意观察分枝状石细胞、纤维、油细胞等。

（曹素萍）

第七章

叶类药材

ER-07章PPT

导学情景

情景描述:

　　校园里的林荫大道上,一排排排列整齐的银杏树为校园增添了景观,它们春季呈绿色,秋季为黄绿色,深秋变成金黄色,变化神奇而且美丽大方,黄色的果实却具有浓浓的臭气。中药学院的老师告诉大家,银杏树不仅可供观赏,还是一种常用的药用植物。

学前导语:

　　银杏树为古老的树种,它是神奇的医疗之树,两亿五千多年前侏罗纪恐龙掌控地球时,银杏已经是最繁盛的植物之一。 地球生命历经千万年的变动,只有银杏仍保持它最原始的面貌,在生物演化学史上被称为"活化石"。 其叶、果实、种子均有较高的药用价值。 本章我们将带领同学们学习叶类的天然药物的基本知识及其鉴别。

　　叶类药材一般以完整的干燥叶入药。大多为单叶,如枇杷叶、艾叶;少数为复叶的小叶,如番泻叶;也有的是带叶的嫩枝,如侧柏叶。

　　叶类药材在鉴定时主要采用性状鉴定、显微鉴定、理化鉴定等方法。

　　叶类药材大多是干燥品,由于叶片薄,经过采制、干燥和包装等过程往往皱缩或破碎,观察时,一般需要用水湿润后展开识别。对于叶片的观察,应注意形状、大小、色泽、叶端、叶基、叶缘、叶脉、上下表面、质地、气味等。此外,叶柄的形状、长短,叶鞘、托叶和附属物的有无等也常作为鉴别依据。

一、银杏叶 Ginkgo Folium

　　银杏树又名公孙树,为现存孑遗植物之一,素有"天然活化石"之称,寿命颇长,有的可活上千年。其叶具有较高的药用价值,具有活血化瘀的作用,是近年来常用的医疗保健药。

【来源】 银杏科植物银杏 *Ginkgo biloba* L. 的干燥叶。

【性状鉴定】 多皱折或破碎,完整者呈扇形,长 3～12cm,宽 5～15cm。黄绿色或浅棕黄色,上缘呈不规则的波状弯曲,有的中间凹入,深者可达叶长的 4/5,具二叉状平行叶脉,细而密,光滑无毛,易纵向撕裂。叶基楔形,叶柄长 2～8cm。体轻。气微,味微苦。如图 7-1 所示。

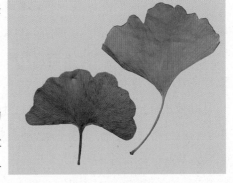

图 7-1　银杏叶药材

▶ **课堂活动**

观察银杏叶的性状特征，指出主要鉴别特点。

【化学成分】 含银杏双黄酮，异鼠李素，山柰酚，槲皮素，银杏内酯 A、B、C，白果内酯等。现代药理研究证明，银杏总黄酮在治疗冠心病、心绞痛、高血压等心血管疾病方面有显著效果。

【功效应用】 活血化瘀，通络止痛，敛肺平喘，化浊降脂。用于瘀血阻络，胸痹心痛，中风偏瘫，肺虚咳喘，高脂血症。

知识链接

白　果

白果为银杏的干燥成熟种子，是较常用的收敛药。味微甘而涩，有小毒。如图 7-2 所示。主要功效是敛肺定喘，缩小便、止带浊。用于痰多咳嗽，遗尿，带下白浊。民间虽有食用白果的习俗，但不宜多用，食前应除去绿色胚芽，以防中毒。

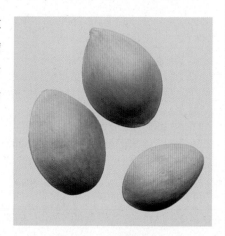

图 7-2　白果药材

二、侧柏叶 Platycladi Cacumen

始载于《神农本草经》，列为上品。李时珍谓："柏有数种，入药惟取叶扁而侧生者"，故曰侧柏。侧柏叶为中医临床常用的凉血止血药。

【来源】 柏科植物侧柏 *Platycladus orientalis*（L.）Franco 的干燥枝梢及叶。

【性状鉴定】 本品多分枝，小枝扁平。叶细小鳞片状，交互对生，贴伏于枝上，深绿色或黄绿色。质脆，易折断。气清香，味苦涩、微辛。如图 7-3 所示。

【化学成分】 含挥发油、扁柏双黄酮、新柳杉双黄酮、槲皮素、槲皮苷等。

【功效应用】 凉血止血，化痰止咳，生发乌发。用于吐血衄血，咯血，便血，崩漏下血，肺热咳嗽，血热脱发，须发早白。

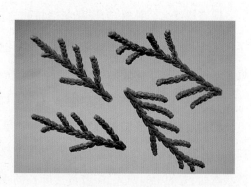

图 7-3　侧柏叶

三、桑叶 Mori Folium

桑树全身都是宝,叶可养蚕,皮可造纸,果可食用,叶、枝、果穗、根皮均可入药。

【来源】桑科植物桑 *Morus alba* L. 的干燥叶。

【性状鉴定】药材多皱缩破碎。完整者有柄,叶片展平后呈卵形或宽卵形,长 8～15cm,宽 7～13cm。先端渐尖,基部截形、圆形或心形,边缘有锯齿或钝锯齿。上表面黄绿色或浅黄棕色,有的有小疣状突起,下表面颜色稍浅,叶脉突出,小脉网状,脉上被疏毛,脉基具簇毛。质脆。气微,味淡、微苦涩。如图 7-4 所示。

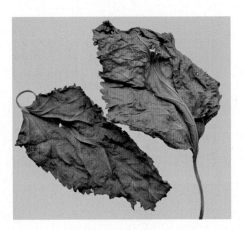

图 7-4 桑叶药材

▶ 课堂活动

请同学们结合对桑树的了解,说说桑树全身都是宝的实例。

【化学成分】含芦丁、腺嘌呤、胆碱、葫芦巴碱等。

【功效应用】疏散风热,清肺润燥,清肝明目。用于风热感冒,肺热燥咳,头晕头痛,目赤昏花。

四、枇杷叶 Eriobotryae Folium

枇杷味美甘甜,是我国南方常见水果,但其叶是临床常用的止咳平喘药。

【来源】 蔷薇科植物枇杷 *Eriobotrya japonica* (Thunb.) Lindl. 的干燥叶。

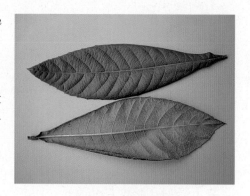

图 7-5 枇杷叶药材

【性状鉴定】 叶片呈长椭圆形或倒卵形,长 12~30cm,宽 4~9cm。先端尖,基部楔形,边缘有疏锯齿,近基部全缘。上表面灰绿色、黄棕色或红棕色,较光滑;下表面密被黄色绒毛,主脉于下表面显著突起,侧脉羽状;叶柄极短,被棕黄色绒毛。叶革质而脆,易折断。气微,味微苦。如图 7-5 所示。

▶▶ 课堂活动

观察枇杷叶的性状特征,指出鉴别要点。

【化学成分】 含苦杏仁苷、皂苷、熊果酸、齐墩果酸、维生素 C 等。

【功效应用】 清肺止咳,降逆止呕。用于肺热咳嗽,气逆喘急,胃热呕逆,烦热口渴。

知识链接

枇杷叶加工与蜜炙

1. 枇杷叶 加工时除去绒毛,以防止对气管黏膜的刺激而引起咳嗽。

2. 蜜枇杷叶 取枇杷叶丝,按蜜炙法炒至不粘手,以增加润肺的作用。

五、番泻叶 Sennae Folium

带有"番"字的中药,往往指舶来品。番泻叶药名包含了产地、功效和药用部位,是我国进口药材之一,临床常用的清热泻下药。

【来源】豆科植物狭叶番泻 *Cassia angustifolia* Vahl 或尖叶番泻 *C. acutifolia* Delile 的干燥小叶。

【植物形态特征】

1. **狭叶番泻** 为矮小灌木,高 1~1.5m。叶互生,偶数羽状复叶,小叶 4~8 对。总状花序腋生或顶生,花萼 5,长卵形,略不等大;花瓣 5,倒卵形,黄色,下面两瓣较大。雄蕊 10,不等长。荚果扁平长方形,长 4~6cm,宽 1~7cm,背缝顶端有清楚的尖突,种子 6~8 枚。花期 9~12 月,果期次年 3 月。

2. **尖叶番泻** 与狭叶番泻相似,但小叶 4~5 对。荚果宽 2~2.5cm,背缝顶端尖突不明显。种子 6~7 枚。

【产地】 主产印度、埃及等地。我国广东、海南、云南也有栽培。

【采收加工】 狭叶番泻叶于开花前摘叶片,阴干,加压打包。尖叶番泻叶于 9 月间果实将成熟时,剪下枝条,摘取叶片后晒干。

【性状鉴定】

1. **狭叶番泻** 呈长卵形或卵状披针形,长1.5～5cm,宽0.4～2cm,叶端急尖,叶基稍不对称,全缘。上表面黄绿色,下表面浅黄绿色,无毛或近无毛,叶脉稍隆起。革质。气微弱而特异,味微苦,稍有黏性。如图7-6所示。

2. **尖叶番泻** 呈披针形或长卵形,略卷曲,叶端短尖或微突,叶基不对称,两面均有细短毛茸。

【显微鉴定】

1. **番泻叶横切面** 两种叶的横切面特征大体相同:表皮细胞类长方形,外被角质膜,内含黏液质;上下表皮均有气孔和单细胞非腺毛。等面叶,上下表皮内方均有1列栅栏细胞,上栅栏细胞长柱状,通过中脉,下栅栏细胞较短;海绵细胞中常含有草酸钙簇晶。中脉维管束外韧型,上下均有微木化的纤维束,外侧薄壁细胞常含草酸钙方晶,形成晶纤维。如图7-7所示。

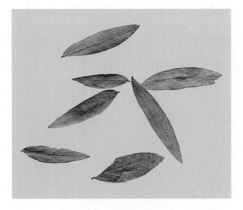

图7-6 番泻叶药材

ER-7-1

番泻叶的鉴别

2. **番泻叶粉末** 淡绿色或黄绿色。晶纤维多,草酸钙方晶直径12～15μm。非腺毛单细胞,长100～350μm,直径12～25μm,壁厚,有疣状突起。草酸钙簇晶存在于叶肉薄壁细胞中,直径9～20μm。上下表皮细胞表面观呈多角形,垂周壁平直;上下表皮均有气孔,主要为平轴式,副卫细胞大多为2个,也有3个的。如图7-8所示。

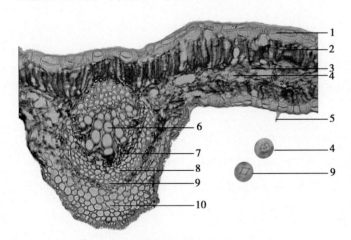

图7-7 番泻叶(主脉)横切面图
1. 表皮 2. 栅栏组织 3. 海绵组织 4. 草酸钙簇晶 5. 非腺毛 6. 木质部 7. 韧皮部 8. 纤维束 9. 草酸钙方晶 10. 厚角组织

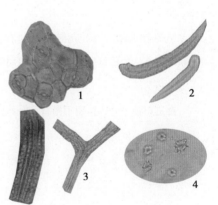

图7-8 番泻叶粉末
1. 气孔 2. 非腺毛 3. 晶纤维 4. 草酸钙簇晶

▶▶ **课堂活动**

请同学解释何为等面叶,何为异面叶?

【化学成分】主含番泻苷 A、B、C、D、芦荟大黄素双蒽酮苷、大黄酸葡萄糖苷、芦荟大黄素葡萄糖苷及少量大黄酸、芦荟大黄素等。番泻叶的泻下有效成分及其泻下作用机制均与大黄相似,但不含大量鞣质类成分,故无泻后继发便秘的副作用,因而可用于习惯性便秘。《中国药典》2015 年版规定,本品含番泻苷 A 和番泻苷 B 的总量,不得少于 1.1%。

【理化鉴定】取本品粉末 25mg,加水 50ml 及盐酸 2ml,置水浴中加热 15 分钟,放冷,加乙醚 40ml,振摇提取,分取乙醚层,通过无水硫酸钠层脱水,滤过;取滤液 5ml,蒸干,放冷,加氨试液 5ml,溶液显黄色或橙色,置水浴中加热 2 分钟后,变为紫红色(检查蒽醌类成分)。

【功效应用】泻热行滞,通便,利水。用于热结积滞,便秘腹痛,水肿胀满。每日 2~6g,入煎剂宜后下,或开水泡服。注意孕妇慎用。

难点释疑

番泻叶与罗布麻叶的鉴别

罗布麻叶为夹竹桃科植物罗布麻 *Apocynum venetum* L. 的干燥叶。 其多皱缩卷曲,完整叶片呈椭圆状披针形或卵圆状披针形,长 2~5cm,宽 0.5~2cm。 淡绿色或灰绿色,先端钝,有小芒尖,基部钝圆或楔形,边缘具细齿,常反卷,两面无毛,与番泻叶在叶缘形态上可区别。

案例分析

案例

某药店中药饮片调剂组在上货时发现本次供货番泻叶表面红棕色,密被灰白色绒毛,与以往番泻叶性状不同,认为药材质量不合格,向质管部汇报。

分析

在进口番泻叶中曾发现掺有耳叶番泻 *Cassia auriculate* L. 的干燥叶片。 本品含番泻苷的量甚微,无泻下作用,不供药用。 与正品的主要区别为:叶片呈卵圆形或倒卵形,长 1~2.5cm,全缘,叶端钝圆或微凹,基部对称或不对称,表面灰绿色或红棕色,密被灰白色绒毛。 近年来发现,市场有用罗布麻 *Apocynum venetum* L. 和紫穗槐 *Amorpha fruticosa* L. 的叶伪充番泻叶销售,应注意鉴别。

六、紫苏叶 Perillae Folium

紫苏叶因部分茎和叶呈紫色而得名,是治疗风寒表证常用药,另可用于妊娠呕吐,鱼蟹中毒等症。

【来源】唇形科植物紫苏 *Perilla frutescens* (L.) Britt. 的干燥叶(或带嫩枝)。

【性状鉴定】叶片多皱缩卷曲、破碎,完整者展平后呈卵圆形,长 4~11cm,宽 2.5~9cm。先端长尖或急尖,基部圆形或宽楔形,边缘具圆锯齿。两面紫色或上表面绿色,下表面紫色,疏生灰白色毛,下表面有多数凹点状的腺鳞。叶柄长 2～7cm，紫色或紫绿色。质脆。带嫩枝者，枝的直径 2～5mm，紫绿色，断面中部有髓。气清香，味微辛。如图 7-9 所示。

【化学成分】含挥发油（紫苏油）约 0.5%，油中主要成分为紫苏醛、紫苏醇、紫苏酮、紫苏红素等。紫苏醛为紫苏油的香气成分，具防腐作用。

【功效应用】解表散寒，行气和胃。用于风寒感冒，咳嗽呕恶，妊娠呕吐，鱼蟹中毒。

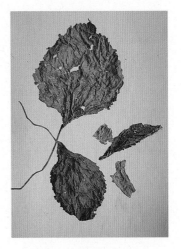

图 7-9　紫苏叶药材

知识链接

苏子与苏梗

1. 紫苏子　简称"苏子"，为紫苏的成熟果实。功效降气消痰，止咳平喘，润肠通便。用于咳嗽气逆，痰多喘急，肠燥便秘。

2. 紫苏梗　简称"苏梗"，为紫苏的干燥茎。功效理气宽中，止痛，安胎。用于气滞脘腹胀痛，胎动不安。

七、艾叶 Artemisiae Argyi Folium

艾叶是我国劳动人民认识和应用较早的中药之一，除内服外，还可制成艾条，以灸法治病。

【来源】菊科植物艾 *Artemisia argyi* Lévl. et Vant. 的干燥叶。

【性状鉴定】叶多皱缩、破碎，有短柄。完整叶片展平后呈卵状椭圆形，羽状深裂，裂片椭圆状披针形，边缘有不规则的粗锯齿；上表面灰绿色或深黄绿色，有稀疏的柔毛及腺点；下表面密生灰白色绒毛。质柔软。气清香，味苦。如图 7-10 所示。

【化学成分】主要含有挥发油，油中主要成分为 1,8-桉油精、水芹烯、樟脑等。

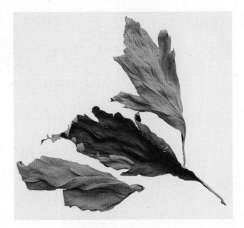

图 7-10　艾叶药材

【功效应用】温经止血，散寒止痛；外用祛湿止痒。用于吐血，衄血，崩漏，月经过多，胎漏下血，少腹冷痛，经寒不调，宫冷不孕；外治皮肤瘙痒。醋艾炭温经止血，用于虚寒性出血。

知识链接

醋艾炭与艾香

1. 醋艾炭　取净艾叶，照炒炭法炒至表面焦黑色，喷醋，炒干。功效为温经止血。用于虚寒性出血。

2. 艾香　据临床报道，医院手术室准备间、走廊利用艾香点燃，进行空间杀菌消毒，效果显著。

点滴积累

1. 叶类药材观察前多用水湿润后展开识别，以免破碎。

2. 除观察叶片和叶柄的基本内容外，重点观察叶片表面的特征，如粗糙、光滑、角质层、被毛情况等。如番泻叶长卵形，全缘，革质，狭叶番泻近无毛，尖叶番泻具细短毛茸，均为等面叶；银杏叶具二叉状平行叶脉；侧柏叶叶细小鳞片状；枇杷叶下表面密被黄色绒毛，革质而脆；紫苏叶气清香；艾叶下表面密生灰白色绒毛，质柔软。

叶类药材其他常用品种

序号	药物名称	来源	药材图
1	罗布麻叶	夹竹桃科植物罗布麻 *Apocynum venetum* L. 的干燥叶。	ER-7-2 罗布麻叶
2	淫羊藿	小檗科植物淫羊藿 *Epimedium brevicornu* Maxim.、箭叶淫羊藿 *Epimedium sagittatum*（Sieb. et Zucc.）Maxim.、柔毛淫羊藿 *Epimedium pubescens* Maxim. 或朝鲜淫羊藿 *Epimedium koreanum* Nakai 的干燥叶。	ER-7-3 淫羊藿
3	大青叶	十字花科植物菘蓝 *Isatis indigotica* Fort. 的干燥叶。	ER-7-4 大青叶
4	蓼大青叶	蓼科植物蓼蓝 *Polygonum tinctorium* Ait. 的干燥叶。	ER-7-5 蓼大青叶

目标检测

一、选择题

（一）单项选择题

1. 加工时需去毛的是（　　）

　　A. 艾叶　　　　　B. 紫苏叶　　　　C. 侧柏叶　　　　D. 枇杷叶　　　　E. 淫羊藿

2. 番泻叶的草酸钙簇晶位于（　　）

　　A. 表皮　　　　　B. 厚角组织　　　C. 海绵组织　　　D. 栅栏组织　　　E. 纤维

3. 嫩枝、叶、根皮、果穗均可入药的是（　　）

　　A. 桑　　　　　　B. 枇杷　　　　　C. 紫苏　　　　　D. 侧柏　　　　　E. 番泻

4. 具二叉分支脉的是（　　）

　　A. 艾叶　　　　　B. 银杏叶　　　　C. 侧柏叶　　　　D. 枇杷叶　　　　E. 紫苏叶

5. 来源于豆科植物的药材为（　　）

　　A. 艾叶　　　　　B. 紫苏叶　　　　C. 侧柏叶　　　　D. 番泻叶　　　　E. 大青叶

6. 具凉血止血作用的药材是（　　）

　　A. 艾叶　　　　　B. 紫苏叶　　　　C. 侧柏叶　　　　D. 银杏叶　　　　E. 大青叶

（二）多项选择题

1. 番泻叶的主要显微特征有（　　）

　　A. 草酸钙簇晶　　　　　　B. 单细胞非腺毛　　　　　　C. 晶纤维

　　D. 平轴式气孔　　　　　　E. 直轴式气孔

2. 艾叶的主要功效为（　　）

　　A. 散寒止痛　　　B. 温经止血　　　C. 散寒解表　　　D. 凉血止血　　　E. 活血化瘀

3. 主要化学成分为挥发油的药材有（　　）

　　A. 枇杷叶　　　　B. 紫苏叶　　　　C. 艾叶　　　　　D. 番泻叶　　　　E. 银杏叶

4. 具有清肺热治咳喘作用的药材有（　　）

　　A. 枇杷叶　　　　B. 紫苏叶　　　　C. 艾叶　　　　　D. 桑叶　　　　　E. 番泻叶

二、简答题

1. 为何说桑树全身都是宝？

2. 请以番泻叶为例解释等面叶。

ER-07章习题

实训任务 12　叶类药材鉴定

【任务介绍】有若干批若干数量的叶类药材入库,你作为质检人员将利用性状鉴定方法对这些药材进行入库前质量检查验收,出具质量检验报告。对符合质量要求的下达质量检验合格通知书,同意入库。对存在质量问题者应根据具体情况分别提出加工、挑选、退货等处理意见。

【任务解析】该项任务应在正确完成取样工作基础上,利用性状鉴定方法准确鉴别叶类药材的真伪优劣,把好该类药材入库质量验收关。要求学生能正确取样,能准确把握该类常用药材的来源、药用部位和性状鉴别要点,并能在质量验收中熟练运用。同时,要求学生具备从事相关职业活动所需要的工作方法、自主学习能力和团队协作精神,具有科学的思维习惯和信息判断与选择能力,能有逻辑性地解决问题。在整个任务完成过程中,既要注意充分发挥学生主体作用,又要注重教师的引导作用。

【任务准备】

1. **课前准备**　课前教师将具体药材品种入库前质量检查验收任务下达给学生,要求学生以小组为单位,利用本教材及有关标准、工具书拟定该批药材质量验收实施方案,包括取样、性状鉴定等具体实施办法。学生根据课前教师布置作业要求以小组为单位共同完成该批药材质量验收实施方案的拟定。

2. **现场准备**　①常用叶类的药材与饮片;②放大镜、刀片;③《中国药典》2015 年版一部;④有条件的还可模拟来货现场。

【任务实施】学生扮演药材质检人员完成取样、性状鉴定、出具质检报告。

【操作提示】叶类药材一般以完整的干燥叶入药。大多为单叶,如枇杷叶、艾叶;少数为复叶的小叶,如番泻叶;也有的是带叶的嫩枝,如侧柏叶。叶类药材大多是干燥品,由于叶片薄,经过采制、干燥和包装等过程往往皱缩或破碎,观察时一般需要用水湿润后展开识别。对于叶片的观察,应注意形状、大小、色泽、叶端、叶基、叶缘、叶脉、上下表面、质地、气味等。此外,叶柄的形状、长短,叶鞘、托叶和附属物的有无等也常作为鉴别依据。

1. **观察形状**　注意观察叶片展平后的形状,如卵形桑叶、扇形银杏叶;观察叶脉的形态,如银杏叶二叉分支脉;观察叶缘有无有锯齿或钝锯齿,叶端的尖钝,叶基是否对称等。

2. **观察颜色**　注意观察叶两面的颜色,有的两面颜色不同,如紫苏叶上表面绿色、下表面紫色。

3. **观察表面特征**　注意观察上下表面是否有绒毛、托叶和附属物等。如:枇杷叶、艾叶具有绒毛的特点。

4. **气味**　有的叶具有特殊气味,在叶片破碎情况下,利用气味可达到快速鉴别的目的,如艾叶、紫苏叶气清香。

实训任务 13　番泻叶与大青叶粉末的显微鉴定

【任务下达】教师在课前将番泻叶、大青叶粉末的显微鉴定任务提前下达给学生。

【课前准备】 以小组为单位,利用课余时间参阅《中国药典》及中药鉴定相关工具书籍编制番泻叶、大青叶粉末的显微鉴定方案。

【现场准备】《中国药典》(2015年版一部)、番泻叶粉末、大青叶粉末、载玻片、盖玻片、解剖针、酒精灯、显微镜、蒸馏水、稀甘油、水合氯醛液等。

【角色扮演】 扮演中药质检人员完成粉末取样、标本片制作、显微鉴定,出具质检报告。

【操作提示】

1. **番泻叶** 注意观察非腺毛、气孔、晶纤维等。

2. **大青叶** 注意观察下表皮细胞垂周壁稍弯曲,略成连珠状增厚;气孔不等式,副卫细胞3~4个。

(王 燕)

第八章

花类药材

导学情景　∨

情景描述：

　　某药材公司从药材市场上采购了一批西红花，采购员发现其色泽与以往有差异，后经鉴定，发现此批西红花有掺假现象，少量西红花中掺杂大量红花，于是将该批西红花退回。

学前导语：

　　西红花与红花仅一字之差，它们颜色及性状相似，但价格却相差千倍。这是两种完全不同科属，不同入药部位的药材，如在鉴定时不能够区分，会遭受巨大的经济损失。本章我们将带领同学们学习花类药材的基本知识及其鉴别。

　　花类药材是以植物完整的花、花序或花的某一部分入药。如开放的花（洋金花、红花）、花蕾（辛夷、槐米）、花序（菊花、款冬花），或雄蕊（莲须）、花柱（玉米须）、柱头（西红花）、花粉（蒲黄）等。

　　花类药材的性状鉴定，首先要辨明入药部位，是单朵花、花序，还是花的某一部位。花的形状与植物的其他器官相比有明显的不同，一般具有鲜艳的颜色和香气。鉴别时应注意花的全形、大小、各部形状；颜色、数目、排列、有无毛茸、气味等特征。以花序入药者除观察单朵花外，还要注意观察花序类型、总苞片及苞片的形状和数目、小花的着生部位、形状、数目等特征。另外，菊科植物还应观察花序轴的形状，有无被毛等。必要时用水浸泡湿润后在解剖镜下仔细观察。

一、辛夷 Magnoliae Flos

高雅、洁白的玉兰花，花大而美丽，深受人们的喜爱，其花蕾是治疗鼻炎的常用药。

【来源】 木兰科植物望春花 *Magnolia biondii* Pamp.、玉兰 *M. denudate* Desr. 或武当玉兰 *M. sprengeri* Pamp. 的干燥花蕾。

【性状鉴定】

1. 望春花 呈长卵形，似毛笔头，长 1.2~2.5cm，直径 0.8~1.5cm。基部常具短梗，梗上有类白色点状皮孔。苞片 2~3 层，每层 2 片，两层苞片间有小鳞芽，苞片外表面密被灰白色或灰绿色茸毛，内表面类棕色，无毛。花被片 9，棕色，外轮花被片 3，条形，约为内两轮长的 1/4，呈萼片状。内两轮花被片 6，每轮 3，轮状排列。雄蕊和雌蕊多数，螺旋状排列。体轻，质脆。气芳香，味辛凉而稍苦。如图 8-1 所示。

2. 玉兰 长 1.5～3cm,直径 1～1.5cm。基部枝梗较粗壮,皮孔浅棕色。苞片外表面密被灰白色或灰绿色茸毛。花被片 9,内外轮同型。

3. 武当玉兰 长 2～4cm,直径 1～2cm。基部枝梗粗壮,皮孔红棕色。苞片外表面密被淡黄色或淡黄绿色茸毛,有的最外层苞片茸毛已脱落而呈黑褐色。花被片 10～12(15),内外轮无显著差异。

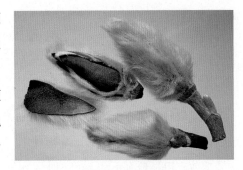

图 8-1 辛夷药材

▶▶ **课堂活动**

1. 观察药材,描述辛夷的主要性状鉴别特征。

2. 讨论望春花、玉兰、武当玉兰如何从苞片、花梗上进行区别?

【化学成分】 主含挥发油,油中主含桉叶素、丁香酚等,另还含木脂素类等成分。《中国药典》2015 年版规定,本品含挥发油不得少于 1.0%(ml/g),含木兰脂素不得少于 0.40%。

【功效应用】 散风寒,通鼻窍。用于风寒头痛,鼻塞流涕,鼻鼽,鼻渊。

二、槐花 Sophorae Flos

《本草图经》称:"槐,今处处有之,其木有极高大者。"槐花是中医常用的凉血止血药。

【来源】 豆科植物槐 *Sophora japonica* L. 的干燥花及花蕾。前者习称"槐花",后者习称"槐米"。

【产地】 主产河北、山东、河南、江苏。

【采收加工】 夏季花初开时采收花朵,称"槐花";花未开时采收花蕾,称"槐米"。及时干燥,除去枝、梗及杂质。

【性状鉴定】

1. **槐米** 呈卵形或椭圆形,长 2～6mm,直径约 2mm。花萼下部有数条纵纹。萼的上方为黄白色未开放的花瓣。花梗细小。体轻,手捻即碎。气微,味微苦涩。如图 8-2 所示。

2. **槐花** 皱缩而卷曲,花瓣多散落。完整者花萼钟状,黄绿色,先端 5 浅裂;花瓣 5,黄色或黄白色,1 片较大,近圆形,先端微凹,其余 4 片长圆形。雄蕊 10,其中 9 个基部连合,花丝细长。雌蕊圆柱形,弯曲。体轻。气微,味微苦。如图 8-3 所示。

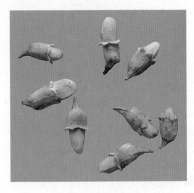

图 8-2 槐米药材

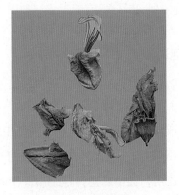

图 8-3 槐花药材

▶ **课堂活动**

1. 观察槐米、槐花，说出二者主要性状鉴别特征。

2. 请解释槐花、炒槐花、槐花炭，哪一种规格的药材凉血止血作用更好？

【化学成分】 主要含芦丁(芸香苷)、槐米甲素黄酮类成分，另含甾类成分槐米乙素、槐米丙素等，尚含槲皮素等。《中国药典》2015 年版规定，本品含芦丁槐花不得少于 6.0%，槐米不得少于 15.0%。

【功效应用】 凉血止血，清肝泻火。用于便血，痔血，血痢，崩漏，吐血，衄血，肝热目赤，头痛眩晕。

> **知识链接**
>
> 槐角与槐角丸
>
> 1. 槐角　为槐的干燥成熟果实。 功效为清热泻火，凉血止血。 用于肠热便血，痔肿出血，肝热头痛，眩晕目赤。
>
> 2. 槐角丸　中医临床以槐角等六味药制成的水蜜丸。 用于清肠疏风、凉血止血，是治疗痔疮肿痛出血的常用成药。

三、丁香 Caryophylli Flos

丁香不仅香气浓郁，在古代还被用于治"口气"(口臭)，因此，又被称作"古代口香糖"。现代为中医临床上常用的温里药，民间常用作香料。

【来源】 桃金娘科植物丁香 *Eugenia caryophyllata* Thunb. 的干燥花蕾。

【性状鉴定】 略呈研棒状，长 1~2cm。花冠圆球形，直径 0.3~0.5cm，花瓣4，复瓦状抱合，棕褐色至褐黄色，花瓣内为雄蕊和花柱，搓碎后可见众多黄色细粒状的花药。萼筒圆柱状，略扁，有的稍弯曲，长 0.7~1.4cm，直径 0.3~0.6cm，红棕色或棕褐色，上部有 4 枚三角状的萼片，十字状分开。质坚实，富油性。气芳香浓烈，味辛辣、有麻舌感。如图 8-4 所示。

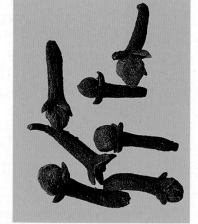

图 8-4　丁香药材

▶ **课堂活动**

你能根据丁香的性状解释其名称吗？

【化学成分】 含挥发油(丁香油)，油中主要成分为丁香酚，β-丁香烯、乙酰丁香酚等。《中国药典》2015 年版规定，本品含丁香酚不得少于 11.0%。

【功效应用】 温中降逆，补肾助阳。用于脾胃虚寒，呃逆呕吐，食少吐泻，心腹冷痛，肾虚阳痿。注意：不宜与郁金同用。

母丁香与丁香油

母丁香为丁香的干燥近成熟果实，形似鸡舌，又名"鸡舌香"。功效与丁香相似，但较弱。

丁香油为桃金娘科植物丁香的干燥花蕾经蒸馏所得的挥发油。功效：暖胃、温肾。主治：胃寒痛胀、呃逆、吐泻、痹痛、疝痛、口臭、牙痛。

四、洋金花 Daturae Flos

洋金花自古就是著名的麻醉止痛药，但因其毒性大，临床应用时应注意剂量和禁忌证。

【来源】 茄科植物白花曼陀罗 *Datura metel* L. 的干燥花。

【性状鉴定】 多皱缩成条状，完整者长 9~15cm。花萼呈筒状，长为花冠的 2/5，灰绿色或灰黄色，先端 5 裂，基部具纵脉纹 5 条，表面微有茸毛；花冠呈喇叭状，淡黄色或黄棕色，先端 5 浅裂，裂片有短尖，短尖下有明显的纵脉纹 3 条，两裂片之间微凹；雄蕊 5，花丝贴生于花冠筒内，长为花冠的 3/4；雌蕊 1，柱头棒状。烘干者质柔韧，气特异；晒干者质脆，气微，味微苦。如图 8-5 所示。

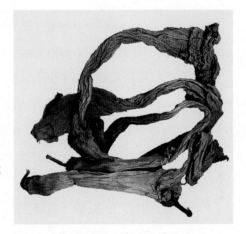

图 8-5 洋金花药材

【化学成分】 本品有毒。含多种莨菪烷类生物碱，主要有东莨菪碱、莨菪碱等。

【功效应用】 平喘止咳，解痉定痛。用于哮喘咳嗽，脘腹冷痛，风湿痹痛，小儿慢惊；外科麻醉。

案例分析

案例

2004 年 8 月，7 个月的女婴李丹（化名），因服用一药店的中药中毒后经抢救脱险。10 月 27 日，其父母将药店告上法庭，要求对方赔偿人身伤害费用 2500 多元。

据李丹代理律师诉称：8 月 14 日，出生 7 个月的李丹患感冒，于当日下午到一药店买了两剂中药，药店配方时把 10g 剧毒中药"洋金花"当成了"金银花"售出。8 月 15 日中午，李丹父母中药煎好后，给小孩服了 8 小匙。不久后，李丹全身发烫，瞳孔放大，手足抽搐。李丹父母立即找到药店，药店及时将李丹送往医院抢救，治疗期间，药店共支付医疗费 780 元。

8 月 21 日，李丹治愈出院后，其父母向药店索赔。经当地法律服务所和工商部门调解，药店以种种理由拒付。李丹的父母遂将药店告上法庭。

分析

金银花与洋金花均为花类药材，但其来源、性状、功效有很大差异。洋金花属于医用毒性中药，有剧毒。国家对该类药品实行定点生产、定点供应、限量销售。一般人正常用量为 0.3 ～ 0.6g。

五、金银花 Lonicerae Japonicae Flos

《**本草纲目**》："花初开者，蕊瓣俱色白；经二三日，则色变黄。新旧相参，黄白相映，故呼金银花。"为中医常用的清热解毒药，又是治疗疔疮肿毒的要药。

▶▶ **课堂活动**

从前你见过金银花吗？有何印象？现在你对其药名有何认识？

【**来源**】忍冬科植物忍冬 *Lonicera japonica* Thunb. 的干燥花蕾或初开的花。

【**植物形态特征**】忍冬为多年生半常绿木质藤本。幼枝密被短柔毛，单叶对生，卵圆形至长卵圆形，长 3～8cm，宽 1.5～4cm，嫩叶两面均被毛，老叶上面无毛；花成对腋生，花梗及花均有短柔毛；苞片叶状，2 枚，萼筒短小，5 齿裂，无毛或有疏毛；花冠筒细长，上唇 4 浅裂，下唇狭而不裂，初开时白色，后渐变为金黄色，芳香，外被毛茸；雄蕊 5，伸出花冠外；子房下位。浆果球形，成熟时黑色。花期 5～7 月，果期 7～10 月。如图 8-6 所示。

【**产地**】主产河南、山东，均为栽培。以河南密县产者为佳，商品称"密银花"，山东产者称"济银花"或"东银花"，产量大、质量亦较好。

【**采收加工**】夏初花开放前采收，干燥。有的地区用炒晒、蒸晒法干燥，忌暴晒。

【**性状鉴定**】本品呈棒状，上粗下细，略弯曲，长 2～3cm，上部直径约 3mm，下部直径约 1.5mm。表面黄白色或绿白色（贮久色渐深），密被短柔毛。偶见叶状苞片。花萼绿色，先端 5 裂，裂片有毛，长约 2mm。开放者花冠筒状，先端二唇形；雄蕊 5，附于筒壁，黄色；雌蕊 1，子房无毛。气清香，味淡、微苦。如图 8-7 所示。

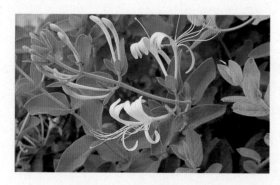

图 8-6　金银花原植物（忍冬）

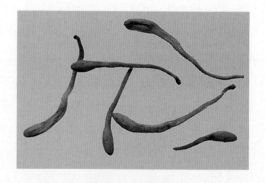

图 8-7　金银花药材

【**显微鉴定**】粉末呈浅黄色。花粉粒类球形或三角形，表面有细密短刺及圆颗粒状雕纹，具 3

个孔沟。腺毛头部呈倒圆锥形,类圆形,4~33 个细胞,排成 2~4 排。非腺毛有两种,一种壁较厚,较短,具壁疣,有的具角质螺纹;另一种壁薄,长且弯曲,表面有微细疣状突起。薄壁细胞中含细小草酸钙簇晶。柱头顶端表皮细胞呈绒毛状。如图 8-8 所示。

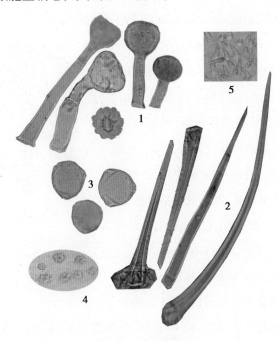

图 8-8　金银花粉末
1. 腺毛　2. 非腺毛　3. 花粉粒　4. 草酸钙簇晶　5. 柱头顶端表皮细胞

【化学成分】含绿原酸、异绿原酸、木犀草苷、木犀草素等。《中国药典》2015 年版规定,本品含绿原酸不得少于 1.5%,含木犀草苷不得少于 0.050%。绿原酸、异绿原酸为金银花抗菌的主要有效成分。

【理化鉴定】取本品粉末 0.2g,加甲醇 5ml,放置 12 小时,滤过,滤液作为供试品溶液。另取绿原酸对照品,按照薄层色谱法试验,置紫外线灯(365nm)下检视。供试品色谱中,在与对照品色谱相应的位置上,显相同颜色的荧光斑点。

【功效应用】清热解毒,凉散风热。用于痈肿疔疮,喉痹,丹毒,热毒血痢,风热感冒,温病发热。

知识链接

山银花与忍冬藤

1. 山银花　为忍冬科植物灰毡毛忍冬 *Lonicera macranthoides* Hand.-Mazz.、红腺忍冬 *L. hypoglauca* Miq. 或华南忍冬 *L. confusa* DC. 或黄褐毛忍冬 *L. fulvotomentosa* Hsu et S. C. Cheng 的干燥花蕾或带初开的花。以上品种在我国大部分地区有产,多为野生,过去均作为金银花药用。功效应用与金银花相同但质量稍差,因此《中国药典》2010 年版起将其与金银花分开单列,名以"山银花"入药。

2. 忍冬藤　为忍冬的干燥茎枝。功效为清热解毒,疏风通络;用于温病发热,热毒血痢,痈肿疮毒,风湿热痹等。

六、红花 Carthami Flos

红花因花为红色而得名,是中医临床常用的活血药。

【来源】 菊科植物红花 *Carthamus tinctorius* L. 的干燥花。

【植物形态特征】 为一年生草本植物,茎直立,上部多分枝,高约 1m。叶长椭圆形,顶端尖,无柄,边缘羽状齿裂,齿端有尖刺,两面无毛,基部抱茎;上部叶渐小,成苞片状围绕于头状花序。头状花序顶生,排成伞形;总苞片数轮,外轮苞片披针形或卵状披针形,绿色,边缘具尖刺;内轮苞片卵形,膜质、白色,中下部全缘,上部边缘无刺或稍有短刺;花全为管状花,刚开放时呈黄色,后渐转为橙红色。瘦果椭圆形或卵形,无冠毛或冠毛鳞片状。花期 5~7 月,果期 7~9 月。如图 8-9 所示。

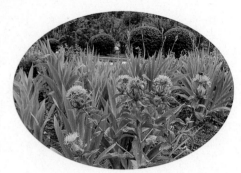

图 8-9 红花原植物

【产地】 主产新疆、河南、四川、浙江等地,全国各地均大量栽培。

【采收加工】 夏季花由黄变红时采摘,阴干或晒干。

【性状鉴定】 为不带子房的管状花,长 1~2cm。表面红黄色或红色。花冠筒细长,先端 5 裂,裂片呈狭条形,长 5~8mm;雄蕊 5,花药聚合成筒状(聚药雄蕊),黄白色;柱头长圆柱形,顶端微分叉。质柔软。气微香,味微苦。如图 8-10 所示。

【显微鉴定】 粉末橙黄色。花冠、花丝、柱头碎片多见,有长管状分泌细胞常位于导管旁,直径约至 66μm,含黄棕色至红棕色分泌物。花冠裂片顶端表皮细胞外壁突起呈短绒毛状。柱头及花柱顶端表皮细胞分化成圆锥形单细胞毛,先端尖或稍钝。花粉粒橙黄色,类圆形、椭圆形或橄榄形,直径约至 60μm,具 3 个萌发孔,外壁有齿状突起。草酸钙方晶存在于薄壁细胞中,直径 2~6μm。如图 8-11 所示。

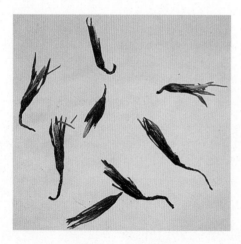

图 8-10 红花药材

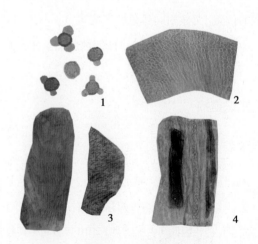

图 8-11 红花粉末
1. 花粉粒 2. 花瓣顶端碎片
3. 柱头及花柱碎片 4. 分泌管

【化学成分】含红花苷、红花醌苷、羟基红花黄色素 A、槲皮素、山奈酚等。《中国药典》2015 年版规定,本品含羟基红花黄色素 A 不得少于 1.0%;含山奈素不得少于 0.050%。红花能阻止血栓进一步形成,促使血栓溶解,使阻塞部位血流通畅。

【理化鉴定】红花浸入水中,水被染成金黄色。

ER-8-1

西红花的鉴别

【功效应用】活血通经,散瘀止痛。用于经闭,痛经,恶露不行,癥瘕痞块,胸痹心痛,瘀滞腹痛,胸胁刺痛,跌仆损伤,疮疡肿痛。注意:孕妇慎用。

知识链接

药典品种——西红花

　　为鸢尾科植物番红花 *Crocus sativus* L. 的干燥柱头。主产西班牙、法国、希腊及俄罗斯,我国江苏、浙江、上海等地亦有少量栽培。 柱头呈线形,三分枝,长约3cm,每个分支的内侧有一短裂隙,暗红色,体轻,气特异(如图 8-12 所示)。

　　西红花活血化瘀作用强于红花,但因价格较贵,故临床少用。 水试法可鉴别西红花,取少许浸入水中,水被染成金黄色且直线向下扩散,用放大镜观察,一端膨大成喇叭状,一侧有裂缝。

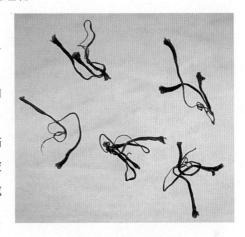

图 8-12　西红花药材

七、菊花 Chrysanthemi Flos

　　菊花的栽培在我国已有 3000 多年历史,为著名的观赏植物,并被列入我国十大名花之一,而其中的药用菊花是中医发散风热,平肝明目的常用药。

【来源】菊科植物菊 *Chrysanthemum morifolium* Ramat. 的干燥头状花序。

【产地】主产安徽、浙江、河南、四川等地。

【采收加工】9~11 月花盛开时采收,阴干或焙干,或熏、蒸后晒干。按产地和加工方法不同分为:亳菊,为阴干品,主产安徽亳州;滁菊,为生晒品,主产安徽滁州;贡菊,为烘干品,主产安徽歙县;杭菊,为蒸晒品,主产浙江桐乡。

【性状鉴定】

　　1. **亳菊**　呈倒圆锥形或圆筒形,有时稍压扁呈扇形,直径 1.5~3cm,离散。总苞碟状;总苞片 3~4 层,卵形或椭圆形,草质,黄绿色或褐绿色,外面被柔毛,边缘膜质。花托半球形,无托片或托毛。舌状花数层,雌性,位于外围,类白色,劲直,上举,纵向折缩,散生金黄色腺点;管状花多数,两性,位于中央,为舌状花所隐藏,黄色,顶端 5 齿裂。瘦果不发育,无冠毛。体轻,质柔润,干时松脆。气清香,味甘、微苦。如图 8-13 所示。

2. 滁菊　呈不规则球形或扁球形,直径 1.5~2.5cm。舌状花类白色,不规则扭曲,内卷,边缘皱缩,有时可见淡褐色腺点;管状花大多隐藏。

3. 贡菊　呈扁球形或不规则球形,直径 1.5~2.5cm。舌状花白色或类白色,斜升,上部反折,边缘稍内卷而皱缩,通常无腺点;管状花少,外露。

4. 杭菊　呈碟形或扁球形,直径 2.5~4cm,常数个相连成片。舌状花类白色或黄色,平展或微折叠,彼此粘连,通常无腺点;管状花多数,外露。如图 8-14 所示。

【化学成分】含挥发油约 0.2%,油中主含菊酮、龙脑、乙酸龙脑酯等;另含绿原酸、大波斯菊苷、菊苷 A、菊苷 B 及菊花萜二醇等。

【功效应用】散风清热,平肝明目,清热解毒。用于风热感冒,头痛眩晕,目赤肿痛,眼目昏花,疮痈肿毒。

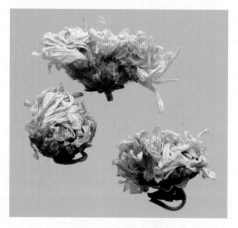

图 8-13　亳菊药材

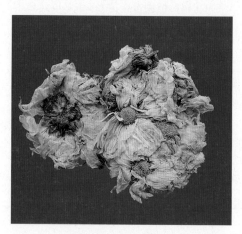

图 8-14　杭菊药材

知识链接

药典品种—野菊花

为菊科植物野菊 *Chrysanthemum indicum* L. 的干燥头状花序。呈类球形,直径 0.3~1cm,棕黄色。总苞由 4~5 层苞片组成。舌状花一轮,黄色至棕黄色,皱缩卷曲;管状花多数,深黄色。体轻。气芳香,味苦。如图 8-15 所示。具有清热解毒作用,主治各种炎症、疔疮痈肿等。

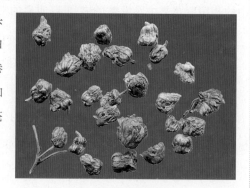

图 8-15　野菊花药材

八、蒲黄 Typhae Pollen

"蒲"因植物而称,"黄"由颜色而名,合而故名"蒲黄"。功效生熟相反,生可活血,炒炭止血,是中医临床常用的活血止血药。

【来源】 香蒲科植物水烛香蒲 *Typha angustifolia* L.、东方香蒲 *T. orientalis* Presl 或同属其他植物的干燥花粉。

【性状鉴定】 为黄色粉末,体轻,置水中则飘浮于水面。手捻有滑腻感,易附着于手指。气微,味淡。如图 8-16所示。

【化学成分】 含异鼠李素、异鼠李素-3-*O*-新橙皮苷、香蒲新苷等成分。

【功效应用】 止血,化瘀,通淋。用于吐血,衄血,咯血,崩漏,外伤出血,经闭痛经,脘腹刺痛,跌仆肿痛,血淋涩痛。注意:孕妇慎用。

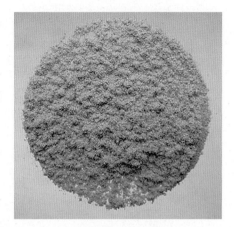

图 8-16 蒲黄药材

点滴积累

1. 花类药材的学习,辨明入药部位是关键,并抓住其主要辨别特征,如金银花呈棒状,上粗下细,密被短柔毛;辛夷形似毛笔头;丁香略呈研棒状;红花为不带子房的管状花;菊花为干燥头状花序;蒲黄为黄色花粉。

2. 花是变态的叶,显微观察时常可看到叶的部分特征。

3. 花粉粒常作为花类药材显微鉴定的重要依据。

花类药材其他常用品种

序号	药物名称	来源	药材图
1	款冬花	菊科植物款冬 *Tussilago farfara* L. 的干燥花蕾	ER-8-2 款冬花
2	旋覆花	菊科植物旋覆花 *Inula japonica* Thunb. 或欧亚旋覆花 *Inula britannica* L. 的干燥头状花序	ER-8-3 旋覆花

目标检测

一、选择题

(一)单项选择题

1. 辛夷的入药部位是(　　)

A. 树皮　　　　　B. 花　　　　　C. 叶　　　　　D. 花蕾　　　　　E. 果实

2. 菊花的药用部位是( )

    A. 柱头   B. 花序   C. 花粉   D. 花蕾   E. 舌状花

3. 以花粉入药的是( )

    A. 辛夷   B. 洋金花   C. 天花粉   D. 蒲黄   E. 海金沙

4. 红花的粉末特征中错误的是( )

    A. 花粉粒圆形,外壁具刺,具3个萌发孔   B. 花粉粒圆形,外壁具刺,具2个萌发孔

    C. 分泌管红色   D. 有细小的草酸钙方晶

    E. 长管状分泌细胞常位于导管旁

5. 金银花的主要抗菌有效成分为( )

    A. 黄酮   B. 绿原酸、异绿原酸   C. 氨基酸

    D. 皂苷   E. 生物碱

6. 金银花的功效为( )

    A. 滋阴生津,排脓消肿   B. 清热解毒,凉散风热   C. 清热解毒,疏风通络

    D. 清热平肝,息风止痉   E. 活血通经,散瘀止痛

7. 槐花来源于( )

    A. 豆科   B. 菊科   C. 唇形科   D. 忍冬科   E. 茄科

8. 红花应在什么时候采收( )

    A. 花红时采   B. 花黄时采   C. 花冠由黄变红时采

    D. 花由绿变黄时采   E. 春季

9. 西红花的入药部位是( )

    A. 柱头   B. 花序   C. 管状花   D. 花蕾   E. 舌状花

(二)多项选择题

1. 红花的主要显微特征有( )

    A. 草酸钙簇晶   B. 分泌管红色   C. 晶纤维

    D. 花粉粒   E. 柱头顶端表皮细胞

2. 丁香描述正确的是( )

    A. 花蕾入药   B. 含挥发油

    C. 呈研棒状,花冠球形,萼筒圆柱状   D. 芳香浓烈味辛辣

    E. 头状花序入药

3. 对金银花描述正确的是( )

    A. 原植物为忍冬科   B. 花蕾呈棒状略弯曲

    C. 气清香   D. 功效为清肝明目,活血消肿

    E. 原植物为菊科

4. 药用部分为花蕾的有( )

    A. 辛夷   B. 洋金花   C. 槐米   D. 菊花   E. 丁香

5. 对洋金花描述正确的是(　　)

　A. 为豆科植物　　　　　　　　　　B. 多皱缩成条状,花萼呈筒状,花冠呈喇叭状

　C. 淡黄色或黄棕色　　　　　　　　D. 含东莨菪碱、莨菪碱等

　E. 有毒

6. 菊花的药材规格有(　　)

　A. 亳菊　　　　B. 滁菊　　　　C. 贡菊　　　　D. 野菊　　　　E. 杭菊

二、简答题

1. 请简述金银花与山银花质量差别和今昔应用情况。

2. 比较红花与番红花的性状有何区别。临床上常用哪一种? 为何?

3. 请简述红花、金银花的显微鉴别要点。

三、案例分析

某药店工作人员在配方时错将野菊花当成菊花售出。购药者正巧是一资深中药研究人员,回家煎药时发现错误,当天找到药店给予纠正,但该药店工作人员坚持配方没错。后经药店经理出面纠正了错误,并对顾客诚恳道歉,此事圆满解决。请分析该药店工作人员出错的原因。野菊花与菊花在临床上能否相互代替? 你能从性状上区分菊花和野菊花吗?

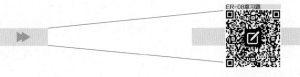

ER-08章习题

实训任务 14　花类药材性状鉴定

【任务介绍】有若干批若干数量的花类药材入库,你作为质检人员将利用性状鉴定方法对这些药材进行入库前质量检查验收,出具质量检验报告。对符合质量要求的下达质量检验合格通知书,同意入库。对存在质量问题者应根据具体情况分别提出加工、挑选、退货等处理意见。

【任务解析】该项任务应在正确完成取样工作基础上,利用性状鉴定方法准确鉴别花类药材的真伪优劣,把好该类药材入库质量验收关。要求学生能正确取样,能准确把握该类常用药材的来源、药用部位和性状鉴别要点,并能在质量验收中熟练运用。同时,要求学生具备从事相关职业活动所需要的工作方法、自主学习能力和团队协作精神,具有科学的思维习惯和信息判断与选择能力,能有逻辑地解决问题。在整个任务完成过程中,既要注意充分发挥学生主体作用,又要注重教师的引导作用。

【任务准备】

1. 课前准备　课前教师将具体药材品种入库前质量检查验收任务下达给学生,要求学生以小组为单位,利用本教材及有关标准、工具书拟定该批药材质量验收实施方案,包括取样、性状鉴定等

具体实施办法。学生根据课前教师布置作业要求以小组为单位共同完成该批药材质量验收实施方案的拟定。

　　2. 现场准备　①常用花类的药材与饮片;②放大镜、刀片;③《中国药典》2015 年版一部;④有条件的还可模拟来货现场。

　　【任务实施】学生扮演药材质检人员完成取样、性状鉴定、出具质检报告。

　　【操作提示】花类药材是以植物完整的花、花序或花的某一部分入药。如开放的花(洋金花、红花)、花蕾(辛夷、槐米)、花序(菊花、款冬花),或雄蕊(莲须)、花柱(玉米须)、柱头(西红花)、花粉(蒲黄)等。

　　花类药材的性状鉴定,首先要辨明入药部位,是单朵花、花序(头状花序菊花),还是花的某一部位(蒲黄为花粉,西红花为柱头)。花的形状与植物的其他器官相比有明显的不同,一般具有鲜艳的颜色和香气。鉴别时应注意花的全形(毛笔头辛夷、研棒状丁香)、大小、各部形状;颜色、数目、排列、有无毛茸、气味等特征。以花序入药者除观察单朵花外,还要注意观察花序类型、总苞片及苞片的形状和数目、小花的着生部位、形状、数目等特征。另外,菊科植物还应观察花序轴的形状,有无被毛等。必要时用水浸泡湿润后在解剖镜下仔细观察。

实训任务 15　红花与蒲黄粉末的显微鉴定

　　【任务下达】教师在课前将红花、蒲黄粉末的显微鉴定任务提前下达给学生。

　　【课前准备】以小组为单位,利用课余时间参阅《中国药典》及中药鉴定相关工具书籍编制红花、蒲黄粉末的显微鉴定方案。

　　【现场准备】《中国药典》(2015 年版一部)、红花粉末、蒲黄粉末、载玻片、盖玻片、解剖针、酒精灯、显微镜、蒸馏水、稀甘油、水合氯醛液等。

　　【角色扮演】扮演中药质检人员完成粉末取样、标本片制作、显微鉴定,出具质检报告。

　　【操作提示】

　　1. **红花**　注意观察花粉粒有刺状雕纹、分泌细胞长管状、柱头表皮细胞、花瓣表皮细胞等。

　　2. **蒲黄**　注意观察花粉粒表面有网状雕纹,周边轮廓线光滑,呈凸波状或齿轮状,具单孔。

(王　燕)

第九章

果实与种子类药材

ER-09章PPT

果实和种子是植物体的两种不同器官,但在商品流通中往往未严格区分,常常果实、种子一起入药,如五味子、枸杞、山楂等;也有只用种子入药的,如马钱子、决明子等;少数以果实储存、销售,临用时去果皮取种子入药的,如巴豆。这两类药材关系密切,故列入一章学习。

果实类药材采用完整的果实、整个果穗、果实的一部分入药,如果皮、果核、果皮维管束、果柄、宿萼等。观察果实类药材的性状,应注意其形状、大小、颜色、顶端、基部、表面、质地、破断面及气味等。含有种子的果实类药材,还应取出种子进行观察。果皮的显微鉴定着重观察外果皮和内果皮。注意外果皮常被有角质层或有附属物,如毛茸,偶有气孔存在,有时或嵌有油细胞(五味子)。中果皮通常由多层薄壁细胞组成,注意石细胞、油细胞、油室或油管等存在。内果皮多由1列薄壁细胞组成,核果则全为石细胞。伞形科果实(小茴香)的内果皮是以5~8个狭长的薄壁细胞互相并列为一群,各群以斜角联合呈镶嵌状,称为"镶嵌(层)细胞"。

种子类药材大多采用成熟种子,少数用种皮、种仁或以附属物(假种皮)入药。性状鉴别主要应注意种子的形状、大小、颜色、表面纹理、种脐、合点和种脊的位置及形态、质地、断面及气味等。种子的显微鉴定着重观察种皮的构造。此外,种子的外胚乳、内胚乳或子叶的细胞形状、细胞壁增厚状况,以及所含脂肪油、糊粉粒或淀粉粒等都有鉴别意义。值得注意的是:糊粉粒是一种非晶型状态的贮藏蛋白质,在植物器官中只有种子含有糊粉粒,因此糊粉粒是确定种子类药材的主要标志。

一、五味子 Schisandrae Chinensis Fructus

始载于《神农本草经》,列为上品。苏恭曰:"五味,皮肉甘、酸,核中辛、苦,都有咸味,此则五味俱也。"这就是五味子名称的出典。祖国医学认为:酸入肝,苦入心,甘入脾,辛入肺,咸入肾。五味子五味俱备,所以古来医家素有五味子补五脏之说,也是备受推崇的保健品之一。

【来源】木兰科植物五味子 *Schisandra chinensis*(Turcz.)Baill. 的干燥成熟果实,习称"北五味子"。

【植物形态特征】落叶木质藤本。叶互生,近膜质,阔椭圆或倒卵形,边缘生有腺齿。花单性,雌雄异株,花被片6~9,乳白色或粉红色。雄花雄蕊5,雌花离生心皮雌蕊17~40。穗状聚合浆果,深红色。如图9-1所示。

【产地】主产辽宁、黑龙江、吉林。

【采收加工】秋季采摘成熟果实,晒干或蒸后晒干,除去果梗及杂质。

【性状鉴定】果实呈不规则球形或扁球形,直径5~8mm。表面红色、紫红色或暗红色,皱缩,显油润;有的表面呈黑红色或出现"白霜"。果肉柔软。种子1~2粒,肾形,表面棕黄色,有光泽,种皮薄而脆。果肉气微,味酸。种子破碎后有香气,味辛、微苦。如图9-2所示。

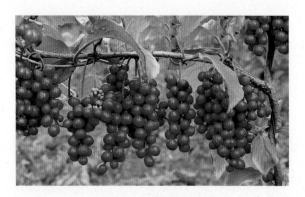

图9-1 五味子原植物

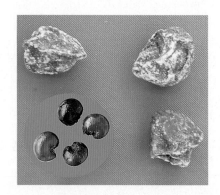

图9-2 五味子药材

知识链接

药典品种——南五味子

来源于华中五味子 *Schisandra sphenanthera* Rehd. et Wils. 的干燥成熟果实。主产华中、西南。南五味子果粒较小,呈球形或扁球形,表面棕红色或暗棕色,干瘪,皱缩,果肉常紧贴于种子上。种子1~2粒,肾形,种皮易碎。果肉气微,味酸。功效和化学成分与五味子相似。如图9-3所示。

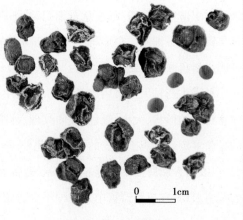

图9-3 南五味子药材

【显微鉴定】

1. **五味子横切面** 外果皮为 1 列方形或长方形细胞,壁稍厚,外被角质层,散有油细胞。中果皮由 10 余层含淀粉粒的薄壁细胞组成,散有小型外韧型维管束。内果皮为 1 列小方形薄壁细胞。种皮最外层为 1 列径向延长的石细胞,壁厚,孔沟细密;其下为数列类圆形、三角形或多角形的种皮内层石细胞,纹孔较大;石细胞下方为数列薄壁细胞,中间有种脊维管束,还可见 1 列长方形油细胞层,含棕黄色油滴。种皮内表皮细胞小,壁稍厚。胚乳细胞含脂肪油滴及糊粉粒。如图 9-4、图 9-5 所示。

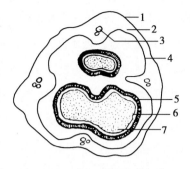

图 9-4 五味子横切面简图
1. 外果皮 2. 中果皮 3. 中果皮维管束 4. 内果皮 5. 种皮外层石细胞 6. 种皮内表皮细胞 7. 胚乳

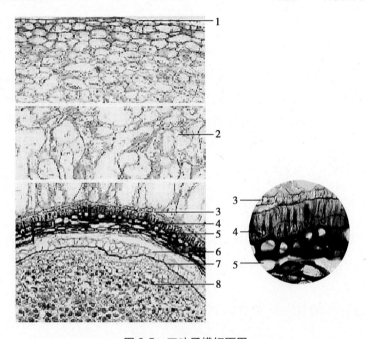

图 9-5 五味子横切面图
1. 外果皮 2. 中果皮 3. 内果皮 4. 种皮外层石细胞
5. 种皮内层石细胞 6. 油细胞层 7. 种皮内表皮 8. 胚乳

2. **五味子粉末** 暗紫色。果皮表皮细胞表面观呈类多角形,垂周壁略呈连珠状增厚,表面有角质线纹,散有油细胞。种皮外层石细胞表面观呈多角形或长多角形,直径 18~50μm,壁厚,孔沟极细密,胞腔内含深棕色物。种皮内层石细胞呈多角形、类圆形或不规则形,直径约至 83μm,壁稍厚,纹孔较大。如图 9-6 所示。

【化学成分】 含木脂素类约 5%,主要为五味子甲素及其类似物 α-、β-、γ-、δ-、ε-五味子素,五味子乙素、去氧五味子素,新五味子素,五味子

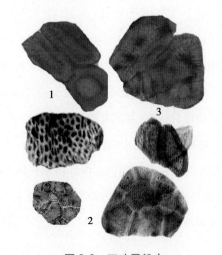

图 9-6 五味子粉末
1. 种皮外层石细胞 2. 油细胞 3. 种皮内层石细胞

251

醇,戈米辛类。种子含挥发油约2%;果肉含挥发油少量。

【理化鉴定】取本品粉末1g,加三氯甲烷20ml,加热回流30分钟,滤过,滤液蒸干,残渣加三氯甲烷1ml使溶解,作为供试品溶液。另取五味子对照药材1g,同法制成对照药材溶液。再取五味子甲素对照品,加三氯甲烷制成每1ml含1mg的溶液,作为对照品溶液。照薄层色谱法试验,以石油醚(30~60℃)-甲酸甲酯-甲酸(15:5:1)的上层溶液为展开剂,展开,取出,晾干,置紫外光灯下检视。供试品色谱中,在与对照药材色谱和对照品色谱相应的位置上,显相同颜色的斑点。

【功效应用】收敛固涩,益气生津,补肾宁心。用于久咳虚喘,梦遗滑精,遗尿尿频,久泻不止,自汗,盗汗,津伤口渴,短气脉虚,内热消渴,心悸失眠。

知识链接

伪品和易混品

目前北五味子的市场价格比南五味子高出很多,市场上常常出现用南五味子充当北五味子出售的现象,而且还存在着更多的伪五味子,如:红花五味子、滇藏五味子、披针叶五味子、翼梗五味子、球蕊五味子、毛五味子、绿五味子以及某些葡萄科植物的果实。

二、山楂 Crataegi Fructus

始载于《唐本草》,原名赤瓜子。现代又名"山里红""胭脂果",是常见的健胃消食药物。

▶ 课堂活动

请同学们描述山楂的性状特征,并列举山楂的食用方法。

【来源】蔷薇科植物山里红 *Crataegus pinnatifida* Bge. var. *major* N. E. Br. 或山楂 *C. pieeatifida* Bge. 的干燥成熟果实。

【产地】主产河北、山东、河南、辽宁等地。多为栽培品。

【采收加工】秋季果实成熟时采收,切片,晒干。

【性状鉴定】

1. **药材**　果实呈类球形,直径1~2.5cm,表面深红色,具皱纹,有光泽,布有细小白色斑点,顶端有凹窝,边缘有宿萼,基部有细果柄或柄痕,果核(种子)5枚,弓形。

2. **饮片**　为圆形片,皱缩不平,直径1~2.5cm,厚0.2~0.4cm。外皮红色,具皱纹,有灰白色小斑点,果肉深黄色至浅棕色。中部横切片具5粒浅黄色果核,但核常脱落而中空。有的片上可见短而细的果梗或花萼残迹。气微清香,味酸、微甜。如图9-7所示。

【化学成分】主要含枸橼酸、山楂酸、熊果酸等有机酸,另外含有槲皮素、芦丁、金丝桃苷等黄酮类成分。

【功效应用】消食健胃,行气散瘀,化浊降脂。用于肉食积滞,胃脘胀满,泻痢腹痛,瘀血经闭,产后瘀阻腹痛,疝气疼痛,高脂血症。

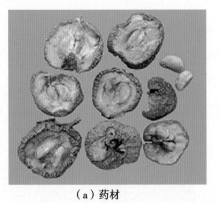
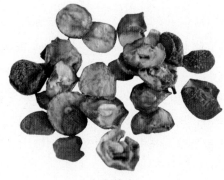

（a）药材　　　　　　　　　　（b）饮片

图 9-7　山楂药材

三、苦杏仁 Armeniacae Semen Amarum

杏,始载于《名医别录》,为我国北方常见树种。杏仁有苦杏仁与甜杏仁之分,甜杏仁较苦杏仁稍大,味不苦,多供副食品用。

【来源】蔷薇科植物山杏 *Prunusarmeniaca* L. var. *ansu* Maxim.、西伯利亚杏 *P. sibirica* L.、东北杏 *P. mandshurica*（Maxim.）Koehne 或杏 *P. armeniaca* L. 的干燥成熟种子。

【采收加工】夏季果实成熟后采收,除去果肉及核壳,取出种子,晒干。

【产地】我国大部分地区均产。主产北方,以内蒙古、吉林、辽宁、河北产量最大。

【性状鉴定】种子呈扁心形,长 1~1.9cm,宽 0.8~1.5cm,厚 0.5~0.8cm。表面黄棕色至深棕色,一端尖,基部钝圆,肥厚,左右不对称,尖端一侧有短线形种脐,圆端合点处向上具有数条深棕色脉纹。种皮薄,子叶 2枚,乳白色,富油性。气微,味苦。如图 9-8 所示。

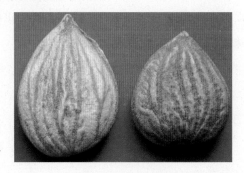

图 9-8　苦杏仁药材

知识链接

药典品种——桃仁

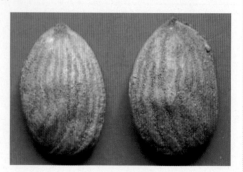

杏同属植物桃 *Pruns persica*（L.）Batsch 或山桃 *P. davidiana*（Carr.）Franch. 的干燥成熟种子。桃仁呈扁长卵形，表面密被细小颗粒状突起，中部膨大，基部钝圆稍偏斜，边缘薄，味微苦；山桃仁呈类长卵圆形，较小而肥厚。含苦杏仁苷与苦杏仁酶。功效活血祛瘀，润肠通便。如图9-9所示。

图9-9　桃仁药材

【化学成分】含苦杏仁苷约3%，脂肪油约50%，并含苦杏仁酶（多种酶混合物，包括苦杏仁苷酶、樱叶酶、醇腈酶及可溶性蛋白质。在热水及醇中煮沸即被破坏）。

【功效应用】降气止咳平喘，润肠通便。用于咳嗽气喘，胸满痰多，肠燥便秘。

四、决明子 Cassiae Semen

始载于《神农本草经》，列为上品。决明子亦药亦食，近年来其保健功能日益受到人们的重视。决明子茶，色、香、味俱佳，具有独特的咖啡风味，又可用于防治各种眼病、高血压、高血脂和便秘等。

【来源】豆科植物决明 *Cassia obtusifolia* L. 或小决明 *C. tora* L. 的干燥成熟种子。

【性状鉴定】

1. **决明**　略呈菱方形或短圆柱形，两端平行倾斜，长0.3~0.7cm，宽0.2~0.4cm。表面棕绿色或暗棕色，平滑，有光泽。背腹面各有1条凸起棱线，两侧各有1条斜向对称的淡棕色凹线纹。质坚硬，不易破碎。横切面种皮薄，黄色子叶2枚呈"S"形曲折并重叠。气微，味微苦。如图9-10所示。

2. **小决明**　呈短圆柱形，较小，长0.3~0.5cm，宽0.2~0.3cm。棱线两侧各有1条宽广的浅黄棕色色带，凹陷不明显。

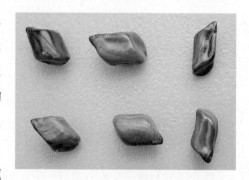

图9-10　决明子药材

【化学成分】主含蒽醌类衍生物大黄素、大黄素甲醚、大黄酚、大黄酸、决明素、钝叶决明素及其苷类等。

【功效应用】清热明目，润肠通便。用于治疗目赤肿痛，羞明多泪，头痛眩晕，目暗不明，大便秘结。

▶▶ 课堂活动

请同学们列举生活中决明子的其他用途。

五、枳实 Aurantii Immaturus Fructus

枳,始载于《神农本草经》,列为中品。古代本草记载的枳为枸橘,但药用枳实、枳壳的来源后来发生了变迁,改用酸橙果实,沿用至今。

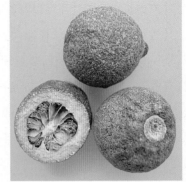

【来源】芸香科植物酸橙 *Citrus aurantium* L. 及其栽培变种或甜橙 *C. sinensis* Osbeck 的干燥幼果。5~6 月收集自落的果实,自中部横切为两半,晒干或低温干燥。

【性状鉴定】呈半球形,少数为球形,外果皮暗棕绿色或黑绿色,可见颗粒状突起和皱纹,有果柄痕。切面中果皮略隆起,厚 0.3~1.2cm,黄白色或黄褐色,边缘有 1~2 列油室,瓤囊棕褐色。质坚硬,气清香,味苦而微酸。如图 9-11 所示。

图 9-11　枳实药材

知识链接

枳　壳

芸香科植物酸橙 *Citrus aurantium* L. 及其栽培变种的干燥未成熟果实。呈半圆球形,剖面直径 3~6cm。含有黄酮类成分橙皮苷、新橙皮苷以及挥发油、生物碱、有机胺等。有理气宽中,行滞消胀功效。如图 9-12 所示。

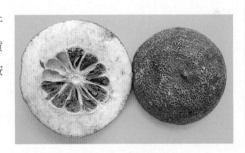

图 9-12　枳壳药材

【化学成分】含挥发油以及黄酮类成分橙皮苷、新橙皮苷等。另含有升压作用的辛弗林(对羟福林)及 N-甲基酪胺。

【功效应用】破气消积,化痰散痞。用于积滞内停,痞满胀痛,泻痢后重,大便秘结,痰滞气阻,胸痹,结胸;胃下垂,脱肛,子宫脱垂。

六、吴茱萸 Evodiae Fructus

"独在异乡为异客,每逢佳节倍思亲。遥知兄弟登高处,遍插茱萸少一人。"每当吟起王维的这首《九月九日忆山东兄弟》,总能勾起游子对亲人的思念之情。诗中提到的"茱萸"就是始载于《神农本草经》,列为中品的药材吴茱萸。

【来源】　芸香科植物吴茱萸 *Euodiarutaecarpa*（Juss.）Benth.、石虎 *E. rutaecarpa*（Juss.）Benth. var. *officinalis*（Dode）Huang 或疏毛吴茱萸 *E. rutaecarpa*（Juss.）Benth. var. *bodinieri*（Dode）Huang 的干燥近成熟果实。

【采收加工】　8~11月果实近成熟但尚未开裂时,剪下果枝,晒干或低温干燥,除去枝、叶、果梗等杂质。

【产地】　主产长江流域以南各地。多系栽培品。

【性状鉴定】　果实球形或略呈五角状扁球形,直径 0.2~0.5cm。表面暗黄绿色至褐色,粗糙,有多数点状突起。顶端呈五角星状裂隙,有时裂隙中央有突起的柱头残基。基部有花萼及短小果柄,花萼及果柄上可见黄色茸毛。质硬而脆。横切面5室,每室有1淡黄色种子。香气浓烈,味辛辣微苦。用水浸泡果实,有黏液渗出。如图9-13所示。

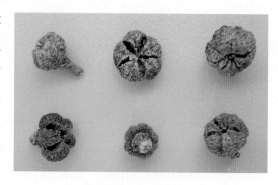

图 9-13　吴茱萸药材

【化学成分】　主含吴茱萸烯等挥发油及吴茱萸碱、吴茱萸次碱等生物碱。

【功效应用】　散寒止痛,降逆止呕,助阳止泻。用于厥阴头痛,寒疝腹痛,寒湿脚气,经行腹痛,呕吐吞酸,五更泄泻。

七、巴豆 Crotonis Fructus

始载于《神农本草经》,列为下品。李时珍谓:"此物出巴蜀,而形如菽豆,故以名之"。

【来源】　大戟科植物巴豆 *Croton tiglium* L. 的干燥成熟果实。

【采收加工】　秋季果实成熟、果皮未开裂时采摘,堆置2~3天,摊开,干燥。

【性状鉴定】　果实卵圆形,一般具三棱,长 1.8~2.2cm,直径 1.4~2cm。表面灰黄色或稍深,粗糙,有纵线6条,顶端平截,基部有短小果梗或点状梗痕。果实3室,每室有种子1粒。种子扁椭圆形,长 1.2~1.5cm,直径 0.7~0.9cm,表面灰棕色至棕色,一端有点状种脐和细小种阜或脱落的痕迹,另端有微凹的合点,合点与种阜间有隆起种脊。外种皮薄,质硬而脆,内种皮为一层银白色薄膜。种仁黄白色,富油质。气微,味辛辣,有毒,不宜口尝。如图9-14所示。

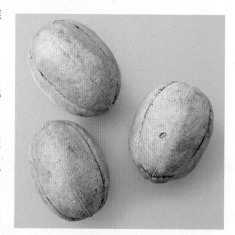

图 9-14　巴豆药材

【化学成分】　种子含巴豆油40%~60%,油中有强刺激性(导致泻下)和致癌成分。含蛋白质约18%,其中包括一种毒性球蛋白,称巴豆毒素。

【功效应用】外用蚀疮。用于恶疮疥癣,疣痣。

> **知识链接**
>
> 巴　豆　霜
>
> 　　巴豆炮制品。 淡黄色粉末,油性。 取巴豆仁,照制霜法制霜,或取仁碾细后,测定脂肪油含量,加适量的淀粉,使脂肪油含量符合规定,混匀,即得。 巴豆中巴豆油及巴豆毒素对皮肤黏膜有刺激作用,可引起皮肤发红斑、灼热感和瘙痒,甚至水肿或发展为脓疱。 巴豆制霜后可降低巴豆油及巴豆毒素含量。

八、酸枣仁 Ziziphi Spinosae Semen

始载于《神农本草经》,列为上品。马志曰:"酸枣即棘实,更非他物,若云是大枣味酸者,全非也,酸枣小而圆,其核中仁微扁;其大枣仁大而长,不相类也"。

【来源】 鼠李科植物酸枣 *Ziziphus jujuba* Mill. var. *spinosa*(Bunge)Hu ex H. F. Chou 的干燥成熟种子。

【性状鉴定】扁圆形或扁椭圆形,长 0.5～0.9cm,宽 0.5～0.7cm,厚约 0.3cm。表面紫红色或紫褐色,平滑有光泽,有时显裂纹。一面较平坦,中间有 1 条突起的棱线,另一面微隆起;一端凹陷,可见线形种脐,另端有细小突起的合点。种皮较脆,胚乳白色,浅黄色子叶 2 片,富油性。气微,味淡。如图 9-15 所示。

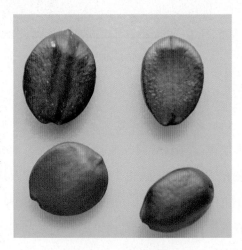

图 9-15　酸枣仁药材

【化学成分】含酸枣仁皂苷 A、B,水解均产生酸枣仁皂苷元。酸枣仁皂苷元在酸性水解中转变为伊贝林内酯。

【功效应用】养心补肝,宁心安神,敛汗、生津。用于虚烦不眠,惊悸多梦,体虚多汗,津伤口渴。

九、小茴香 Foeniculi Fructus

小茴香

始载于《唐本草》。小茴香又称茴香、香丝菜,原产欧洲地中海沿岸,全株具特殊香辛味,能除肉中臭气,使之重新添香,故称"茴香"。常用于肉类、海鲜及烧饼等面食的烹调。

【来源】 伞形科植物茴香 *Foeniculum vulgare* Mill. 的干燥成熟果实。

【植物形态特征】多年生草本,全株有粉霜,有强烈香气。茎直立,上部分枝,有棱。茎生叶互生,叶片三至四回羽状分裂,最终裂片线形至丝状,长 0.4～4cm,宽约 0.5mm;叶柄基部鞘状抱茎。

复伞形花序顶生,无总苞和小总苞。花小,无花萼,花瓣5,金黄色,中部以上向内卷曲,雄蕊5,雌蕊子房下位,2室。双悬果卵状长圆柱形,有5条隆起的纵棱。如图9-16所示。

【产地】我国大部分地区均有栽培,主产内蒙古、山西、黑龙江。

【采收加工】秋季果实成熟时将全株采割,晒干,打下果实,除去杂质。

【性状鉴定】双悬果呈圆柱形,有的稍弯曲,长0.4~0.8cm,直径1.5~2.5cm。表面黄绿色或淡黄色,两端略尖,顶端残留有黄棕色突起的花柱基,基部有的带细小果柄。果实极易分离成两个小分果,分果呈长椭圆形,背面有纵棱5条,腹面(接合面)平坦而较宽。横切面略呈五边形,背面四边约等长。有特异香气,味微甜、辛。如图9-17所示。

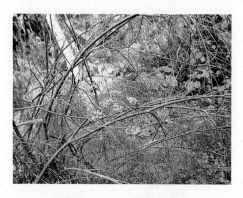
图9-16　小茴香原植物

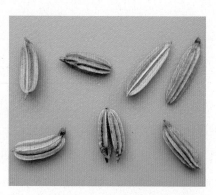
图9-17　小茴香药材

【显微鉴定】

1. **分果横切面**　外果皮为1列切向延长扁平细胞,外被角质层。中果皮在接合面有2个椭圆形油管,背面棱脊间各有1个油管,共有椭圆形油管6个。油管周围有多数红棕色扁小分泌细胞。棱脊处有维管束柱,由2个外韧型维管束及纤维束联结而成,木质部有少数细小导管,韧皮部细胞位于束柱两侧。维管束周围有大型的木化网纹细胞。内果皮为1列扁平薄壁细胞,细胞长短不一。种脊维管束位于接合面的内果皮和种皮之间,由若干细小导管组成。种皮细胞扁长,含棕色物质。内胚乳细胞多角形,含众多细小糊粉粒,其中含有细小草酸钙簇晶。如图9-18、图9-19所示。

2. **粉末**　黄绿色或黄棕色。网纹细胞类长方形或类圆形,壁厚,木化,具网状壁孔。油管碎片呈黄棕色至深红棕色,常破碎。分泌细胞多角形,内含深色分泌物。内果皮细胞(镶嵌层细胞)由5~8个狭长细胞为一组,以其长轴相互作不规则方向嵌列。内胚乳细胞类多角形,壁稍厚,含多数糊粉粒,糊粉粒中有细小草酸钙簇晶。如图9-20所示。

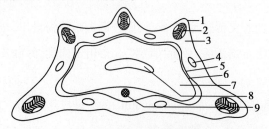
图9-18　小茴香横切面简图
1. 外果皮　2. 维管束　3. 中果皮　4. 油管　5. 内果皮　6. 种皮　7. 内胚乳　8. 胚　9. 种脊维管束

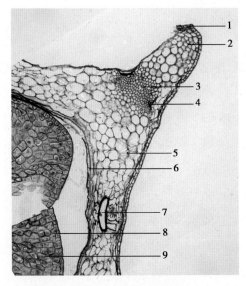

图 9-19　小茴香横切面图
1. 外果皮　2. 中果皮　3. 木质部　4. 韧
皮部　5. 网纹细胞　6. 内果皮　7. 油管
8. 种皮　9. 内胚乳

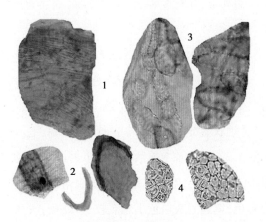

图 9-20　小茴香粉末
1. 内果皮细胞(镶嵌层细胞)　2. 油管碎片
3. 网纹细胞　4. 内胚乳

难点释疑

镶嵌层细胞

一般果实种子类药材的内果皮多由 1 列薄壁细胞组成（如五味子），核果则全部为石细胞（如乌梅）。而伞形科植物果实（如小茴香）的内果皮是以 5~8 个狭长的薄壁细胞为一群，并以其长轴相互作不规则方向嵌列，各群以斜角联合呈镶嵌状，称为"镶嵌（层）细胞"。

【化学成分】含挥发油 3%~8%，称茴香油。油中含茴香醚、茴香脑、小茴香酮、甲基胡椒酚等。

【理化鉴别】取本品粉末 0.5g，加入适量乙醚冷浸 1 小时，滤过，滤液浓缩至约 1ml，加 7%盐酸羟胺甲醇液 2~3 滴，20%氢氧化钾乙醇液 3 滴，水浴微热，冷却后加稀盐酸调 pH 至 3~4，再加 1%三氯化铁乙醇液 1~2 滴，呈紫色（检查香豆素）。

【功效应用】散寒止痛、理气和胃。用于寒疝腹痛，睾丸偏坠，痛经，少腹冷痛，脘腹胀痛，食少吐泻。

知识链接

小茴香混淆品

少数地区以同科植物莳萝 Anethum graveolens L. 的果实误作小茴香药用。莳萝的特征是：果实小而圆，分果呈广椭圆形，扁平，长 0.3~0.4cm，直径 0.2~0.3cm，厚约 0.1cm，背棱稍突起，侧棱延展成翅，如图 9-21 所示。果实含挥发油，主要成分为香芹酮、柠檬烯等。功效消食导滞，用于宿食不消、脘腹饱胀。

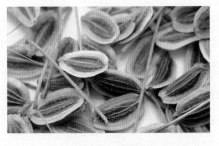

图 9-21　莳萝药材

十、连翘 Forsythiae Fructus

始载于《神农本草经》，列为下品。《本草图经》记载，连翘"花黄可爱，秋结实似莲，作房，翘出众草，以此得名。"

【来源】　木犀科植物连翘 *Forsythia suspensa*（Thunb.）Vahl 的干燥果实。果实初熟尚带绿色时采收者称"青翘"，果实熟透时采收者称"老翘"。

【性状鉴定】　长卵形至卵形，稍扁，长 1.5～2.5cm，宽 0.5～1.3cm。表面有多数凸起的小斑点，两面各有 1 条明显的纵沟，顶端锐尖，基部有果柄或已脱落。青翘多不开裂，表面绿褐色，突起的灰白色小斑点较少；质硬；种子多数，黄绿色，细长，一侧有翅。老翘自尖端开裂或裂成两瓣，表面黄棕色或红棕色，内表面淡黄棕色，平滑，具一纵隔；质脆；种子棕色，多已脱落。气微香，味苦。如图 9-22 所示。

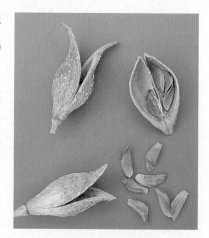

图 9-22　连翘药材

【化学成分】　果皮中含连翘酚、连翘苷、连翘苷元等，连翘酚为抗菌成分。种子含挥发油 4% 以上。

【功效应用】　清热解毒、消肿散结、疏散风热。用于痈疽，瘰疬、乳痈，丹毒，风热感冒，温病初起，温热入营，高热烦渴，神昏发斑，热淋涩痛。

▶▶ 课堂活动

　　观察连翘药材的性状，指出"青翘"和"老翘"性状上的区别是什么？

十一、马钱子 Strychni Semen

始载于《本草纲目》，原名番木鳖。李时珍谓："状如马之连钱，故名马钱子。"因其果实味极苦，故又有"苦实"之称。

【来源】　马钱科植物马钱 *Strychnos nux-vomica* L. 的干燥成熟种子。

【产地】　主产印度、越南、泰国等。我国云南有栽培。

【采收加工】　冬季采收成熟果实，取出种子，洗净果肉，晒干。

【性状鉴定】　呈纽扣状圆板形，常一面隆起，另一面稍凹下，直径 1.5～3cm，厚 0.3～0.6cm。表面灰绿色或灰黄色，密被绢状茸毛，自中间向四周呈辐射状排列，有丝样光泽。边缘稍隆起，较厚，有突起的珠孔，底面中心有突起的圆点状种脐。质坚硬。平行剖面可见淡黄白色胚乳，角质状，子叶心形，叶脉 5～7 条。气微，味极苦。如图 9-23 所示。

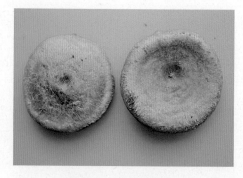

图 9-23　马钱子药材

【化学成分】含吲哚类生物碱,总碱含量 3%～5%,其中士的宁(番木鳖碱)为主要成分,其次为马钱子碱,尚含多种微量生物碱。

> **知识链接**
>
> 马钱子的炮制加工品
>
> 1. 制马钱子　生马钱子砂烫至鼓起并显棕褐色或深棕色。
> 2. 马钱子粉　取制马钱子,粉碎成细粉,加适量淀粉使总生物碱含量符合规定,混匀,即得。

【理化鉴别】取胚乳切片,加钒酸铵 1 滴,显蓝紫色(士的宁反应);另取切片,加浓硝酸 1 滴,显橙红色(马钱子碱反应)。

【功效应用】通络止痛,散结消肿。用于跌打损伤、骨折肿痛、风湿顽痹、麻木瘫痪、痈疽疮毒,咽喉肿痛。

本品有大毒,用量 0.3～0.6g,经炮制后作丸、散用。不宜生用,不宜多服久服,孕妇禁用。

> **案例分析**
>
> 案例
>
> 　一位年近古稀的老人赵某,早年中风并留下了半身不遂的后遗症,虽经多方医治,但病情未明显好转。 不久前,他听别人说起"马钱子煲猪手"的偏方能够"以毒攻毒",治好瘫痪、肢体麻木等病症,对半身不遂尤有奇效。 赵某如法炮制,服用该汤后,"奇迹"不但没有出现,反而因急性严重中毒而不治身亡。
>
> 分析
>
> 　临床上确有将马钱子用于半身不遂、手足无力、小儿麻痹后遗症、跌打损伤和骨折等治疗。 但由于马钱子中含有的士的宁、马钱子碱等生物碱均具毒性,成人一次服用士的宁 5mg 以上可致中毒,死亡原因是强直性惊厥反复发作造成衰竭与窒息,因此在我国生马钱子作为毒性中药进行管理,《中国药典》2015 年版规定成人马钱子用量 0.3～0.6g,炮制后入丸散用。
>
> 　这起中药中毒案例提醒大家,有病应请医生诊治,不可擅自使用"偏方"进行"自治",使用偏方应先了解其疗效是否可靠,明确成分、用法、用量。

十二、枸杞子 Lycii Fructus

始载于《神农本草经》,列为上品。枸杞子的补益作用为历代医家和食疗学家所推崇,也是家庭常用的滋补品。

【来源】茄科植物宁夏枸杞 *Lycium barbarum* L. 的干燥成熟果实。

【产地】主产宁夏、甘肃、青海等地区。以宁夏中宁县和中卫县出产的枸杞子质优。

【性状鉴定】呈类纺锤形或椭圆形。长 0.6~2cm,直径 0.3~1cm。表面鲜红色或暗红色,具不规则皱纹,略有光泽。顶端有小凸起状的花柱痕,另一端有白色的果柄痕。果肉较厚,质地柔软滋润。黄色种子多数,类肾形,扁而翘。气微,味甜。如图 9-24 所示。

【化学成分】含枸杞多糖(约 5%)、胡萝卜素、甜菜碱、维生素 C 及多种氨基酸。

【功效应用】滋补肝肾,益精明目。用于虚劳精亏,腰膝酸痛,眩晕耳鸣,内热消渴,血虚萎黄,目昏不明。

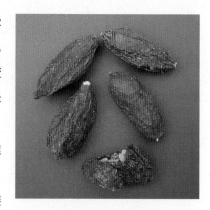

图 9-24 枸杞药材

知识链接

药典品种——地骨皮

茄科植物宁夏枸杞 *Lycium barbarum* L. 或枸杞 *L. chinense* Mill. 的干燥根皮。药材呈筒状或片状;外表面灰黄或黄棕色,粗糙,有纵裂纹;内表面黄白或灰黄色,有细纵纹;体轻质脆,断面不平坦;气微,味甘而后苦。如图 9-25 所示。能清虚热,凉血,清肺降火。用于阴虚潮热,骨蒸盗汗,肺热咳嗽。

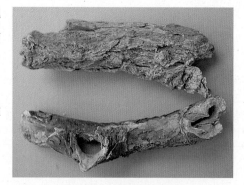

图 9-25 地骨皮药材

十三、栀子 Gardeniae Fructus

始载于《神农本草经》,列为中品。原名卮子,"卮"古同"栀"。

【来源】茜草科植物栀子 *Gardenia jasminoides* Ellis 的干燥成熟果实。

【性状鉴定】本品椭圆形或长卵圆形,长 1.5~3.5cm,直径 1~1.5cm。表面红黄色或棕红色,略有光泽,具 6 条翅状纵棱,棱间有 1 条明显的纵脉纹。顶端有宿萼,基部稍尖,有残留果柄。果皮薄且脆,内表面具 2~3 条隆起假隔膜。种子多数,黏结成团,深红色或红黄色,表面有多数细小的疣状突起。气微,味微酸而苦。如图 9-26 所示。

【化学成分】含栀子苷、去羟栀子苷、山栀苷、西红花苷、西红花酸及绿原酸等。

【功效应用】泻火除烦,清热利尿,凉血解毒。外用消肿

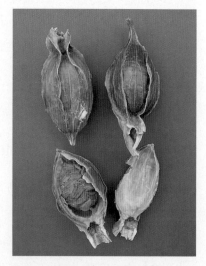

图 9-26 栀子药材

止痛。用于热病心烦,湿热黄疸,淋证涩痛,血热吐衄,目赤肿痛,火毒疮疡。外治扭挫伤痛。

十四、槟榔 Arecae Semen

始载于《名医别录》。槟榔具降气之功,民间常用槟榔煎水服或嚼服,用于治呃逆。

【来源】棕榈科植物槟榔 *Areca catechu* L. 的干燥成熟种子。

【性状鉴定】

1. **药材**　近圆锥形或扁球形,高 1.5~3.5cm,底部直径 1.5~3cm。表面粗糙,淡黄棕色或淡红棕色,有凹下的网状沟纹,底部中心有圆形凹陷的珠孔,其旁有 1 明显的新月形或三角形疤痕状种脐。质坚硬,不易破碎。

2. **饮片**　为圆形切片,断面可见棕色种皮和外胚乳错入白色内胚乳形成的大理石样花纹。气微,味涩、微苦。如图 9-27 所示。

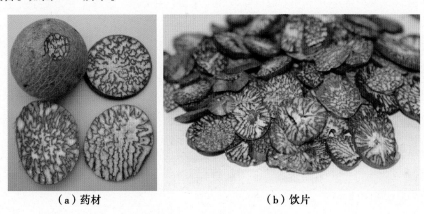

（a）药材　　　　　　　　　（b）饮片

图 9-27　槟榔药材和饮片

▶ **课堂活动**

请同学们仔细观察槟榔药材标本,说出其大理石样花纹是什么组织。

【化学成分】含槟榔碱等生物碱,总生物碱量 0.3%~0.7%。另含脂肪油、鞣质及槟榔红色素等。

知识链接

药典品种——大腹皮

冬季至次春采收槟榔的未成熟果实,低温烘干,剥取的果皮称"大腹皮"。药材呈椭圆形、长卵形的瓢状。含大量鞣质,能下气宽中,行水消肿。多用于治疗腹部胀满、水肿、小便不利。如图 9-28 所示。

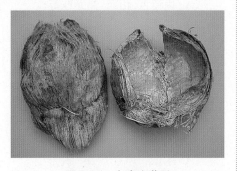

图 9-28　大腹皮药材

【功效应用】 杀虫,消积,行气,利水,截疟。用于绦虫、蛔虫、姜片虫病,虫积腹痛,积滞泻痢,里急后重,水肿脚气,疟疾。

点滴积累 V

1. 果实与种子类药材的形态各有特点,首先抓住形态特征识别药材。除形态外还有许多重要鉴别特征,如五味子、山楂、枸杞子和苦杏仁的味,小茴香、吴茱萸的气,槟榔断面大理石样花纹等特征。

2. 果实与种子类药材显微特征主要包括:五味子组织构造中的种皮内层石细胞和种皮外层石细胞的特征,小茴香的内果皮镶嵌层细胞特征等。

3. 关注几组药材的区别:五味子和南五味子,苦杏仁与桃仁,枳实与枳壳。

目标检测

一、选择题

（一）单项选择题

1. 下列药材中,主含木脂素的是( )

   A. 五味子　　　　B. 决明子　　　　C. 栀子　　　　D. 马钱子　　　　E. 枸杞子

2. 下列药材水试,水染成鲜黄色的是( )

   A. 栀子　　　　B. 吴茱萸　　　　C. 枸杞　　　　D. 五味子　　　　E. 枸杞子

3. 槟榔的错入组织是( )

   A. 种皮伸入内胚乳中　　　　　　　　　　　B. 外胚乳伸入内胚乳中

   C. 种皮和外胚乳的折合层不规则伸入内胚乳中　　　D. 种皮伸入外胚乳中

   E. 外胚乳伸入外胚乳中

4. 槟榔的主要有效成分是( )

   A. 鞣质　　　　B. 去甲基槟榔碱　　C. 槟榔碱　　　　D. 槟榔次碱　　　　E. 黄酮

5. 主含士的宁的药材是( )

   A. 马钱子　　　　B. 五味子　　　　C. 小茴香　　　　D. 苦杏仁　　　　E. 槟榔

6. 枸杞子主产地为( )

   A. 内蒙古、山西、黑龙江等　　　　　　　　B. 宁夏、甘肃及青海等

   C. 湖南、江西、湖北、浙江　　　　　　　　D. 海南、广东、广西等

   E. 湖北、四川、重庆等

7. 下列药材中,原植物为豆科的是( )

   A. 五味子　　　　B. 决明子　　　　C. 连翘　　　　D. 酸枣仁　　　　E. 枸杞子

8. 下列属于芸香科酸橙的未成熟果实的是( )

   A. 木瓜　　　　B. 枳壳　　　　C. 山楂　　　　D. 槟榔　　　　E. 乌梅

9. 苦杏仁的主要止咳成分是( )

A. 苦杏仁苷酶　　B. 苦杏仁苷　　　C. 脂肪油　　　　D. 苯甲醛　　　E. 苯甲酸

10. 小茴香的镶嵌细胞为(　　)

　　A. 外果皮细胞　B. 中果皮细胞　C. 内果皮细胞　D. 种皮细胞　E. 胚乳细胞

11. 连翘抗菌成分是(　　)

　　A. 黄酮醇苷　　B. 皂苷　　　　C. 连翘酚　　　D. 连翘苷　　　E. 连翘苷元

12. 小茴香分果背面隆起的纵棱数目是(　　)

　　A. 3　　　　　B. 4　　　　　C. 5　　　　　D. 7　　　　　E. 8

13. 有镇咳平喘作用的药材是(　　)

　　A. 桃仁　　　　B. 苦杏仁　　　C. 连翘　　　　D. 枸杞子　　　E. 栀子

14. 切面上可见大理石样纹理的生药是(　　)

　　A. 枸杞　　　　B. 马钱子　　　C. 苦杏仁　　　D. 槟榔　　　　E. 枸杞子

15. 种子呈扁卵圆形,红棕色或红黄色,表面有多数细小的疣状突起的药材是(　　)

　　A. 枸杞　　　　B. 栀子　　　　C. 山楂　　　　D. 槟榔　　　　E. 连翘

(二)多项选择题

1. 苦杏仁、桃仁等均含苦杏仁苷,经水解后产生(　　)

　　A. 氢氰酸　　　B. 苯甲醛　　　C. 葡萄糖　　　D. 异硫氰酸　　E. 脂肪油

2. 吴茱萸的性状鉴别特征有(　　)

　　A. 果实扁球形,顶端平,有的裂成五角状　　　　B. 果实密生黄色毛茸

　　C. 横切面可见子房5室　　　　　　　　　　　D. 香气浓烈

　　E. 用水浸泡果实,有黏液渗出

3. 下列药材中,为大毒的药物是(　　)

　　A. 生巴豆　　　B. 生马钱子　　C. 苦杏仁　　　D. 吴茱萸　　　E. 枳实

4. 以果实入药的药材是(　　)

　　A. 山楂　　　　B. 槟榔　　　　C. 栀子　　　　D. 苦杏仁　　　E. 小茴香

5. 药用部位为种子的生药是(　　)

　　A. 五味子　　　B. 连翘　　　　C. 酸枣仁　　　D. 决明子　　　E. 枸杞

6. 下列药材中,原植物是蔷薇科的是(　　)

　　A. 枳实　　　　B. 山楂　　　　C. 苦杏仁　　　D. 桃仁　　　　E. 酸枣仁

7. 山楂的植物来源是(　　)

　　A. 山里红　　　B. 山楂　　　　C. 野山楂　　　D. 楤楂　　　　E. 湖北山楂

8. 五味子的粉末特征有(　　)

　　A. 薄壁细胞中含草酸钙方晶　　　　　　　　　B. 果皮表皮细胞呈多角形

　　C. 具油管碎片,内含红棕色物质　　　　　　　D. 石细胞成群,壁厚,胞腔小

　　E. 纤维成群

二、简答题

1. 北五味子与南五味子的主要性状区别特征是什么？

2. 苦杏仁和桃仁的性状及功效有何区别？它们主要的化学成分是什么？请简述苦杏仁止咳的原理。

3. 简述小茴香组织构造横切片的特征。

三、案例分析

一位年近70的老人患腰腿疼痛病多年。某日服用数天前在庙会上向游医购买的治疗腰腿疼痛病的中药丸剂一粒后，出现抽搐、牙关紧闭、痉挛等症状，30多分钟后死亡。当地公安机关检查，判定是中毒死亡，与服用中药丸剂有关。经对游医出售的药丸分析后得出，药丸一粒重3g，主要药材是生马钱子。请指出不妥之处。

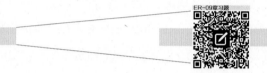

ER-09章习题

实训任务 16　果实与种子类药材性状鉴定

【任务介绍】有若干批若干数量的果实及种子类药材入库，你作为质检人员将利用性状鉴定方法对这些药材进行入库前质量检查验收，出具质量检验报告。对符合质量要求的下达质量检验合格通知书，同意入库。对存在质量问题者应根据具体情况分别提出加工、挑选、退货等处理意见。

【任务解析】该项任务应在正确完成取样工作基础上，利用性状鉴定方法准确鉴别果实及种子类药材的真伪优劣，把好该类药材入库质量验收关。要求学生能正确取样，能准确把握该类常用药材的来源、药用部位和性状鉴别要点，并能在质量验收中熟练运用。同时，要求学生具备从事相关职业活动所需要的工作方法、自主学习能力和团队协作精神，具有科学的思维习惯和信息判断与选择能力，能有逻辑性地解决问题。在整个任务完成过程中，既要注意充分发挥学生主体作用，又要注重教师的引导作用。

【任务准备】

1. **课前准备**　课前教师将具体药材品种入库前质量检查验收任务下达给学生，要求学生以小组为单位，利用本教材及有关标准、工具书拟定该批药材质量验收实施方案，包括取样、性状鉴定等具体实施办法。学生根据课前教师布置作业要求以小组为单位共同完成该批药材质量验收实施方案的拟定。

2. **现场准备**　①常用果实及种子类药材与饮片；②放大镜、刀片；③《中国药典》（2015年版）；④有条件的还可模拟来货现场。

【任务实施】学生扮演药材质检人员完成取样、性状鉴定、出具质检报告。

【操作提示】

1. 果实及种子类药材的性状鉴定

(1)观察果实类药材的性状:先看其是否为完整的果实或是果实的某一部分。如果是完整的果实,要特别注意果实的类型,然后应注意观察其形状、大小、颜色、顶端、基部、表面、质地、破断面及气味等。

1)果实的类型:果实的类型较多,比较复杂,不同类型的果实,其性状有较大的差异。果实作为植物的一种繁殖器官,是植物分类的重要依据,也是植物种的重要特征。

2)形状:常呈圆球形、扁圆形或椭圆形。个别果穗入药的如荜茇、桑椹,则呈圆柱形;补骨脂呈肾形;金樱子呈倒卵形。

3)大小:差异很大,大者如栝楼,直径可达 10cm,小者如地肤子等,直径仅 1~3mm。

4)颜色:未成熟的果实一般呈灰绿色、绿褐色或暗绿色,如枳壳、青皮;成熟的果实常呈黄褐色、紫红色或棕红色,如川楝子、五味子等。

5)顶端、基部:有的果实类药材带有附属物,如顶端有花柱基,下部有果柄或有果柄脱落的痕迹;有的带有宿存的花被,如地肤子。有的果实顶端开裂,应注意开裂方式,如马兜铃通常沿腹线自下而上开裂成六果瓣,果柄也裂成线状,而其伪品百合果则是顶端三裂,果柄不开裂。

6)表面:果实类药材表面大多干缩而有皱纹,肉质果尤为明显;果皮表面常稍有光泽;也有具毛茸的;有时可见凹下的油点,如陈皮、吴茱萸。一些伞形科植物的果实,表面具有隆起的肋线,如茴香、蛇床子。有的果实具有纵直棱角,如使君子。有的有网状沟纹,如肉豆蔻。

7)质地:不同类型的果实其质地常有较大的变化,肉质果的质地常较柔韧,而干果的质地常干硬。

8)剖面:注意观察外果皮、中果皮、内果皮的厚薄,质地以及子房室数、胎座类型、种子着生方式、种子数目等,这些对果实类药材的鉴定很有意义。

9)气味:有的具极特殊气味如砂仁、吴茱萸气芳香浓烈,乌梅味极酸,鸦胆子味极苦,五味子酸、涩等。

(2)观察种子类药材的性状:种子类药材大多是采用成熟种子,包括种仁和种皮两部分;种仁包括胚乳和胚。观察种子类药材的性状,应注意种子的形状、大小、颜色、表面特征、质地、胚乳、胚及气味等。本类药材一般比较细小,观察时应特别仔细,必要时可借助放大镜观察。除观察整个药材的表观外,还须做横切面、纵切面观察,并可将种皮、胚乳等层层剥离,观察其性状。

1)形状:一般呈卵圆形或扁圆形,少数呈线形、纺锤形或心形。

2)大小:一般比较细小,测量时可放在毫米方格线的纸上,每 10 粒种子紧密排成一行,测量后求其平均值。

3)颜色:常呈灰黄色、暗棕色、黄棕色、棕红色或红色。

4)表面特征:应注意观察其表面纹理、种脐、合点、种脊、种孔的位置、形状、大小、凹凸、有无种阜和假种皮等附属物,如天仙子表面有隆起的细密网纹;王不留行于放大镜下观察,可见颗粒状突起;槟榔种脐呈新月形或三角形疤痕;千金子等大戟科植物种子有种阜;砂仁等姜科植物种子有假种皮。

5)胚乳:注意其有无以及颜色、质地,内胚乳和外胚乳的各自特点;有的种子的外胚乳或种皮和外胚乳的折合层不规则地错入内胚乳中,形成错入组织,因外胚乳与内胚乳的颜色不同,所以药材断面常呈现一定的花纹,如槟榔、肉豆蔻。

6)胚:为种子中尚未发育的幼小植物体,位于种皮和胚乳之内,由胚根、胚轴、胚芽和子叶四部分组成。注意胚的位置、形态、大小,胚根是直立还是弯曲,子叶的形状、颜色、脉序、状态(如直立、弯曲或折叠等)。不同的种子在这些方面都有一定的差异,鉴别时要特别注意。

7)其他:有的种子浸入水中显黏性,如车前子、葶苈子;有的种子水浸后种皮呈龟裂状如牵牛子。此外,种子类药材的质地、气味、百粒重或千粒重等特征也应注意。

2. 果实及种子类中药饮片的性状鉴定　果实及种子类中药饮片多不切制,经净选或炒炙后直接入药,也有个较大的切为片状(如木瓜、槟榔饮片)或丝状(如陈皮饮片)。鉴别此类饮片主要观察其片和丝的形状、颜色、切面特征、质地、气味等。

实训任务 17　五味子与小茴香的显微鉴定

【任务下达】　教师在课前将五味子、小茴香粉末和横切面的显微鉴定任务提前下达给学生。

【课前准备】　以小组为单位,利用课余时间参阅《中国药典》及中药鉴定相关工具书籍编制五味子、小茴香粉末和横切面的显微鉴定方案。

【现场准备】《中国药典》(2015年版一部)、五味子粉末、小茴香粉末、小茴香横切片、载玻片、盖玻片、解剖针、酒精灯、显微镜、稀甘油、水合氯醛液等。

【角色扮演】　扮演中药质检人员完成粉末取样、标本片制作、显微鉴定,出具质检报告。

【操作提示】

1. **五味子**　注意观察粉末颜色,气味。水合氯醛透化制片注意观察果皮表皮细胞(表面观类多角形,垂周壁略呈连珠状增厚,表面有角质线纹,散有油细胞)、石细胞(种皮外层呈多角形或长多角形,种皮内层石细胞呈多角形、类圆形或不规则形)。

2. **小茴香**　注意观察粉末颜色、气味。注意观察网纹细胞、油管碎片、内果皮细胞(镶嵌层细胞)、糊粉粒(内有细小草酸钙簇晶)。

3. **小茴香横切显微标本片**　注意观察果实与种子类的组织结构(外果皮、中果皮、内果皮、种皮、种仁)。注意小茴香网纹细胞、油管(位置、数量)、内胚乳及其后含物等特征。

(孙　玲)

第十章

全草类药材

导学情景 ∨

情景描述:

　　20 世纪 60 年代,越南战争爆发,美越双方交战激烈。 但在枪林弹雨中隐藏着更为可怕的杀手——疟疾。 疟疾发病原因是由于疟原虫随蚊虫的叮咬进入人体,在体内繁殖后可使人出现高热、寒战等症状,严重者甚至危及生命。 由于当时抗疟药物的广泛使用,全球范围疟原虫形成了抗药性,药物治愈率大幅降低。 1967 年中国疟疾研究协作项目成立,著名药学家屠呦呦从东晋葛洪所著的《肘后备急方》中得到灵感:"青蒿一握以水二升渍绞取汁尽服之"。 以历经 3 年、190 多个样品、380 多次实验、亲身试药的艰难探索之后,于 1971 年 10 月在黄花蒿的新鲜叶片中分离出青蒿素抗疟单体药物。 1986 年青蒿素获得了一类新药证书,1979 年获国家发明奖。 2015 年 10 月,屠呦呦因发现青蒿素治疗疟疾的新疗法,获得诺贝尔生理学或医学奖。

学前导语:

　　即使在今天,全球每年约有数十亿人处于因疟原虫导致的疟疾感染风险中。 青蒿素被世界卫生组织称为"治疗疟疾的最大希望",已被视为救治疟疾患者的有效药物。 其原植物青蒿载于《神农本草经》具有清虚热,除骨蒸,解暑热,截疟,退黄等多种功效。

　　全草类药材通常是指可供药用的草本植物的全株或地上部分。全草类药材有的是带根或根茎的全株,如金钱草、仙鹤草等;有的用地上部分的茎叶,如广藿香、青蒿等;有的是带有花或果实的地上部分,如荆芥等。还有个别是用小灌木的幼枝梢,如麻黄等,或草本植物地上的草质茎,如石斛等。

　　全草类药材的鉴定,应按所涉及的植物器官分别按前述各章进行。观察其性状特征时,因其质地易碎,故需用水湿润后再展开观察。在全草类药材的鉴定中,依靠原植物的分类知识来鉴定药材显得尤为重要。

一、麻黄 Ephedrae Herba

始载于《神农本草经》,列为中品。《名医别录》谓:"麻黄生晋地及河东。立秋采茎阴干,令青"。为治疗风寒感冒,发汗的要药。

【来源】 麻黄科植物草麻黄 *Ephedra sinica* Stapf、中麻黄 *E. intermedia* Schrenk et C. A. Mey. 或木贼麻黄 *E. equisetina* Bge. 的干燥草质茎。

【植物形态特征】

1. **草麻黄**　多年生草本状小灌木,高 20～40cm。木质茎短,常横卧;草质茎绿色,圆柱形,节明显,节间长 2～6cm,直径约 2mm。鳞叶膜质鞘状,长 3～4mm,下部 1/3～1/2 合生,上部 2 裂,裂片锐三角形,常向外反曲。雌雄异株,雄球花顶生,聚成复穗状;雌球花单生枝端,具苞片,雌球花熟时苞片肉质增厚,红色,种子 2 枚。花期 5 月,种子成熟期 7 月(图 10-1)。

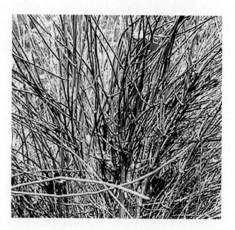

图 10-1　草麻黄原植物

2. **中麻黄**　茎高达 1m 以上,鳞叶上部 1/3 分裂,裂片通常 3(稀 2),钝三角形或三角形。雄球花常数个密集于节上,成团状;雌球花生于茎节上,种子通常 3 粒(稀 2)。

3. **木贼麻黄**　直立灌木,高达 1m 以上,但茎分枝较多,黄绿色,节间短而纤细,长 1.5～2.5cm。鳞叶上部约 1/4 分裂,裂片 2,钝三角形,不反卷。雌球花成对或单生于节上,种子通常 1 粒(稀 2 粒)。

【产地】　草麻黄主产内蒙古、河北、山西、新疆等地;中麻黄主产甘肃、青海、内蒙古等地;木贼麻黄主产山西、甘肃、陕西等地。

【采收加工】　秋季采割绿色草质茎,晒干。草麻黄产量大。

【性状鉴定】

1. **草麻黄**　呈细长圆柱形,少分枝,直径 1～2mm。有的带少量棕色木质茎。表面淡绿至黄绿色,有细纵脊线,触之微有粗糙感。节明显,节间长 2～6cm。节上有膜质鳞叶,长 3～4mm;裂片 2(稀 3),锐三角形,先端灰白色,反曲,基部联合成筒状,红棕色。体轻,质脆,易折断,断面略呈纤维性,周边绿黄色,髓部红棕色,近圆形。气微香,微苦涩。如图 10-2(a)所示。

2. **中麻黄**　多分枝,直径 1.5～3mm,有粗糙感,节上膜质鳞叶长 2～3mm,裂片 3(稀 2),先端锐尖。断面髓部呈三角状圆形。如图 10-2(b)所示。

3. **木贼麻黄**　较多分枝,直径 1～1.5mm,无粗糙感。节间长 1.5～3cm。膜质鳞叶长 1～2mm;裂片 2(稀 3),上部为短三角形,灰白色,尖端多不反曲,基部棕红色至棕黑色。如图 10-2(c)所示。

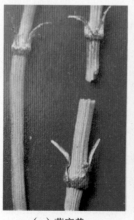 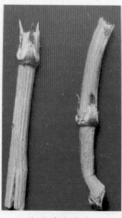 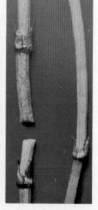

（a）草麻黄　　　（b）中麻黄　　　（c）木贼麻黄

图 10-2　麻黄药材

【显微鉴定】

1. 茎横切面

ER-10-1

麻黄显微鉴定

（1）草麻黄：表皮细胞外被厚的角质层；脊线较密，有蜡质疣状突起，两脊线间有下陷气孔，下皮纤维束位于脊线处，壁厚，非木化。皮层较宽，纤维成束散在。微管柱鞘纤维束新月形。外韧型维管束8～10个，形成层环类圆形。木质部呈三角状。髓部薄壁细胞含棕色块；偶有环髓纤维。表皮细胞外壁、皮层薄壁细胞及纤维均有多数微小草酸钙砂晶或方晶（图10-3）。

（2）中麻黄：维管束12～15个。形成层环类三角形。环髓纤维成束或单个散在。

（3）木贼麻黄：维管束8～10个。形成层环类圆形。无环髓纤维。

2. 草麻黄　粉末呈棕色或绿色。表皮组织碎片多，外壁有颗粒晶体，具条块状或乳头状角质层。气孔特异内陷，保卫细胞侧面观呈哑铃形或电话听筒状。皮层纤维多且壁厚，微木化，壁上附有细小众多的草酸钙砂晶和方晶，形成嵌晶纤维。髓部薄壁细胞常含红棕色或棕黄色色素块。螺纹、具缘纹孔导管直径10～15μm，导管分子斜面相接，交接面具多数圆形穿孔，形成特殊的麻黄式穿孔板（图10-4）。

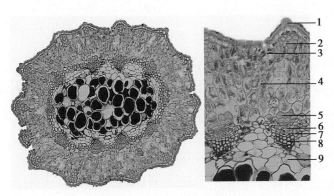

图10-3　草麻黄横切面图

1. 表皮　2. 下皮纤维　3. 气孔　4. 皮层　5. 纤维　6. 韧皮部　7. 形成层　8. 木质部　9. 髓部

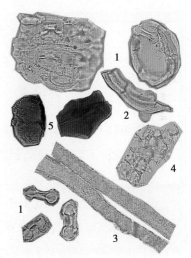

图10-4　麻黄粉末

1. 表皮细胞及气孔　2. 角质层突起部分　3. 嵌晶纤维　4. 皮层薄壁细胞　5. 棕色块

▶▶ **课堂活动**

草麻黄、中麻黄、木贼麻黄在性状、显微特征上有哪些异同点？

【理化鉴定】

1. 微量升华　粉末微量升华，得细微针状或颗粒状结晶。

2. 沉淀反应　取酸性水浸液各1ml分别置两试管中，一管加碘化铋钾试液，产生黄色沉淀；一管加碘化汞钾试液，不产生沉淀。

【化学成分】　主含多种麻黄生物碱(1%～2%)。总生物碱的80%～85%为麻黄碱,其次为伪麻黄碱等;另含少量挥发油。《中国药典》2015 年版规定,麻黄按干燥品计算,含盐酸麻黄碱和盐酸伪麻黄碱的总量不得少于0.80%。

【功效应用】　发汗散寒,宣肺平喘,利水消肿。用于风寒感冒,胸闷喘咳,风水浮肿。

知识链接

麻黄根

为麻黄科植物草麻黄 *Ephedra sinica* Stapf 或中麻黄 *E. intermedia* Schrenk et C. A. Mey. 的干燥根及根茎。有固表止汗功效,用于自汗、盗汗。 麻黄根与麻黄的功效相反,两者不能混用(图10-5)。

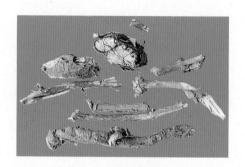

图10-5　麻黄根药材

案例分析

案例

2012 年12 月,两家佛山药品零售企业因3 万盒麻黄碱类复方制剂失踪被通报整改。 2016 年7 月,云南省成功破获一起非法运输、制造制毒物品案件,缴获麻黄碱可疑物2.36 吨。

分析

国家对麻黄碱类药品的销售有严格规定,购买者需登记身份信息,且一次购买不得超过2 个最小包装。 原因是麻黄碱有拟肾上腺素作用及中枢兴奋作用,长期服用可引起病态嗜好和耐受性。 通过改造麻黄碱的化学结构而获得的冰毒是国际上滥用最严重的中枢兴奋剂之一。 我国已把冰毒纳入一类精神药品进行严格管制。 另外,运动员在竞赛期间,不能服用麻黄来治疗风寒感冒,否则兴奋剂检测为阳性,按服用违禁药品处理。

二、鱼腥草 Houttuyniae Herba

原名蕺,始载于《名医别录》。唐苏颂说:"生湿地,山谷阴处亦能蔓生,叶如荞麦而肥,茎紫赤色,江左人好生食,关中谓之菹菜,叶有腥气,故俗称:鱼腥草。"

【来源】　三白草科植物蕺菜 *Houttuynia cordata* Thunb. 的新鲜全草或干燥地上部分。

【性状鉴定】

1. **鲜鱼腥草**　茎呈圆柱形,长20～45cm,直径0.25～0.45cm;上部绿色或紫红色,下部白色,节明显,下部节上生有须根,无毛或被疏毛。叶互生,叶片心形,长 3~10cm,宽 3~11cm;先端渐尖,全缘;上表面绿色,密生腺点,下表面常紫红色;叶柄细长,基部与托叶合生成鞘状。穗状花序顶生。具鱼腥气,味涩。

2. 干鱼腥草　茎呈圆柱形,扭曲,表面黄棕色,具纵棱数条;质脆,易折断。叶片卷折皱缩,展平后呈心形,上表面暗黄绿色至暗棕色,下表面灰紫色或灰棕色。穗状花序黄棕色。如图10-6 所示。

茎呈扁圆柱形,表面淡红棕色至黄棕色,有纵棱。叶片多破碎,黄棕色至暗棕色。穗状花序黄棕色。搓碎具鱼腥气,味涩。

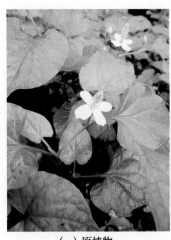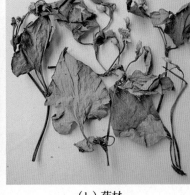

（a）原植物　　　　　　　（b）药材

图 10-6　鱼腥草

【化学成分】全草含挥发油约 0.05%,油中主要成分为鱼腥草素(癸酰乙醛)等。另含黄酮类。

【功效应用】清热解毒,消痈排脓,利尿通淋。用于肺痈吐脓,痰热咳喘,热痢,热淋,痈肿疮毒。

知识链接

药食兼用的鱼腥草

鱼腥草是一种比较常见的野生蔬菜,常见的吃法有几种:一是将鱼腥草地下茎除去节上的毛根,洗净后切成 2~3cm 的小段(也可将嫩叶加入其中),放入醋、酱油、辣椒粉、味精等佐料凉拌生吃,清脆爽口,但腥味较重;二是将地下茎连同嫩茎叶一同煮汤、煎、炒或炖,清香宜人,略有腥味;三是腌渍加工成咸菜食用,酸香生脆,令人开胃。

三、金钱草 Lysimachiae Herba

本品首载于《百草镜》,名"神仙对坐草"。《本草纲目拾遗》中亦载有"神仙对坐草",曰:"……山中道旁皆有之,蔓生,两叶相对,青圆似佛耳草,夏开小黄花,每节间有二朵,故名。"金钱草是治疗胆与尿道结石的常用中药。

【来源】 报春花科植物过路黄 *Lysimachia christinae* Hance 的干燥全草,如图10-7(a)所示。

【产地】 主产云南、四川。

【采收加工】 夏秋二季采收,除去杂质,晒干。

【性状鉴定】

1. **药材** 常缠结成团,无毛或被疏柔毛。茎扭曲,表面棕色或暗棕红色,有纵纹,下部茎节上有时具须根,断面实心。叶对生,多褶皱,展平后呈卵状心形,长1~4cm,宽1~5cm,基部微凹,全缘;上表面灰绿色或棕褐色,下表面色较浅,主脉明显突起,用水浸后,对光透视可见黑色或褐色条纹;叶柄长1~4cm。有的带花,花黄色,单生叶腋,具长梗。蒴果球形。气微,味淡。如图10-7(b)所示。

2. **饮片** 为不规则的段。茎棕色或暗棕红色,有纵纹,实心。余同药材。如图10-7(c)所示。

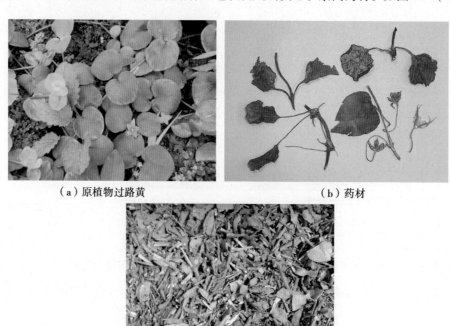

（a）原植物过路黄 （b）药材

（c）饮片

图10-7 金钱草

【化学成分】 含酚性成分,甾醇,黄酮类,氨基酸,挥发油,鞣质,胆碱等。黄酮类有槲皮素,槲皮素-3-*O*-葡萄糖苷,山柰素,山柰素-3-*O*-半乳糖苷,对羟基苯甲酸,尿嘧啶等。《中国药典》2015年版规定,金钱草按干燥品计算,含槲皮素和山柰素的总含量不得少于0.10%。

【功效应用】 利湿退黄,利尿通淋,解毒消肿。用于湿热黄疸,胆胀胁痛,石淋,热淋,小便涩痛,痈肿疔疮,蛇虫咬伤。

知识链接

金钱草习用品与混淆品

1. 广金钱草（药典品种）　为豆科植物广金钱草 *Desmodium styracifolium*（Osb.）Merr. 的干燥地上部分。有清热除湿，利尿通淋功效（图10-8）。

2. 连钱草（药典品种）　为唇形科植物活血丹 *Glechoma longituba*（Nakai）Kupr. 的干燥地上部分。有利湿通淋，清热解毒，散瘀消肿的功效（图10-9）。

3. 聚花过路黄（混淆品）　与过路黄同属植物聚花过路黄 *Lysimachia congestiflora* Hemsl. 的干燥全草。药材名为风寒草，常混淆在金钱草中，功效与金钱草不同，不能作金钱草用（图10-10）。

4. 江西金钱草（习用品）　在江南一带将伞形科植物天胡荽与破铜钱的全草作为金钱草药用，称为江西金钱草，为地方习用品。

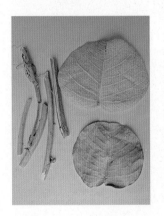 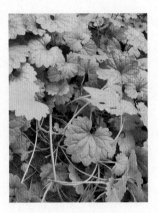 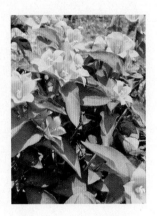

图10-8　广金钱草药材　　　　图10-9　活血丹　　　　图10-10　聚花过路黄

▶▶ **课堂活动**

注意观察药材标本，注意不同金钱草商品的主要特征。

四、广藿香 Pogostemonis Herba

《本草纲目》云："藿香方茎有节中虚，叶微似茄叶。洁古、东垣惟用其叶，不用枝梗。今人并枝梗用之，因叶多伪故耳。"广藿香是常用的芳香化湿中药，为"藿香正气丸（水）"的主要原料之一。

【来源】唇形科植物广藿香 *Pogostemon cablin*（Blanco）Benth. 的干燥地上部分，如图10-11（a）所示。

【性状鉴定】

1. 药材　茎略呈方柱形，多分枝，枝条稍曲折，长30~60cm，直径0.2~0.7cm；表面被柔毛；质脆，易折断，断面中部有髓；老茎类圆柱形，直径1~1.2cm，被灰褐色栓皮。叶对生，皱缩成团，展平后叶片呈卵形或椭圆形，长4~9cm，宽3~7cm；两面均被灰白色茸毛，先端短尖或钝圆，基部楔形或钝圆，边缘具大小不规则的钝齿。叶柄细,长2~5cm,被柔毛。气香特异,味微苦。如图10-11(b)所示。

2. 饮片 呈不规则的段。茎略呈方柱形,表面灰褐色、灰黄色或带红棕色,被柔毛。切面有白色髓。余同药材。如图10-11(c)所示。

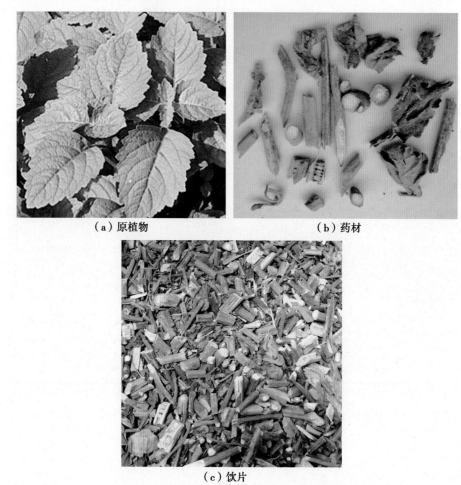

(a)原植物　　　　　　　(b)药材

(c)饮片

图10-11 广藿香

【化学成分】含挥发油2.0%~2.8%(叶约含4.5%)。《中国药典》2015年版规定,广藿香按干燥品计算,含百秋李醇不得少于0.10%。

【功效应用】芳香化浊,和中止呕,发表解暑。用于湿浊中阻,脘痞呕吐,暑湿表证,湿温初起,发热倦怠,胸闷不舒,寒湿闭暑,腹痛吐泻,鼻渊头痛。

知识链接

土藿香与广藿香油

1. 土藿香　为唇形科植物藿香 *Agastache rugosa* (Fisch. et Mey.) O. Ktze. 的地上部分。 功效同广藿香。

2. 广藿香油　由植物广藿香的叶经水蒸气蒸馏所得。 为红棕色或绿棕色的澄清液体,具特异的芳香气,是日用调香剂。 功效同广藿香。

五、薄荷 Menthae Haplocalycis Herba

出自《雷公炮炙论》。《唐本草》曰:"薄荷茎方,叶似荏而尖长,根经冬不死。又有蔓生者,功用相似。"以苏州产者为道地药材,习称"苏薄荷"。

▶▶ 课堂活动

薄荷除药用外,尚有其他一些用途。 请同学们说说在日常生活中使用薄荷的见闻。

【来源】唇形科植物薄荷 *Mentha haplocalyx* Briq. 的干燥地上部分,如图 10-12(a)所示。

【产地】主产江苏、安徽、浙江、河南、江西等地。

【采收加工】夏、秋二季茎叶茂盛或花开至三轮时,选晴天,分次采割,晒干或阴干。

【性状鉴定】

1. **药材**　本品茎呈方柱形,有对生分支,长 15~40cm,直径 0.2~0.4cm;表面紫棕色或淡绿色,棱角处具茸毛,节间长 2~5cm;质脆,断面白色,髓部中空。叶对生,有短柄,叶片皱缩卷曲,完整者

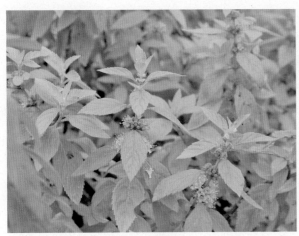

（a）原植物

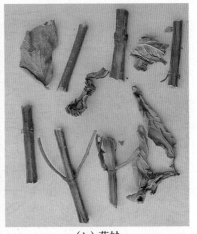

（b）药材

展平后呈宽披针形、长椭圆形或卵形,长 2~7cm,宽 1~3cm;上表面深绿色,下表面灰绿色,稀被茸毛,有凹点状腺鳞。轮伞花序腋生,花萼钟状,先端 5 齿裂,花冠淡紫色。揉搓后有特殊清凉香气,味辛凉。如图 10-12(b)所示。

2. **饮片**　呈不规则的段。茎方柱形,表面紫棕色或淡绿色,具纵棱线,棱角处具茸毛。切面色白,中空。余同药材。如图 10-12(c)所示。

【显微鉴定】粉末淡黄色。叶表皮细胞垂周壁弯曲;下表皮气孔多见,直轴式。腺鳞头部 8 细胞,类圆形,直径 61~90μm,柄单细胞。小腺毛头部及柄部均为单细

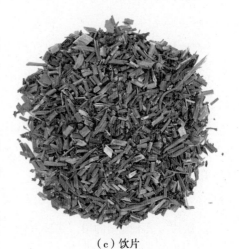

（c）饮片

图 10-12　薄荷

胞,椭圆形,直径 15~26μm。非腺毛 1~8 细胞,常弯曲,壁厚,微具疣突。橙皮苷结晶存在于茎叶表皮细胞及薄壁细胞中,淡黄色,略呈扇形,隐约可见放射状纹理(图 10-13)。

【化学成分】 含挥发油 1%~2%。另含乙酰薄荷酯、异薄荷酮、多种氨基酸、多种黄酮等。《中国药典》2015 年版规定,挥发油不得少于 0.80%(ml/g)。

【功效应用】 疏散风热,清利头目,利咽,透疹,疏肝行气。用于风热感冒,风温初起,头痛,目赤,喉痹,口疮,风疹,麻疹,胸胁胀闷。

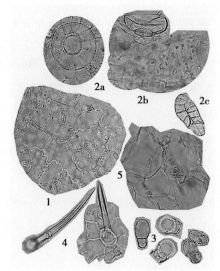

图 10-13　薄荷粉末图
1. 表皮细胞与气孔　2. 腺鳞(a. 顶面观 b. 侧面观 c. 示角质层皱缩)
3. 小腺毛　4. 非腺毛　5. 橙皮苷结晶

知识链接

薄荷素油(薄荷油)

本品为唇形科植物薄荷 *Mentha haplocalyx* Briq. 的新鲜茎和叶经水蒸气蒸馏、冷冻,部分脱脑加工提取的挥发油,是有名的芳香药、调味药和祛风药。可用于皮肤或黏膜以减轻痛痒。也是日用调香剂。

六、穿心莲　Andrographis Herba

原产于印度。20 世纪 50 年代,我国广东、福建民间有引种栽培。为治痢疾及疮疡肿毒的要药。

【来源】 爵床科植物穿心莲 *Andrographis paniculata*(Burm. f.)Nees 的干燥地上部分,如图 10-14(a)所示。

【产地】 主产广东、广西、福建、江西、云南等地。

【采收加工】 秋初茎叶茂盛时采割,晒干。

【性状鉴定】

1. **药材**　本品茎呈方柱形,多分枝,长 50~70cm,节稍膨大;质脆,易折断。单叶对生,叶柄短或近无柄;叶片皱缩、易碎,完整者展开后呈披针形或卵状披针形,长 3~12cm,宽 2~5cm,先端渐尖,基部楔形下延,全缘或波状;上表面绿色,下表面灰绿色,两面光滑。气微,味极苦。如图 10-14(b)所示。

2. **饮片**　呈不规则的段。茎呈方柱形,节稍膨大。切面不平坦,具类白色髓。余同药材。如图 10-14(c)所示。

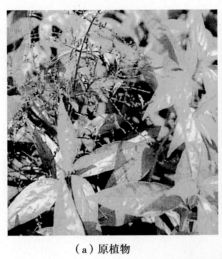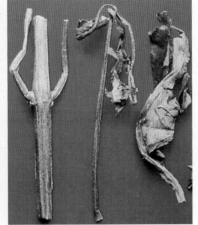

（a）原植物　　　　　　　　（b）药材

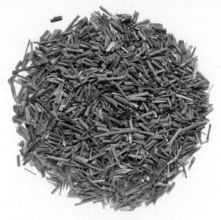

（c）饮片

图 10-14　穿心莲

【化学成分】主含多种穿心莲二萜类内酯；另含多种黄酮类化合物等。《中国药典》2015 年版规定，穿心莲按干燥品计算，含穿心莲内酯和脱水穿心莲内酯的总量不得少于 0.80%。

【理化鉴定】本品乙醇浸出液，加等量碱性 2% 的 3,5-二硝基苯甲酸试剂，即显紫红色（内酯反应）。

【功效应用】清热解毒，凉血，消肿。用于感冒发热，咽喉肿痛，口舌生疮，顿咳痨嗽，泄泻痢疾，热淋涩痛，痈肿疮疡，蛇虫咬伤。

七、绞股蓝 Gynostemmae Pentaphylli Herba

绞股蓝其名始于明代朱橚著的《救荒本草》一书，明代称之"神仙草"。古时民间已被广泛使用，把它作为神奇的不老长寿药草。在日本，被誉为"福音草"。现被誉为中国"南方人参"、"抗癌新秀"。

【来源】葫芦科植物绞股蓝 *Gynostemma pentaphyllum*（Thunb.）Makino 的干燥地上部分，如图 10-15（a）所示。

【性状鉴定】

1. **药材**　本品多缠绕成团。茎纤细柔弱,有纵沟,被稀疏柔毛。卷须腋生,分两叉或不分叉。叶互生,叶柄被柔毛,长2~7cm。叶片皱缩,似鸟足状,小叶5~7,小叶片呈卵状长圆形,长3~12cm,宽2~6cm,先端渐尖,基部楔形,两面被粗毛,边缘具锯齿。残留花或果实偶见,花雌雄异株;浆果球形,直径0.5cm。具草香气,味苦。如图10-15(b)所示。

2. **饮片**　呈不规则的段。茎纤细,表面具纵沟纹,被稀疏毛茸。余同药材。如图10-15(c)所示。

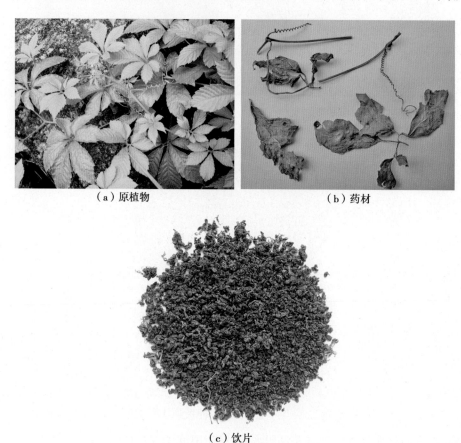

（a）原植物　　　　　　　　　　　（b）药材

（c）饮片

图10-15　绞股蓝

【化学成分】　含绞股蓝皂苷1.25%。已分离鉴定出80多种,其中Ⅲ、Ⅳ、Ⅶ、Ⅻ分别为人参皂苷Rb_1、Rb_3、Rd、F_{28}。另含有甾醇、磷脂、黄酮、糖类、氨基酸、维生素等。

【功效应用】　补气生津,清热解毒,止咳祛痰。用于久病后体虚,倦怠无力,咳喘、泄泻等。

知识链接

绞股蓝混淆品

　　乌蔹莓（混淆品）为葡萄科植物乌蔹莓 *Cayratia japonica*（Thunb.）Gagn. 的干燥地上部分。 植物形态与绞股蓝相似但不尽相同, 性状鉴别注意乌蔹莓卷须与叶对生; 茎节褐红色; 叶片光滑无毛; 味酸、麻、苦。

八、青蒿 Artemisiae Annuae Herba

载于《神农本草经》,列为下品,为抗疟要药。青蒿素以其高效的抗疟作用闻名于世。

【来源】 菊科植物黄花蒿 *Artemisia annua* L. 的干燥地上部分。

【植物形态特征】 黄花蒿为 1 年生草本,高达 1.5m;全株黄绿色,有臭气。茎直立,具纵棱。叶通常三回羽状深裂,小裂片线形,先端尖锐,两面被短柔毛,叶轴两侧具窄翼;上部叶小,常一次羽状全裂。头状花序多数,球形,直径约 2mm,具细软短梗,排成圆锥状;总苞片 2~3 层;小花均为管状花,黄色;边缘小花雌性,中央为两性花。瘦果椭圆形,长约 0.6mm。花期 7~10 月,果期9~11月(图 10-16)。

【产地】 主产重庆、湖北、湖南、浙江、江苏等地。

【采收加工】 秋季花盛开时采割,除去老茎,阴干。

【性状鉴定】 本品茎呈圆柱形,上部多分枝,长 30~80cm,直径 0.2~0.6cm;表面黄绿色或棕黄色,具纵棱线;质略硬,易折断,断面中部有髓。叶互生,暗绿色或棕绿色,卷缩易碎,完整者展平后为三回羽状深裂,裂片及小裂片矩圆形或长椭圆形,两面被短毛。气香特异,味微苦(图 10-17)。

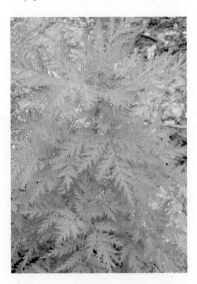

图 10-16 青蒿原植物(黄花蒿)

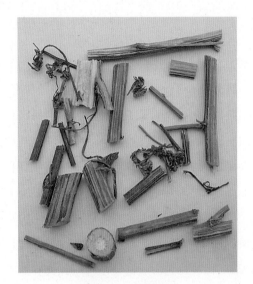

图 10-17 青蒿药材

【化学成分】 主含倍半萜内酯类抗疟成分青蒿素等。另含挥发油、黄酮类、香豆素类。

【理化鉴定】 粉末 1g,加甲醇 5ml,取提取液,挥干,加 7% 盐酸羟胺甲醇溶液与 10% 氢氧化钠甲醇溶液的混合液(1∶1)1ml,水浴微热,冷却后用 10% 的盐酸调至 pH 3~4,加 1% 三氯化铁乙醇液1~2滴,即显紫色(内酯类反应)。

【功效应用】 清虚热,除骨蒸,解暑热,截疟,退黄。用于温邪伤阴,夜热早凉,阴虚发热,骨蒸劳热,暑邪发热,疟疾寒热,湿热黄疸。

九、茵陈 Artemisiae Scopariae Herba

茵陈蒿始载于《神农本草经》,列为上品。古代只用春季幼苗,近代研究表明:某些有效成分在植物花蕾期含量较高,因此,《中国药典》于1990年版后,将秋季采收的茵陈蒿也收载入茵陈项下。但因习惯,人们仍多用幼苗。

【来源】　菊科植物滨蒿 *Artemisia scoparia* Waldst. et Kit. 或茵陈蒿 *A. capillaris* Thunb. 的干燥地上部分。春季采收的幼苗,习称"绵茵陈",秋季采割带花蕾者,习称"花茵陈"(图10-18)。

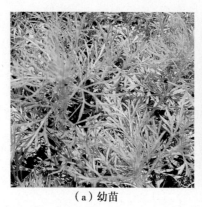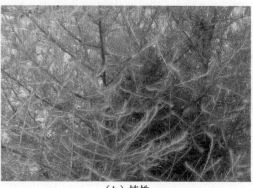

（a）幼苗　　　　　　　　　　　　　（b）植株

图 10-18　茵陈蒿

【性状鉴定】

1. **绵茵陈**　多卷曲成团状,灰白色或灰绿色,全体密被白色茸毛,绵软如绒。茎细小,长1.5~2.5cm,直径0.1~0.2cm,除去表面白色绒毛后可见明显纵纹;质脆,易折断。叶具柄,展平后叶片呈一至三回羽状分裂,叶片长1~3cm,宽约1cm,小裂片卵状或稍呈倒披针形、条形,先端尖锐。气清香,味微苦(图10-19)。

2. **花茵陈**　茎呈圆柱形,多分枝,长30~100cm,直径2~8mm;表面淡紫色或紫色,有纵条纹,被短柔毛;体轻,质脆,断面类白色。叶密集,或多脱落;下部叶二至三回羽状深裂,裂片条形或细条形,两面密被白色柔毛;茎生叶一至二回羽状全裂,基部抱茎,裂片细丝状。头状花序细小卵形,多数集成圆锥状,长1.2~1.5mm,直

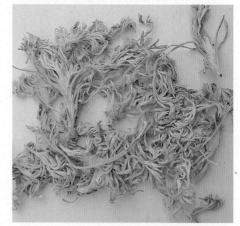

图 10-19　绵茵陈药材

径1~1.2mm,有短梗;总苞片3~4层,卵形,苞片3裂;外层雄花6~10个,可多达15个,内层两性花2~10个。瘦果长圆形。气芳香,味微苦。

【化学成分】　主含香豆素、绿原酸及挥发油等。《中国药典》2015年版规定,绵茵陈按干燥品计算,含绿原酸不得少于0.50%;花茵陈按干燥品计算,含滨蒿内酯不得少于0.20%。

【功效应用】　清利湿热,利胆退黄。用于黄疸尿少,湿温暑湿,湿疮瘙痒。

▶▶ 课堂活动

关于"春采茵陈夏采蒿，秋天采来当柴烧"的说法是否正确？ 为什么？

十、石斛 Dendrobii Caulis

始载于《神农本草经》，列为上品。药材有多种植物来源。千年以来它一直和灵芝、人参、冬虫夏草等一样被列为上品中药。

【来源】 兰科植物金钗石斛 *Dendrobium nobile* Lindl.、鼓槌石斛 *D. chrysotorum* Lindl.、流苏石斛 *D. fimbriatum* Hook. 的栽培品及其同属植物近似种的新鲜或干燥茎（图 10-20～图 10-22）。

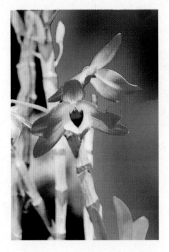

图 10-20　金钗石斛原植物

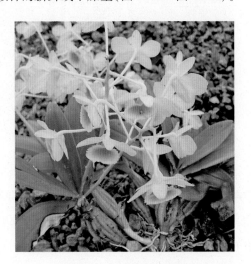

图 10-21　鼓槌石斛原植物

【采收加工】 全年均可采收，鲜用者除去根和泥沙；干用者采收后，除去杂质，用开水略烫或烘软，再边搓边烘晒，至叶鞘搓净，干燥。

【性状鉴定】

1. **鲜石斛**　呈圆柱形或扁圆柱形，长约 30cm，直径 0.4～1.2cm。表面黄绿色，光滑或有纵纹，节明显，色较深，节上有膜质叶鞘。肉质多汁，易折断。气微，味微苦而回甜，嚼之有黏性。

2. **金钗石斛**　呈扁圆柱形，长 20～40cm，直径 0.4～0.6cm，节间长 2.5～3cm。表面金黄色或黄中带绿色，有深纵沟。质硬而脆，断面较平坦而疏松。气微，味苦（图 10-23）。

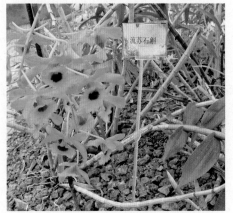

图 10-22　流苏石斛原植物

3. **鼓槌石斛**　呈粗纺锤形，中部直径 1～3cm，具3～7节。表面光滑，金黄色，有明显凸起的棱。质轻而松脆，断面海绵状。气微，味淡，嚼之有黏性。

4. **流苏石斛** 呈长圆柱形,长 20~150cm,直径 0.4~1.2cm,节明显,节间长 2~6cm。表面黄色至暗黄色,有深纵槽。质疏松,断面平坦或呈纤维性。味淡或微苦,嚼之有黏性。

5. **饮片** 呈扁圆柱形或圆柱形的段。表面金黄色、绿黄色或棕黄色,有光泽,有深纵沟或纵棱,有的可见棕褐色的节。切面黄白色至黄褐色,有多数散在的筋脉点。气微,味淡或微苦,嚼之有黏性(图 10-24)。

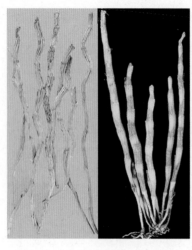
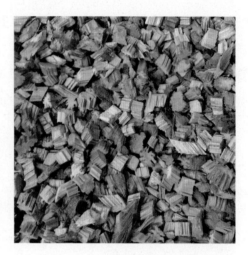

图 10-23 金钗石斛药材与鲜品　　　　图 10-24 石斛饮片(干石斛)

【化学成分】 主含石斛碱等生物碱。此外,尚含有黏液质、挥发油及多糖等。《中国药典》2015年版规定,金钗石斛按干燥品计算,含石斛碱不得少于 0.40%。鼓槌石斛按干燥品计算,含毛兰素不得少于 0.030%。

【功效应用】 益胃生津,滋阴清热。用于热病伤津,口干烦渴,胃阴不足,食少干呕,病后虚热不退,阴虚火旺,骨蒸老热,目暗不明,筋骨痿软。

十一、铁皮石斛 Dendrobii Officinalis Caulis

【来源】 兰科植物铁皮石斛 *Dendrobium officinale* Kimura et Migo 的干燥茎(图 10-25)。

【采收加工】 11 月至翌年 3 月采收,除去杂质,剪去部分须根,边加热边扭成螺旋形或弹簧状,烘干;或切成段,干燥或低温烘干,前者习称"铁皮枫斗"(耳环石斛);后者习称"铁皮石斛"。

【性状鉴定】

1. **铁皮枫斗** 本品呈螺旋形或弹簧状。通常为 2~6 个旋纹,茎拉直后长 3.5~8cm,直径 0.2~0.4cm。表面黄绿色或略带金黄色,有细纵皱纹,节明显,节上有时可见残留的灰白色叶鞘;一端可见茎基部留下的短须根。质坚实,易折断,断面平坦,灰白色至灰绿色,略角质状。气微,味淡,嚼之有黏性(图 10-26)。

2. **铁皮石斛** 本品呈圆柱形的段,长短不等。

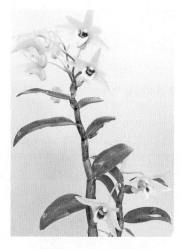

图 10-25　铁皮石斛原植物

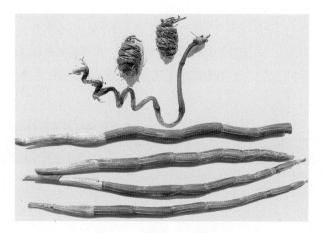

图 10-26　铁皮枫斗药材与鲜品

难点释疑

枫斗类药材

枫斗多指铁皮石斛的螺旋形加工品（铁皮枫斗）。

市场上"枫斗"繁多，常见混淆品种有紫皮枫斗（齿瓣石斛）、铜皮枫斗（细茎石斛）等。但与铁皮枫斗相比，价格悬殊。

【化学成分】铁皮石斛按干燥品计算，含铁皮石斛多糖以无水葡萄糖计，不得少于 25.0%；含甘露糖应为 13.0%~38.0%。

【功效应用】益胃生津，滋阴清热。用于热病伤津，口干烦渴，胃阴不足，食少干呕，病后虚热不退，阴虚火旺，骨蒸劳热，目暗不明，筋骨痿软。

案例分析

案例

2006 年 2 月，《每周质量报告》的记者在某地调查中发现：一些商家称铁皮石斛是中华九大仙草之首，是钻石补品，具有直接补精、补血、调节人体阴阳平衡、防癌抗癌等"神奇功效"。铁皮石斛加工的铁皮枫斗每千克最低售价约一万元，品质上乘的能卖到两三万元。当地市场红火，每年可销售数吨铁皮石斛颗粒。

分析

自《中国药典》2010 年版以来，铁皮石斛作为新增品种被单条收录，主要用于热病伤阴、津少口渴之症。铁皮石斛野生资源濒危，被列入 1987 年国务院《野生药材资源保护管理条例》重点保护品种，人工种植的铁皮石斛生长周期长，对生长环境要求高，且产量低。市场上铁皮石斛假货众多，多系石斛类植物品种，一些品种的外观与铁皮石斛比较相似，加工成枫斗干品后，一般人不容易分辨。专家认为，即使是铁皮石斛也只是一种普通的中药材，神奇的功效多为商业炒作和包装出来的，这些炒作和包装的目的无非是获取更高的利润。

点滴积累 ∨ ···

1. 全草类往往包含根、茎、叶、花、果实和种子；鉴定应有整体观念。

2. 识别药材应抓住关键特征。 如麻黄茎具纵棱和环节，红棕色鳞叶；嵌晶纤维，哑铃状气孔。 薄荷茎方柱形，叶对生，清凉香气。 鱼腥草揉搓有鱼腥气等。

全草类药材其他常用品种

药物名称	来源	药材图
紫花地丁	本品为堇菜科植物紫花地丁 *Viola yedoensis* Makino 的干燥全草。	ER-10-2 紫花地丁
广金钱草	本品为豆科植物广金钱草 *Desmodium styracifolium* (Osb.) Merr. 的干燥地上部分。	ER-10-3 广金钱草
荆芥	本品为唇形科植物荆芥 *Schizonepeta tenuifolia* Briq. 的干燥地上部分。	ER-10-4 荆芥
益母草	本品为唇形科植物益母草 *Leonurus japonicus* Houtt. 的新鲜或干燥地上部分。	ER-10-5 益母草
半枝莲	本品为唇形科植物半枝莲 *Scutellaria barbata* D. Don 的干燥全草。	ER-10-6 半枝莲
香薷	本品为唇形科植物石香薷 *Mosla chinensis* Maxim. 或江香薷 *Mosla chinensis* 'Jiangxiangru' 的干燥地上部分。	ER-10-7 香薷

续表

药物名称	来源	药材图
肉苁蓉	本品为列当科植物肉苁蓉 *Cistanche deserticola* Y. C. Ma 或管花肉苁蓉 *Cistanche tubulosa*（Schenk）Wight 的干燥带鳞叶的肉质茎。	ER-10-8 肉苁蓉
车前草	本品为车前科植物车前 *Plantago asiatica* L. 或平车前 *Plantago depressa* Willd. 的干燥全草。	ER-10-9 车前草
大蓟	本品为菊科植物蓟 *Cirsium japonicum* Fisch. ex DC. 的干燥地上部分。	ER-10-10 大蓟
蒲公英	本品为菊科植物蒲公英 *Taraxacum mongolicum* Hand.-Mazz.、碱地蒲公英 *Taraxacum borealisinense* Kitam. 或同属数种植物的干燥全草。	ER-10-11 蒲公英
淡竹叶	本品为禾本科植物淡竹叶 *Lophatherum gracile* Brongn. 的干燥茎叶。	ER-10-12 淡竹叶

目标检测

一、选择题

（一）单项选择题

1. 麻黄的药用部位是（   ）

    A. 根   B. 根及根茎   C. 草质茎

    D. 木质茎   E. 干燥全草

2. 鱼腥草的鱼腥气味是由（   ）产生的

    A. α-蒎烯   B. 鱼腥草素（癸酰乙醛）   C. 槲皮苷

    D. 甲基壬酮   E. 甾醇

3. 下列哪种植物是正品药材金钱草（   ）

A. 过路黄   B. 活血丹   C. 聚花过路黄

D. 广金钱草   E. 破铜钱

4. 广藿香药材的药用部位是(　　)

A. 干燥叶   B. 干燥茎   C. 干燥地上部分

D. 干燥全草   E. 干燥根

5. 揉搓后有特殊清凉香气、味辛凉的药材是(　　)

A. 广藿香   B. 青蒿   C. 绞股蓝

D. 薄荷   E. 金钱草

6. 下列哪种药材味极苦(　　)

A. 穿心莲   B. 青蒿   C. 鱼腥草

D. 麻黄   E. 茵陈

7. 叶片用水浸泡,对光透视可见黑色或褐色条纹的药材是(　　)

A. 广藿香   B. 茵陈   C. 金钱草

D. 穿心莲   E. 薄荷

8. 茎和叶密被灰白色茸毛的药材是(　　)

A. 青蒿   B. 广藿香   C. 穿心莲

D. 绵茵陈   E. 石斛

9. 青蒿抗疟的有效成分是(　　)

A. 青蒿素   B. 异蒿酮   C. 黄酮

D. 香豆素   E. 绿原酸

10. 下列药材中来源为茎的是(　　)

A. 穿心莲   B. 广藿香   C. 绞股蓝

D. 石斛   E. 青蒿

11. 下列药材中,叶对生,节膨大的是(　　)

A. 薄荷   B. 穿心莲   C. 鱼腥草

D. 广藿香   E. 石斛

12. 绞股蓝有南方人参之称,其主要成分是(　　)

A. 皂苷   B. 香豆素   C. 生物碱

D. 挥发油   E. 黄酮

(二) 多项选择题

1. 药材麻黄的主要性状特征是(　　)

A. 黄绿色,细纵棱   B. 鳞叶红棕色基部筒状   C. 环节明显

D. 叶对生   E. 中央无髓

2. 药材麻黄的显微特征有(　　)

A. 草酸钙簇晶   B. 嵌晶纤维

C. 哑铃状气孔 　　　　　　　　　　D. 导管形成特殊的麻黄式穿孔板

E. 草酸钙砂晶

3. 对薄荷描述正确的是( )

　　A. 茎呈方柱形 　　　　　B. 叶对生 　　　　　C. 节膨大

　　D. 清凉香气,味辛凉 　　　E. 茎断面白色,髓部中空

4. 关于广藿香的说法正确的有( )

　　A. 茎方柱形 　　　　　　B. 气香特异 　　　　C. 黄绿色,茎具细纵棱

　　D. 叶对生,边缘钝齿 　　　E. 叶两面均被灰白色茸毛

5. 绞股蓝的性状有( )

　　A. 茎纤细,有纵沟 　　　　B. 卷须与叶对生 　　　C. 全体密被白色茸毛

　　D. 清凉香气,味辛凉 　　　E. 卷须腋生,小叶 5~7 片似鸟足状

6. 薄荷的显微特征是( )

　　A. 叶表皮细胞垂周壁弯曲 　　　　　B. 下表皮有直轴式气孔

　　C. 嵌晶纤维 　　　　　　　　　　　D. 有橙皮苷结晶

　　E. 腺鳞头部类圆形,8 个细胞

7. 2015 版《中国药典》收载的石斛药材主要来源是( )

　　A. 金钗石斛 　　　　　　B. 铁皮石斛 　　　　C. 鼓槌石斛

　　D. 马鞭石斛 　　　　　　E. 流苏石斛

8. 茵陈的主要功效有( )

　　A. 清湿热 　　　　　　　B. 清热解暑 　　　　C. 退黄疸

　　D. 截疟,除蒸 　　　　　E. 益胃生津

二、简答题

1. 试述金钱草、连钱草和广金钱草的主要性状区别。

2. 青蒿的主要性状特征是什么?

3. 简述 3 种麻黄药材茎节横切面的主要显微区别。

4. 广藿香的性状特征有哪些?

三、案例分析

铁皮石斛(耳环石斛、铁皮枫斗)在某些地区称为中华九大仙草之首,是钻石补品,价格昂贵。
但市场上有很多为其他石斛伪充,请指出铁皮枫斗的主要性状特征。

实训任务 18　全草类药材性状鉴定

【任务介绍】某医院近期购置的一批全草类中药饮片今日到货,你作为该医院药学部门的质检人员,需要采用性状鉴定方法对这些药材的真伪优劣进行初步鉴别,如有需要可采用理化鉴定方法进一步鉴别,做好入库前质量检查验收工作,并根据检验结果,出具质量检查报告。对符合质量要求的下达质量检验合格通知书,登记备案并入库备用。对质量不合格者应作出调换、退货等处理意见。

【任务解析】该项任务应在正确完成取样工作基础上,利用性状鉴定方法准确鉴别全草类药材的真伪优劣,把好该类药材入库质量验收。要求学生能正确取样,能准确把握该类常用药材的来源、药用部位和性状鉴别要点,并能在质量验收中熟练运用。同时,要求学生具备从事相关职业活动所需要的工作方法、自主学习能力和团队协作精神,具有科学的思维习惯和信息判断与选择能力,能有逻辑性地解决问题。在整个任务完成过程中,既要注意充分发挥学生主体作用,又要注重教师的引导作用。

【任务准备】

1. **课前准备**　课前教师将具体药材品种入库前质量检查验收任务下达给学生,要求学生以小组为单位,利用本教材或《中国药典》(2015 年版)拟定该批药材质量验收实施方案,包括取样、性状鉴定等具体实施办法。学生根据课前教师布置作业要求以小组为单位共同完成该批药材质量验收实施方案的拟定。

2. **现场准备**　①常用全草类药材的饮片,要求药材饮片特征明显;②放大镜、手术刀片、手术镊子、培养皿、喷壶或喷雾器;③《中国药典》2015 年版一部;④电子天平、取样工具及留样器具;⑤标签贴纸、记号笔;⑥医院模拟质量报告单、入库登记单。

【任务实施】学生扮演药材质检人员,完成取样、留样、性状鉴定、质检报告及入库登记单书写等过程。

【操作提示】由于全草类药材的入药部位多数为地上部分(鱼腥草、广藿香、薄荷、穿心莲、绞股蓝、青蒿、茵陈)、少数为全草(如金钱草)、草质茎(如麻黄)或新鲜及干燥茎(如石斛、铁皮石斛),因此,全草类药材的鉴定,要兼顾茎、叶、花或花序的特征。全草类药材饮片常为不规则的段。鉴别此类饮片需观察以下部位及其特征。

1. **茎**　茎主要从形状、表面、切面、质地、气味等方面进行鉴别。

(1)形状:全草类药材饮片中,茎的形状依种类而各异。如穿心莲、薄荷、广藿香等呈方柱形,鱼腥草、青蒿、花茵陈为圆柱形,绞股蓝、金钱草、绵茵陈多缠绕成团,金钗石斛呈扁圆柱形,鼓槌石斛呈粗纺锤形,铁皮石斛成螺旋形或弹簧状等。此外,茎分枝的有无及多少、卷须(绞股蓝)等亦为鉴定的重要依据。

(2)表面:全草类药材表面的颜色、纵棱、绒毛的疏密或有无、节上须根的有无、节是否膨大、表面是否光滑等,可作为此类药材的鉴别特征。

(3)切面特征:切面特征主要观察其形状、形成层形状、颜色、断面质地、髓部颜色或髓部是否中空等。

(4)质地:全草类药材的茎多数质脆,易折断。

(5)气味:某些特殊气味是一些全草类药材的重要鉴别特征之一,如薄荷具有清凉香气、鱼腥草具鱼腥气、绞股蓝具草香气、薄荷味辛凉、穿心莲味及苦、石斛嚼之有黏性等。

2. 叶 全草类药材的叶一般较皱缩,观察前应用水或蒸汽浸湿,待其软化后观察。观察时应注意其叶的类型、形状、表面(颜色、质地、绒毛的有无)叶脉的颜色及类型等。

3. 花或花序 某些全草类药材的饮片中包含花或花序。全草类药材的花或花序一般较皱缩,观察前应用水或蒸汽浸湿,待其软化后观察。观察时应注意其花或花序的类型、着生部位、颜色、形状、苞片等,若为花序则应同时观察其小花的形状、性别等。

实训任务 19 麻黄与薄荷粉末的显微鉴定

【任务下达】教师在课前将麻黄、薄荷粉末的显微鉴定任务提前下达给学生。

【课前准备】以小组为单位,利用课余时间参阅《中国药典》及中药鉴定相关工具书籍编制麻黄、薄荷粉末的显微鉴定方案。

【现场准备】《中国药典》(2015 年版一部)、麻黄粉末、薄荷粉末、载玻片、盖玻片、解剖针、酒精灯、显微镜、蒸馏水、稀甘油、水合氯醛液等。

【角色扮演】扮演中药质检人员完成粉末取样、标本片制作、显微鉴定,出具质检报告。

【操作提示】

1. 麻黄 注意观察粉末颜色,气味。注意观察表皮组织碎片、保卫细胞(哑铃形或电话听筒状)、嵌晶纤维、棕色块及导管(螺纹、具缘纹孔导管)。

2. 薄荷 注意观察粉末颜色、气味。注意观察叶表皮细胞(垂周壁弯曲)、腺毛(腺鳞)、非腺毛及橙皮苷结晶等。

(贾 佳)

第十一章

其他类药材

ER-11章PPT

导学情景 ∨

情景描述：

 2014年安徽省金寨县突然热闹非凡，数千村民放下农活，成群结队上山挖"虫草"，有关专家说，此"虫草"非彼"虫草"，并非产自青藏高原的冬虫夏草。

学前导语：

 冬虫夏草属菌类药材，为传统名贵滋补佳品，近年价格持续攀升，市售冬虫夏草伪劣产品较多，本章我们将带领同学们学习菌类及其他特殊类别植物药材的基本知识与鉴别技能。

前面各章未涉及的一些特殊类别的植物药材及加工品，主要包括以下几类。

1. 藻、菌、地衣类 均为低等植物，植物体是单细胞或多细胞的叶状体、菌丝体。没有根、茎、叶等器官的分化，也没有维管束及胚胎。

2. 树脂类 为树脂烃、树脂酸、高级醇及酯等多种成分所组成的复杂混合物。通常为固体或半固体，少数为液体。树脂类不溶于水，也不吸水膨胀；易溶于乙醇、乙醚、三氯甲烷等有机溶剂；加热软化后熔融，燃烧时发出浓烟，并有特殊的香气或臭气。药用有单树脂类，如血竭；含树胶的树脂称为胶树脂类，如藤黄；树脂中含挥发油和树胶的称为油胶树脂类，如乳香、没药等。

3. 加工品 直接或间接用植物为原料，经过不同加工处理（如浸泡、加热或蒸馏提炼等）所得到的产品，如冰片、芦荟等。

4. 孢子 蕨类植物的成熟孢子，如海金沙等。

5. 虫瘿 由某些昆虫寄生于某些植物体上所形成的虫瘿，如五倍子等。

本章药材一般进行性状鉴定，也常用理化鉴定，有的亦可进行显微鉴定。

一、昆布 Laminariae Thallus/Eckloniae Thallus

出自《吴普本草》。《本草纲目》曰："按《吴普本草》纶布一名昆布，则《尔雅》所谓纶似纶，东海有之者，即昆布也。"

【来源】褐藻类海带科植物海带 *Laminaria japonica* Aresch. 或翅藻科植物昆布 *Ecklonia kurome* Okam. 的干燥叶状体。

▶▶ 课堂活动

请同学们说说有关海带的见闻。

【性状鉴定】

1. **海带** 卷曲折叠成团状,或缠结成把。全体呈黑褐色或绿褐色,表面附有白霜。用水浸软则膨胀成扁平长带状,长 50~150cm,宽 10~40cm,中部较厚,边缘较薄而成波状。类革质状而黏滑。用手捻之不分层,残存柄扁圆柱状。气腥,味咸。如图 11-1(a)所示。

2. **昆布** 卷曲皱缩成不规则团状。全体呈黑色,较薄。用水浸软则膨胀呈扁平的叶状,长宽为 16~26cm,厚约 1.6mm;两侧呈羽状深裂,裂片呈长舌状,边缘有小齿或全缘。质柔滑,手捻之可剥离为两层。有腥气,味咸。如图 11-1(b)所示。

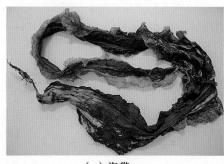

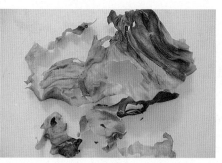

（a）海带　　　　　　　　　　（b）昆布

图 11-1　昆布药材

【化学成分】 海带含海带聚糖,藻胶酸,昆布素,海带氨酸,甘露醇,维生素及碘,钾等。昆布含藻胶酸,昆布糖,氨基酸,甘露醇及碘,钾等。《中国药典》2015 年版规定,昆布按干燥品计算,海带含碘不得少于 0.35%;昆布含碘不得少于 0.20%。

【功效应用】 消痰软坚散结,利水消肿。用于瘿瘤,瘰疬,睾丸肿痛,痰饮水肿等。

知识链接

昆布习用品

翅藻科植物裙带菜 *Undaria pinnatifida*(Harv.) Sur. 的叶状体也作昆布入药。 药材形态与昆布相似,但呈棕绿色,中央有一筋肋。 功效同昆布。

二、冬虫夏草 Cordyceps

始载于《本草从新》,有"雪域奇珍,药中黄金"的美誉,它与人参、鹿茸并称为中国三大传统名贵滋补佳品。

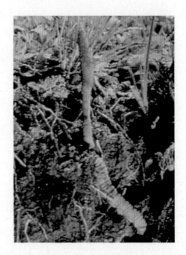

【来源】 麦角菌科真菌冬虫夏草菌 *Cordyceps sinensis* (Berk.) Sacc. 寄生在蝙蝠蛾科昆虫幼虫上的子座和幼虫尸体的干燥复合体。

【植物形态特征】 子座出自寄主幼虫的头部,单生,长棒状,头部稍膨大,褐色,其内密生多数子囊壳。如图11-2所示。

【产地】 主产四川、青海、西藏等省区。生于青藏高原海拔3500~5000m高寒山区的草甸中。

【采收加工】 夏初子座出土、孢子未萌发时采挖,晒至六七成干,除去似纤维状的附着物及杂质,晒干或低温干燥。

图11-2 冬虫夏草

知识链接

虫草的生长

ER-11-1

虫草是昆虫与真菌的复合体。 在海拔3500m以上的草甸上,蝙蝠蛾科昆虫的幼虫钻进土壤越冬时,感染冬虫夏草真菌,受真菌感染的幼虫逐渐蠕动到距地表2~3cm的地方,头上尾下而死。 这就是"冬虫"。"冬虫"体内充满真菌菌丝。 来年春末夏初,虫体的头部长出一根紫红色的"小草"(子座),高2~5cm,这就是"夏草"。

冬虫夏草生长过程

【性状鉴定】 本品由充满菌丝的虫体与从虫体头部长出的真菌子座相连而成。虫体似蚕,长3~5cm,直径0.3~0.8cm;表面深黄色至黄棕色,有环纹20~30个,近头部的环纹较细;头部红棕色;足8对,中部4对较明显;质脆,易折断,断面略平坦,淡黄白色。子座细长圆柱形,长4~7cm,直径约0.3cm;表面深棕色至棕褐色,有细纵皱纹,上部稍膨大;质柔韧,断面类白色。气微腥,味微苦。如图11-3所示。

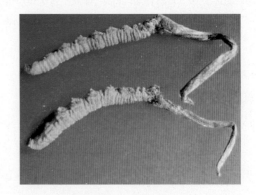

图11-3 冬虫夏草药材

【显微鉴定】 子座头部横切面:周围由卵形或椭圆形子囊壳组成,子囊壳下半部陷于子座内。子囊壳内有多数线形子囊,每个子囊内又有2~8个具隔膜的线形子囊孢子。中央充满菌丝。如图11-4所示。

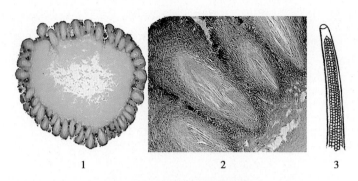

图 11-4　虫草子座显微特征
1. 子座横切面　2. 子囊壳放大　3. 子囊放大（示子囊孢子）

知识链接

子座、子实体、子囊

1. 子座　某些高等真菌菌丝体形成的一种组织体，是菌丝分化形成的垫状结构。 通俗讲，子座是容纳子实体的褥座。 其形状通常为垫状、柱状、棒状、头状等。

2. 子实体　高等真菌的产孢结构，由已组织化的菌丝体组成。 麦角菌和虫草菌都是在形成菌核度过不良环境后，再从菌核上产生子座，子座内产生许多子实体，常为子囊壳，其内产生许多子囊，子囊内产生一定数目的子囊孢子。

3. 子囊　子囊菌类继其有性生殖而产生的囊状器官。 多数子囊呈圆柱状或棒状。

【化学成分】含粗蛋白、D-甘露醇（即虫草酸）7%～29%，多种氨基酸和微量元素等。《中国药典》2015 年版规定，冬虫夏草含腺苷不得少于 0.010%。

【功效应用】补肾益肺，止血化痰。用于肾虚精亏，阳痿遗精，腰膝酸痛，久咳虚喘，痨嗽咯血。

案例分析

案例

2007 年 7 月，湖南桃江某村的一位村民近期胃难受，恶心，想吐，头晕。 经医生检查，一切正常。 该村民思前想后，最终把怀疑的目光放到了滋补品虫草上。 10 天前他在自家的松树林下做农活，从地表挖到了几十根似虫似草的东西，村里老者说是虫草，与鸡鸭炖食大补。 因自己身体虚弱，几天前炖食了两次便出现了上述症状。

分析

冬虫夏草生于青藏高原海拔 3500～5000m 高寒草甸上，湖南桃江不可能生长。 案例中的"虫草"经鉴定是亚香棒虫草，跟虫草很像，为麦角菌科真菌亚香棒虫草 *Cordyceps hawkesii* Gray. 寄生在鳞翅目昆虫的子座及幼虫尸体的复合体。人服用后,有呕吐、头晕等症状。鉴别要点:①表面棕褐色,两侧可见黑点状气门;②头部有黑褐色具光泽的硬壳。中部4对足不明显;③子座从虫体头部中央长出,子实体短圆柱形。下部有绒毛,有时呈分枝状;④子座横切面显微鉴别可见子囊壳埋生于子座内,烧瓶形或鞋底形。

▶▶ 课堂活动

除亚香棒虫草外,其伪品尚有唇形科植物地蚕 *Stachysgeobombycis* C. Y. Wu 的块茎。也有豆粉和淀粉混合加工而成的伪造品。怎样区分正品与伪品?

ER-11-2

冬虫夏草常
见伪品图片

三、灵芝 Ganoderma

灵芝有“仙草”“瑞草”“不老草”等美称,始载于《神农本草经》,列为上品,有赤、黑、青、白、黄、紫六芝记载。为滋补强壮、固本扶正的珍贵中药。

【来源】多孔菌科真菌赤芝 *Ganoderma lucidum* (Leyss. ex Fr.) Karst. 或紫芝 *Ganoderma sinense* Zhao. Xu et Zhang 的干燥子实体。

【性状鉴定】

1. **赤芝**　子实体呈伞状,由菌盖和菌柄组成。菌盖木栓质,肾形、半圆形或近圆形,直径10~18cm,厚1~2cm。皮壳坚硬,黄褐色至红褐色,有光泽,具环状棱纹和辐射状皱纹,边缘薄而平截,常稍内卷。菌肉白色至淡棕色。菌柄圆柱形,侧生,少偏生,长7~15cm,直径1~3.5cm,红褐色至紫褐色,有漆样光泽。下表面密布菌管孔。孢子细小,黄褐色。气微香,味苦涩。如图11-5(a)所示。

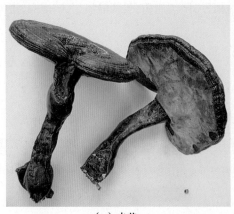

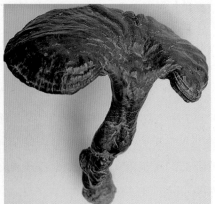

（a）赤芝　　　　　　　　　　　（b）紫芝

图 11-5　灵芝药材

2. **紫芝**　与赤芝极相似,主要区别为菌盖与菌柄的皮壳呈紫黑色,有漆样光泽。菌柄长17~23cm。菌肉锈褐色。如图11-5(b)所示。

3. **栽培品**　子实体较粗壮,肥厚,直径12~22cm,厚1.5~4cm;皮壳外常被有大量粉尘样的黄褐色孢子。

【化学成分】 主含麦角甾醇、三萜类、挥发油、氨基酸及多糖等。《中国药典》2015 年版规定,灵芝按干燥品计算,含灵芝多糖以无水葡萄糖计,不得少于 0.90%,含三萜及甾醇以齐墩果酸计,不得少于 0.50%。现代药理研究表明:灵芝多糖是灵芝扶正固本、滋补强壮、延年益寿的主要成分。

【功效应用】 补气安神,止咳平喘。用于心神不宁,失眠心悸,肺虚咳喘,虚劳短气,不思饮食。

▶▶ 课堂活动

民间对灵芝的传说有哪些? 能否有起死回生、延年益寿、长生不老之功效?

知识链接

药典品种——云芝

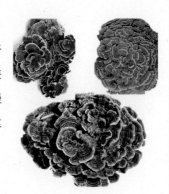

为多孔菌科真菌彩绒革盖菌 *Coriolus versicolor*（L. ex Fr.）Quel 的干燥子实体。 表面密布灰、褐、蓝、紫等色绒毛（菌丝），构成多色的狭窄同心性环带，边缘薄（如图 11-6 所示）。 具调节免疫之功效。 治疗慢性肝炎、活动性肝炎等有疗效。 云芝可作为肝癌免疫治疗的药物，菌丝体提取的多糖和从发酵液中提取的多糖均具有强烈的抑癌性。

图 11-6 云芝

四、茯苓 Poria

始载于《神农本草经》,列为上品。陶弘景"茯苓今出郁州。自然成者,大如三四升器,外皮黑,细皱,内坚白,形如鸟兽龟鳖者良。其有衔松根对度者,为茯神。"茯苓自古被视为"中药八珍"之一。

【来源】 多孔菌科真菌茯苓 *Poria cocos*(Schw.) Wolf 的干燥菌核。多寄生于马尾松或赤松的根部。

【产地】 主产云南、安徽、湖北等地。

【采收加工】 多于 7~9 月采挖,除去泥沙,堆置"发汗"后,摊开晾至表面干燥,再"发汗",反复数次至现皱纹、内部水分大部散失后,阴干,称为"茯苓个";鲜茯苓稍干,去外皮后切片,称"茯苓片",切成方形者称"茯苓块",带淡红色或棕红色者称"赤茯苓",白色或近白色者称"白茯苓";中央有松根者称"茯神",外皮则称为"茯苓皮",如图 11-7 所示。

ER-11-3

茯苓与粉葛的鉴别

【性状鉴定】

1. **茯苓个** 呈类球形、椭圆形、扁圆形或不规则团块,大小不一。外皮薄而粗糙,棕褐色至黑褐色,有明显的皱纹纹理。体重质坚,断面颗粒性,有的具裂隙,外层淡棕色,内部白色,少数淡红色,有的中间抱有松根。气微,味淡,嚼之粘牙。如图 11-7(a)所示。

2. **茯苓块** 为去皮后切制的茯苓,呈立方块状或方块状厚片,大小不一。白色、淡红色或淡棕色。如图 11-7(b)所示。

3. 茯苓片　为去皮后切制的茯苓,呈不规则厚片,厚薄不一。白色、淡红色或淡棕色。如图 11-7 (c)所示。

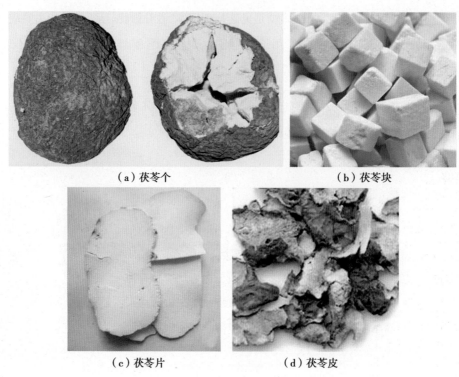

(a) 茯苓个　　　　　　　　　　　　　　(b) 茯苓块

(c) 茯苓片　　　　　　　　(d) 茯苓皮

图 11-7　茯苓药材

【显微鉴定】本品粉末灰白色。用蒸馏水装片,可见无色不规则颗粒状团块及分枝状团块,遇水合氯醛试液逐渐溶化。用 5% 氢氧化钾溶液装片,可见菌丝细长,稍弯曲,有分枝,无色或淡棕色,直径 3～8μm,少数至 16μm。如图 11-8 所示。

【化学成分】主含 β-茯苓聚糖,含量高达 75%,无抗肿瘤活性,若切断支链成为茯苓次聚糖(常称茯苓多糖),具抗肿瘤活性。另含茯苓酸、麦角甾醇、腺嘌呤、胆碱、卵磷脂、β-茯苓聚糖分解酶等。

【理化鉴定】取茯苓片或粉末少量,加碘化钾碘试液 1 滴,显深红色(检查多糖)。

【功效应用】利水渗湿,健脾,宁心。用于水肿尿少,痰饮眩悸,脾虚食少,便溏泄泻,心神不安,惊悸失眠。

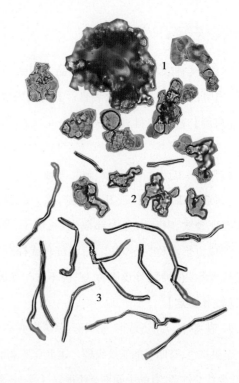

图 11-8　茯苓块粉末
1. 颗粒状团块　2. 分枝状团块　3. 菌丝

茯 苓 皮

为加工"茯苓块"或"茯苓片"时，削下的茯苓外皮，阴干。呈长条形或不规则块片；外表棕褐色至黑褐色，有疣状突起，内面淡棕色；质较松软，略具弹性；气微、味淡，嚼之粘牙。功能利水消肿，用于水肿、小便不利。从 2010 年版《中国药典》始将本品单列。如图 11-7（d）所示。

五、猪苓 Polyporus

始载于《神农本草经》，列为中品。《本草图经》曰："……生土底，皮黑作块似猪粪，故以名之。"民间亦有"野猪粪"的别称。

【来源】 多孔菌科真菌猪苓 *Polyporus umbellatus*（Pers.）Fries 的干燥菌核。猪苓多生长在以壳斗科、桦木科等为寄主的阔叶林、针阔混交林下。

【产地】 主产陕西、云南、河南、甘肃、吉林、四川等省。现有人工栽培。

【采收加工】 春、秋二季采挖，除去泥沙，干燥。

【性状鉴定】

1. **药材** 呈条形、类圆形或扁块状，有的有分枝，长 5~25cm，直径 2~6cm。表面黑色、灰黑色或棕黑色，皱缩或有瘤状突起。体轻，质硬，断面类白色或黄白色，略呈颗粒状。气微，味淡。如图 11-9（a）所示。

2. **饮片** 呈类圆形或不规则的厚片。外表皮黑色或棕黑色，皱缩。切面类白色或黄白色，略呈颗粒状。气微，味淡。如图 11-9（b）所示。

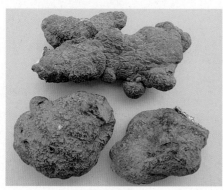 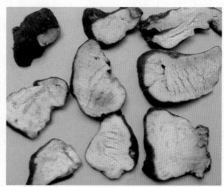

（a）菌核　　　　　　　　　　　　（b）切片

图 11-9　猪苓药材

【显微鉴定】 粉末灰黄白色。蒸馏水装片有菌丝散在或与多糖黏结的菌丝团块。5%氢氧化钾溶液装片，团块部分溶化，菌丝细长、弯曲，有分枝。草酸钙方晶多种形状，众多，直径 3~60μm，长至 68μm，如图 11-10 所示。

【**化学成分**】　主含抗肿瘤活性的猪苓聚糖。另含麦角甾醇及粗蛋白等。《中国药典》2015 年版规定，猪苓按干燥品计算，药材含麦角甾醇不得少于 0.070%；饮片含麦角甾醇不得少于 0.050%。

【**功效应用**】　利水渗湿。用于小便不利，水肿，泄泻，淋浊，滞下。

▶▶ 课堂活动

　　猪苓与茯苓在来源、性状特征、显微特征和功效应用上有何异同点？

ER-11-4

茯苓与猪苓的区别

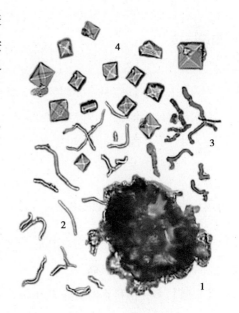

图 11-10　猪苓粉末
1. 菌丝团块　2.（内层）菌丝
3.（外层）菌丝　4. 方晶

六、乳香 Olibanum

始载于《名医别录》，称为薰陆香。

【**来源**】　橄榄科植物卡氏乳香树 *Boswellia carterii* Birdw. 及同属植物 *Boswellia bhawdajiana* Birdw. 树皮渗出的树脂。分为索马里乳香和埃塞俄比亚乳香，每种乳香又分为乳香珠和原乳香。

【**性状鉴定**】　本品呈长卵形滴乳状、类圆形颗粒或黏合成大小不等的不规则块状物。大者长达 2cm（乳香珠）或 5cm（原乳香）。表面黄白色，半透明，被有黄白色粉末，久存则颜色加深。质脆，遇热软化。破碎面有玻璃样或蜡样光泽。具特异香气，味微苦。烧之显油性，微有香气，冒黑烟。与少量水共研，成白色或黄白色乳状液。如图 11-11 所示。

【**化学成分**】　主含树脂、树胶、挥发油等。《中国药典》2015 年版规定，索马里乳香含挥发油不得少于 6.0%（ml/g），埃塞俄比亚乳香含挥发油不得少于 2.0%（ml/g）。

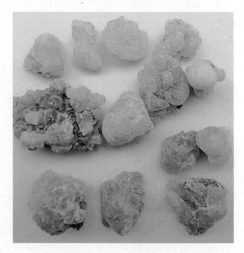

图 11-11　乳香药材

【**功效应用**】　活血定痛，消肿生肌。用于胸痹心痛，胃脘疼痛，痛经经闭，产后瘀阻，癥瘕腹痛，风湿痹痛，筋脉拘挛，跌打损伤，痈肿疮疡。

知识链接

药典品种——没药

为橄榄科植物地丁树 *Commiphora myrrha* Engl. 或哈地丁树 *C. molmol* Engl. 的干燥树脂。气香而特异，与水共研成黄棕色乳状液。如图 11-12 所示。主含挥发油、树脂与树胶。常与乳香共用。具有散瘀定痛，消肿生肌的功效。

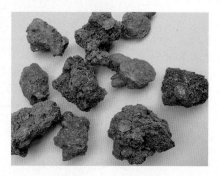

图 11-12　没药药材

▶▶ 课堂活动

试说明乳香与没药的树脂类型及性状特征的异同点。

乳香与没药的鉴别

七、血竭 Draconis Sanguis

出自《雷公炮炙论》："凡使，勿用海母血，真似骐驎竭，只是味咸并腥气。骐驎竭味微咸甘，似栀子气是也"。为行瘀止痛、止血、敛疮生肌之要药。

【**来源**】棕榈科植物麒麟竭 *Daemonorops draco* Bl. 果实渗出的树脂经加工制成。

【**产地**】主产印度尼西亚、印度及马来西亚等地。我国广东、海南、台湾等地也有种植。

【**采收加工**】采集成熟果实，晒干，加贝壳同入笼中强力振摇，红色树脂块即脱落，筛去杂质，用布包起，入热水中使软化成团，取出放冷。

知识链接

牌号血竭

底部印有商标牌号，如麒麟牌、手牌、皇冠牌、五星牌、AA牌、AAA牌、鸡牌、金鱼牌、金星牌、太阳牌等。以外色黑如铁，研粉红似火，火燃呛鼻，有苯甲酸样气味者为佳。

【**性状鉴定**】本品略呈扁圆四方形或方砖形，表面暗红色，有光泽，附有因摩擦而成的红粉，质硬而脆，破碎面红色，研粉则为砖红色，气微，味淡。在水中不溶，在热水中软化。如图 11-13 所示。

【**化学成分**】含红色树脂（血竭红素、血竭素），苯甲酸及其脂类等。《中国药典》2015 年版规定，血竭含血竭素不得少于 1.0%。

【**理化鉴定**】

1. 取本品粉末，置白纸上，用火隔纸烘烤即熔化，而无油迹扩散，对光照视呈鲜艳的红色，以火燃烧则产生呛鼻的烟气。

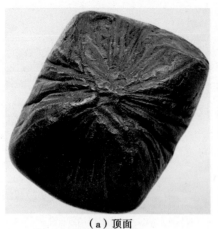
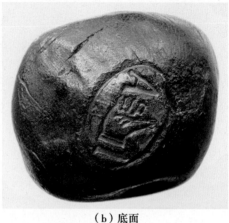

（a）顶面　　　　　　　　　（b）底面

图 11-13　血竭药材

2. 取粉末 0.1g,置具塞试管中,加石油醚(60~90℃)10ml,振摇数分钟,取滤液 5ml 置另一试管中,加新配制的 0.5%醋酸铜溶液 5ml,振摇后,静置分层,石油醚层不得显绿色(检查松香)。

ER-11-6

火试法鉴别血竭

【功效应用】活血定痛,化瘀止血,生肌敛疮。用于跌打损伤,心腹瘀痛,外伤出血,疮疡不敛,外伤出血等。内服:研末,1~2g,或入丸剂。外用:研末撒或入膏药用。

知识链接

国产血竭与人工伪品

1. 国产血竭　为百合科植物海南龙血树 *Dracaena cambodiana* Pierre ex Gagnep. 含脂木质部提取的树脂。呈不规则块状;精制品呈片状。表面紫褐色,有光泽,局部附有红色粉尘。易碎,断面平滑,有玻璃样光泽。无气味,味微涩,嚼之有粘牙感。如图 11-14 所示。

2. 人工伪制品　主要为松香、泥土、颜料等物加工制成。火燃之,有松香气味,冒黑烟;颜料检查:入水,水即染色。

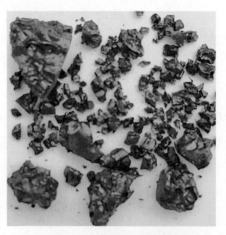

ER-11-7

各种掺伪血竭图片

图 11-14　国产血竭药材

八、海金沙 Lygodii Spora

载于《嘉祐本草》。《本草纲目》："治湿热,小便热淋、膏淋、血淋、石淋。"

【来源】　海金沙科植物海金沙 *Lygodium japonicum* (Thunb.) Sw. 的干燥成熟孢子。

【性状鉴定】　呈粉末状,棕黄色或淡棕黄色。质轻,捻之有光滑感,置手中易由指缝滑落。气微,味淡。取本品少量撒于水中则浮于水面,加热后逐渐下沉;撒于火上,即发出轻微爆鸣及明亮的火焰。如图 11-15 所示。

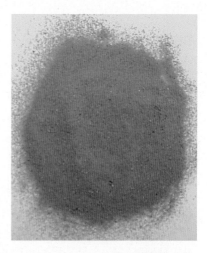

图 11-15　海金沙药材

火试法鉴别
海金沙

【化学成分】　含海金沙素、棕榈酸、油酸、亚油酸及脂肪油等。

【功效应用】　清利湿热,通淋止痛。用于热淋,石淋,血淋,膏淋,尿道涩痛。入煎剂宜包煎。

知识链接

海金沙藤与掺伪品

1. 海金沙藤　海金沙全草入药,其功效与海金沙相似。

2. 掺伪品　在海金沙商品药材中常有掺杂细砂与泥土,多达 50% ~70%。掺杂品色泽变暗黄,有极多灰尘;撒在水中则大部分很快下沉,水变混浊;置火中能燃烧的很少,残留很多灰渣。

九、天然冰片 Borneolum

天然冰片有龙脑香、艾片等。龙脑香片载于《唐本草》,艾纳香载于《开宝本草》。2005 年版《中国药典》始,将天然冰片收载为樟科植物樟的加工品。

【来源】　樟科植物樟 *Cinnamomum camphora* (L.) Presl 的新鲜枝、叶经提取加工制成。

【性状鉴定】　本品为白色结晶性粉末或片状结晶。气清香,味辛、凉。有挥发性,燃之有浓烟,火焰呈黄色。在乙醇、三氯甲烷或乙醚中易溶,在水中几乎不溶。如图 11-16 所示。

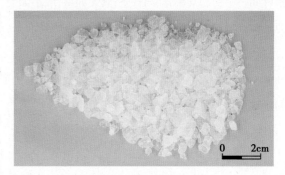

图 11-16　天然冰片药材

冰片、艾片、梅片

1. 冰片（合成龙脑）　药典品种，为樟脑、松节油等合成，亦称"机制冰片"。主含消旋龙脑、异龙脑、樟脑。功效同天然冰片。如图 11-17 所示。

2. 艾片（左旋龙脑）　药典品种，天然冰片的一种，为菊科植物艾纳香 *Blumea balsamifera*（L.）DC. 的新鲜叶经提取加工制成的结晶。功效应用同天然冰片。

3. 梅片（右旋龙脑）　为龙脑香科植物龙脑香 *Dryobalanops aromatica* Gaertn. f. 的树干提取的结晶，亦称"龙脑香"。功效应用同天然冰片。

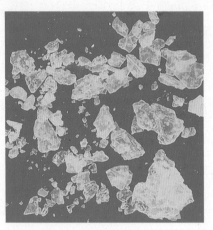

左旋龙脑、右旋龙脑结构图片

图 11-17　合成龙脑药材

【化学成分】《中国药典》2015 年版规定，本品含右旋龙脑不得少于 96%。

【功效应用】开窍醒神，清热止痛。用于热病神昏、惊厥，中风痰厥，气郁暴厥，中恶昏迷，胸痹心痛，目赤，口疮，咽喉肿痛，耳道流脓。入丸散用。外用适量。

十、五倍子 Galla Chinensis

载于《开宝本草》。李时珍谓："此木生丛林处者，五六月有小虫如蚁，食其小汁，老则遗种，结小球于叶间……初起甚小，渐渐长坚，其大如拳，或小如菱，形状圆长不等。初时青绿，久则细黄，缀于枝叶，宛若结成。其中空虚，有细虫如蠛蠓，山人霜降前采，蒸杀货之，否则虫必穿坏，而壳薄且腐矣。"

【来源】漆树科植物盐肤木 *Rhus chinensis* Mill.、青麸杨 *R. potaninii* Maxim. 或红麸杨 *R. punjabensis* Stew. var. *sinica*（Diels）Rehd. et Wils. 叶上的虫瘿。主要由五倍子蚜 *Melaphis chinensis*（Bell）Baker 寄生而形成。按外形不同，分"肚倍"和"角倍"。

虫瘿的成因

虫瘿是植物受到昆虫或其他生物的分泌物刺激后加速生长而产生的一种畸形构造。昆虫是最主要的致瘿类群，致瘿昆虫在产卵或取食时形成的机械刺激或各种分泌物均会导致虫瘿的产生。

五倍子蚜虫取食时刺伤寄主的叶片，叶肉组织细胞分泌出乳汁，蚜虫依赖这种营养生长、繁殖、膨大成疣状虫瘿，五倍子蚜虫的幼虫在羽化前一直生活在虫瘿中。虫瘿在破裂前可持续生长，成熟后成为五倍子。

五倍子的形成过程

【性状鉴定】

1. **肚倍** 呈长圆形或纺锤形囊状，长 2.5~9cm，直径 1.5~4cm。表面灰褐色或灰棕色，微有柔毛。质硬脆，断面角质样，有光泽，壁厚 0.2~0.3cm，内壁平滑，有黑褐色死蚜虫及灰色粉状排泄物。气特异，味涩。如图 11-18(a)所示。

2. **角倍** 呈菱形，具不规则的钝角状分枝。表面柔毛较明显，壁较薄。如图 11-18(b)所示。

▶▶ 课堂活动

观察药材标本，说出肚倍和角倍性状的特征异同点。

【化学成分】 含五倍子鞣质，没食子酸等。《中国药典》2015 年版规定，五倍子按干燥品计算，含鞣质以没食子酸计，不得少于 50.0%。

【功效应用】 敛肺降火，涩肠止泻，敛汗，止血，收湿敛疮。用于肺虚久咳，肺热痰嗽，久泻久痢，自汗盗汗，消渴，便血痔血，外伤出血，痈肿疮毒，皮肤湿烂。

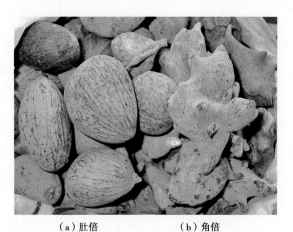

（a）肚倍　　　　（b）角倍

图 11-18 五倍子药材

十一、芦荟 Aloe

载于《开宝本草》："俗呼为象胆，盖以其味苦如胆故也"。芦荟为马来语之音译。

▶▶ 课堂活动

同学们见过芦荟植物吗？除药用外，还常用于哪些方面？

【来源】 百合科植物库拉索芦荟 *Aloe barbadensis* Miller、好望角芦荟 *Aloe ferox* Miller 或其他同属近缘植物叶的汁液浓缩干燥物。前者习称"老芦荟"，后者习称"新芦荟"。

【性状鉴定】

1. **库拉索芦荟** 本品呈不规则块状，常破裂为多角形，大小不一。表面呈暗红褐色或深褐色，无光泽。体轻，质硬，不易破碎，断面粗糙或显蜡纹。富吸湿性，遇热不易溶化，有特殊臭气，味极苦。如图 11-19(a)所示。

2. 好望角芦荟 本品表面呈褐色,略显绿色,有光泽。体轻,质松,易碎,断面玻璃样而有层纹。如图 11-19(b)所示。

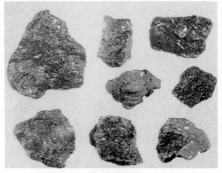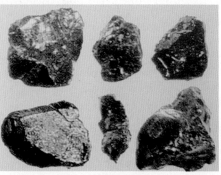

（a）库拉索芦荟　　　　　　　　　　　（b）好望角芦荟

图 11-19　芦荟药材

【化学成分】主含芦荟苷及树脂等。《中国药典》2015 年版规定,芦荟按干燥品计算,含芦荟苷库拉索芦荟不得少于 16.0%,好望角芦荟不得少于 6.0%。

【功效应用】泻下通便,清肝泻火,杀虫疗疳。用于热结便秘,惊痫抽搐,小儿疳积;外治癣疮。

知识链接

1. 国产芦荟　为百合科植物芦荟 *Aloe vera* L. var. *chinensis*（Haw.）Berger 或同属植物叶的汁液浓缩干燥物。功效应用同芦荟。如图 11-20 所示。

2. 谨慎使用芦荟　药理研究表明:芦荟具防辐射、护肤和美白的作用。近年来,人们热衷于开发芦荟在食用、药用、美容美发等方面的功效。但芦荟含有一定毒素,外用可致过敏,食用也可发生中毒。直接外用或食用要谨慎。

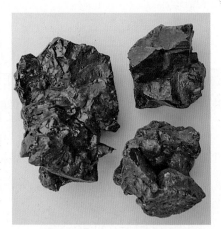

图 11-20　国产芦荟药材

其他类药材其他常用品种

药物名称	来源	药材图
海藻	为马尾藻科植物海蒿子 *Sargassum pallidum*（Turn.）C. Ag. 或羊栖菜 *Sargassum fusiforme*（Harv.）Setch. 的干燥藻体。前者习称"大叶海藻",后者习称"小叶海藻"	ER-11-11 其他类药材补充品种图片
青黛	为爵床科植物马蓝 *Baphicacanthus cusia*（Nees）Bremek.、蓼科植物蓼蓝 *Polygonum tinctorium* Ait. 或十字花科植物菘蓝 *Isatis indigotica* Fort. 的叶或茎叶经加工制得的干燥粉末、团块或颗粒	
儿茶	为豆科植物儿茶 *Acacia catechu*（L.f.）Willd. 的去皮枝、干的干燥煎膏	

点滴积累 ∨

1. 其他类药材涉及面宽，包括藻、菌、树脂、加工品、孢子、虫瘿等，鉴定时可抓住 1~2 个特征识别药材。如海带长带波状，不分层；冬虫夏草 4 对足明显；灵芝柄多侧生、漆样光泽；五倍子味涩；芦荟具特殊臭气、味极苦等。

2. 珍稀药材冬虫夏草产于 3500~5000m 的高山草甸区，资源日趋萎缩，价格昂贵，制假掺伪手段不断翻新，应注意鉴别。

目标检测

一、选择题

（一）单项选择题

1. 昆布的药用部位是（ ）

    A. 全草   B. 叶   C. 叶状体

    D. 地上部分   E. 茎

2. 冬虫夏草的生长地是（ ）

    A. 海拔 3000m 以下草甸区   B. 海拔 3500~5000m 高山草甸区

    C. 海拔 3000m 以下灌木区   D. 海拔 500~1000m 针叶林区

    E. 海拔 5000m 以上高山草甸区

3. 取茯苓片或粉末少量，加碘化钾碘试液 1 滴，显（ ）

    A. 深红色   B. 红棕色   C. 深黄色

    D. 深紫色   E. 黑色

4. 灵芝来源于（ ）科植物赤芝、紫芝的子实体

    A. 多孔菌   B. 麦角菌   C. 银耳

    D. 白蘑   E. 灰包

5. 茯苓中的抗肿瘤活性成分是（ ）

    A. β-茯苓聚糖   B. 茯苓次聚糖   C. 茯苓酸

    D. 麦角甾醇   E. 卵磷脂

6. 冬虫夏草药材是（ ）

    A. 草类   B. 昆虫类   C. 真菌类

    D. 藻类   E. 动物类

7. 乳香药用树脂类型是（ ）

    A. 香树脂   B. 油胶树脂   C. 胶树脂

    D. 油树脂   E. 单树脂

8. 乳香与少量水共研，呈何种颜色乳状液（ ）

    A. 白色   B. 黄色   C. 橙黄色

D. 金黄色　　　　　　　　　　E. 棕红色

9. 猪苓的来源是（　　）

    A. 菌核　　　　　　　　B. 子实体　　　　　　　C. 子座

    D. 孢子　　　　　　　　E. 菌丝

10. 海金沙火试正确的是（　　）

    A. 燃之有松香味　　　　　　　　　　B. 燃之有浓烟,火焰呈黄色

    C. 燃之发出轻微爆鸣及明亮的火焰　　D. 不能燃烧

    E. 明亮的火焰,无声音

11. 天然冰片的化学成分是（　　）

    A. 左旋龙脑　　　　　　B. 薄荷油　　　　　　　C. 消旋龙脑

    D. 薄荷脑　　　　　　　E. 右旋龙脑

12. 五倍子的药用部位是（　　）

    A. 树脂　　　　　　　　B. 菌核　　　　　　　　C. 子实体

    D. 虫瘿　　　　　　　　E. 卵鞘

（二）多项选择题

1. 药材昆布的来源是（　　）

    A. 海带科　　　　　　　B. 多孔菌科　　　　　　C. 翅藻科

    D. 麦角菌科　　　　　　E. 橄榄科

2. 冬虫夏草主要性状有（　　）

    A. 质硬,不易折断　　　　　　　　　　B. 子座细长圆柱形,有细纵皱纹,上部稍膨大

    C. 虫体似蚕,4对足明显　　　　　　　D. 断面略平坦,淡黄白色

    E. 两侧可见黑点状气门

3. 对灵芝描述正确的是（　　）

    A. 木栓质,具环纹　　　B. 柄多侧生,漆样光泽　C. 补气安神作用

    D. 止咳平喘作用　　　　E. 干燥菌核入药

4. 海带、昆布化学成分相同的有（　　）

    A. 藻胶酸　　　　　　　B. 海带聚糖　　　　　　C. 甘露醇

    D. 碘、钾　　　　　　　E. 苯甲酸

5. 关于茯苓的说法正确的有（　　）

    A. 整个菌核入药的称为"茯苓个"　　　B. 带淡红色或棕红色者称"赤茯苓"

    C. 白色或近白色者称"白茯苓"　　　　D. 外皮称"茯苓皮"

    E. 中央有松根者称"茯神"

6. 下列药材药用树脂的有（　　）

    A. 乳香　　　　　　　　B. 血竭　　　　　　　　C. 芦荟

    D. 天然冰片　　　　　　E. 猪苓

7. 冬虫夏草子座头部横切面的显微特征可见(　　)

    A. 子囊壳下半部陷于子座内

    B. 子囊壳内有多数线性子囊

    C. 每个子囊内有 2~8 个具隔膜的子囊孢子

    D. 中央有髓

    E. 中央充满菌丝

8. 血竭的成分有(　　)

    A. 血竭红素　　　　　　B. 苯甲酸　　　　　　C. 挥发油

    D. 血竭素　　　　　　　E. 左旋龙脑

二、简答题

1. 从性状特征上试述冬虫夏草与亚香棒虫草的主要区别。

2. 试述茯苓与猪苓显微特征上的异同。

3. 如何运用性状和理化鉴定方法鉴别人工伪造血竭?

4. 试述茯苓药材的种类及各自的性状特征。

三、案例分析

海带营养丰富,除药用外,还可以食用,可做成各式菜品出现在人们的餐桌上。其同科植物裙带菜也是食用佳品,药用功效与海带相同。请指出两者在性状上的差异。

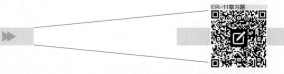

ER-11章习题

实训任务 20　其他类药材性状鉴定

【任务介绍】有若干批若干数量的藻、菌、树脂及其他类药材入库,你作为质检人员将利用性状鉴定方法对这些药材进行入库前质量检查验收,出具质量检验报告。对符合质量要求的下达质量检验合格通知书,同意入库。对存在质量问题者应根据具体情况分别提出加工、挑选、退货等处理意见。

【任务解析】该项任务应在正确完成取样工作基础上,利用性状鉴定方法准确鉴别其他类药材的真伪优劣,把好该类药材入库质量验收关。要求学生能正确取样,能准确把握该类常用药材的来源、药用部位和性状鉴别要点,并能在质量验收中熟练运用。同时,要求学生具备从事相关职业活动所需要的工作方法、自主学习能力和团队协作精神,具有科学的思维习惯和信息判断与选择能力,能有逻辑性地解决问题。在整个任务完成过程中,既要注意充分发挥学生主体作用,又要注重教师的引导作用。

【任务准备】

1. **课前准备** 课前教师将具体药材品种入库前质量检查验收任务下达给学生,要求学生以小组为单位,利用本教材及有关标准、工具书拟定该批药材质量验收实施方案,包括取样、性状鉴定等具体实施办法。学生根据课前教师布置作业要求以小组为单位共同完成该批药材质量验收实施方案的拟定。

2. **现场准备** ①常用其他类药材的个子药材与饮片;②放大镜、刀片、酒精灯、烧杯、水、研钵等;③《中国药典》2015 年版一部;④有条件的还可模拟来货现场。

【任务实施】

学生扮演药材质检人员完成取样、性状鉴定、出具质检报告。

【操作提示】

1. **藻、菌、地衣类药材的性状鉴定** 藻、菌、地衣类均为低等植物、形态上无根、茎、叶的分化,是单细胞或多细胞的叶状体或菌丝体,在构造上一般无组织的分化,也无维管束和胚胎。在鉴别菌类药材时要特别注意观察其表面特征,如冬虫夏草要观察虫体的颜色、背部的环纹、中间 4 对足是否明显等;灵芝要观察其外表颜色、质地、菌盖的形状、环纹、菌柄的着生方式等。

2. **树脂类药材的性状鉴定** 树脂通常是植物体的分泌物,是由树脂烃、树脂酸、树脂醇、树脂酯等成分组成的混合物,多为无定形固体或半固体,少数为流体。树脂类药材的鉴定应注意观察其形状、大小、颜色、表面特征、质地、破碎面、光泽、透明度、气味、水试、火试等特征。如固体树脂表面微有光泽,质硬而脆,不溶于水;加热至一定温度则软化熔融,并具黏性,冷却后变硬;燃烧时有浓烟及明亮的火焰,并产生特异香气或臭气。鉴别药材血竭时除注意观察颜色、质地,还需注意其粉末火烤与火烧时产生的现象、气味等。乳香与没药则还可与少量水共研观察其现象。

3. **孢子、虫瘿、加工品等其他类药材的性状鉴定** 本类中药的鉴定依品种而异,在进行性状鉴定时,应注意观察药材的形状、大小、颜色、质地、气味等,必要时配合水试与火试法,如海金沙撒入水中浮于水面,加热后逐渐下沉;撒于火上,即发出轻微爆鸣及明亮的火焰。

实训任务 21 茯苓与猪苓显微鉴定

【任务下达】 教师在课前将茯苓、猪苓粉末的显微鉴定任务提前下达给学生。

【课前准备】 以小组为单位,利用课余时间参阅《中国药典》及药材鉴定相关工具书籍,编制茯苓、猪苓粉末的显微鉴定方案。

【现场准备】《中国药典》(2015 年版一部)、茯苓粉末、猪苓粉末、载玻片、盖玻片、解剖针、酒精灯、显微镜、蒸馏水、稀甘油、水合氯醛液、5%氢氧化钾溶液或 5%氢氧化钠溶液等。

【角色扮演】 扮演药材质检人员完成粉末取样、标本片制作、显微鉴定,出具质检报告。

【操作提示】 茯苓和猪苓粉末显微鉴定注意观察两者粉末颜色、气味。

(1)茯苓粉末用蒸馏水装片,可见无色不规则颗粒状团块及分枝状团块,遇水合氯醛液渐溶化;

用5%氢氧化钾溶液装片,可见菌丝细长,稍弯曲,有分枝,内层菌丝无色或外层菌丝棕色,横隔偶见。

(2)猪苓粉末用蒸馏水装片有菌丝散在或与多糖黏结的菌丝团块,大多无色,少数暗棕色。用5%氢氧化钾溶液装片,团块部分溶化,菌丝细长、弯曲,有分枝;草酸钙结晶极多,呈双锥形或八面体形,也有呈不规则多面体形,有时数个结晶集合。

(武卫红)

第十二章

动物类药材

导学情景 ∨

情景描述：

有人送一棕黄色球状物到某药材收购站，说是天然牛黄，请求收购。收购人员对其作了仔细鉴别，发现有以下特征：类球状，直径约为 2.5cm，表面无光泽，具不规则裂纹，手感较重，断开后显粗糙面，摸之呈颗粒感，闻之无明显清香气，味苦，并取少量该物粉末加水调和后涂在指甲上，指甲没被染黄。收购员拒绝收购。

学前导语：

天然牛黄表面黄红色至棕黄色，有的表面挂有一层黑色光亮的薄膜，习称"乌金衣"，体轻，质酥脆，易分层剥落。断面金黄色，可见细密的同心层纹。气清香，味苦而后甘，有清凉感，嚼之易碎，不粘牙。取本品少量，加清水调和，涂于指甲上，能将指甲染成黄色，习称"挂甲"。把握住以上特征就容易与伪品鉴别了。本章我们将带领同学们学习动物类药材的基本知识及其鉴别方法。

动物类药材是指可供药用的动物体、动物的某一部分（含内脏）、生理病理产物、分泌物、排泄物及加工品等一类药材。

第一节　动物类药材概述

在我国通过资源调查，发现动物类药材共有 1581 种，其中列入国家保护的野生动物有 161 种。《中国药用动物志》收载动物药材 1546 种。《中国药典》2015 年版收载动物类药 50 种。

一、动物命名与分类简介

（一）动物命名简介

动物学名的命名方法与植物学名命名方法基本相同，亦采用瑞典人林奈的双名法，即由属名、种加词和命名人三部分组成。属名和命名人姓氏的第一个字母大写，如林麝 *Moschus berezouskii* Flerov。

动物种以下的分类等级只用亚种，如果种内有不同的亚种时，则采用三名法，即是将亚种加词写在种加词之后，再写亚种命名人，如中华大蟾蜍 *Bufo bufu gargarizans* Cantor。

如有亚属，则亚属名放在属名与种加词之间，并加括号，如乌龟 *Chinemys*（*Geoclemys*）*reeuesii*

（Gray）。

若属名有改变，原定名人加括号，重新定名人一般不写出，如拟海龙 *Syngathoides biaculeatus*（Bloch）。

（二）动物分类简介

动物分类等级与植物界一样，分为界、门、纲、目、科、属、种。种是分类的基本单位。本章介绍的动物类药材分属以下 3 门：软体动物门 Mollusca，如珍珠；节肢动物门 Arthropoda，如全蝎、蜂蜜；脊索动物门 Chordata，如阿胶、牛黄、羚羊角、鹿茸、麝香。

动物类药材的分类可按分类系统、药用部位、化学成分、药理及功效等进行。如按药用部位将动物类药分类如下：

1. 动物的干燥全体 如全蝎、斑蝥、海龙等。

2. 除去内脏的动物体 如蛤蚧、蕲蛇、金钱白花蛇等。

3. 动物体的一部分 如角类（鹿茸、羚羊角、水牛角等）；鳞甲类（鳖甲、龟甲、穿山甲等）；贝壳类（牡蛎、珍珠母等）；脏器类（哈蟆油、紫河车等）。

4. 动物的生理产物 如蟾酥、蝉蜕、蛇蜕、蜂蜜等。

5. 动物的病理产物 如牛黄、珍珠、僵蚕等。

6. 动物体某一部分的加工品 如阿胶、猪胆粉、鹿角胶、人工牛黄、体外培育牛黄、血余炭等。

二、动物类药材鉴定方法

动物类药材的鉴定，包括原动物鉴定、性状鉴定、显微鉴定、理化鉴定等方法。性状鉴定是最常用的方法。由于某些动物类药材入药部位的特殊性（如：生理产物、病理产物、加工品或动物体一部分）和某些仿真性很强的伪品的存在，仅凭性状鉴定、显微鉴定和一般理化鉴定不能有效鉴别动物类药材，故现代分析技术大量用于动物类药材的鉴定。

点滴积累 ∨ ....

1. 动物的命名和分类等级与植物相同。

2. 动物类天然药物最常见的是按药用部位分类。

3. 动物类药材鉴定与植物类药材鉴定基本相同，最常用的方法是性状鉴定。

第二节 常用动物类药材

一、珍珠 Margarita

《开宝本草》载有真珠，别名珍珠。今为较常用药材。

【来源】 珍珠贝科动物马氏珍珠贝 *Pteria martensii*（Dunker）、蚌科动物三角帆蚌 *Hyriopsis cumingii*（Lea）或褶纹冠蚌 *Cristaria plicata*（Leach）等双壳类动物受刺激形成的珍珠。

【产地】马氏珍珠贝所产珍珠称海珠，主产广西、广东。褶纹冠蚌、三角帆蚌所产的珍珠称淡水珠，主产江苏、浙江、安徽等地。多为人工培养。

【采收加工】天然珍珠，全年可采，捞起珠蚌，自体内取出珍珠，洗净，干燥。人工养殖珍珠经2~3年培育，珍珠生长良好，珠光美丽，就可采收。

【性状鉴定】本品呈类球形、长圆形、卵圆形或棒形，直径1.5~8mm。表面类白色、浅粉红色、浅黄绿色或浅蓝色，半透明，光滑或微有凹凸，具特有的彩色光泽。质坚硬，破碎面显层纹。气微，味淡。如图12-1所示。

【显微鉴定】本品粉末类白色。不规则碎块，半透明，具彩虹样光泽。表面显颗粒性，由数至十数薄层重叠，片层结构排列紧密，可见致密的成层线条或极细密的微波状纹理。本品磨片具同心层纹。

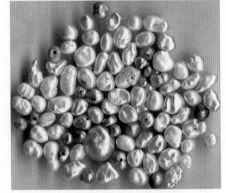

图12-1 珍珠

【理化鉴定】①取本品，置紫外线灯（365nm）下观察，显浅蓝紫色或亮黄绿色荧光；通常环周部分较明亮；②取本品粉末，加稀盐酸即产生大量气泡，滤过，滤液显钙盐的鉴别反应。

【功效应用】安神定惊，明目消翳，解毒生肌，润肤祛斑。用于惊悸失眠，惊风癫痫，目生云翳，疮疡不敛，皮肤色斑。

知识链接

珍 珠 母

本品为蚌科动物三角帆蚌 Hyriopsis cumingii（Lea）、褶纹冠蚌 Cristaria plicata（Leach）或珍珠贝科动物马氏珍珠贝 Pteria martensii（Dunker）的贝壳。有的已经煅烧。

完整的为蚌壳状，呈不等边三角形、四角形或长圆形，大小不一。外面灰黄色或淡褐色，显细横纹，凹凸不平，内面色灰白，常有光泽，习称"珠光"。质坚脆，易破碎呈片状或可层层剥离。气微腥或无，味淡。

本品含角壳蛋白、大量碳酸钙、氨基酸及微量元素等。具平肝潜阳，定惊明目作用。用于头痛眩晕，惊悸失眠，肝热目赤，视物昏花。

二、全蝎 Scorpio

全蝎始载于《开宝本草》。李时珍谓："其毒在尾，今入药有全用者，谓之全蝎，有用尾者，谓之蝎梢，其力尤紧。"今为常用药材，别名全虫。

【来源】钳蝎科动物东亚钳蝎 Buthus martensii Karsch 的干燥体。

【性状鉴定】本品头胸部与前腹部呈扁平长椭圆形，后腹部呈尾状，皱缩弯曲，完整者体长约6cm。头胸部呈绿褐色，7节，前面有1对短小的螯肢及1对较长大的钳状脚须，形似蟹螯，背面覆有梯形背甲；腹面有足4对，均为7节，末端各具2爪钩；前腹部由7节组成，第7节色深，背甲上有5条隆脊线;后腹部棕黄色,6 节,末节有锐钩状毒刺,毒刺下方无距。气微腥,味咸。如图 12-2 所示。

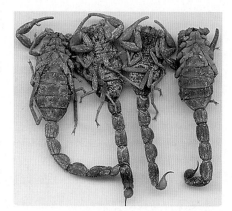

【化学成分】含蝎毒素,为一种含碳、氢、氧、氮、硫等元素的毒性蛋白,与蛇、毒虫的神经毒类似。此外含三甲胺、牛磺酸、铵盐及多种氨基酸等。

蝎毒素含有多种毒性和非毒性多肽,这些多肽对神经系统有广泛的生物活性。有人从蝎毒中经柱层析分得抗癫痫肽。

【功效应用】息风止痉,攻毒散结,通络止痛,攻毒散结。用于肝风内动,小儿惊风,抽搐痉挛,中风口眼歪斜,半身不遂,破伤风,风湿顽痹,偏、正头痛,疮疡,瘰疬。

图 12-2 全蝎

▶ 课堂活动

说说你所知道的有毒动物,并说出哪些具有药用价值?

三、蜂蜜 Mel

蜂蜜被誉为"大自然中最完美的营养食品",含有大量易被人体吸收的糖类、氨基酸及维生素,营养丰富。

【来源】蜜蜂科昆虫中华蜜蜂 *Apis cerana* Fabricius 或意大利蜂 *Apis mellifera* Linnaeus 所酿的蜜。春、夏、秋季均可采收,过滤除去杂质。

【性状鉴定】本品为半透明、带光泽、浓稠的液体,白色至淡黄色或橘黄色至黄褐色,放久或遇冷渐有白色颗粒状结晶(葡萄糖、果糖)析出。气芳香,味极甜。如图 12-3 所示。

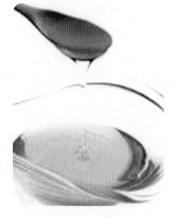

【化学成分】主含葡萄糖及果糖约 70%,两者含量相近;另含少量蔗糖、糊精、有机酸、蛋白质、挥发油、维生素类、酶类等成分。《中国药典》2015 年版规定,本品相对密度应在 1.349 以上,含蔗糖和麦芽糖分别不得少于 5.0%。

图 12-3 蜂蜜

【功效应用】补中,润燥,止痛,解毒。用于脘腹虚痛,肺燥干咳,肠燥便秘;外治疮疡不敛,水火烫伤。

知识链接

蜂乳与蜂胶

1. 蜂乳 为蜜蜂科昆虫中华蜜蜂 *Apis cerana* Fabricius 等工蜂咽腺分泌的乳白色胶状物。这种乳白色胶状物是巢箱内蜂王的特殊食物,故又称蜂王浆、王浆。蜂乳含有蛋白质、脂肪、糖类、B 族维生素、维生素 E、多种氨基酸、类似乙酰胆碱样物质、促性腺样物质和抗生素类物质等。本品滋补强壮。

用于神经官能症，高血压，心血管功能不全，慢性肝炎，溃疡病，糖尿病，风湿性关节炎等疾病的辅助治疗。

2. 蜂胶　为蜜蜂科昆虫意大利蜂 *Apis mellifera* Linnaeus 的干燥分泌物。 多于夏季从蜂箱中收集，除去杂质。 本品能抗菌消炎、调节免疫、抗氧化、加速组织愈合。 用于高脂血症和糖尿病的辅助治疗。

四、阿胶 Asini Corii Colla

《神农本草经》列为上品。陶弘景谓："出东阿，故名阿胶。"今为常用补血药。

【来源】　马科动物驴 *Equus asinus* L. 的干燥皮或鲜皮经煎煮、浓缩制成的固体胶。

【产地】　主产山东以及甘肃、河北、湖南、新疆等地。

【采收加工】　将驴皮漂泡去毛，切块洗净，分次水煎，滤过，合并滤液，浓缩（可分别加入适量的黄酒、冰糖和豆油）至稠膏状，冷凝，切块，晾干，即得。

【性状鉴定】　本品呈方形或长方形块状。表面黑褐色，平滑有光泽。质硬而脆，断面光亮，碎片对光照视呈棕色半透明状。气微，味微甘。如图 12-4 所示。

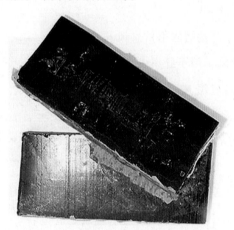

图 12-4　阿胶

【化学成分】　主要由胶原及其水解产物组成，总含氮量约 16%，水解产生多种氨基酸，其中赖氨酸 10%，精氨酸 7%，组氨酸 2%。

【功效应用】　补血滋阴，润燥，止血。用于血虚萎黄，眩晕心悸，肌痿无力，心烦不眠，虚风内动，肺燥咳嗽，痨嗽咯血，吐血尿血，便血崩漏，妊娠胎漏。烊化冲服。

知识链接

阿胶与新阿胶品质标准

1. 阿胶　《中国药典》2015 年版规定，本品含水分不得过 15.0%，铅不得过 5mg/kg，砷不得过 2mg/kg。 水不溶物不得过 2.0%。

2. 新阿胶（《中药部颁标准》第 19 册）　为猪皮经煎煮、浓缩制成的固体胶，为阿胶的代用品。呈长方形块，棕褐色，有光泽，质坚而脆，断面光亮，碎片对光照视呈棕色半透明。 易溶于热水。 本品含水分不得过 15.0%。 总灰分不得过 1.50%。 重金属不得过 30mg/kg。 本品具滋阴、补血、止血等作用。 用于血虚体弱、月经不调；吐血、衄血；血小板、白细胞减少。

五、牛黄 Bovis Calculus

牛黄始载于《神农本草经》，是传统名贵中药材，药源紧缺。为满足临床用药需要，国家药品监督管理部门陆续批准了 3 个牛黄代用品，即：人工牛黄、体外培育牛黄和培植牛黄，前两者已在《中国药典》2015 年版中收载。

【来源】 牛科动物牛 *Bostaurus domesticus* Gmelin 干燥的胆结石。

【产地】 主产华北、东北、西北等地。

【采收加工】 宰牛时,如发现有牛黄,即滤去胆汁,将牛黄取出,除去外部薄膜,阴干。牛黄存在于胆囊中的称"胆黄",存在于胆管中的称"管黄"。

【性状鉴定】 本品多呈卵形、类球形、三角形或四方形,大小不一,直径 0.6~3(4.5)cm,少数呈管状或碎片。表面黄红色至棕黄色,有的表面挂有一层黑色光亮的薄膜,习称"乌金衣",有的粗糙,具疣状突起,有的具龟裂纹。体轻,质酥脆,易分层剥落。断面金黄色,可见细密的同心层纹,有的夹有白心。气清香,味苦而后甘,有清凉感,嚼之易碎,不粘牙。如图 12-5 所示。

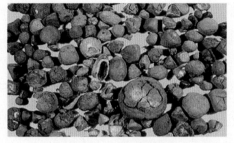

图 12-5 牛黄(胆黄)

【化学成分】 主含胆红素及钙盐、胆酸、去氧胆酸、鹅去氧胆酸等。亦含牛磺酸等多种氨基酸和钾、钠、钙、镁、铁、锌、铜、锰等金属元素。本品按干燥品计算,含胆酸不得少于 4.0%,含胆红素不得少于 25.0%。

知识链接

药典品种——体外培育牛黄和人工牛黄

体外培育牛黄系以牛科动物牛 *Bostaurus domesticus* Gmelin 的新鲜胆汁作母液,加入去氧胆酸、胆酸、复合胆红素钙等制成。呈球形或类球形,直径 0.5~3cm。表面光滑,呈黄红色至棕黄色。体轻,质松脆,断面有同心层纹。气香,味苦而后甘,有清凉感,嚼之易碎,不粘牙。取本品粉末少量,用清水调和,涂于指甲上,能将指甲染成黄色。本品含水分不得过 9.0%,按干燥品计算,含胆酸不得少于 6.0%,含胆红素不得少于 35.0%。功效与天然牛黄类似。

人工牛黄由牛胆粉、胆酸、猪去氧胆酸、牛磺酸、胆红素、胆固醇、微量元素等制成。本品为黄色疏松粉末。味苦,微甘。本品含水分不得过 5.0%,按干燥品计算,含胆酸不得少于 13.0%,含胆红素不得少于 0.63%。功效与天然牛黄类似。

【理化鉴定】 ①经验鉴别:取本品少量,加清水调和,涂于指甲上,能将指甲染成黄色,习称"挂甲";②取本品少许,用水合氯醛试液装片,不加热,置显微镜下观察:不规则团块由多数黄棕色或棕红色小颗粒集成,稍放置,色素迅速溶解,并显鲜明金黄色,久置后变绿色。

【功效应用】 清心,豁痰,开窍,凉肝,息风,解毒。用于热病神昏,中风痰迷,惊痫抽搐,癫痫发狂,咽喉肿痛,口舌生疮,痈肿疔疮。

六、羚羊角 Saigae Tataricae Cornu

始载于《神农本草经》,列为中品。今为常用药材。因伪品较多,应注意鉴别。

【来源】 牛科动物赛加羚羊 *Saiga tatarica* Linnaeus 的角。

【性状鉴定】 本品呈长圆锥形,略呈弓形弯曲,长 15~33cm,类白色或黄白色,基部稍呈青灰色。嫩枝对光透视有"血丝"或紫黑色斑纹,光润如玉,无裂纹,老枝则有细纵裂纹。除尖端部分外,有 10~16 个隆起环脊,间距约 2cm,用手握之,四指正好嵌入凹处。角的基部横截面圆形,直径 3~4cm,内有坚硬质重的角柱,习称"骨塞",骨塞长约占全角的 1/2 或 1/3,表面有突起的纵棱与其外面角鞘内的凹沟紧密嵌合,从横断面观,

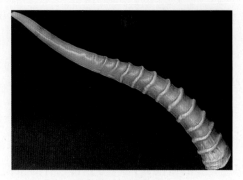

图 12-6 羚羊角

其结合部呈锯齿状。除去"骨塞"后,角的下半段成空洞,全角呈半透明,对光透视,上半段中央有一条隐约可辨的细孔道直通角尖,习称"通天眼"。质坚硬。气微,味淡。如图 12-6 所示。

▶ 课堂活动

观察并描述羚羊角的性状特征,掌握性状鉴别术语"通天眼"。

【化学成分】 含角蛋白、磷酸钙及不溶性无机盐等。本品经酸水解后测定,含多种氨基酸,其中以天冬氨酸、谷氨酸、亮氨酸、苯丙氨酸含量较高。

【功效应用】 平肝息风,清肝明目,散血解毒。用于肝风内动,高热惊痫,痉厥抽搐,子痫抽搐,癫痫发狂,头痛眩晕,目赤翳障,温毒发斑,痈肿疮毒。

知识链接

羚羊角的炮制品与混淆品

1. 羚羊角的炮制

(1)羚羊角镑片:取羚羊角,置温水中浸泡,捞出,镑片,干燥。

(2)羚羊角粉:取羚羊角,砸碎,粉碎成细粉。

2. 羚羊角混淆品 同科动物鹅喉羚羊 *Gazella subgutturosa* Guldenstaedt、藏羚羊 *Pantholop shodgsoni* A-bel、黄羊 *Procapra gutturosa* Pallas 等的角常混充羚羊角,以上混淆品均无"通天眼"、不呈半透明等特征。

七、鹿茸 Cervi Cornu Pantotrichum

始载于《神农本草经》,列为中品。今为常用中药材。除鹿茸外,鹿角、鹿角胶、鹿角霜、鹿血、鹿鞭等均具药用价值。

【来源】 鹿科动物梅花鹿 *Cervus nippon* Temminck 或马鹿 *C. elaphus* Linnaeus 的雄鹿未骨化密生

茸毛的幼角。前者习称"花鹿茸",后者习称"马鹿茸"。

【动物形态特征】

1. **梅花鹿** 体型中等。体长约1.5m,肩高约0.9m。仅雄鹿生角,生长完全老化的角具四叉,当年生的雄鹿不生角,第二年开始生角,不分叉,第三年生角呈叉状,以后每年增生一枝,至四叉为止。耳大直立,颈细长,颈和胸下有长毛,尾短。四肢纤细,主蹄狭尖,侧蹄小。因毛色遍布白斑而得名。如图12-7所示。

2. **马鹿** 与梅花鹿相似,但体形高大,毛赤褐,无白斑,角叉多可达6~8叉。如图12-8所示。

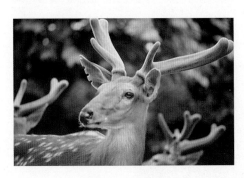
图12-7 梅花鹿

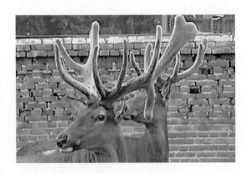
图12-8 马鹿

【产地】 梅花鹿主产吉林、辽宁、河北等省。马鹿主产黑龙江、吉林、内蒙古、新疆等地,东北产者称"东马鹿茸",西北产者称"西马鹿茸"。现各地均有人工饲养。

【采收加工】 梅花鹿为国家一级保护动物,野生较少,禁止捕猎。马鹿为国家二级保护动物,野生日渐减少,禁止滥捕。药材主要来源于人工饲养,采收方法分砍茸与锯茸两种。①锯茸:一般从第三年开始锯取,二杠茸(具一分枝)每年采收两次,小满前后开始第一次锯茸(头茬茸),立秋前后锯第二次(二茬茸);三岔茸(具二分枝)每年采收一次,通常在7月下旬锯取;②砍茸:用于老鹿、病鹿,将鹿头砍下,再将鹿茸连脑盖骨锯下。锯取鹿茸经加工后,阴干或烘干。

【性状鉴定】

1. **花鹿茸** 呈圆柱状分枝,具一个分枝者习称"二杠",主枝习称"大挺",长17~20cm,锯口直径4~5cm,离锯口约1cm处分出侧枝,习称"门庄",长9~15cm,直径较"大挺"略细。外皮红棕色或棕色,多光润,表面密生红黄色或棕黄色细茸毛,上端较密,下端较疏;分岔间具1条灰黑色筋脉,皮茸紧贴。锯口黄白色,外围无骨质,中部密布细孔。体轻。气微腥,味微咸。具二个分枝者,习称"三岔",大挺长23~33cm,直径较二杠细,略呈弓形,微扁,枝端略尖,下部多有纵棱筋及突起疙瘩;皮红黄色,茸毛较稀而粗。如图12-9、图12-10所示。

二茬茸与头茬茸相似,但挺长而不圆或下粗上细,下部有纵棱筋。皮灰黄色,茸毛较粗糙,锯口外围多已骨化。体较重。无腥气。

2. **马鹿茸** 较花鹿茸粗大,分枝较多,侧枝一个者习称"单门",二个者习称"莲花",三个者习称"三岔",四个者习称"四岔"或更多。按产地分为"东马鹿茸"和"西马鹿茸"。如图12-11所示。

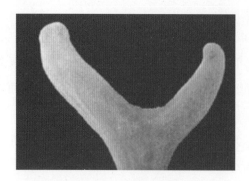

图 12-9　花鹿茸(二杠)

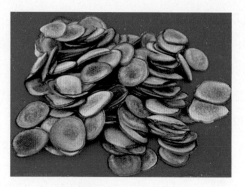

图 12-10　鹿茸片

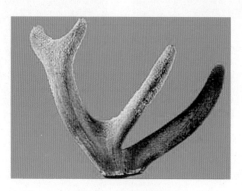

图 12-11　马鹿茸

知识链接

鹿茸的炮制

1. 鹿茸片　取鹿茸,燎去茸毛,刮净,以布带缠绕茸体,自锯口面小孔灌入热白酒,并不断添酒,至润透或灌酒稍蒸,横切薄片,压平,干燥。

2. 鹿茸粉　取鹿茸,燎去茸毛,刮净,劈成碎块,研成细粉。

【化学成分】含多种氨基酸,总量可达 50% 以上,另含胆甾醇类、脂肪酸类、多胺类以及多种微量元素。本品提取物对中枢神经系统、心血管系统、免疫系统、造血系统等有显著影响,表现出雄性激素样作用、抗衰老、强壮及免疫促进作用等。

【理化鉴定】取本品粉末 0.1g,加水 4ml,加热 15 分钟,放冷,滤过。取滤液 1ml,加茚三酮试液 3 滴,摇匀,加热煮沸数分钟,显蓝紫色(氨基酸显色反应);另取滤液 1ml,加 10% 氢氧化钠溶液 2 滴,摇匀,滴加 0.5% 硫酸铜溶液,显蓝紫色(蛋白质显色反应)。

【功效应用】壮肾阳,益精血,强筋骨,调冲任,托疮毒。用于阳痿滑精,宫冷不孕,赢瘦,神疲,畏寒,眩晕,耳鸣耳聋,腰脊冷痛,筋骨痿软,崩漏带下,阴疽不敛。

八、麝香 Moschus

麝香是名贵的中药材和高级香料。我国使用麝香已有 2000 多年的历史。很多急救和常用中成药都以麝香为原料，形成了很多国宝级的传统中成药品种，如安宫牛黄丸、苏合香丸、麝香保心丸、云南白药、六神丸等。

【来源】 鹿科动物林麝 *Moschus berezovskii* Flerov、马麝 *M. sifanicus* Przewalski 或原麝 *M. moschiferus* Linnaeus 成熟雄体香囊中的干燥分泌物。

【动物形态特征】

1. **林麝**　形体矮小，身长 0.7~0.8m，肩高小于 0.5m，吻短，裸露无毛，头小无角，耳直立，眼圆大。雄性上犬齿发达，露出唇外，向下微弯。雌性上犬齿细小，不露出唇外。四肢细长，后肢长于前肢，尾甚短，成熟雄麝腹部在脐和阴茎之间有特殊的麝香腺，囊状，外部隆起，被细短毛。如图 12-12 所示。

2. **马麝**　形体最大，身长 0.85~0.9m，吻长。

3. **原麝**　形体较大，身长 0.85m，吻短。

【产地】 主产四川、西藏、陕西、贵州等省区。四川、陕西、安徽等省建立了养麝场，进行家养繁殖。

【采收加工】

1. **猎麝取香**　野麝多在冬季至次春猎取，猎获后，割取香囊，阴干，习称"毛壳麝香"；剖开香囊，除去囊壳，习称"麝香仁"（因麝为我国一级保护动物，此法现已禁用）。

2. **活麝取香**　家麝直接从其香囊中取出麝香仁，阴干或用干燥器密闭干燥。

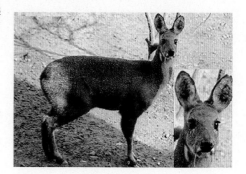

图 12-12　林麝

知识链接

麝类的资源保护

多年来,我国在麝类资源保护方面做了大量工作。但由于利益的驱动,非法猎杀麝类动物一直十分猖獗,给麝类保护增加了难度。据统计,我国麝类已从 20 世纪 50 年代的 200 万 ~300 万只锐减至现在的 6 万 ~7 万只,其中原麝已濒临灭绝。

针对我国麝类数量急剧减少、现存麝类已临濒危的严峻现实,2003 年 2 月 21 日,经国务院批准,国家林业局颁布第 7 号令,将麝科所有种类由国家二级保护野生动物调整为一级保护野生动物。

2003 年 3 月,国家林业局发布《关于进一步加强麝类资源保护管理工作的通知》(林护发〔2003〕30 号),要求:全面禁止猎捕麝和收购麝香的行为。目前,麝类人工养殖以及人工麝香的生产对麝类资源保护起到促进作用。

【性状鉴定】

1. **毛壳麝香** 为扁圆形或类椭圆形的囊状体,直径 3~7cm,厚 2~4cm。开口面的皮革质,棕褐色,略平,密生白色或灰棕色短毛,从两侧围绕中心排列,中间有 1 小囊孔。另一面为棕褐色略带紫的皮膜,微皱缩,偶显肌肉纤维,略有弹性,剖开后可见中层皮膜呈棕褐色或灰褐色,半透明,内层皮膜呈棕色,内含颗粒状、粉末状的麝香仁和少量细毛及脱落的内层皮膜(习称"银皮")。如图 12-13 所示。

2. **麝香仁** 野生者质软,油润,疏松;其中不规则圆球形或颗粒状者习称"当门子",表面多呈紫黑色,油润光亮,微有麻纹,断面深棕色或黄棕色;粉末状者多呈棕褐色或黄棕色,并有少量脱落的内层皮膜和细毛。饲养者呈颗粒状、短条形或不规则的团块;表面不平,紫黑色或深棕色,显油性,微有光泽,并有少量毛和脱落的内层皮膜。气香浓烈而特异,味微辣、微苦带咸。如图 12-14 所示。

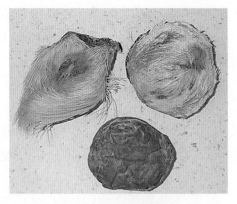

图 12-13 毛壳麝香

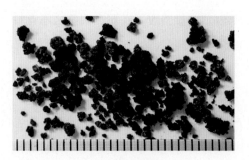

图 12-14 麝香仁

【显微鉴定】 麝香仁粉末:棕褐色或黄棕色。为不定形颗粒状物集成的半透明或透明团块,淡黄色或淡棕色,其中包埋或散在有方形、柱形、八面体或不规则晶体;并可见圆形油滴,偶见毛及脱落的内层皮膜组织。不应有矿物及纤维。如图 12-15 所示。

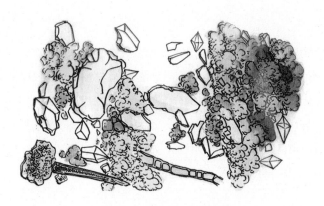

图 12-15 麝香粉末显微图

【化学成分】主含麝香酮 0.9%~3.0%。麝香酮为无色黏性油状液体,具特异强烈香气,由麝香蒸馏精制而得。本品按干燥品计算,含麝香酮不得少于 2.0%。药理研究表明:麝香酮对子宫有明显的兴奋作用,妊娠子宫更为敏感。

▶▶ 课堂活动

1. 闻闻麝香的香气,说说其散发香气的原因。

2. 已学过的药材有哪些具有香气?

【理化鉴定】①取毛壳麝香,用特制槽针从囊孔插入,转动槽针,撮取麝香仁,立即检视,槽内的麝香仁应有逐渐膨胀高出槽面的现象,习称"冒槽"。麝香仁油润,颗粒疏松,无锐角,香气浓烈。不应有纤维等异物或异常气味;②取麝香仁粉末少量,置手掌中,加水润湿,用手搓之能成团,再用手指轻揉即散,不应粘手、染手、顶指或结块;③取麝香仁少量,撒于炽热的坩埚中灼烧,初则迸裂,随即融化膨胀起泡似珠,香气浓烈四溢,应无毛、肉焦臭,无火焰或火星出现。灰化后,残渣呈白色或灰白色;④本品照气相色谱法试验,供试品色谱中应呈现与对照品保留时间相同的色谱峰(检查麝香酮);⑤照药典方法进行灰分测定,按干燥品计算,正品的灰分不得超过 6.5%。

【功效应用】开窍醒神,活血通经,消肿止痛。用于热病神昏,中风痰厥,气郁暴厥,中恶昏迷,经闭,癥瘕,难产死胎,心腹暴痛,痈肿瘰疬,咽喉肿痛,跌仆伤痛,痹痛麻木。用量 0.03~0.1g,孕妇禁用。

知识链接

麝香掺伪品的鉴定

曾经发现有下列物质掺入麝香中: 锁阳粉末、肝脏粉末、干燥血液、羊粪、淀粉、儿茶、铁末、沙土等。 可用下列方法检识:①取粉末少许,在显微镜下观察,不得显植物纤维及其他植物组织,否则疑有锁阳或其他植物性物质或羊粪等掺入。 ②取粉末少许加水煮片刻,过滤,滤液分为两份,分别加碘溶液及 5% 三氯化铁溶液,不得呈蓝色、蓝黑色或蓝绿色,否则疑有淀粉、儿茶等掺入。 ③取粉末少许入坩埚中烧之,真品的灰烬呈类白色;如显红色则疑有干燥血液或肝脏粉末掺入。 ④照药典方法进行灰分测定,按干燥品计算,正品的灰分不得超过 6.5%,否则可能有铁末、砂土等无机杂质掺入。

点滴积累 ∨

1. 由于动物类药入药部位的特殊性（如生理产物、病理产物、加工品或动物体一部分）和某些仿真性很强的伪品的存在，仅凭性状鉴定、显微鉴定和一般理化鉴定不能有效鉴别动物类药，因此，在实际工作中现代分析方法已大量应用。

2. 牛黄、鹿茸、麝香等属于贵重药材，伪品和掺伪等情况时有发生，要善于鉴别。

3. 有些动物类药具有独特的鉴别特征，如：牛黄有"挂甲"、羚羊角具"通天眼"、花鹿茸具"二杠"、麝香有"冒槽"等，要注意掌握。

目标检测

一、选择题

（一）单项选择题

1. 下列何药属动物病理产物（　　）

   A. 蜂蜜　　　　　　　　　B. 珍珠　　　　　　　　　C. 麝香

   D. 蟾酥　　　　　　　　　E. 全蝎

2. 某动物药,头胸部与前腹部呈扁平长椭圆形,后腹部呈尾状,前腹部7节,后腹部6节,末节有锐钩状毒刺,此药材是（　　）

   A. 全蝎　　　　　　　　　B. 蛤蚧　　　　　　　　　C. 蟾酥

   D. 羚羊角　　　　　　　　E. 牛黄

3. 天然牛黄为牛的胆囊和胆管的（　　）

   A. 分泌物　　　　　　　　B. 排泄物　　　　　　　　C. 病理产物

   D. 加工品　　　　　　　　E. 以上都不是

4. 麝香来源于动物的（　　）

   A. 排泄物　　　　　　　　B. 分泌物　　　　　　　　C. 病理产物

   D. 加工品　　　　　　　　E. 动物体的一部分

5. 麝香具特异香气成分是（　　）

   A. 麝香酮　　　　　　　　B. 麝香吡啶　　　　　　　C. 雄甾烷

   D. 胆甾醇　　　　　　　　E. 多胺

6. 具"挂甲"特征的药材是（　　）

   A. 麝香　　　　　　　　　B. 鹿茸　　　　　　　　　C. 羚羊角

   D. 蟾酥　　　　　　　　　E. 牛黄

7. 在花鹿茸中,具1个侧枝的习称（　　）

   A. 大挺　　　　　　　　　B. 单门　　　　　　　　　C. 莲花

   D. 二杠　　　　　　　　　E. 三岔

8. 在马鹿茸中,具有1个侧枝习称（　　）

   A. 大挺　　　　　　　　　B. 单门　　　　　　　　　C. 莲花

D. 二杠 　　　　　　　E. 四岔

9.《中国药典》规定正品麝香的灰分不得超过(　　　)

　　A. 8.5%　　　　　　　B. 7.5%　　　　　　　C. 6.5%

　　D. 5.5%　　　　　　　E. 4.5%

10. 取鹿茸粉末 0.1g,加水 4ml,加热 15 分钟,放冷,滤过。取滤液 1ml,加茚三酮试液 3 滴,摇匀,加热煮沸数分钟,显(　　　)

　　A. 红紫色　　　　　　　B. 黑紫色　　　　　　　C. 绿紫色

　　D. 蓝紫色　　　　　　　E. 紫褐色

(二) 多项选择题

1. 下列哪些药材是《中国药典》2015 年版一部收载的品种(　　　)

　　A. 牛黄　　　　　　　B. 体外培育牛黄　　　　　　　C. 培植牛黄

　　D. 人工牛黄　　　　　　　E. 水牛角

2. 鹿茸具有的功效有(　　　)

　　A. 温肾壮阳　　　　　　　B. 润燥止血　　　　　　　C. 益精血

　　D. 强筋骨　　　　　　　E. 平肝息风

3. 属于动物生理产物的药材有(　　　)

　　A. 麝香　　　　　　　B. 牛黄　　　　　　　C. 蟾酥

　　D. 蛇蜕　　　　　　　E. 阿胶

4. 属于动物病理产物的药材有(　　　)

　　A. 珍珠　　　　　　　B. 血余炭　　　　　　　C. 僵蚕

　　D. 鹿茸　　　　　　　E. 牛黄

5. 将麝香仁投入炽热的坩埚中灼烧,不应有的现象是(　　　)

　　A. 融化进而膨胀气泡似珠　　　　　　　B. 香气浓烈四溢

　　C. 灰化后呈白色或灰白色残渣　　　　　　　D. 有毛、肉焦臭

　　E. 有火焰或火星出现

6. 麝香的鉴别特征有(　　　)

　　A. 香气浓烈而特异　　　　　　　B. 入口有清凉感　　　　　　　C. 镜检有分泌物团块或结晶

　　D. 用槽针检有“冒槽”现象　　　　　　　E. 沾水后即呈乳白色隆起

7. 下列药材在应用中一般不入煎剂而多入丸散剂的是(　　　)

　　A. 蜂蜜　　　　　　　B. 全蝎　　　　　　　C. 牛黄

　　D. 蛤蚧　　　　　　　E. 麝香

8. 下列描述牛黄的性状特征中,哪些是错误的(　　　)

　　A. 断面具有紧密细腻的环状层纹　　　　　　　B. 气清香,有清凉感

　　C. 具有棕色皮膜,习称“银皮”　　　　　　　D. 不能“挂甲”

　　E. 嚼之易碎,不粘牙

二、简答题

1. 除鹿茸外,梅花鹿或马鹿还有哪些部位或加工品具药用价值?

2. 比较牛黄、体外培育牛黄、人工牛黄品质评价指标的区别。

3. 天然珍珠具有哪些突出的性状特征?

4. 有哪些传统中成药以麝香为原料?试举 4~5 例说明。

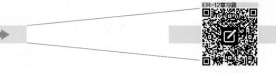

ER-12章习题

实训任务 22　动物类药材性状鉴定

【任务下达】教师在课前将常用动物类药材的鉴定任务提前下达给学生,要求熟悉重点药材的性状鉴别要点。

【课前准备】以小组为单位,利用课余时间查阅《中国药典》及动物类药材图谱,列出重点药物性状特征和鉴别要点。

【现场准备】《中国药典》(2015 年版一部)、放大镜、刀片等工具及动物类药物:珍珠、全蝎、阿胶、牛黄、羚羊角、鹿茸、麝香等,要求外形完整,特征明显。

【角色扮演】扮演中药质检人员完成、性状鉴定、出具质检报告。

【操作提示】常用动物类药材性状鉴定:

1. **珍珠**　注意观察形状、颜色、光洁度、光泽、破碎面等特征。

2. **全蝎**　区分头、胸、腹三部分;注意观察后腹节数、末节毒刺、气味等特征。

3. **阿胶**　注意观察形状、色泽、光泽、透明度、气味等特征。

4. **羚羊角**　注意观察形状、"血丝""水波纹""骨塞""通天眼"、色泽、透明度等特征。

5. **鹿茸**　区分花鹿茸、马鹿茸,观察表面茸毛、锯口、切片颜色及"蜂窝眼"、气味等特征,解释"二杠""三岔""单门""莲花"。

（张　辛）

第十三章

矿物类药材

导学情景 ∨

情景描述：

　　某药材公司由于工作人员的疏忽，将样品陈列室的矿物药弄混了，里面可能还有毒性药。请利用你所学帮助他们将药物分类，注明标签，重新陈列，注意哪些需要双人双锁，规范管理。

学前导语：

　　矿物类药以不规则的团块状、粉末状居多，不易鉴定。矿物药不同于植物药，鉴定时要注意矿物的性质，特别要注意条痕色、吸湿性等问题。

第一节　矿物类药概述

　　矿物是由地质作用而形成的天然单质或化合物。矿物类中药是可供药用的原款物（朱砂、雄黄、自然铜等）、矿物原料的加工品（芒硝等）、及动物或动物骨骼的化石（龙骨等）。我国使用矿物类药有着悠久的历史，公元前2世纪已能从丹砂中制炼出水银。历代本草都有记述，《五十二病方》记载矿物药21种。《神农本草经》中收载矿物药46种；《本草纲目》把矿物类药分为3大类，共收载161种。《中国药典》2015年版收载矿物类药材22种。

（一）矿物类药材性质

　　矿物绝大多数是自然化合物，大部分是固态。每一种固态矿物具有一定的物理和化学性质。这些性质取决于它们内部结构尤其是结晶物质和化学成分。我们常常利用这些性质的不同，来鉴别不同种类的矿物。

　　1. 结晶形状　组成矿物的质点呈规律排列者为晶体（结晶质），反之为非晶体（非晶质）。而自然界的大部分矿物是有结晶质组成的。根据晶体常数的特点，可将晶体归为七大晶系：等轴晶系、四方晶系、三方晶系、六方晶系、斜方晶系、单斜晶系、三斜晶系。不同晶系的晶体内部质点排列不同，它所展现的几何外形特征也各异。除等轴晶体成立方体或近于圆形外，其他六个晶体都是伸长成柱状、针状、或压扁成板状、片状。而矿物除了单体的形态外，常常以集合体存在，集合体由单体聚集而成，形态多样，如粒状、晶簇状、放射状、结核体状等。

　　2. 结晶习性　多数固体矿物为结晶体，其中有些为含水矿物。水在矿物中存在的形态，直接影响到矿物的性质。可分为两大类：一是不加入晶格的吸附水或自由水；一是加入晶格组成的，以水分子(H_2O)形式存在的结晶水。

3. 透明度 矿物透光能力的大小称为透明度。按矿物磨至 0.03mm 标准厚度时比较其透明度。分三类:①透明矿物,能容许绝大部分光线通过,隔着它可以清晰的透视另一物体,如无色水晶、云母等;②半透明矿物,能通过一部分光线,隔着它不能看清另一物体,如朱砂、雄黄;③不透明矿物,光线几乎完全不能通过,即使是边缘部分或薄片,也不透光,如代赭石、滑石等。

4. 颜色 矿物的颜色是指矿物对光线中不同波长的光波均匀吸收或选择吸收所表现的性质,一般分为本色、外色、假色。①本色,是矿物的成分和内部构造所决定的颜色;②外色,有混入的有色物质污染等原因形成的颜色,与矿物本身的成分和构造无关。外色的深浅,除与带色杂质的量有关外,还与分散的程度有关;③假色,某些矿物中,有时可见变彩现象,这是由于投射光受晶体内部裂缝、解理面及表面的氧化膜的反射所引起光波的干涉作用而产生的颜色。

具有鉴定意义的是条痕色,矿物在白色毛瓷板上划过后所留下的粉末痕迹称条痕,粉末的颜色称为条痕色。条痕色比矿物表面的颜色更为固定。有的条痕色与矿物本身的颜色有相同也有不同。如朱砂本身为红色条痕色也为红色;赭石表面为灰黑色,而条痕色为樱桃红。

5. 光泽 矿物表面对可见光的反射能力。反射能力的强弱,就是光泽的强度。矿物的光泽由强至弱分为金属光泽(如自然铜)、金刚光泽(如朱砂)、玻璃光泽(如硼砂)等。

ER-13-1

矿物的条痕色鉴定

6. 硬度与比重 硬度是指矿物抵抗外力作用(如刻划、压入、研磨))的机械强度。最常用的是摩氏硬度,它是通过与具有标准硬度的矿物相互刻划比较而得出的。10 种标准硬度的矿物组成了摩氏硬度计,从 1 度到 10 度分别为滑石、石膏、方解石、萤石、磷灰石、正长石、石英、黄玉、刚玉、金刚石。十个等级只表示相对硬度的大小,为了简便还可以用指甲(约 2.5 级)、铜钥匙(约 3 级)、小钢刀(约 5.5 级)、石英或钢锉(约 7 级)作为辅助标准,粗略地定出矿物的摩氏硬度。

比重是指纯净、均匀的单矿物在空气中的重量与同体积水在 4℃ 时重量之比。矿物的比重取决于组成元素的原子量和晶体结构的紧密程度。各种矿物的比重在一定条件下为一个常数。如石膏为 2.3,朱砂为 8.09～8.20。

7. 解理、断口 矿物在外力作用如敲打下,沿一定结晶方向裂开成光滑平面的性能称为解理。所裂成的平面称为解理面。解理是结晶物质特有的性质,其形成和晶体构造的类型有关,是矿物的主要鉴定特征。矿物受力后不是沿一定的结晶方向断裂,断裂面试不规则和不平整的,这种断裂面称为断口。断口依其形状主要有贝壳状、锯齿状、参差状、平坦状等。

8. 力学性质 矿物受压扎、锤击、弯曲或拉引等力作用时所呈现的力学性质。①脆性:指矿物容易被击破或压碎的性质;②延展性:指矿物能被压成薄片或抽成细丝的性质;③挠性:指矿物在外力作用下趋于弯曲而不发生折断,除去外力后不能恢复原状的性质,如滑石;④弹性:指矿物在外力作用下而变形,外力取消后,在弹性限度内,能恢复原状的性质;⑤柔性:指矿物易受外力切割并不发生碎裂的性质。如石膏。

9. 磁性 指矿物可以被磁铁或电磁吸引或其本身能够吸引物体的性质。有极少数矿物具有显著的磁性。

10. 气味　有些矿物具有特殊气味。尤其是矿物受到锤击、加热或湿润时较为明显,如雄黄灼烧有蒜臭味;胆矾具有涩味;大青盐具咸味等。

11. 发光性　有些矿物受外界能量的激发,呈现发光现象,称发光性。

12. 吸湿性　少数矿物药有吸水分的能力,可以吸粘舌头或润湿双唇,如龙骨、滑石。

(二)矿物类药材分类

矿物是地壳中天然生成的化合物和自然元素,大部分是固态,也有液态(水银 Hg)和气态(硫化氢 H_2S)。矿物药分为:①天然矿物药,系从自然界采集后,基本保持原有性状作为药用,如朱砂、炉甘石等;②矿物的加工品包括以单一或多种矿物为原料的加工制成品,如芒硝;③动物或动物骨骼的化石如龙骨。

矿物类药物通常按构成化合物的阴、阳离子种类进行分类。

1. 按阴离子种类进行分类

(1)硫化物类:如雄黄、朱砂、自然铜等。

(2)氧化物类:如磁石、赭石、信石等。

(3)硫酸盐类:如石膏、白矾、芒硝等。

(4)碳酸盐类:如炉甘石等。

(5)硅酸盐类:如滑石等。

(6)卤化物类:如轻粉等。

2. 按阳离子种类进行分类

(1)汞化合物类:如朱砂、轻粉、红粉等。

(2)钙化合物类:如石膏、寒水石、龙骨等。

(3)钠化合物类:如芒硝、硼砂、大青盐等。

(4)铁化合物类:如自然铜、赭石、磁石等。

(5)铅化合物类:如密陀僧、铅丹等。

(6)砷化合物类:如雄黄、雌黄、信石等。

(7)铜化合物类:如胆矾、铜绿等。

(8)铝化合物类:如白矾、赤石脂等。

(9)锌化合物类:如炉甘石等。

(10)镁化合物类:如滑石等。

(三)矿物类药鉴定方法

1. 性状鉴定　外形明显的中药,首先应根据矿物的一般性质进行鉴定,除了外形、颜色、条痕、质地、气味等检查外,还应检查其硬度、解理、断口、有无磁性及比重等。

2. 显微鉴定　对外形无明显特征或呈细小颗粒状,特别是粉末状的矿物药或需进一步鉴定和研究的矿物药,可用光学显微镜观察其形状、透明度和颜色等。此外,可使用透射偏光显微镜观察透明的非金属矿物药的晶形、解理和化学性质,如折射率、双折射率等;用反射偏光显微镜对不透明与半透明矿物药的形态、光学性质进行观察和测试。

3. 理化鉴定　利用物理和化学方法,对矿物药所含主要成分进行定性和定量分析。对外形和粉末无明显特征的矿物药,如玄明粉、信石等进行物理和化学分析尤为重要。

第二节　常用矿物类药材

一、朱砂 Cinnabaris

别名丹砂,《神农本草经》列为"上品"。《本草纲目》认为:"丹砂,性寒、无毒,入火则热而有毒,能杀人,物性随火而变"。朱砂加热和火炼使游离汞含量升高而使其毒性增大,是导致汞蓄积中毒的主要原因,应作为用药禁忌。

【来源】 为硫化物类矿物辰砂族辰砂。

【产地】 主产湖南、贵州、四川、广西等省区。

【采收加工】 采挖后,选取纯净者,用磁铁吸净含铁的杂质,再用水淘去杂石和泥沙。

【性状鉴定】 本品为粒状或块状集合体,呈块片状或颗粒状。全体呈鲜红色或暗红色,条痕为红色至褐红色,具光泽。体重质脆,片状者易破碎,粉末有闪烁光泽。气微,无味。如图 13-1 所示。

【化学成分】 主含硫化汞(HgS)。《中国药典》2015 年版规定本品含硫化汞(HgS)不得少于 96.0%。

【理化鉴定】 ①取本品粉末,用盐酸湿润后,置光洁的铜片上摩擦,铜片表面呈白色光泽,加热烘烤,银白色即消失;②取本品粉末 2g,加盐酸-硝酸(3:1)的混合溶液 2ml 使溶解,蒸干,加水 2ml 溶解,滤过,滤液显汞盐及硫酸盐的鉴别反应。

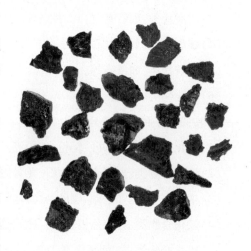

图 13-1　朱砂

【功效应用】 清心镇惊,安神,明目,解毒。用于心悸易惊,失眠多梦,癫痫发狂,小儿惊风,视物昏花,口疮,喉痹,疮痈肿毒。

知识链接

朱砂使用注意事项

《中国药典》2015 年版规定:朱砂用量 0.1~0.5g,多入丸散服用,不宜入煎剂,外用适量。 本品有毒,不宜大量服用, 也不宜少量久服;孕妇及肝、肾功能不全者禁服。

不合理配伍会引起朱砂毒性增强。 当朱砂与具有还原性的碘化物、溴化物(如碘化钾、三溴片等)配伍使用时, 能使汞还原并形成毒性较强的碘化汞、溴化汞等而引起汞中毒。

朱砂水飞炮制的目的之一就是降低可溶性汞和游离汞的含量, 从而降低毒性。

二、雄黄 Realgar

始载于《神农本草经》，列为中品。吴谱曰："雄黄生山之阳，是丹之雄，故名雄黄也。"李时珍曰："武昌水窟雄黄，北人以充丹砂，但研细色带黄耳。"雄黄橘红色，雌黄为黄色，可资区别。

【来源】 为硫化物类矿物雄黄族雄黄。采挖后，除去杂质。

【产地】 主产湖南、贵州、云南等地。

【采收加工】 全年均可采，除去杂质石块、泥土。

【性状鉴定】 本品为块状或粒状集合体，呈不规则块状。深红色或橙红色，条痕淡橘红色，晶面有金刚石样光泽。质脆易碎，断面具树脂样光泽。微有特异的臭气，味淡。如图 13-2 所示。

【化学成分】 主含二硫化二砷（As_2S_2）。

【理化鉴定】 ①取本品粉末 10mg，加水湿润后，加氯酸钾饱和的硝酸溶液 2ml，溶解后，加氯化钡试液，产生大量白色沉淀；放置后，倾出上层酸液，再加水 2ml，振摇，沉淀不溶解（检查硫）；②取本品粉末 0.2g，置坩埚内，加热熔融，产生白色或黄白色火焰，伴有白色浓烟；取玻片覆盖后，有白色冷凝物刮取少量，置试管内加水煮沸使溶解，必要时滤过，溶液加硫化氢试液数滴，即

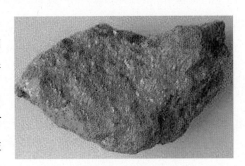

图 13-2 雄黄

显黄色，加稀盐酸后生成黄色絮状沉淀，再加碳酸铵试液，沉淀复溶解。（检查砷）。

【功效应用】 解毒杀虫，燥湿祛痰，截疟。用于痈肿疔疮，蛇虫咬伤，虫积腹痛，惊痫，疟疾。本品有毒，内服宜慎；不可久用；孕妇禁用。

知识链接

雌 黄

为硫化物类矿物雌黄族雌黄，主含三硫化二砷（As_2S_3）。为粒块状、鳞片状集合体。呈柠檬黄色，其条痕与矿物本色相同。微有光泽，质脆易碎。断面具树脂光泽，具特异臭气。雌黄与雄黄共生，性状也比较相似，但雌黄全体色黄，而雄黄则呈红色或橙红色，可以区别。本品功效与雄黄相似。

三、滑石 Talcum

始载于《神农本草经》列为上品。苏恭曰："此石所在皆有。岭南始安出者，白如凝脂，极软滑。"今为较常用药材。其加工品滑石粉是重要的化工原料。

【来源】 为硅酸盐类矿物滑石族滑石。

【产地】 主产于山东、江苏、陕西等地。

【采收加工】 挖出矿石后，去净泥沙和杂石。

【性状鉴定】 本品多为块状集合体。呈不规则的块状。白色、黄白色或淡蓝灰色，有蜡样光泽。

质软,细腻,手摸有滑润感,无吸湿性,置水中不崩散。气微,无味。如图13-3所示。

【化学成分】　主含含水硅酸镁[$Mg_3(Si_4O_{10})(OH)_2$]。

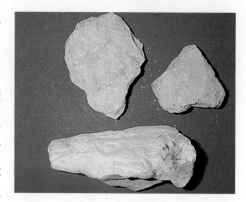

图13-3　滑石

【理化鉴定】　①取本品粉末0.2g,置铂坩埚中,加等量氟化钙或氟化钠粉末,搅拌,加硫酸5ml,微热,立即将悬有1滴水的铂坩埚盖盖上,稍等片刻,取下铂坩埚盖,水滴出现白色浑浊;②取本品粉末0.5g,置烧杯中,加如盐酸溶液(4→10)10ml,盖上表面皿,加热至微沸,不时摇动烧杯,并保持微沸40分钟,取下,用快速滤纸滤过,用水洗涤残渣4~5次。取残渣约0.1g,置铂坩埚中,加入硫酸(1→2)10滴和氢氟酸5ml,加热至冒三氧化硫白烟时,取下冷却后,加水10ml使溶解,取溶液2滴。加镁试剂(取对硝基偶氮间苯二酚0.01g溶于4%氢氧化钠溶液1000ml中)1滴,滴加氢氧化钠溶液(4→10)使成碱性,生成天蓝色沉淀。

【功效应用】　利尿通淋,清热解暑,祛湿敛疮。用于热淋,石淋,尿热涩痛,暑湿烦渴,湿热水泻;外治湿疹,湿疮,痱子。

> **知识链接**
>
> 滑　石　粉
>
> 　　系滑石经精选、净化、粉碎、干燥制成。本品为白色或类白色微细、无砂性粉末,手摸有滑腻感。气微,无味。本品在水、稀盐酸或稀氢氧化钠溶液中均不溶解;在600~700℃炽灼至恒重,减失重量不得过5.0%。功效与应用同滑石。

四、石膏 Gypsum Fibrosum

始载于《神农本草经》,列为中品。李时珍曰"石膏有软硬二种。软石膏,大块生于石中,作层如压扁米糕状,每层厚数寸,有红白二色,红着不可服,白者洁净,细文短密如束针,正如凝成白蜡状,松软易碎,烧之即白烂如粉。"今为较常用药材。

【来源】　为硫酸盐类矿物硬石膏族石膏。

【产地】　分布广泛,甘肃、湖北、四川等地都有巨大石膏矿床,以湖北应城及安徽凤阳产者最为有名。

【采收加工】　全年可采,一般在冬季采挖。采挖后,除去泥沙及杂石。

【性状鉴定】　本品为纤维状的集合体,呈长块状、板块状或不规则块状。白色、灰白色或淡黄色,有的半透明。体重,质软,纵断面具绢丝样光泽。气微,味淡。如图13-4所示。

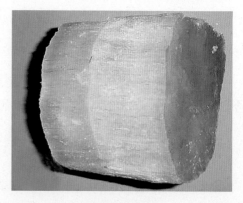

图13-4　石膏

以块大、色白、质松、纤维状者为佳。

【化学成分】 主含含水硫酸钙（$CaSO_4 \cdot 2H_2O$）。

【理化鉴定】 ①取本品一小块（约 2g），置具有小孔软木塞的试管内，灼烧，管壁有水生成，小块变为不透明体；②取本品粉末 0.2g，加稀盐酸 10ml，加热使溶解，溶液显钙盐与硫酸盐的鉴别反应。

【功效应用】 清热泻火，除烦止渴。用于外感热病，高热烦渴，肺热喘咳，胃火亢盛，头痛，牙痛。

知识链接

煅 石 膏

为石膏的炮制品，系石膏经明煅法煅制而成。脱去结晶水为白色的粉末或酥松块状物，表面透出微红色的光泽，不透明。体较轻，质软易碎，捏之成粉。气微，味淡。本品具收湿，生肌，敛疮，止血作用。外治溃疡不敛，湿疹瘙痒，水火烫伤，外伤出血。

▶▶ **课堂活动**

1. 比较石膏煅制前后性状、化学成分及功效的变化。

2. 豆腐在制作的过程中，石膏起什么作用？

五、芒硝 Natrii Sulfas

《神农本草经》收载朴消，列为上品。李时珍曰："生于盐卤之地，状似末盐……煎炼入盆，凝结在下粗朴者为朴硝，在上有芒者为芒硝，有牙者为马牙硝。"今为较常用药材。

【来源】 为硫酸盐类矿物芒硝族芒硝。

【产地】 产于内陆盐湖、海边碱土地区、矿泉盐场附近及潮湿的山洞中。

【性状鉴定】 本品为棱柱状、长方形或不规则块状及粒状，无色透明或类白色半透明。质脆易碎，断面呈玻璃样光泽。气微，味咸。如图 13-5 所示。

【化学成分】 主含含水硫酸钠（$Na_2SO_4 \cdot 10H_2O$）。

【理化鉴别】 本品的水溶液显钠盐与硫酸盐的鉴别反应。

【功效应用】 泻热通便，润燥软坚，清火消肿。用于实热便秘，大便燥结，积滞腹痛，肠痈。

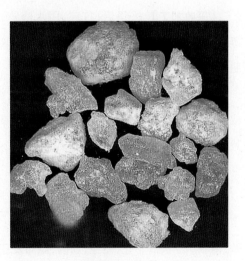

图 13-5　芒硝

知识链接

玄 明 粉

为芒硝经风化干燥制得，主含硫酸钠(Na_2SO_4)。为白色粉末，气微，味咸，有引湿性。水溶液显钠盐与硫酸盐的鉴别反应。功效与芒硝相似。

六、炉甘石 Galamina

始载于《本草纲目》。今多作外用药。

【来源】为碳酸盐类矿物方解石族菱锌矿。

【性状鉴定】本品为块状集合体，呈不规则的块状，灰白色或淡红色。表面粉性，无光泽，凹凸不平，多孔似蜂窝状。体轻，易碎。气微，味微涩。如图13-6所示。

【化学成分】主含碳酸锌($ZnCO_3$)。

【功效应用】解毒明目退翳，收湿止痒敛疮。用于目赤肿痛，眼缘赤烂，翳膜胬肉，溃疡不敛，脓水淋漓，湿疮，皮肤瘙痒。

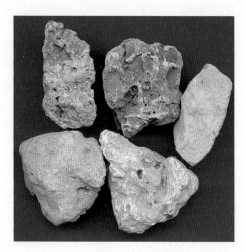

图 13-6 炉甘石

七、白矾 Alumen

矾石《神农本草经》列为上品。今为较常用药材，因加工、炮制不同，有白矾、枯矾之分。

【来源】为硫酸盐类矿物明矾石经加工提炼制成。

【采收加工】采得后，打碎，用水溶解，收集溶液，蒸发浓缩，放冷后析出的结晶即为白矾。取净白矾，照明煅法煅至松脆即为枯矾。

【性状鉴定】本品呈不规则的块状或粒状。无色或淡黄白色，透明或半透明。表面略平滑或凹凸不平，具细密纵棱，有玻璃样光泽。质硬而脆。气微，味酸、微甘而极涩。如图13-7所示。

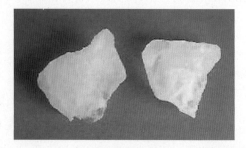

图 13-7 白矾

【化学成分】主含含水硫酸铝钾[$KAl(SO_4)_2 \cdot 12H_2O$]。

【功效应用】外用解毒杀虫，燥湿止痒；内服止血止泻，祛除风痰。外治用于湿疹，疥癣，聤耳流脓；内服用于久泻不止，便血，崩漏，癫痫发狂。枯矾收湿敛疮，止血化腐；用于湿疹湿疮，聤耳流脓，阴痒带下，鼻衄齿衄，鼻息肉。

点滴积累 ∨

1. 矿物类药物的分类通常是按构成化合物的阴、阳离子的种类进行的。

2. 矿物类药物的性状特征主要包括形状、光泽、颜色、条痕、透明度、硬度、解理与断口、延展性与脆性、弹性与挠性、吸湿性、气味等。

3. 条痕比矿物表面的颜色更固定，因此具鉴定意义。

4. 朱砂条痕红色，体重质脆；雄黄条痕淡橘红色，断面具树脂样光泽，稍有特异臭气；滑石有滑腻感；石膏体重质软，纵断面有绢丝样关泽；芒硝断面呈玻璃样光泽；炉甘石无光泽，多孔似蜂窝状；白矾有玻璃样光泽。

5. 朱砂含汞；雄黄含砷，遇火会增加游离重金属的含量而使毒性增强。

目标检测

一、选择题

（一）单项选择题

1. 矿物的成分和内部构造所决定的颜色，在矿物学上称为（　　）

    A. 本色   B. 假色   C. 外色

    D. 条痕色   E. 金属色

2. 根据主含的化合物分类，朱砂属于（　　）

    A. 砷化合物   B. 汞化合物   C. 铅化合物

    D. 铁化合物   E. 以上都不是

3. 石膏具有的光泽是（　　）

    A. 金刚光泽   B. 玻璃光泽   C. 金属光泽

    D. 绢丝光泽   E. 蜡样光泽

4. 芒硝主含的成分是（　　）

    A. 含水硫酸钙   B. 含水硫酸钠

    C. 硫酸铝钾   D. 三氧化二铁

    E. 碳酸锌

5. 主含含水硫酸盐类成分的生药是（　　）

    A. 雄黄   B. 白矾   C. 雌黄

    D. 朱砂   E. 磁石

6. 某药材呈块状或粒状集合体。深红色或橙红色，条痕淡橘红色，晶面有金刚石样光泽。微有特异的臭气，味淡。它是（　　）

    A. 石膏   B. 白矾   C. 琥珀

    D. 雄黄   E. 煅石膏

7. 朱砂的功效是（　　）

    A. 安神定惊，解毒   B. 燥湿祛痰，解毒杀虫

C. 清热泻火,除烦止渴　　　　　　　　　D. 软坚润燥,清热消肿

E. 泻火,杀虫

8. 具清热泻火,除烦止渴,生肌敛疮功效的生药是(　　　)

A. 白矾　　　　　　　　B. 石膏　　　　　　　　C. 芒硝

D. 滑石　　　　　　　　E. 雄黄

（二）多项选择题

1. 下列哪些属于矿物类药材(　　　)

A. 雄黄　　　　　　　　B. 海金沙　　　　　　　C. 芒硝

D. 石斛　　　　　　　　E. 石膏

2. 不宜久服的药材有(　　　)

A. 雄黄　　　　　　　　B. 石膏　　　　　　　　C. 朱砂

D. 芒硝　　　　　　　　E. 滑石

3. 含砷化合物的矿物药材有(　　　)

A. 朱砂　　　　　　　　B. 炉甘石　　　　　　　C. 雄黄

D. 玄明粉　　　　　　　E. 雌黄

4. 属于硫化物的矿物药材(　　　)

A. 雄黄　　　　　　　　B. 朱砂　　　　　　　　C. 轻粉

D. 白矾　　　　　　　　E. 滑石

二、简答题

1. 矿物类药材有哪几种分类方法?

2. 简述矿物条痕色的鉴别意义? 朱砂、雄黄、磁石、石膏等药材的条痕色鉴别?

3. 简述朱砂、雄黄等有毒药材的功效及临床应用注意事项。

ER-13章习题

实训任务 23　矿物类药材性状鉴定

【任务介绍】有若干批若干数量的矿物类药材入库,你作为质检人员将利用性状鉴定方法对这些药材进行入库前质量检查验收,出具质量检验报告。对符合质量要求的下达质量检验合格通知书,同意入库。对存在质量问题者应根据具体情况分别提出加工、挑选、退货等处理意见。

【任务解析】利用性状鉴定方法结合矿物类中药的性质,对所给的矿物药进行准确鉴定,把好该类药材入库质量验收关。要求学生能正确取样,能准确把握该类常用药材的来源、性状鉴别要点,并能在质量验收中熟练运用。同时,要求学生具备从事相关职业活动所需要的工作方法、自主学习

能力和团队协作精神,具有科学的思维习惯和信息判断与选择能力,能有逻辑性地解决问题。在整个任务完成过程中,既要注意充分发挥学生主体作用,又要注重教师的引导作用。

【任务准备】

1. **课前准备** 课前教师将具体药材品种入库前质量检查验收任务下达给学生,要求学生以小组为单位,利用本教材及有关标准、工具书拟定该批药材质量验收实施方案,包括取样、性状鉴定等具体实施办法。学生根据课前教师布置作业要求以小组为单位共同完成该批药材质量验收实施方案的拟定。

2. **现场准备** ①朱砂、滑石、石膏、白矾、雄黄、芒硝、玄明粉、炉甘石等常用药材。要求药材完整,特征明显;②放大镜、刀片、毛瓷板等工具,对照教材,详细了解上述各药材的主要特征,用毛瓷板刻画条痕色;③《中国药典》2015 年版一部;④有条件的还可模拟来货现场。

【任务实施】 学生扮演药材质检人员完成取样、性状鉴定、出具质检报告。

【操作提示】 常用矿物类药材性状鉴定 注意观察朱砂、滑石、石膏、白矾的形状、颜色、条痕、表面光泽、质地、断面光泽等特征。

实训任务 24 朱砂与石膏的理化鉴定

【任务介绍】 你作为质检人员将进行朱砂、石膏的理化鉴定任务,要求按照《中国药典》(2015 年版)一部朱砂、石膏[鉴别]项进行。

【任务解析】 利用理化鉴别方法对矿物药进行鉴别试验,有利于矿物药的准确鉴定。把好该类药材入库质量验收关。要求学生能正确进行操作步骤,并能在质量验收中熟练运用。

【任务准备】

1. **课前准备** 以小组为单位利用课余时间参考《中国药典》及中药鉴定相关工具书编制朱砂、石膏的理化鉴定方案。

2. **现场准备** ①朱砂、石膏、铜片、酒精灯、试管、试管夹、盐酸等;②《中国药典》(2015 年版)一部。

【任务实施】 学生扮演药材质检人员完成取样、试验、出具质检报告。

【操作提示】

1. **朱砂** ①化学定性鉴别取粉末,用盐酸湿润后,在光洁的铜片上摩擦,铜片表面显银白色光泽,加热烘烤后,银白色即消失;②含量测定用滴定法测定,含硫化汞,药材不得少于 96.0%,饮片不得少于 98.0%。

2. **石膏** ①灼烧试验取药材碎块约 2g,置具有小孔软木塞的试管内,灼烧,管壁有水生成,小块变为不透明体;②含量测定:用滴定法测定,含水硫酸钙($CaSO_4 \cdot 2H_2O$)药材不得少于 95.0%。

(马 羚)

附录

附录一 光学显微镜操作使用规程

1. 取镜和放镜 取镜时应右手握住镜臂,左手托住镜座,保持镜体直立,放在身体左侧距桌边5~6cm处,右侧放置实验教材、实验报告、绘图工具等。严禁用单手提着显微镜走,以防目镜滑出。

2. 对光 一般可用由窗口进入的散射光,或用日光灯做光源,避用直射阳光。对光时用手旋转转换器(不能用手推物镜,防止物镜光轴偏离,形成彗星图像),把低倍镜转到中央,对准载物台上的通光孔,然后用眼睛从目镜向下注视,同时转动反光镜,使镜面向着光源,光弱时可用凹面镜。当在镜筒内见到一个圆形而明亮的视野时,再利用聚光镜或虹彩光圈调节光的强度,使视野内的光线均匀而明亮。

3. 低倍镜的使用 观察任何标本,都必须先用低倍镜,因低倍镜的视野大,工作距离长,容易发现目标,确定要观察的部位,同时不易损坏物镜。

(1)放置切片:转动粗调焦螺旋升高镜筒(或降低载物台),打开标本卡把玻片标本卡在载物台中央,或用压片夹压住载玻片的两端,转动标本助推器使材料正对通光孔。

(2)调焦:两眼从侧面注视物镜,并慢慢按顺时针方向转动粗调焦螺旋,使镜筒徐徐下降(斜筒式显微镜是使载物台上升)至物镜离玻片约5mm处。用左眼或双目注视镜筒内,同时按反时针方向转动粗调焦螺旋使镜筒上升(斜筒式显微镜是使载物台下降),直到看见清晰的物像为止(注意不可在调焦时边观察边下降镜筒,否则会使物镜和玻片触碰,压碎玻片,损伤物镜)。如一次看不到物像,应重新检查材料是否放在光轴线上,重新移正材料,再重复上述操作过程,直至物像出现和清晰为止。

为了使物像更加清晰,此时可轻微转动细调焦螺旋使物像达到最清晰。当细调焦螺旋向上或向下转不动时,即表明已达极限,切勿再硬拧,而应重新调节粗调焦螺旋,拉开物镜与标本间的距离,再反拧细调焦螺旋,约10圈(一般可动范围为20圈)。有的显微镜可把微调基线拧到指示微调范围的两条白线之间,再重新调整焦点至物像清晰为止。

(3)低倍镜的观察:焦点调好后,可根据需要,移动玻片使要观察的部分在最佳位置上。找到物像后,还可根据材料的厚薄、颜色、成像反差强弱是否合适等再调节视野亮度。如视野太亮,可降低聚光器或缩小虹彩光圈,反之则可升高聚光器或开大虹彩光圈。

4. 高倍物镜的使用

（1）移动目标，转换物镜：因高倍镜只能将低倍镜视野中心的一部分加以放大，故在使用高倍镜前，应在低倍镜中选好目标并移至视野的中央，转动物镜转换器，把低倍物镜移开，换上高倍物镜（因高倍镜工作距离只有 0.53mm，操作时要小心，防止镜头碰击玻片）。

（2）调焦：正常情况下，显微镜出厂时，已被设计成等高调焦，即由观察状态的低倍物镜转换到高倍物镜下，在视野中即可见模糊物像，所以只要稍微转动细调焦螺旋，即可见到清晰的物像。

（3）调节亮度：在换用高倍镜观察时，视野变小变暗。所以要重新调节视野的亮度，此时可以升高聚光器或开大虹彩光圈。

5. 油镜的使用

在使用油镜之前，也要先用低倍镜找到被检部分，并移到视野中心，然后再换用油镜。

使用油镜时，须先在盖玻片上滴加 1 滴香柏油，才能使用。用油镜观察标本时，绝对不允许使用粗调焦螺旋，只能用细调焦螺旋调节焦点。如盖玻片过厚，必须换成薄片方可聚焦（因油镜的工作距离是 0.198mm），否则会压碎玻片、损伤镜头。

油镜使用后，应立即以擦镜纸蘸少许乙醚和无水乙醇（7∶3）的混合液，擦去镜头上的油迹。

6. 显微镜还原

观察结束，需还原显微镜。步骤为：先升高镜筒（或降下载物台），取下玻片，再转动物镜转换器，使物镜镜头离开通光孔，再降下镜筒（或升高载物台），并使反光镜与桌面垂直，用纱布擦净镜体，用擦镜纸擦净镜头，罩上防尘罩。仍用右手握住镜臂，左手托镜体，按号放回镜箱中。

7. 指针的安装及测微尺的使用

（1）安装指针的简易方法：如果显微镜没有指针，可以自行安装，具体方法是先将目镜的上盖旋下，剪取 5~10mm 的一段头发，用镊子夹住，在另一头蘸上加拿大树胶，将其粘贴在目镜内壁的金属铁圈上，并使指针的尖端位于视野的中央，稍干后，旋紧上盖即可使用。

（2）测微尺的使用

1）镜台测微尺：一种特制的载玻片，中央有一个具刻度的标尺，全长为 1mm，共分 100 小格，每小格 0.01mm，如附图 1 所示。

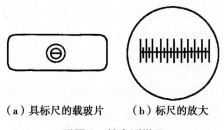

（a）具标尺的载玻片　　（b）标尺的放大

附图 1　镜台测微尺

2）目镜测微尺：放在目镜内的一种标尺，为一块圆形的玻璃片，直径 20~21mm，上面刻有不同形式的标尺。有直线式和网格式两种，测量长度一般用直线式，共长 10mm，分成 10 大格。每大格又分成 10 小格，共 100 小格。网格式测微尺用于计算数目和测量面积。如附图 2 所示。

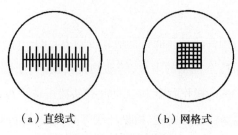

（a）直线式　　　　（b）网格式

附图2　目镜测微尺

3）细胞及细胞内含物的测量:先将目镜测微尺装入目镜内的铁圈上,用镜台测微尺标化。标化时,转动目镜,移动镜台测微尺,使两种量尺的刻度平行,并使它们的一端重合,再找出另一端的重合刻度,分别记录目镜测微尺和镜台测微尺重合范围内的刻度数。如附图3所示。计算出目镜测微尺每小格在该物镜条件下所相当的长度。即:

$$目镜测微尺格值(\mu m)=\frac{镜台测微尺格数\times10}{目镜测微尺格数}$$

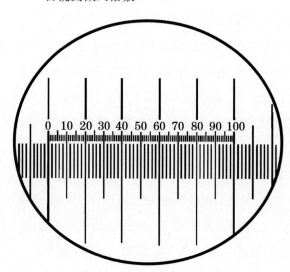

附图3　目镜测微尺的标化

如用5×目镜和4×物镜,测得目镜测微尺的100格,等于镜台测微尺的50格,即目镜测微尺在这一组合中每格实际长度为5μm。测量时,以目镜测微尺测量被检物的小格数,乘以每小格的长度即得。如果用不同倍数的目镜,必须重新标化和计算。

8. 光学显微镜的日常维护、保养

（1）实验室应具备三防条件:防震（远离震源）、防潮（使用空调、干燥器）、防尘（地面铺上地板）;电源220V±10%,50Hz;温度0~40℃。

（2）调焦时注意不要使物镜碰到盖玻片,以免划伤物镜。

（3）载物台与物镜靠得太近时不能切换物镜,以免划伤物镜。

（4）亮度调整切忌忽大忽小或过亮。过亮影响灯泡的使用寿命,同时也有损视力（适用于光电显微镜）。

（5）所有切换,动作要轻,要到位。

（6）关机时将物镜通过调焦机构调整到最低状态，将亮度调到最小（适用于光电显微镜）。存放于干燥避光的地方。

附录二　天然药物鉴定常用化学试剂及配制

1. **水合氯醛试液**　取水合氯醛 50g，加水 15ml 与甘油 10ml 使溶解，即得。

2. **甘油乙醇试液**　取甘油、稀乙醇各 1 份，混合，即得。

3. **甘油醋酸试液**　取甘油、50% 醋酸与水各 1 份，混合即得。

4. **苏丹Ⅲ试液**　取苏丹Ⅲ 0.01g，加 90% 乙醇 5ml 溶解后，加甘油 5ml，摇匀，即得。本液应置棕色的玻璃瓶中保存，在 2 个月内应用。

5. **间苯三酚试液**　取间苯三酚 0.5g，加乙醇使溶解成 25ml，即得。本品应置玻璃塞瓶中，在暗处保存。

6. **香草醛试液**　取香草醛 0.1g，加盐酸 10ml 使溶解，即得。

7. **氢氧化钙试液**　取氢氧化钙 3g，置玻璃瓶中，加水 1000ml，密塞。时时猛力振摇，放置 1 小时，即得。用时倾取上清液。

8. **氢氧化钠试液**　取氢氧化钠 4.3g，加水溶解成 100ml，即得。

9. **盐酸羟胺试液**　取盐酸羟胺 3.5g，加 60% 乙醇使溶解成 100ml，即得。

10. **氨试液**　取浓氨溶液 400ml，加水使成 1000ml，即得。

11. **α-萘酚试液**　取 15% 的 α-萘酚乙醇溶液 10.5ml，缓缓加硫酸 6.5ml，混匀后再加乙醇 40.5ml 及水 4ml，混匀，即得。

12. **硝铬酸试液**　①取硝酸 10ml，加入 100ml 水中，混匀；②取三氧化铬 10g，加水 100ml 使溶解。用时将两液等量混合，即得。

13. **硝酸汞试液**　取黄氧化汞 40g。加硝酸 32ml 与水 15ml 使溶解，即得。本液应置玻璃塞瓶中，在暗处保存。

14. **硝酸银试液**　可取用硝酸银滴定液（0.1mol/L）。

15. **硫化氢试液**　本液为硫化氢的饱和水溶液。本液置棕色瓶中，在暗处保存。本液如无明显的硫化氢臭，或与等容的三氯化铁试液混合时不能生成大量的硫黄沉淀，即不适用。

16. **氯化钙试液**　取氯化钙 7.5g，加水使溶解成 100ml，即得。

17. **氯酸钾试液**　本液为氯酸钾的饱和硝酸溶液。

18. **稀乙醇**　取乙醇 529ml，加水稀释至 1000ml，即得。本液在 20℃时含 C_2H_5OH 应为 49.5%～50.5%（ml/ml）。

19. **稀甘油**　取甘油 33ml，加水稀释使成 100ml，再加樟脑一小块或液化苯酚 1 滴，即得。

20. **稀盐酸**　取盐酸 234ml，加水稀释至 1000ml，即得。本液含 HCl 应为 9.5%～10.5%。

21. **稀硝酸**　取硝酸 105ml，加水稀释至 1000ml，即得。本液含 HNO_3 应为 9.5%～10.5%。

22. **稀硫酸**　取硫酸 57ml，加水稀释至 1000ml，即得。本液含 H_2SO_4 应为 9.5%～10.5%。

23. **稀醋酸** 取冰醋酸 60ml,加水稀释至 1000ml,即得。

24. **碘化汞钾试液** 取氯化汞 1.36g,加水 60ml 使溶解。另取碘化钾 5g,加水 10ml 使溶解,将二液混合,加水稀释至 100ml,即得。

25. **碘化钾试液** 取碘化钾 16.5g,加水使溶解成 100ml,即得。本液应临用新制。

26. **碘化碘钾试液** 取碘 0.5g 与碘化钾 1.5g,加水 25ml 使溶解,即得。

27. **碘化铋钾试液** 取碱式硝酸铋 0.85g,加冰醋酸 10ml 与水 40ml 溶解后,加碘化钾溶液(4→10)20ml,摇匀,即得。

28. **改良碘化铋钾试液** 取碘化铋钾试液 1ml,加 0.6mol/L 盐酸溶液 2ml,加水至 10ml,即得。

29. **稀碘化铋钾试液** 取碱式硝酸铋 0.85g,加冰醋酸 10ml 与水 40ml 溶解后,即得。临用前取 5ml,加碘化钾溶液(4→10)5ml,再加冰醋酸 20ml,用水稀释至 100ml,即得。

30. **碳酸氢钠试液** 取碳酸氢钠 5g,加水使溶解成 100ml,即得。

附录三　药材火试鉴别的一般原理与应用

一、药材火试法鉴别的原理

火试法是经验鉴别方法的重要内容,是利用火烧时产生的特别现象来鉴别药材。根据火烧产生现象的不同,可归纳为如下类型。

(一) 颜色变化

1. **焰色反应** 某些金属离子在火上呈色不同,故可利用焰色反应鉴定含相应金属的矿物药。如白矾主含硫酸铝钾,而钾离子焰色为紫色,故置火焰上呈紫色焰;芒硝主含硫酸钠,而钠离子具黄色焰,故芒硝置火焰上呈黄色焰;石膏主含硬硫酸钙,而钙离子具砖红焰,故将石膏加稀盐酸溶解后置火焰上有砖红焰。为了使焰色反应更明显、更准确,可采用无机分析上的焰色反应技术,即用铂金丝棒先在浓盐酸中蘸浸,置酒精灯火焰上烧至无焰色后,再蘸待测溶液作焰色试验。

2. **变色反应** 如炉甘石烧热时变为黄色,冷后变为白色;阳起石烧时呈红色,冷后变为黑色。

(二) 升华

升华指固体物质受热后不经液化过程,直接变成气体,遇冷又变成固体的物理现象。通常利用药材经升华后产生的升华物结晶形态来鉴定。如大黄粉末升华后,可检出黄白色棱状或针状结晶;牡丹皮升华后,可见长柱形或簇状结晶;麻黄升华后,可见细针晶或砂晶;虎杖升华物为黄色针晶;龙脑、冰片升华物为黄白色棱状或针状结晶。

(三) 产生烟雾

如青黛火烧时有紫蓝色烟雾;血竭火烧时有浓烟,呛鼻并有香气;雄黄烧之产生黄白色烟,并有蒜样臭气;麝香、樟脑、琥珀烧之有白色烟雾。

(四) 产生气味

火试时散发出来的香气或臭气可用于药材鉴别。如麝香、沉香、降香等多种芳香性药材,火烧时均能产生一定的特殊香气;安息香的苯甲酸气;朱砂、自然铜、硫黄的刺激性气;砒石、雄黄的大蒜样臭气等均有鉴别意义。

（五）发出声音

指火烧时发出的迸裂、爆鸣现象。如麝香烧之迸裂跳动,并有爆鸣声;海金沙烧之产生火星和爆鸣声。

（六）失水

指火烧时失去结晶水的现象。如石膏、白矾粉置玻璃管中火烧时,管壁产生水珠;胆矾置玻璃管中火烧,不但产生水珠,并由蓝色变成白色,遇水后又恢复成蓝色。

（七）其他变化

如硼砂火烧形成玻珠样物;熊胆烧之起白泡而无腥气等。

二、火试法在药材鉴别中应用

1. **麝香** 取少量麝香撒入炽热的金属片上灼烧,初则迸裂,随即熔化膨胀起泡,油点似珠,香气浓烈,灰化后呈白色,无毛,肉焦臭,无火焰、火星出现。其掺伪物有熟蛋黄、动物肝脏、肌肉、血块、锁阳粉、桂皮粉、儿茶粉、淀粉、铅粉、铁粉等。

2. **血竭** 血竭置白纸上,用火烘烤则熔化,无油迹扩散。对光照视呈鲜红色,火燃呛鼻,伴有苯甲酸样香气。伪品一般由松香、猪血、红色染料加血竭伪造而成,用纸烘烤,易熔化变黑或成块状,且有油迹扩散,以火烧之,冒黑烟,有强烈的松香气。

3. **玳瑁** 真品燃烧时,火光闪烁,并时有爆裂声,不冒烟。而伪品燃烧时,有臭气,有火焰,无闪亮,冒烟。

4. **珍珠** 真品燃烧时,有爆裂声,呈层状破碎,为众多菲薄的银灰色小片,有色泽,无气味。若有烧焦的塑料气味者为伪品。

5. **乳香** 乳香遇热变软,烧之微有香气,冒黑烟,并遗留黑色残渣。掺假品一般含有松香,烧之有松香气。

6. **海金沙** 海金沙置火中,易燃烧,发生爆鸣声且有闪光,无灰渣残存。掺伪品以黄土和海金沙混合而成,烧之有较黑色灰渣残留。

7. **青黛** 正品青黛火烧时产生紫色烟雾,且时间较长,可与伪品区分。

8. **沉香** 正品沉香燃烧时发浓烟及强烈香气,并有黑色油状物渗出。伪品烧之无浓烟,无沉香气,无黑色油状物渗出。

9. **熊胆** 用火烧时有腥气的为伪品,若燃烧时起泡而无腥气的为真品。

10. **蜂蜡** 将样品置坩埚内直火加热,在熔化时,真品蜂蜡有较明显的蜂蜜样香气;而伪品有汽油或沥青燃烧时产生的异味。

11. **朱砂** 取本品研粉末,取两根火柴,用一根挑粉末少许在火柴杆上,擦着另一根火柴,点燃有药末的火柴,这时可观察火柴燃烧后的焦火柴杆上是否有晶亮的细小水银球,有者为真品,没有者为伪品。

12. 苏木　取本品一块,用火烧,灰烬呈白色,为真品;伪品火烧,灰烬呈黑色。

附录四　药材水试鉴别的一般原理与应用

一、药材水试鉴别的原理

水试法是经验鉴别方法的重要内容,是利用加水或置于水时产生的特别现象来鉴别药材。根据产生现象的不同,可归纳为如下类型。

（一）显色或颜色变化

1. 药材固有颜色溶解于水中而显色。如熊胆入水,其中的胆红素等逐渐溶出,故可随固体胆仁入水下沉过程中产生黄色线状溶出物,又因其质重于水,故溶出物积于杯底;又如栀子黄素等溶出而显橙黄色。

2. 药材的某种成分遇水后,产生水解,有的进一步产生氧化、分解等化学变化或与酸碱产生变色反应导致呈色或颜色变化。如黄芩所含黄芩苷遇水分解,使黄色逐渐转变为绿色;如玄参所含环烯醚萜苷类成分遇水分解产生黑色物质,故而入水溶出黑色物。再如苏木所含苏木素溶水呈红色,若加酸则产生化学变化而呈黄色。

3. 药材所含荧光物质,溶于水后产生荧光。如秦皮所含七叶苷等香豆素成分,溶水透光观察呈黄棕色,在暗背景下,于入射日光直角方向观察,可见蓝色荧光。含荧光物质的药材较多,但大都因含量较少或荧光太弱,在日光中可见光的干扰下不易看到,通常需在暗室中在紫外线灯下观察。

4. 某些药材所含结晶水变化而引起颜色变化。如胆矾加热灼烧,失去结晶水成白色,再加水产生含水硫酸铜而溶解,故水呈蓝色;天竺黄原为象牙色,遇水后逐渐生成结晶水产物而呈淡绿色以至天蓝色。

（二）沉浮作用

1. **沉水**　因被试药材体重质密,或亲水性强,水迅速透入而使体重增加,故而沉于水。如沉香、降香、丁香、没食子、亚麻仁等有沉水作用。

2. **浮水**　因被试药材体轻质地疏松,或疏水,因而浮于水。如通草、浮海石、青黛等有浮水作用。

3. **旋转现象**　某些药材,如熊胆、麝香等,因试用量少,其小粒或片块在水中迅速溶解时因各部位接触面大小不同,溶出速度有异,在进入和溶解渗出作用力的作用下,可产生旋转现象。

4. **泡沫反应**　被试药材如含皂苷、树胶等大量水溶性高分子化合物,在振动作用下产生大量泡沫,并能保持一段时间不易消失。如皂角、桔梗等有明显的泡沫反应。

5. **乳化与乳浊反应**　树脂类药材,因所含树脂、树胶、色素等物质,与水共研,产生一定颜色的乳化液。如乳香与水共研成白色或淡黄色乳化液;没药与水共研成黄褐色乳化液,蟾酥断面沾水,表层呈泡沫状,继而因所含毒素溶解形成乳浊液。

6. **膨胀作用**　某些药材如胖大海、银耳、燕窝、哈蟆油等,能迅速吸收大量水分,使其成数倍乃至数十倍膨胀。

7. **黏液作用**　某些药材含黏液质,遇水膨胀并产生黏滑现象。如车前子、小通草、山药、石斛、菟丝子、冬葵子等遇水发黏,用手指捻有滑腻感。

8. **透甲作用**　牛黄、禹粮石所含黄色物质与水调和后,涂于指甲上,将甲染黄,不易褪去,并有清凉感。

9. **其他现象**　羚羊角水浸,有清香气而不发软,犀角入沸水具清香气而不腥,水牛角入沸水则有腥臭,血竭入水软化发黏但不溶解等。

二、水试在药材鉴别中的应用

1. **红花**(菊科植物红花的干燥花)　用水浸泡后,水变成金黄色,花不褪色。

2. **番红花**(鸢尾科植物番红花的干燥柱头)　浸泡于水中后,柱头膨胀呈长喇叭状,水面应有油状物漂浮,水被染成黄色,不显红色,无沉淀,用棒搅动,不易碎断,否则是伪品。

3. **秦皮**　少许浸入水中,因其含有荧光物质七叶树苷和七叶树素,浸出液在日光下可见蓝色荧光。

4. **香加皮**　水或乙醇浸出液,在紫外线下显紫色荧光,加稀盐酸荧光不变(与含杠柳总苷有关),加氢氧化钠溶液,产生黄绿色荧光(4-甲氧基水杨酸反应)。而五加皮无此反应。

5. **苏木**　投入热水中,浸液呈鲜艳的桃红色透明液体,加酸(或醋)液体变为黄色,加碱(或石灰水)液体又变红色。

6. **姜黄**　用热水或乙醇浸泡,呈鲜艳的橙黄色透明液体,加碱(或苏打水)液体变桃红色。

7. **熊胆**　其粉末投入水杯中,可逐渐溶解而盘旋,有黄线下垂至杯底且不扩散。

8. **小通草**　水泡后手摸有黏滑感;干品嚼之亦有黏滑感。

9. **南天仙子**(水蓑衣)　水浸时,毛膨胀竖立,蓬松散开,黏性甚大,味淡而粘舌。而天仙子(茄科)无黏性,且味苦。

10. **葶苈子、车前子**　加水浸泡后,种子黏滑且体积膨大。

11. **胖大海**　热水浸泡后,体积膨大至原来的数十倍且呈絮状团。

12. **竹黄**　天然竹黄沾到唾液后产生极强的吸舌力,而人工竹黄吸力较小且色泽多为纯白色。天然竹黄水浸液对酚酞指示剂不显碱性反应,而人工竹黄显碱性反应,呈紫红色。

13. **乳香**　加水研磨后成白色乳状液者为真品。

14. **没药**　与水研磨形成黄棕色乳状液者为真品。

15. **青黛**　取 0.5g 加水 10 ml,振摇后放置片刻,水层不得显深蓝色,以此检查是否含有水溶性色素。

16. **儿茶**　其水浸出液用火柴杆蘸之,使轻微着色,待火柴杆干后,再浸入浓盐酸中,立即取出,于火焰附近加热后,杆上发生深红色,以此检查儿茶素。

17. **芦荟**　芦荟的 1∶100 水溶液 2ml,加等量饱和溴水,即有四溴芦荟混合苷的黄色沉淀生成。

18. **牛黄**　取少许加清水调和,涂于指甲上,能将指甲染成黄色并经久不褪,俗称"挂甲";入口则芳香清凉,味先苦而后微甜,嚼之不粘牙,可慢慢溶化。人工牛黄亦能"挂甲",但入口后无清凉感,气微清香而略腥。

19. **石膏**　取粉末 2g,于 140℃烘 20 分钟,加水 1.5ml 搅拌,放置 5 分钟,呈黏稠固体。因石膏加热失去一部分结晶水而成熟石膏,与水相遇,复变为生石膏而具有黏性。别的矿石则无此特性。

20. **银柴胡**　正品水浸液无泡沫反应;而伪品山银柴胡水浸液有较强的泡沫反应。

21. **板蓝根**　板蓝根为十字花科植物菘蓝或爵床科植物马蓝的根。两者的鉴别点在于,菘蓝根的水煎液可显蓝色荧光;马蓝根的水煎液则无蓝色荧光反应。

22. **远志**　取粉末 0.5g,加热水 10ml,用强力振摇 1 分钟,即生成持续性泡沫,并在 10 分钟内不消失,以此检查皂苷。

23. **白芷**　取粉末 0.5g,加水 3ml,振摇后滤过,取滤液 2 滴,点于滤纸上,置紫外线灯下观察,显蓝色荧光。

24. **柴胡**　取粉末 0.25g 放入试管内,加蒸馏水 5ml,冷浸 20 分钟后,滤过,取滤液强力振摇 5分钟,有持久性泡沫产生,以此检查皂苷。

25. **重楼**　因含甾体皂苷,其水浸液振摇后产生很多泡沫并且经久不散;而拳参含没食子酸而无皂苷之泡沫反应。

26. **天麻**　隔水蒸后有臊臭味(马尿味)者为真品,且野生者较家种者味更浓。另取天麻粉末1g,加水 10ml,浸渍 4 小时并随时振摇,滤过,滤液加碘试液 2~4 滴,呈紫红色或酒红色反应。

27. **阿胶、龟甲胶、鹿角胶**　取少许胶类药材用热开水溶化后,其溶液透明,有甜香味,无沉淀,无异味,无浮油花。否则即掺伪品。

28. **山药、茯苓、三七、贝母、虫草、鹿茸**　此类药材用粮食粉末伪造者较多,用热水浸泡后,粮食铸制者会溶化,正品不溶化。

29. **燕窝**　本品浸水后柔软膨大,晶亮透明,轻压有弹性感为真品,同法实验,无此反应为伪品。

30. **哈蟆油**　本品在温水中浸泡,体积膨胀 10~15 倍,形似棉花团为真品,同法实验,不呈棉花状为伪品。

附录五　常用天然药物经验鉴别术语

中药包括植物、动物、矿物等多种基源,品种繁杂、形态各异。历代广大医药工作者在长期实践中把鉴别中药真伪优劣的经验,概括成形象生动、易懂易记的专业术语,是值得珍惜的一份宝贵财富。

一、植物部分

1. **珍珠疙瘩**　指野山参稀疏参须上着生的瘤状突起,形似珍珠,习称"珍珠点"。

2. **核芋**　指人参芦头上生的不定根,形似"枣核"的芋为鉴定野山参特征之一。

3. **雁脖芦**　指野山参干枯而坚实、呈扭曲细长的芦头,形似雁脖,故称"雁脖芦"。

4. **芦碗**　指芦头上的圆形或半圆形的凹状根茎痕。如野生桔梗、人参等。

5. **芦头**　指根类药材顶端的短根茎:如南沙参、人参等。

6. **狮子盘头**　指药材芦头膨大,具多数疣状突起的茎痕,形如"狮子盘头"。如党参等。

7. **蚯蚓头**　指药材根头部尖锤状,有密集横向环纹,形似"蚯蚓头"。如防风。

8. **鹦哥嘴**　指天麻(冬麻)一端有红棕色的茎芽残留,形状像"鹦哥嘴"。

9. **点状环纹**　指天麻全体具密环菌寄生形成的"点状环纹"。

10. **肚脐眼**　指天麻一端具圆盘状疤痕,似"肚脐眼",故名。

11. **观音座莲**　指松贝平放能端正稳坐,似观音座上的莲花状,故名"观音座莲"。

12. **怀中抱月**　指松贝外层两鳞片大小悬殊,大鳞片呈心脏形,小鳞片镶嵌于大鳞片之中露出部分,似新月形,故称"怀中抱月"。

13. **虎皮斑**　指炉贝表面具深黄色斑点,形似"虎皮斑"状。

14. **马牙状**　指色白炉贝,形似"马牙"者。

15. **玉带腰箍**　指毛慈姑(杜鹃兰)假球茎中腰部具2~3条微突起的环带,俗称"玉带腰箍"。

16. **扫帚头**　指根类药材顶端具纤维状的毛,形似扫帚,如南柴胡、禹州漏芦等。

17. **穿蓑衣**　指藜芦的顶端残留有棕毛状纤维管束,形如蓑衣。故有藜芦"穿蓑衣"之谓。

18. **戴斗笠**　指禹州漏芦顶端具有许多丝状物(为叶柄维管束残存),故有漏芦戴斗笠"之称。

19. **鸡爪**　指川连根茎多簇生成束状分支,形似鸡爪,故名"鸡爪黄连"。

20. **过桥**　指黄连根茎中间较细长光滑的茎秆,俗称"过桥"或"过江枝"。

21. **龙头凤尾**　指用幼嫩铁皮石斛做成的"枫斗",呈扭曲螺旋状,通常有2~4个旋纹,茎基残留短须的称"龙头",茎梢较细的部分称"凤尾",故称之为"龙头凤尾"。

22. **金钗**　指金钗石斛,茎扁平,色金黄,两端较细,形似髻发上的"金钗"。

23. **连珠状**　指药材形似串连起来的珠子,故称"连珠"。如巴戟天、黄连等。

24. **横环纹**　指根类药材根头下着生致密的环状横纹。如西党参、人参等。

25. **沙眼**　指银柴胡表面呈凹陷或小点状(内含沙子),习称"沙眼"。

26. **钉角**　指盐附子周围突起的支根痕,俗称"钉角"。

27. **铜皮铁骨**　三七根外表面光滑,灰黄色或灰绿色,俗称"铜皮";横断面灰绿色或棕色,质坚硬,俗称"铁骨"。

28. **虎掌**　指虎掌天南星,块茎呈扁球形,由主块茎及多个附着的侧块茎组成,形似"虎掌"。

29. **棕眼**　指天南星块茎周围密布麻点状根痕,习称"棕眼"。

30. **菊花心**　指药材横切面具细密的放射状纹理,形似菊花,故称"菊花心"。如黄芪、甘草、防风等。

31. **车轮纹**　指药材横切面具稀疏放射状的木质部与射线相间排列呈车轮状的纹理,故称"车轮纹",如粉防己等。

32. **罗盘纹**　指商陆横切面异常维管束排成数层同心环纹,俗称"罗盘纹"。

33. **云锦花纹**　指何首乌横切面花纹如云锦(云朵)状,俗称"云锦花纹"或"云朵花纹"。

34. **锦纹**　指药材表面或横切面上类白色薄壁组织与红棕色射线及星点交互排列形成的织锦状纹理,习称锦纹。如大黄。

35. **筋脉点**　指药材横切面的维管束呈点状散在,俗称"筋脉点"。如天花粉等。

36. **金井玉栏**　指药材横切面皮部白色,木部黄色,称之"金井玉栏"或"金心玉栏"。如桔梗等。

37. **皮松肉紧**　指药材横切面皮部疏松,木部结实,称之"皮松肉紧"。如质优的西党参、黄芪等。

38. **朱砂点**　指药材横切面具红色的油点,习称"朱砂点"。如白(生晒)术、苍术等。

39. **网状纹理**　指根或根茎类药材除去外皮后,可见网状样纹理。如大黄、云木香、升麻等。

40. **吐丝**　指菟丝子经水泡煮后种皮破裂,露出黄白色卷旋状的胚,形似"吐丝"。

41. **缩皮凸肉**　指正品山柰皮皱缩,切面类白色、光滑细腻,中央略凸起,习称"缩皮凸肉"。

42. **细密网纹**　指果实种子类药材,表面具"细密网纹"。如葶苈子等。

43. **金钱环**　指香圆枳壳果实顶端花柱基痕周围有一圆圈环纹,俗称"金钱环"。

44. **网状皱纹**　指果实种子类药材,表面具"网状皱纹"。如鸦胆子、紫苏子。

45. **蜘蛛网状**　指关木通横切面导管与射线排列成"蜘蛛网状"。

46. **偏心环**　指鸡血藤横切面可见半圆形的环,俗称"偏心环"。

47. **蚕形**　指根或根茎类药材,形似"蚕"形。如蚕羌等。

48. **虾形**　指蓼科植物拳参,呈扁圆柱形,密生细环纹,多弯曲如"虾"形,故名。

49. **钉刺**　指多种海桐皮具有"钉刺"的特征。如刺楸、刺桐、樗叶花椒、朵椒、木棉等。

50. **竹节状**　指根或根茎类药材,表面具"竹节状"。如竹节香附、竹节三七、竹节羌活等。

51. **粉性**　指药材含丰富的淀粉,称"粉性"。如山药、天花粉等。

52. **柴性**　指药材质地木质化,坚硬显"柴性"。如紫花前胡等。

53. **纤维性**　指药材折断显露出不整齐的"纤维"。如秦皮、合欢皮等。

54. **油润**　指药材性油润,手握柔软,横切面常见油点,习称"油润"或"油性"。如当归、独活等。

55. **角质**　指药材含大量淀粉,经蒸煮加工后淀粉糊化,断面呈"角质"状。如天麻、红参等。

56. **焦枯**　指药材在加工干燥或防治虫蛀的熏炕过程中,操作不当发生的灼伤变"焦枯"者。

57. **吐糖**　指含糖分药材因存放过久或受气候影响,形成糖质外溢而变色者,称之"吐糖",又称"泛油"。如枸杞子等。

58. **冲烧**　指药材堆码不当,出现发热"冲烧"。如红花等。

59. **糠心**　指块根药材因加工烘烤不当,出现中空"糠心"现象。如白术、山药等。

60. **糊头**　指川木香加工干燥后,根头多具焦黑糊状物,俗称"糊头"。

61. **浦汤花**　指杭菊花蒸花时,沸水上漫,烫熟了的菊花,习称"浦汤花"。

62. **干货**　指药材的干湿度,以传统经验公认的干燥度为准,所含水分以不导致霉烂变质为准。

63. **杂质**　指药材所含非药物部分。如泥土、沙石、灰渣、木屑、柴草、矿渣等,统称"杂质"。

64. **霉变**　指药材因干燥不够或受潮湿产生霉变。如表面轻微霉变,去净后不影响质量者,仍可药用。

65. **虫蛀**　指生虫受蛀药材。如虫蛀轻微,不影响质量者,仍可药用。

二、动物及矿物部分

1. **通天眼**　指羚羊角无骨塞部分中心有一条扁三角形小孔,直通尖顶,俗称"通天眼",为鉴别羚羊角的主要特征。

2. **水波纹**　指羚羊角表面轮生环节,顺凹凸处顺序环生,光滑自然,直达近尖部,习称"水波纹"。

3. **骨塞**　指羚羊角基部骨塞角肉镶嵌紧密,生长自然,似桃形者的"骨塞"。

4. **独挺**　指未分岔的独角鹿茸,多为二年幼鹿的初生茸,故称"独挺",又名"一棵葱"。

5. **大挺**　指各种鹿茸较粗长的主干。

6. **门桩**　指鹿茸第一个分支。

7. **二杠茸**　指梅花鹿茸具一个侧枝者,习称"二杠",具两个侧枝者习称"三岔"。

8. **挂角**　指二杠再稍长,大挺超过门桩二寸左右,名"挂角"。

9. **单门、莲花、三岔**　指马鹿茸具一个侧枝者,习称"单门",两个称"莲花",三个称"三岔",四个称"四岔",余类推。

10. **二茬茸**　指割取二杠茸后,当年再生的茸。故称"二茬茸"。

11. **拧嘴**　指鹿茸大挺的顶端,初分岔时,顶端嘴头扭曲不正者。习称"拧嘴"。

12. **抽沟**　指鹿茸大挺不饱满,抽缩成沟形者。习称"抽沟"。

13. **珍珠盘**　指鹿角基部形成一圈突起的疙瘩。习称"珍珠盘"。

14. **乌皮**　指梅花鹿茸加工不当,出现部分表皮变成乌黑色,称之"乌皮"。

15. **棱纹、棱筋、骨豆**　指鹿茸逐渐变老硬的过程,多在鹿茸的下部开始出现棱纹、棱筋、骨豆等老化现象。故称"棱纹"、"棱筋"、"骨豆"。

16. **骨化圈**　指鹿茸锯口的周围、靠皮层处有骨质化的一圈,称之"骨化圈"。

17. **老毛杠**　指三、四岔以上的马鹿茸,快成鹿角者,但未脱去茸皮,习称"老毛杠"。

18. **冒槽**　指鉴别单个麝香时用特制槽针插入麝香囊内,沿四周探测有无异物抵触,抽出槽针时可见香仁先平槽然后冒出槽面,习称"冒槽"。

19. **当门子**　指麝香黑色颗粒状者,习称"当门子"。

20. **银皮**　指麝香囊内层灰白色很薄的皮膜,习称"银皮"。

21. **金珀胆**　指熊胆胆仁呈块状、颗粒状、稠膏状,黄色似琥珀者,习称"金珀胆"或"金胆"。

22. **菜花胆**　指黄绿色的熊胆,称"菜花胆"。

23. **墨胆**　指黑色或墨色的熊胆,称"墨胆"。

24. **油胆**　指稠膏状的熊胆,称"油胆"。

25. **乌金衣**　指牛黄外表橙红色或棕黄色,个别表面挂有黑色光亮薄膜,习称"乌金衣"。

26. **挂甲**　指鉴别牛黄时,取牛黄少许,蘸水涂于指甲上,能将指染成黄色,不易擦掉,习称"挂甲"。

27. **人工牛黄**　指粉末状人工合成牛黄。

28. **同心层纹**　指动物结石类药材,横断面可见环状同心层纹,是结石逐步形成的,习称"同心层纹"。如牛黄、珍珠、猴枣、马宝、狗宝等。

29. **珠光**　指珍珠彩色光晕,故称"珠光"。

30. **马头、蛇尾、瓦楞身**　指海马的头像"马头",身呈"瓦楞状",尾似"蛇尾",故概括为"马头、蛇尾、瓦楞身"。

31. **龙头虎口**　指蕲蛇头扁平三角形,吻端向上,口较宽大,习称"龙头虎口"。

32. **方胜纹**　指蕲蛇背部密被菱形鳞片,具有纵向排列的 24 个方形灰白花纹,习称"方胜纹"。

33. **念珠斑**　指蕲蛇腹部白色大鳞片,杂有多数黑斑,习称"念珠斑"。

34. **佛指甲**　指蕲蛇尾端一个长三角形角质鳞片,习称"佛指甲"。

35. **屋脊背**　指乌梢蛇背脊高耸成屋脊状,习称"屋脊背"或"剑脊背"。

36. **虫瘿**　指五倍子蚜虫寄生于盐肤木等树的叶轴或叶柄上形成的囊状"虫瘿";没食子蜂寄生于没食子树幼枝上所生的"虫瘿"。

37. **白颈**　指广地龙第 14~16 环节的生殖带,呈黄白色,习称"白颈"。

38. **粘舌**　指一些药材具有吸湿性,以舌舔之,可吸舌,故称"粘舌"。如龙骨、龙齿、天竺黄等。

39. **钉头**　指钉头赭石,外表具多数乳状突起,俗称"钉头赭石"。

40. **镜面砂**　指选用优质朱砂用刀剔成薄片,以色艳红透者称"红镜",色乌红者称"青镜",统称"镜面砂"。

41. **豆瓣砂**　指颗粒状朱砂,色红艳、光亮,形似豆瓣,故称"豆瓣砂"。

42. **朱宝砂**　指朱砂颗粒小者,称"朱宝砂",更小者为"米砂"。

参考文献

1. 国家药典委员会.中华人民共和国药典(一部).北京:中国医药科技出版社,2015

2. 艾继周.天然药物学.2 版.北京:人民卫生出版社,2009

3. 沈力.中药鉴定技术.北京:中国中医药出版社,2015

4. 张钦德.中药鉴定技术.3 版.北京:人民卫生出版社,2014

5. 郑汉臣.药用植物学.5 版.北京:人民卫生出版社,2007

6. 李钦.药用植物学.北京:中国医药科技出版社,2006

目标检测参考答案

第一章 绪 论

一、选择题

（一）单项选择题

1. C　　2. B　　3. C　　4. D　　5. A　　6. D

（二）多项选择题

1. ACDE　2. ABCE　3. ABCDE　4. ABDE

二、简答题（略）

第二章 天然药物学基础知识

一、选择题

（一）单项选择题

1. C	2. D	3. B	4. A	5. C	6. B	7. D	8. D	9. D	10. C
11. B	12. D	13. B	14. D	15. C	16. C	17. A	18. A	19. C	20. A
21. A	22. B	23. D	24. B	25. A	26. A	27. D	28. C	29. C	30. D
31. B	32. D	33. A	34. B	35. A	36. A	37. D	38. C	39. B	40. B
41. A	42. B	43. D	44. B	45. C	46. B	47. B	48. A	49. C	50. B
51. B	52. C	53. B	54. C	55. B	56. A	57. C	58. C		

（二）多项选择题

1. ACD　2. BDE　3. BD　4. ABE　5. ABCDE　6. AD　7. ABE　8. ACE　9. ABDE　10. ABCDE

11. BC　12. BCD　13. CE　14. BCD　15. AD　16. ACE　17. BE　18. CDE　19. CDE　20. ABCD

21. BCE　22. ABC　23. BCD　24. AB　25. ABC　26. ABCD　27. ABCDE　28. ABC　29. ACD

30. ABC　31. ABCD　32. ABC　33. ABCE　34. AC　35. ABCD　36. ACD　37. BCE　38. AB

39. ABD　40. ABCDE

二、简答题（略）

第三章 天然药物的质量保障

一、选择题

（一）单项选择题

1. D   2. C   3. C   4. D   5. B   6. B   7. A   8. B   9. C   10. A

11. D   12. A

（二）多项选择题

1. ABCD   2. ACDE   3. ABCD   4. BCDE   5. ACE   6. AB   7ABCD   8. ABCDE

二、简答题（略）

第四章 根及根茎类药材

一、选择题

（一）单项选择题

1. D   2. E   3. B   4. E   5. B   6. C   7. E   8. C   9. B   10. E

11. A   12. B   13. A   14. D   15. B   16. C   17. D   18. A   19. A   20. D

21. A   22. D   23. A   24. D   25. C   26. C   27. C   28. D   29. B

（二）多项选择题

1. ADE   2. CDE   3. ADE   4. ABC   5. ACD   6. ABCD   7. ABCD   8. ACE   9. ABC   10. AB

11. ADE   12. BDE   13. ABDE   14. ABC   15. CDE   16. AB   17. BCDE   18. ABCDE   19. ABDE

20. ABCDE

二、简答题（略）

三、案例分析

1. 答：市售人形何首乌，一般为其他植物的块茎人工雕琢而成。由于"云锦花纹"是何首乌特有特征，因此鉴别何首乌真假的关键应抓住横切面有无"云锦花纹"。可用刀片将其横切，有"云锦花纹"特征为真，否则为假。

2. 答：莪术为姜科植物的根茎，而三七为五加科植物的根。通过观察其表面、质地、气味即可鉴别。三七表面无环节，顶端周围有瘤状突起，体重，质坚实，气微，味苦回甜；莪术表面有明显的环节，体较轻，具姜科植物特有的辛辣气味。

第五章 茎木类药材

一、选择题

（一）单项选择题

1. C   2. A   3. D   4. C   5. A   6. C

353

（二）多项选择题

1. ABC　2. ABCDE　3. ABE　4. ACE

二、简答题（略）

三、案例分析

答：不是正品鸡血藤。药材的断面特征不符合鸡血藤的断面特征。鸡血藤断面木部红棕色或棕色，有多数导管孔呈不规则排列；韧皮部有红棕色或黑棕色树脂状分泌物，与木部相间排列呈 3～8 个偏心性半圆形的同心环；髓部偏向一侧。

第六章　皮类药材

一、选择题

（一）单项选择题

1. A　　2. D　　3. D　　4. A　　5. B　　6. D　　7. B　　8. C　　9. D　　10. D

（二）多项选择题

1. ACD　2. CD　3. BCE　4. ABCDE　5. ABDE　6. ABCD

二、简答题（略）

三、案例分析

答：该药店购进的肉桂从性状特征来看，应是作香料用的桂皮，不是质量问题，是品种问题，不能药用。虽含桂皮醛，但成分与肉桂不同，一般用作食用香料。

第七章　叶类药材

一、选择题

（一）单项选择题

1. D　　2. C　　3. A　　4. B　　5. D　　6. C

（二）多项选择题

1. ABCD　2. AB　3. BC　4. AD

二、简答题

1. 答：桑树全身都是宝，桑叶、桑椹、桑白皮、桑枝有各自独特的功用。桑叶可疏散风热，清肺润燥，清肝明目。用于风热感冒，肺热燥咳，头晕头痛，目赤肿痛等。桑白皮为桑的干燥根皮，功效泻肺平喘，利水消肿。用于肺热咳喘，水肿胀满尿少，面目肌肤浮肿。桑枝为桑的干燥嫩枝，功效祛风湿，利关节。用于风湿痹痛，肩臂、关节酸痛麻木。桑椹为桑的干燥果穗，功效滋阴补血，生津润燥。用于肝肾阴虚，眩晕耳鸣，心悸失眠，须发早白，肠燥便秘。

2. 答：番泻叶为等面叶，上下表皮内方均有 1 列栅栏细胞，上栅栏细胞长柱状，通过中脉，下栅栏细胞较短；海绵细胞中常含有草酸钙簇晶。上下表皮均有气孔和单细胞非腺毛。

第八章 花类药材

一、选择题

（一）单项选择题

1. D　　2. B　　3. D　　4. B　　5. B　　6. B　　7. A　　8. C　　9. A

（二）多项选择题

1. BDE　2. ABCD　3. ABC　4. ACE　5. BCDE　6. ABCE

二、简答题

1. 山银花多为野生，过去均作为金银花药用。功效应用与金银花相同但质量稍差，《中国药典》2015 年版将其与金银花分开单列。

2. 红花为不带子房的管状花，红黄色或红色，花冠筒细长，先端 5 裂，裂片呈狭条形，柱头长圆柱形，顶端微分叉。番红花柱头呈线形，三分枝，每个分支的内侧有一短裂隙，暗红色，体轻，气特异。西红花活血化瘀作用强于红花，但因价格较贵，故临床多用红花。

3. 红花粉末橙黄色。花冠、花丝、柱头碎片多见，有长管状分泌细胞常位于导管旁，含黄棕色至红棕色分泌物。花冠裂片顶端表皮细胞外壁突起呈短绒毛状。柱头及花柱顶端表皮细胞分化成圆锥形单细胞毛，先端尖或稍钝。花粉粒橙黄色，具 3 个萌发孔，外壁有齿状突起。薄壁细胞中有草酸钙方晶。

金银花粉末呈浅黄色。花粉粒类球形，表面有细密短刺及圆颗粒状雕纹，具 3 个萌发孔。腺毛有两种：一种头部呈倒圆锥形，顶端平坦；另一种头部近圆形。两者均含黄棕色分泌物。非腺毛，一种壁较厚，较短；另一种壁薄，长且弯曲。薄壁细胞中含细小草酸钙簇晶。柱头顶端表皮细胞呈绒毛状。

三、案例分析

不可互代。菊花功效散风清热，平肝明目。用于风热感冒，头痛眩晕，目赤肿痛，眼目昏花。野菊花具有清热解毒作用。主要用于治疗各种炎症、疔疮痈肿等。

第九章 果实与种子类药材

一、单选题

（一）单项选择题

1. A　　2. A　　3. C　　4. C　　5. A　　6. B　　7. B　　8. B　　9. B　　10. C

11. C　　12. C　　13. B　　14. D　　15. B

（二）多项选择题

1. ABC　2. ACDE　3. AB　4. ACE　5. CD　6. BCD　7. AB　8. BCD

二、简答题

1. 答：北五味子表面红色、紫红色或暗红色,皱缩,显油润;有的表面呈黑红色或出现"白霜"。果肉柔软;南五味子果粒较小,呈球形或扁球形,表面棕红色或暗棕色,干瘪,皱缩,果肉常贴于种子上。

2. 答：苦杏仁种子呈扁心形,表面黄棕色至深棕色。顶端尖,基部钝圆肥厚,左右不对称,边缘厚,气微,味苦;桃仁呈扁长卵形,表面密被细小颗粒状突起,中部膨大,基部钝圆稍偏斜,边缘薄,味微苦。

3. 答：(1)外果皮为1列切向延长扁平细胞,外被角质层。

(2)中果皮在接合面有2个椭圆形油管,背面棱脊间各有1个油管,共有椭圆形油管6个。油管周围有多数红棕色扁小分泌细胞。

(3)棱脊处有维管束柱,由2个外韧型维管束及纤维束连结而成,木质部有少数细小导管,韧皮部于束柱两侧。维管束周围有大型的木化网纹细胞。

(4)内果皮为1列扁平薄壁细胞,细胞长短不一。

(5)种脊维管束位于接合面的内果皮和种皮之间,由若干细小导管组成。

(6)种皮细胞扁长,含棕色物质。

(7)内胚乳细胞多角形,含众多细小糊粉粒,其中含有细小草酸钙簇晶。

三、案例分析

答：分析以上案例,不妥之处有:①有病应请医生诊治,不可擅自买游医的中药丸剂进行治疗;②游医出售的中药丸剂是自制产品,组方不明确,用法、用量不清楚,无生产许可,是地地道道的假药;③《中国药典》2015年版规定马钱子成人用量为0.3~0.6g,经炮制后作丸、散用,不宜生用;④案例中,老人虽仅服用一粒,但药量已大大超过了药典规定的成人用量数倍,且为生马钱子,因此服用30分钟后就中毒死亡。

第十章　全草类药材

一、选择题

(一)单项选择题

1. C　　2. B　　3. A　　4. C　　5. D　　6. A　　7. C　　8. D　　9. A　　10. D

11. B　　12. A

(二)多项选择题

1. ABC　2. BCDE　3. ABDE　4. ABDE　5. AE　6. ABDE　7. ACE　8. AC

二、简答题

1. 答：金钱草茎断面实心;叶对生,全缘,具黑色或褐色条纹。连钱草茎断面中空;叶对生,边缘具圆齿;气芳香,味微苦。广金钱草茎断面中部有髓,叶互生,全缘;气微香,味微甘。

2. 答：茎圆柱形,具纵棱;叶互生,暗绿色或棕绿色,展平后为三回羽状深裂,两面被短毛。气香特异,味微苦。

3. 答:草麻黄,细纵棱 18~20 条,维管束 8~10 个,形成层类圆形,环髓纤维少。中麻黄,细纵棱 18~28 条,维管束 12~15 个,形成层三角形,环髓纤维多。木贼麻黄,细纵棱 13~14 条,维管束 8~10 个,形成层类圆形,无环髓纤维。

4. 答:茎方柱形,断面髓大,老茎类圆柱形;叶对生,叶片卵形或椭圆形。叶柄细;气香特异,味微苦。

三、案例分析

答:呈螺旋状或弹簧状,茎基部具短须根,茎直径 2~3mm。表面黄绿色。质坚实,易折断,断面平坦,嚼之有黏性,无苦味。

第十一章　其他类药材

一、选择题

(一)单项选择题

1. C　　2. B　　3. D　　4. A　　5. B　　6. C　　7. B　　8. A　　9. A　　10. C

11. E　　12. D

(二)多项选择题

1. AC　2. BCD　3. ABCD　4. ACD　5. ABCDE　6. AB　7. ABCE　8. ABD

二、简答题

1. 答案要点

冬虫夏草:①虫体似蚕,表面深黄色至黄棕色,有环纹 20~30 个,头部红棕色;②足 8 对,中部 4 对较明显;③子座细长圆柱形,表面深棕色至棕褐色,有细纵皱纹,上部稍膨大。

亚香棒虫草:①表面棕褐色,两侧可见黑点状气门;②头部有黑褐色具光泽的硬壳,中部 4 对足不明显;③子座从虫体头部中央长出,上部短圆柱形,下部有绒毛,有时呈分枝状。

2. 答案要点

相同点:茯苓与猪苓粉末蒸馏水装片均可见菌丝团块;5%氢氧化钾溶液装片均可见细长菌丝。

不同点:猪苓粉末显微鉴定可见草酸钙方晶众多;茯苓粉末显微鉴定草酸钙方晶不可见。

3. 答案要点

正品血竭:①呈扁圆四方形或方砖形,表面暗红色,有光泽,附有因摩擦而成的红粉,质硬而脆,破碎面红色,研粉则为砖红色,气微,味淡;在水中不溶,在热水中软化;②取血竭粉末,置白纸上,用火隔纸烘烤即熔化,而无油迹扩散,对光照视呈鲜艳的红色,以火燃烧则产生呛鼻的烟气;③取血竭粉末 0.1g,置具塞试管中,加石油醚(60~90℃)10ml,振摇数分钟,取滤液 5ml,置另一试管中,加新配制的 0.5%醋酸铜溶液 5ml,振摇后,静置分层,石油醚层不得显绿色(检查松香)。

人工伪造血竭:①主要为松香、泥土、颜料等物加工制成;②用纸烘烤,易溶化变黑或成块状,常有油迹扩散;火燃之,有松香气味,冒黑烟;入水,水即染色;③取粉末 0.1g,置具塞试管中,加石油醚

(60~90℃)10ml,振摇数分钟,取滤液5ml,置另一试管中,加新配制的0.5%醋酸铜溶液5ml,振摇后,静置分层,石油醚层显绿色。

4. 答案要点

(1)茯苓个:呈类球形、椭圆形、扁圆形或不规则团块,大小不一。外皮薄而粗糙,棕褐色至黑褐色,有明显的皱纹纹理。体重质坚,断面颗粒性,有的具裂隙,外层淡棕色,内部白色,少数淡红色,气微,味淡,嚼之粘牙。

(2)茯苓块:为去皮后切制的茯苓,呈立方块状或方块状厚片,大小不一。白色、淡红色或淡棕色。

(3)茯苓片:为去皮后切制的茯苓,呈不规则厚片,厚薄不一。白色、淡红色或淡棕色。

(4)茯神:中间抱有松根,其余特征同茯苓块。

三、案例分析

答案要点:海带全体黑褐色或绿褐色,中部较厚,边缘较薄;裙带菜呈棕绿色,中央有一筋肋。

第十二章　动物类药材

一、选择题

（一）单项选择题

1. B　　2. A　　3. C　　4. B　　5. A　　6. E　　7. D　　8. B　　9. C　　10. D

（二）多项选择题

1. ABDE　2. ACD　3. ACD　4. ACE　5. DE　6. ACD　7. CE　8. CD

二、简答题

1. 答:除鹿茸外,鹿角、鹿角胶、鹿角霜、鹿血、鹿鞭等均具药用价值。

2. 答:按干燥品计算,牛黄含胆酸不得少于4.0%,含胆红素不得少于25.0%;

体外培育牛黄含胆酸不得少于6.0%,含胆红素不得少于35.0%,含水分不得过9.0%;人工牛黄含胆酸不得少于13.0%,含胆红素不得少于0.63%,含水分不得过5.0%。

3. 答:天然珍珠呈类球形、长圆形、卵圆形或棒形,直径1.5~8mm。表面类白色、浅粉红色、浅黄绿色或浅蓝色,半透明,光滑或微有凹凸,具特有的彩色光泽。质坚硬,破碎面显层纹。无臭,无味。

4. 答:麝香是名贵的中药材和高级香料。我国使用麝香已有2000多年的历史。很多急救和常用中成药都以麝香为原料,形成了很多国宝级的传统中成药品种,如:安宫牛黄丸、苏合香丸、麝香保心丸、云南白药、六神丸等。

第十三章　矿物类药材

一、选择题

（一）单项选择题

1. A　　2. B　　3. D　　4. B　　5. B　　6. D　　7. A　　8. B

（二）多项选择题

1. ACE　2. AC　3. CE　4. AB

二、简答题

1. 答:常按矿物中所含主成分的阴离子或阳离子对矿物药进行分类。依据阳离子可将矿物药分为:汞化何物类、铜化合物类、铁化合物类等;依据阴离子分类可将矿物分为:硫化合物、氧化合物,卤化合物等。

2. 答:矿物在白色毛瓷板上划过后所留下的痕迹所呈现的粉末颜色称为条痕色。条痕色比矿物表面的颜色更为固定,因而具有鉴定意义。朱砂条痕色为红色,雄黄条痕色为淡橘红色,磁石条痕色为黑色,石膏条痕色为白色。

3. 朱砂、雄黄均含有重金属,应注意用法用量,避免积蓄中毒。如朱砂用量 0.1~0.5g,多入丸散,不宜入煎剂。雄黄用量 0.05~0.1g,入丸、散。外用适量,内服宜慎,孕妇禁用。

天然药物学课程标准

（供药学、药物制剂技术、化学制药技术、生物制药技术、药品经营与管理专业用）

ER-课程标准